우리 가족의 하루는
36시간입니다

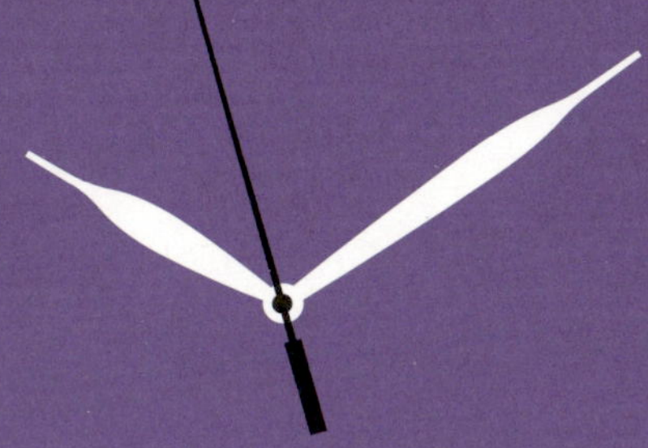

치매 돌봄 사전

우리 가족의 하루는 36시간입니다

낸시 L. 메이스 | 피터 V. 라빈스

정미정 옮김

라라

일러두기

1. 이 책은 원서의 내용을 충실히 반영하되, 독자의 이해를 돕기 위해 일부 용어는 국내 실정에 맞게 조정했습니다. 또한 개념상의 차이가 있을 수 있는 부분에는 옮긴이주를 덧붙여 설명했습니다.

2. 이 책은 미국의 제도와 환경을 바탕으로 한 내용을 담고 있어, 일부 내용에서 국내 상황과 차이가 있을 수 있습니다. 특히 의료, 법률, 돌봄 체계와 관련된 사항은 참고자료로 활용하시되, 구체적인 판단이나 적용이 필요한 경우에는 국내 전문가의 자문을 받으시기를 권합니다.

3. 본문 중 주석은 모두 보라색 작은 글씨로 표기하였습니다. 그 가운데 옮긴이가 추가한 설명은 '옮긴이주'로 명시하여 독자가 원문과의 차이를 명확히 구분할 수 있도록 했습니다.

치매를 앓는 환자를 돌보며
하루를 36시간처럼 보내는 가족 모두에게

이 책은 지난 40여 년 동안 알츠하이머병으로 고통받는 환자의 가족과 친구들에게 한결같은 지지를 보냈습니다. 이는 참으로 유익한 지침이자 많은 위로가 되었을 것으로 압니다. 치매 환자를 돌보는 가정에서 제일 손쉽게 접근할 수 있고 이해하기 쉬운 최고의 지침서이기 때문입니다. 이처럼 찬사를 받아온 『우리 가족의 하루는 36시간입니다』는 이제 출판 분야의 또 한 번 빛나는 성과를 향해 나아갑니다. 1981년 이 책을 처음 출간할 때 작게나마 손을 보탤 수 있어 영광이었습니다. 그리고 이와 같은 이유로 지난 수년 동안 이 책이 독자들에게 어떤 유익을 주었는지도 기쁜 마음으로 지켜보았습니다.

그러나 이 책의 초판이 출간되었을 때와 마찬가지로 핵심적인 문제는 오늘날까지 여전히 해결되지 않은 채로 남아있습니다. 바꾸어 말하면 치매를 더 정확하게 식별하고 진행 속도를 상당히 늦출 수는 있게 되었으나, 여전히 이 고통스러운 질병을 예방하거나 치료할 방법은 알지 못한다는 의미입니다. 다만, 그동안 우리는 치매로 고통받는 가족과 친척들을 돌보고 보호하는 사람들을 도울 방법에 대해 많은 것을 배웠습니다.

이전과 마찬가지로 이번에도 최신 연구 성과에 관한 내용을 포함했습니다. 또한 이와 같은 맥락에서 질병의 진행을 늦추는 약물과 질병보다 더 고통스러운 증상을 완화할 약물의 역할 및 유용성에 관해 설명합니다. 하지만 이 책은 여전히 이러한 약물치료를 넘어 보다 포괄적이고 일상적인 돌봄의 관점에서 다루고 있습니다. 이런 의미에서 이 책의 관점은 변함이 없습니다. 치매라는 질환을 앓는 사람을 어떻게 바라볼 것인지, 그리고 치매가 진행되는데도 불구하고 환자가 조화로운 삶을 살아가도록 어떻게 도와줄 것인지를 다루고 있습니다.

이 작은 책의 40년 역사와 그 내용을 통해 내민 손은 우리에게 아주 중요한 것을 발견할 수 있게 합니다. 치매는 개인적인 문제이지만 삶의 다른 많은 측면과 마찬가지로 '가족과 친구들'의 도움이나 지원에 따라 더 나쁜 방향으로, 혹은 더 좋은 방향으로 향할 수 있다는 점이 그렇습니다. 이 책은 치매의 진행 과정에서 단계적으로 마주할 수 있는 문제들을 파악하고 해결 방법까지 제시해 가족과 주변 사람들이 환자를 효과적으로 도울 수 있도록 이끄는 데 성공했습니다. 그동안 우리는 치매 환자와 가족이 겪는 다양한 도전과제와 이에 대응해 나가는 모습을 함께 지켜보았습니다. 그들은 질병과 고난에도 불구하고 여전히 우정을 나누고, 경험을 공유하며, 일상생활을 함께하고, 신뢰 관계를 형성해 삶의 많은 것을 누릴 수 있다는 사실을 보여주었습니다.

이를 지켜본 저자들과 독자들은 이들을 응원하는 마음으로 자신의 생각과 경험을 이번 최신 개정판에 기꺼이 공유해 주었습니다. 새 독자들이 '하루 36시간'의 힘든 돌봄을 효과적으로 수행하는 데 도움이 되리라 생각됩니다. 이러한 점을 기억하며 과거 협력의 결과물로서,

그리고 새로운 개정판의 의미로서 이 책의 출간을 축하드립니다.

사랑하는 가족에게 효과적이고 적절한 돌봄을 제공하고자 하는 현재의 노력은 '궁극적인 치료와 예방이 가능해질 미래'로 이어질 것이라 확신할 수 있게 되었습니다. 환자들 뒤에서 헌신적으로 보살피는 지원군 여러분 덕분에 알츠하이머 치매 분야는 간과되기는커녕 과학적 연구가 빠르게 진전되고 있습니다. 다음 개정판이 나오기 전에 치매의 치료와 예방 분야에서 큰 진전을 이루리라 믿습니다. 이러한 발전을 가능케 하는 원동력은 이 책의 독자들, 그리고 환자를 존중받아야 하는 하나의 인격체로서 돌보는 그들의 노력에서 기인한다는 사실을 강조하고 싶습니다.

폴 R. 맥휴, 의학박사
존스 홉킨스 대학교 의과 대학 신경 정신과 및 행동 과학과 과장이 자리를 빌려 저의 또 다른 저작인 『가족 지침서』와 이 책에 기여해 주신 많은 이들과 단체에 감사를 표합니다. 참고로 『가족 지침서』는 1979년 알츠하이머 협회의 메릴랜드 지부를 설립한 가족들의 요청을 반영하여 제인 루카스 블라우스타인의 도움을 받아 집필되었습니다.

『우리 가족의 하루는 36시간입니다』에 소개한 돌봄 관련 제안들은 치매 증상을 경험한 사람과 환자를 돌보는 보호자, 전국의 전문 의료인, 알츠하이머 협회의 직원과 같은 지지자들에게서 나왔습니다. 자신의 경험과 생각을 기꺼이 나누어주셔서 감사드리며, 여러분들의 끈기에 존경을 표합니다.

치매 환자와 환자를 돌보는 보호자의 삶이 많은 노력을 통해 개선될 수 있다는 이 책의 주요 개념은 저의 스승인 폴 맥휴와 마셜 폴스타인이 직접 제안하였습니다. 두 분의 도움과 지지, 지식이 없었더라면 이 책의 초판은 세상의 빛을 보지 못했을 것입니다.

이 책의 초판에서 의견과 시간을 내어준 제 동료 진 플로이드와 재닛 바추르, 제인 블라우스타인에게 감사를 표한 적이 있습니다. 그 이후로도 많은 동료가 직접적인 해결책과 사례를 통해 가르침을 주었고, 그들의 헌신 속에서 많은 영감을 얻기도 했습니다. 특히 수년 동안 도움과 조언을 아끼지 않은 마르티나 라브리샤와 레베카 라이, 메리 앤 와일리에게 감사의 마음을 전합니다.

T. 로우와 엘리너 프라이스 재단은 이 책의 초판이 집필될 수 있도록 재정적인 지원을 아끼지 않았으며, 재단의 지원 덕분에 그 후 여러 해 동안 우리가 배운 것을 다른 사람들에게 가르칠 수 있었습니다. 최근에는 알츠하이머병과 관련 질환에 대한 리치먼 가족 의장이 피터 라빈스의 연구와 임상적 노력을 지원하고, 지난 여러 개정판에도 이바지하였습니다.

폴 맥휴가 추천사에서 언급한 대로 전 세계의 임상의와 연구진, 가족 구성원, 옹호 단체·정부 기관의 노력 덕분에 치매 환자와 가족들이 더 나은 보살핌을 받을 수 있게 되었습니다. 치매라는 질병과 싸우는 환자나 보호자들의 용기, 그리고 그들의 헌신은 치료법과 예방법을 찾기 위해 노력하는 버팀목이 되고 있습니다. 완전한 예방이 나오기 전까지는 따뜻한 돌봄이 치매 치료의 중심이 될 것입니다.

낸시 L. 메이스
피터 V. 라빈스

차례

4장 __ 독립적인 생활의 문제점

5장 __ 일상 돌봄에서 일어날 수 있는 문제

6장 __ 의학적 문제

7장 __ 치매의 행동 증상 및 신경정신학적 증상 관리하기

8장 __ 기분 변화 및 의심 관련 증상

12장 ___ 치매 환자를 돌보는 일이 가족들의 감정에 미치는 영향

16장 ___ 인지 기능 저하를 예방하고 늦추는 방법

17장 ___ 뇌 질환과 치매의 원인

18장 __ 치매 연구

누군가가 완전히 다른 사람처럼 변해 버린 후에도
여전히 그 사람을 사랑할 수 있다.

1장

The 36-Hour Day

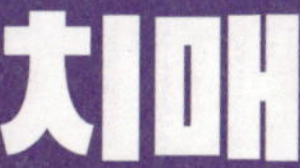

치매

1장

The 36-Hour Day

●●●　　　　　　윈저 부인은 2~3년 전부터 자신의 기억력
이 나빠지고 있다고 생각했다. 처음에는 친구 아이들의 이름이 잘 기
억나지 않더니, 어느 해에는 딸기잼을 만들어 보관해 두고 까맣게 잊
어버리기도 했다. 그녀는 기억력을 보완하려고 메모를 작성하기 시
작했다. 그러면서 나이가 들면 원래 기억력이 나빠지기 마련이라며
스스로 다독였다. 하지만 평소 자주 쓰던 단어가 잘 떠오르지 않을
때면 알츠하이머병에 걸렸을까 봐 걱정했다..

　그러던 어느 날, 윈저 부인은 자신이 이름만 왕왕 까먹는 것이 아
니라는 사실을 깨달았다. 친구들과 이야기를 나누던 중 대화의 맥락
을 완전히 잊어버리고 말았다. 하지만 이 역시 보완할 수 있었다. 속
으로는 혼란스러우면서도 항상 그럴듯한 대답을 둘러댔다. 덕분에
아무도 눈치채지 못했다. 이상함을 감지한 사람이 있다면 아마 며느
리뿐일 터였다. 며느리는 친한 친구에게 "우리 시어머니가 자꾸 깜빡
깜빡하시는 것 같아."라고 말했다. 윈저 부인은 점점 나빠져 가는 기
억력을 걱정하고 때로는 우울해했으나 현실을 부정했다. 자신에게
아무런 문제가 없다고 되뇌었다. 더군다나 "나 요즘 정신이 어떻게
됐나 봐. 기억이 잘 안 나."라고 터놓고 말할 수 있는 사람이 아무도
없었다. 기억력 문제도, 늙어간다는 생각도 하지 싶지 않았다. 무엇
보다도 노망난 노인으로 취급받기 싫었다. 여전히 자신의 삶을 즐기
고 있었고 혼자서도 잘 해낼 수 있다고 생각했다.

　그러다 그해 겨울 무렵부터 윈저 부인은 몸이 아프기 시작했다.
처음에는 그저 감기라고 여겼다. 병원에 갔더니 의사는 약을 처방해
주면서 늙으면 아픈 게 당연하다고 말했다. 그 말에 윈저 부인은 짜
증이 났다. 이후 그녀의 몸 상태는 급속도로 나빠졌다. 두려움에 휩

싸인 채 피곤하고 쇠약해진 몸을 침대에 뉘었다. 윈저 부인의 며느리는 시어머니의 이웃에게서 전화 한 통을 받았다. 두 사람은 불덩이 같은 몸으로 반쯤 의식을 잃은 채 횡설수설하는 윈저 부인을 발견했다.

병원에 입원한 후 처음 며칠 동안 윈저 부인은 무슨 일이 일어나고 있는지 흐릿하게 단편적으로만 알 수 있었다. 의사들은 가족들에게 윈저 부인이 폐렴에 걸렸으며 신장 기능이 나빠졌다고 전했다. 그리고 현대 병원에서 쓸 수 있는 모든 자원을 동원해 폐렴을 치료해 나갔다.

윈저 부인에게 병원은 낯선 장소였다. 그 무엇 하나 익숙한 것이 없었고, 병실을 오가는 사람들도 모두 낯설기만 했다. 사람들이 병원이라고 알려주어도 윈저 부인은 금세 잊어버렸다. 익숙지 않은 환경에서 기억력을 보완할 길이 없었고, 급성 질환으로 생긴 섬망 때문에 혼란은 더욱 심각해졌다. 윈저 부인은 남편이 군복을 차려입고 잘생긴 청년의 모습으로 자신을 보러 왔다고 생각했다. 하지만 아들이 병문안을 왔을 때, 젊은 남편과 아들이 함께 들어오는 모습을 보고 윈저 부인은 깜짝 놀랐다. "엄마, 아버지는 20년 전에 돌아가셨잖아요." 아들이 재차 일러주어도 윈저 부인은 남편의 죽음을 믿지 않았다. 방금까지 여기에 있지 않았던가. 그러다 윈저 부인은 며느리에게 왜 병문안을 오지 않냐며 불평을 토했다. "어머님, 오늘 아침에도 병실에 왔었잖아요." 윈저 부인은 며느리가 거짓말을 한다고 생각했다. 하지만 윈저 부인은 그날 아침에 있었던 일을 하나도 기억하지 못했다.

낯선 이들이 병실로 들어와 윈저 부인을 찌르고 밀치고, 무언가를 몸 안에 넣고 빼고 몸 위로 이리저리 움직였다. 그러고는 주삿바늘을 쿡쿡 찔러대고, 물리 치료를 받으라고 했다. 러닝머신 위를 걷는 일은 악몽과도 같았다. 밤이면 알 수 없는 장소를 향해 강제로 행군을 하는 꿈을 꿨다. 윈저 부인은 자신이 어디에 있는지 기억하지 못했다. 화장실에 가려고 하자 반드시 다른 사람과 함께 가야 한다고 했다. 너무 창피한 나머지 울음이 왈칵 터져버렸고 결국 옷에다 오줌을 싸고 말았다.

윈저 부인은 조금씩 회복해 갔다. 폐렴과 어지럼증은 말끔히 나았고, 허깨비도 병이 급성기였던 초기에만 보이다가 사라졌다. 하지만 열과 감염을 치료하고 난 후에도 어째선지 기억력 저하와 혼란은 예전보다 심해진 듯했다. 폐렴이 윈저 부인의 점진적인 기억력 저하에 직접적으로 영향을 미치지 않았을 수도 있으나 폐렴으로 인해 몸이 너무 쇠약해졌고, 그로 인해 혼자서도 잘 생활할 수 있었던 익숙한 환경에서 벗어나 낯선 병원에서 지내야 했다. 무엇보다도 이번 일로 그녀의 몸 상태가 심각하다는 사실을 알게 된 가족들은 윈저 부인이 더는 혼자 살 수 없다고 판단했다.

사람들은 윈저 부인의 주변에서 계속 무어라 말을 했다. 분명 앞으로의 계획을 설명해 주었을 테지만 윈저 부인은 하나도 기억하지 못했다. 마침내 병원에서 퇴원할 수 있을 만큼 호전되었을 때 가족들은 그녀를 아들의 집으로 데려갔다. 다들 무슨 영문인지 기뻐하며 그녀를 방으로 안내했다. 방 안에는 그녀의 물건들이 놓여 있었으나 전부는 아니었다. 윈저 부인은 병원에 입원한 사이에 누군가가 자신의 물건을 훔쳐 갔다고 생각했다. 나머지 물건을 어디에 보관해 두었는지 가족들이 누차 말해도 윈저 부인은 기억하지 못했다.

가족들은 윈저 부인에게 오늘부터 아들의 집에서 살아야 한다고 말했다. 하지만 자녀들과 절대 함께 살지 않겠다고 오래전에 다짐했었기에, 윈저 부인은 자신의 집으로 돌아가고 싶었다. 자기 집에서는 물건이 어디에 있는지 척척 찾을 수 있었고, 늘 그래왔듯이 혼자서도 잘 지낼 수 있으리라 생각했다. 집에 가면 그녀가 평생 간직해 온 물건들이 어떻게 되었는지 알 수 있을 것만 같았다. 이곳은 그녀의 집이 아니었다. 독립성도, 물건들도 모두 다 잃고 난 윈저 부인은 거대한 상실감을 느꼈다. 아들은 윈저 부인이 혼자 일상생활을 영위할 수 없으니 자신의 집에서 함께 지내는 방법이 최선이라고 다정하게 설명해 주었다. 하지만 윈저 부인은 금방 잊어버렸다.

윈저 부인은 형언할 수 없는 두려움에 자주 사로잡혔다. 하지만 인지 능력이 손상되어 두려움의 정체가 무엇인지 자세히 설명할 수가 없었다. 사람에 대한 정보나 기억이 떠올랐다가도 금세 사라져 버리고는 했다. 무엇이 현실이고 무엇이 과거의 기억인지 분간할 수가 없었다. 화장실은 어제 있던 자리에 없었고, 옷을 입는 일은 헤쳐 나갈 수 없는 시련이 되었다. 손가락은 단추를 끼우는 법조차 잊은 지 오래였다. 리본 끈을 매는 법은 고사하고 그것이 왜 그곳에 달려 있는지조차 이해하지 못했다.

윈저 부인은 보고 들은 것을 이해하는 능력을 점차 잃어갔다. 소음과 혼란은 두려움을 불러일으켰다. 윈저 부인은 주변 상황을 이해할 수 없었고, 다른 사람들 역시 제대로 설명해 주지 못했기에 극심한 공포에 휩싸이고는 했다. 그 와중에도 자신이 소유했던 물건들을 걱정했다. 어머니가 물려준 도자기와 의자가 어디로 갔는지 궁금해했다. 가족들이 어디에 보관해 두었는지 거듭 말해주었지만, 윈저 부인은 기억하지 못했다. 아무래도 누군가 훔쳐 간 것이라 여겼다. 사라진 물건들이 너무나도 많았기에 남아있는 물건들을 숨기기 시작했다. 그러고는 어디에 숨겼는지 곧잘 잊어버렸다.

"어머님께서 목욕을 안 하시겠대." 며느리가 절망에 찬 목소리로 말했다. "몸에서 냄새가 나는데, 씻지도 않고 주간보호센터에 어떻게 보내?" 윈저 부인에게 목욕은 공포 체험과도 같았다. 욕조는 기이했고 물을 어떻게 다루어야 하는지도 나날이 잊어갔다. 어느 날은 물이 욕조에서 다 빠져나가더니 어느 날은 계속 차올라 넘쳤다. 하지만 윈저 부인은 어떻게 해야 하는지 알지 못했다. 목욕을 하려면 기억해야 할 것들이 너무 많았다. 화장실을 찾아가는 방법과 옷을 벗는 방법, 씻는 방법을 한꺼번에 기억해 내야 했다. 그녀의 손가락은 지퍼를 내리는 법을 잊었고, 두 다리는 욕실 안으로 걸어 들어가는 법을 기억하지 못했다. 손상된 뇌로 생각해야 할 것들이 너무 많아지자 윈저 부인은 공포에 휩싸였다.

어려운 상황에 맞닥뜨리면 사람들은 어떤 반응을 보일까? 잠시 그 상황에서 벗어나 곰곰이 생각해 본다. 아니면 맥주를 마시러 나가거나 정원에 나가 잡초를 뽑고 산책을 하기도 한다. 때로는 분노를 표출하며 나를 화나게 만든 사람과 그 상황에 조금이라도 동조한 사람과 맞서 싸운다. 또는 시간이 알아서 해결해 주거나 문제가 사라질 때까지 한동안 의기소침해하기도 한다.

윈저 부인은 어려운 상황이 닥칠 때마다 예전과 똑같은 방식으로 대처했다. 그래서 마음이 불안해질 때면 산책을 나섰다. 현관에서 잠시 멈추어 서서 밖을 바라보고 멍하니 서 있다가 문제에서 멀어지고자 앞으로 걸어 나갔다. 하지만 문제가 해결되기는커녕 점점 나빠져만 갔다. 걸음을 내디딜수록 길을 잃은 듯한 느낌이 들었다. 모든 것이 낯설기만 했다. 집은 온데간데없이 사라져 버렸고, 낯선 길 위에 홀로 서 있었다. 잠깐만. 어린 시절에 살았던 동네인가? 아니면 아이들이 어렸을 때 살았던 곳이던가? 순간, 두려움이 엄습해 왔다. 윈저 부인은 심장을 부여잡은 채 걸음을 재촉했다.

윈저 부인은 때때로 분노를 표출하기도 했다. 하지만 왜 화가 나는지 도무지 이해할 수 없었다. 그녀의 물건들과 삶이 송두리째 사라져 버린 기분이었다. 기억들은 그녀의 머릿속에서 문득 떠올랐다가 잊히거나 완전히 사라져 버리기도 했다. 이런 상황에서 화를 내지 않을 사람이 누가 있으랴. 그녀가 평생 보물처럼 소중히 여긴 물건들을 누군가 훔쳐 가버렸다. 며느리일까? 시어머니일까? 아니면 어린 시절 미워했던 언니가 가져간 걸까? 며느리를 의심한 윈저 부인은 며느리에게 비난의 말을 쏟아내고는 곧장 잊어버렸다. 하지만 힘든 상황을 오롯이 견뎌 내야 하는 며느리는 결코 잊지 못했다.

고등학교에 입학하기 전날 밤을 떠올려 보자. 입학 첫날 낯선 건물에서 헤매거나 교실을 찾지 못할까 봐 걱정하느라 밤잠을 설치지 않았던가. 윈저 부인에게는 그런 날이 매일 반복되었다. 가족들은 그녀를 주간보호센터에 보내기 시작했다. 매일 아침 버스 운전사가 그녀를 태우러 왔고, 오후에는 며느리가 센터로 데리러 갔다. 하지만 날이 갈수록 윈저 부인은 며느리가 데리러 온다는 사실을 잊어갔다. 건물 안에서 길을 잃고 헤매기 일쑤였고 때로는 남자 화장실에 잘못 들어가기도 했다.

점점 사라져가는 기억과 달리 사교성은 여전히 남아있었다. 윈저 부인은 주간보호센터에서 다른 사람들과 웃으며 대화를 나누었다. 센터가 편안해지면서 다른 사람들과 즐겁게 시간을 보내기도 했으나 센터에서 있었던 일을 며느리에게 설명해 줄 만큼 기억이 오래가지는 못했다.

윈저 부인은 음악을 좋아했다. 그래서인지 많은 것을 잊은 후에도 음악만큼은 그녀의 기억 속에 깊이 남아있었다. 친숙한 옛노래를 부르기 좋아했고 주간보호센터에서도 즐겨 불렀다. 며느리는 노래를 잘 부르지 못했지만 윈저 부인은 그 사실을 기억하지 못했다. 두 사람은 함께 노래 부르기를 좋아하게 되었다.

이윽고 가족들은 윈저 부인을 돌보는 일이 육체적으로나 감정적으로 감당하기 힘들다고 느끼게 되었고 그때부터 그녀는 요양원에서 지냈다. 처음에는 혼란과 공포에 떨었으나 며칠이 지나자 햇살이 가득 비추는 조그만 방 안이 아늑해지기 시작했다. 하루 일정을 모두 기억할 수는 없었지만 규칙적인 일상이 위안을 주었다. 때로는 여전히 주간보호센터에 있는 듯한 느낌이 들다가도 때로는 어디에 있는지 정확하게 알지 못했다. 그래도 화장실이 눈에 잘 띄는 곳에 가까이 있어서 매번 위치를 기억하지 않아도 되어 기뻤다.

가족들이 면회를 오면 윈저 부인은 기분이 좋았다. 이따금 가족들의 이름을 기억할 때도 있었지만 기억하지 못할 때가 더 많았다. 지난주에도 면회를 왔었다는 사실을 까맣게 잊은 채 가족들에게 자신을 버렸다며 자주 나무랐다. 그럴 때면 가족들은 할 말이 떠오르지 않아 그녀의 여윈 몸을 끌어안고 손을 잡아주며 조용히 앉아 있거나 옛날 노래를 불렀다. 가족들이 그녀가 방금 했던 말 혹은 지난주에도 면회를 왔었다는 사실을 상기시키거나, 누군가를 기억하는지 물어보지 않아서 윈저 부인은 마냥 행복했다. 그저 꼭 안아주고 사랑해줄 때가 제일 좋았다.

　가족 중 누군가가 치매 진단을 받았다면, 알츠하이머병이나 혈관성 치매, 여러 다른 질병 중 하나라는 말을 들었을 것이다[17장 참조]. 또는 어떤 질환인지 정확하게 모를 수도 있다. 병명이 무엇이든 간에 가족 중 누군가가 생각하고 기억하는 지적 능력을 일부 상실했다는 사실은 변함이 없다. 앞으로 기억력 저하가 심해질 수 있으며 성격이 변할지도 모른다. 혹은 감정 기복이 심해지고 우울해하거나 내성적으로 변할 수도 있다.

　성인에게 이러한 증상을 유발하는 질환은 대부분 만성적이며, 완치가 불가하다. 따라서 완치가 불가한 치매에 걸렸다는 진단을 받고 나면 환자와 가족들은 치매와 함께 살아가는 법을 배워야 하는 어려움에 직면하게 된다. 환자를 집에서 돌보든 아니면 요양원이나 원호생활 시설assisted living facility에 보내기로 하든, 가족들은 새로운 문제를 맞닥뜨리게 될 것이다. 또한 사랑하는 가족이 심각한 질병으로 인해 일상생활을 영위하지 못하는 모습을 지켜보며 느끼는 감정도 다스려야 할 것이다.

　이 책은 가족 중 누군가가 치매 진단을 받았을 때, 나머지 가족들이 새로운 상황에 적응하고 환자를 잘 돌볼 수 있도록 도움을 주고자 집필되었다. 치매 환자를 돌보는 많은 가족은 공통으로 궁금해하는 질문이 있다. 이 책은 그 질문에 대한 답을 찾는 데 도움이 될 것이다. 하지만 의사와 다른 전문 의료인의 도움을 대신할 수는 없다.

치매란 무엇인가?

기억력과 논리력, 사고력 등이 저하되는 증상을 가리키는 여러 가지 용어들을 들어봤을 것이다. '치매dementia' 또는 '알츠하이머병Alzheimer's disease'라는 말을 들었을 수도 있고, '신경인지장애neurocognitive disorder'나 '섬망delirium', '만성 뇌 증후군chronic brain syndrome'과 같은 용어를 접했을 수도 있다. 그러면서 이러한 질환이 '일반적인 노화'와 어떻게 다른지 궁금했을 것이다.

의사들은 치매라는 단어를 특정한 의미로 사용한다. 치매는 '미친' 상태를 의미하지 않는다. 의학계에서는 이러한 특정 질환군을 설명하기 위해 제일 정확하면서도 모욕적이지 않은 용어로 '치매'를 선택했다. 치매는 여러 질환으로 인해 유발되는 일련의 증상들을 설명하는 포괄적인 용어이다. 즉 특정 증상을 나타내는 하나의 질병을 가리키는 것이 아니라 다양한 장애를 아우른다. 신경인지장애는 다소 최근에 등장한 용어로서 일부 임상의와 연구자가 치매 대신 사용하나 의미는 같다.

성인기에 발현되어 정신착란과 기억력 저하, 방향 감각 상실, 지적 장애 또는 이와 유사한 문제를 일으키는 질환은 크게 두 가지가 있다. 두 질환은 겉보기에 비슷해 보일 수 있어 혼동하기 쉽다. 첫 번째 질환은 치매이고, 두 번째 질환은 섬망이다. 섬망에 대해서는 686쪽에서 자세히 설명하도록 하겠다. 섬망은 치료가 가능한 질병이지만 간혹 치매로 오인하는 경우가 있으므로 잘 알아두어야 한다. 또한 알츠하이머병이나 다른 치매를 앓고 있는 환자가 섬망에 걸리면 치매로 인한 증상이 더 심각해질 수 있다.

치매 증상은 다양한 질환으로 인해 발생할 수 있다. 그중 일부 질환을 17장에 간추려 두었다. 치매 증상을 나타내는 질환은 대부분 완치가 불가하지만 치료가 가능한 경우도 있다. 일례로 갑상선 질환으로 인한 치매는 갑상선 이상을 바로잡으면 증상이 호전된다.

알츠하이머병은 성인기에 비가역적 치매를 일으키는 가장 흔한 원인이다. 처음에는 가벼운 건망증으로 시작해 인지 능력이 서서히 손상되어 결국 완전한 장애에 이르게 되게 된다. 알츠하이머병에 걸린 환자의 뇌에서는 구조적·화학적 변화가 발생하며 현재로서는 알츠하이머병을 치료하거나 병의 진행을 멈출 방법은 없다. 하지만 환자의 행동 증상과 심리 증상을 완화하고 가족들이 적절히 대처할 수 있도록 도울 방법들은 많다.

> 치매는 여러 질환으로 인해 유발되는 증상들을 설명하는
> 포괄적인 용어이다.

혈관성 치매는 두세 번째로 흔한 치매 원인이라고 알려져 있다. 일반적으로 뇌에 가벼운 뇌졸중이 여러 차례 발생하여 유발되며, 뇌 동맥에 영향을 미치는 다른 질환으로 인해 발생하기도 한다. 뇌졸중은 종종 본인이나 주변 사람들이 알아차리기 힘들 정도로 약하게 오기도 하지만, 가벼운 뇌졸중이 여러 번 생기면 뇌 조직이 파괴되어 기억력 및 다른 인지 능력에 영향을 미칠 수 있다. 이러한 질환을 예전에는 '동맥경화hardening of the arteries'라고 불렀지만, 부검 결과 뇌의 혈액 순환이 원활하지 않아 생기는 문제가 아니라 뇌졸중으로 인한 손상과 관련이 있다는 사실이 밝혀졌다. 경우에 따라 치료를 통해 추가 손상이 발생할 가능성을 줄일 수 있다.

알츠하이머병과 혈관성 치매는 가끔 동시에 발생하기도 한다. 오늘날 의사들은 뇌혈관 이상과 가벼운 뇌졸중이 알츠하이머병에서 특징적으로 나타나는 뇌의 변화를 직간접적으로 유발한다고 믿고 있다.

알츠하이머병은 주로 노인에게 발생하지만 노인성 치매 환자의 약 65퍼센트는 다른 질병으로 인한 치매를 앓고 있다. 반면 65세 이전에 치매가 발병한 경우 알츠하이머병이 50퍼센트, 나머지 질환이 50퍼센트를 차지한다. 따라서 이 책에서는 치매를 유발하는 다양한 질환을 앓는 환자를 돌보는 데 도움이 되는 일반적인 지침을 제공하고자 한다.

치매 환자는 다른 질환을 함께 앓을 수 있다. 치매로 인해 다른 질병에 걸리기 쉬울 뿐 아니라 질병이나 약물로 인해 섬망이 발생할 가능성도 크다. 섬망은 치매 환자의 정신 기능과 행동을 악화시킬 수 있다. 따라서 치매 환자의 전반적인 건강을 개선하고 환자를 잘 돌보기 위해서는 다른 질병을 신속하게 발견하고 치료해야 하며, 그러기 위해서는 치매 환자와 충분히 시간을 가지고 진료할 수 있는 의사를 선택하는 것이 매우 중요하다.

우울증은 노년기에 겪는 흔한 질환이다. 이는 기억력 저하와 혼란을 유발하고 다른 인지 능력에 영향을 미친다. 우울증으로 인한 기억력 감퇴는 우울증을 치료하면 개선되기도 한다. 완치가 불가한 치매에 걸린 환자도 우울증을 앓을 수 있다. 이때도 우울증은 반드시 치료해야 한다.

알츠하이머병이나 혈관성 치매만큼 흔하지는 않지만 다양한 질환이 치매를 유발한다. 이에 대해서는 17장에서 자세히 다루도록 하겠다.

치매는 사회·경제적 지위나 인종을 가리지 않는다. 부자와 빈자, 현명한 자와 무지한 자 모두 치매에 걸릴 수 있다. 따라서 가족 중 치매 환자가 있다고 해서 부끄러워하거나 창피해하지 않기를 바란다. 실제로 유명한 위인 중에서도 치매를 일으키는 질환에 걸린 사람들이 많다.

**심각한 기억력 저하는
나이가 들면서 자연스레 나타나는 현상이 아니다.**

심각한 기억력 저하는 나이가 들면서 자연스레 나타나는 현상이 아니다. 현재 제일 공신력 있는 연구에 따르면 노인의 10~12퍼센트가 심각한 지적 장애를 겪고 있으며, 10~15퍼센트는 경미한 인지 장애를 가지고 있다고 한다. 치매를 유발하는 질환들은 80세에서 90세 이상의 노년층에서 더 흔히 나타나지만, 90세까지 산 사람들의 50~70퍼센트는 심각한 기억력 저하와 같은 치매 증상을 경험하지 않는다. 나이가 들수록 이름과 단어를 떠올리기가 힘들어지기는 해도 대개 일상 생활에 지장을 줄 정도는 아니다. 모두 알다시피 실제로 70대, 80대, 90대에도 여전히 왕성하게 활동하며 지적 능력을 맘껏 발휘했던 사람들이 있지 않은가. 파블로 피카소와 낸시 레이건, 넬슨 만델라, 안토닌 스칼리아, 마야 안젤루는 죽기 전까지 각자의 분야에서 활발히 활동했다. 모두 사망 당시 75세 이상이었고, 피카소는 무려 91세였다.

점점 더 많은 인구가 노년기에 접어들면서 치매에 대한 지식의 필요성이 더욱 두드러지고 있다. 미국에서는 5백만 명 이상이 일정 수준 이상의 인지 장애를 앓고 있다고 추정한다. 미국 알츠하이머 협회에 따르면, 2019년 미국에서 치매로 인해 발생한 비용은 2천4백억 달러에 이른다고 한다. 이를 1인당으로 환산하면 연간 5만 3천 달러에 달한다.

치매 환자

치매의 증상은 대개 서서히 나타난다. 때로는 치매에 걸린 환자가 자신의 문제를 제일 먼저 알아차리기도 하며, 증상이 경미할 경우 "자꾸 깜빡깜빡해요. 설명을 하려고 해도 단어가 떠오르지 않습니다."라며 자신이 겪는 문제를 명확하게 설명하기도 한다. 반면 가족들은 환자의 기억력에 문제가 생겼다는 사실을 곧바로 알아차리지 못할 수 있다. 치매에 걸린 사람은 새로운 정보를 기억하기 어려워하지만 이를 능숙하게 숨기기도 하기 때문이다. 하지만 자세히 살펴보면 이해력과 논리력, 판단력이 저하되어 있다는 사실을 발견할 수 있다. 치매의 발병과 진행은 환자가 앓는 질환의 종류와 다른 요인들에 따라 달라지며 그중 일부 요인들은 아직 밝혀지지 않았다. 때때로 치매 증상이 갑자기 나타났다고 느낄 수 있지만, 과거를 되짚어 보며 "그때부터 아버지가 예전 같지 않았어요."라고 깨닫게 될지도 모른다.

치매 증상이 나타나면 사람들은 다양한 방식으로 대처한다. 문제를 숨기는 데 능숙해지기도 하고, 기억을 되살리기 위해 메모를 작성하기도 한다. 또 아무런 문제가 없다고 완강하게 부인하거나 문제를 다른 사람의 탓으로 돌리기도 한다. 기억력이 나빠지고 있다는 사실을 깨닫고 우울해하거나 짜증을 내는 사람들도 있는 반면, 겉으로는 쾌활한 모습을 유지하며 일상적인 삶을 살아가는 사람들도 있다. 일반적으로 중경도 치매를 앓는 환자는 일상생활 대부분을 영위할 수 있다. 또한 치매 환자도 다른 질병에 걸린 사람과 마찬가지로, 가족 내에서 중요한 결정을 내리거나 자신의 치료와 미래를 계획할 때 충분히 참여할 수 있다.

치매 초기의 기억력 저하는 스트레스나 우울증, 정신 질환으로 인한 증상으로 오인되기도 한다. 오진이 내려졌을 경우 환자와 가족은 더 큰 부담을 짊어지게 된다.

한 아내는 남편의 치매가 단순한 건망증이 아니라 기분과 행동 변화와 함께 시작되었다고 기억한다. "저는 남편에게 문제가 있는 줄도 몰랐어요. 아니, 모르는 체하고 싶었던 것 같아요. 찰스는 부쩍 말수가 줄어들고 우울해 보였었는데, 모든 걸 회사 사람들 탓으로 돌렸죠. 그러던 어느 날, 직장 상사가 남편을 불러 다른 부서로 발령이 났다고 통보했어요. 규모가 더 작은 곳이었으니 사실상 좌천된 거였죠. 저는 아무런 설명도 듣지 못했어요. 그저 회사에서 휴가를 받았다고 하길래 스코틀랜드로 여행을 떠났습니다. 하지만 찰스의 상태는 전혀 나아지지 않았어요. 여전히 우울해하며 줄곧 짜증을 부렸죠. 새로운 부서로 출근하기 시작한 후에도 힘들어하긴 매한가지였어요. 이

번에는 젊은 동료 탓을 했죠. 짜증을 하도 내길래 오랜 결혼 생활 끝에 부부 사이에 문제가 생겼다고 생각했어요. 그래서 부부 전문 상담사를 찾아갔지만 상황은 더 심각해지기만 했죠. 남편에게 건망증이 있다는 건 눈치채고 있었어요. 다만 그게 스트레스 때문인 줄로만 알았던 거죠."

남편은 이렇게 말했다. "무언가 잘못된 줄은 알고 있었어요. 제가 사소한 일에도 예민하게 반응한다고 느꼈거든요. 사람들은 제가 공장에 대해 당연히 잘 알고 있다고 생각했는데…… 정작 저는 기억이 잘 나지 않았어요. 상담사는 단순히 스트레스 때문이라고 말했지만 제 생각은 달랐어요. 심각한 문제일 거라는 생각이 들자 덜컥 겁이 났습니다."

찰스의 사례와 같이 진행성 치매를 앓는 환자는 일상생활을 수행하는 능력이 점차 저하되어 어느 시점이 되면 더는 문제를 숨길 수 없게 된다. 오늘이 며칠이고 지금 있는 장소가 어디인지조차 기억하지 못할 수 있다. 또한 옷을 입거나 단어를 논리 있게 조합하는 등의 간단한 작업을 수행하지 못할 수도 있다. 치매가 진행될수록 뇌가 손상되면서 기억력은 물론 정보 처리하기, 계획 세우기, 말하기, 몸 움직이기 조정력, 글쓰기, 걷기 등 여러 기능이 영향을 받는다. 익숙한 사물의 이름을 정확하게 떠올리기 힘들어하기도 하고, 행동이 서툴러지거나 발을 질질 끌며 걷기도 한다. 환자의 상태는 날마다, 심지어 매시간 변하기 때문에 가족들은 한 치 앞도 예상하기가 힘들어진다.

일부 치매 환자는 성격이 변하기도 하지만 대다수는 환자 본연의 성향을 그대로 유지한다. 가령 항상 다정하고 사랑스러웠던 사람이 치매가 걸린 후에도 똑같을 수도 있고, 함께 살기 힘들었던 사람이 더 까다롭게 굴 수도 있다. 반면 성격이 정반대로 변하는 경우도 있다. 융통성 있던 사람이 까다로워지거나, 활동적이었던 사람이 무기력해지고, 괴팍했던 사람이 온화해지기도 한다. 수동적이고 의존적이며 무기력해질 수도 있고, 반대로 안절부절못하고 쉽게 화내며 짜증을 잘 내는 성향으로 바뀌기도 한다. 때로는 요구나 걱정이 많아지거나 우울해지기도 한다.

한 딸은 다음과 같이 말했다. "엄마는 늘 밝고 외향적이었어요. 엄마가 건망증이 심해진 줄은 익히 알고 있었지만, 요즘엔 아무것도 하지 않으려고 해서 정말 큰일이에요. 머리 손질은 둘째치고 집 정리도 안 하시고 온종일 집에만 틀어박혀 계세요."

치매 환자는 작은 일에도 크게 상심하고는 한다. 이전에는 간단했던 일들을 점점 수행하기가 어려워지면서 속상해하거나 화를 내고 우울해할 수 있다.

또 다른 가족의 사례를 들어보자. "아버지가 걸핏하면 성질을 내는 통에 정말 힘들었어요. 전에는 온화한 분이셨거든요. 그런데 지금은 아주 사소한 일에도 매번 언성을 높이세요. 어젯밤에는 열 살짜리 제 아들에게 알래스카가 미국의 주가 아니라고 말씀하셨어요. 그러다 불뚝성을 내며 고함을 지르더니 자리를 박차고 나가셨죠. 얼마 후 제가 아버지께 목욕하시라고 말을 걸었는데, 목욕을 이미 했다고 박박 우기시기는 바람에 정말 대판 싸웠습니다."

치매 환자의 주변 사람들은 환자가 자신의 행동을 스스로 통제할 수 없다는 사실을 기억해야 한다. 이들은 본인의 의지와 무관하게 분노를 터트리거나 집 안을 계속해서 배회하는 등의 행동을 보일 수 있다. 이러한 행동 변화는 나이가 들어 성격이 나빠진 것이 아니다. 뇌손상으로 인해 발생하는 현상이며, 이러한 변화를 치매 환자 스스로 통제하기는 불가능하다.

치매 환자 일부는 환각_{실재하지 않는 대상을 보고 듣거나 냄새를 맡는 현상}을 경험한다. 환자는 환각을 진짜라고 생각하기 때문에 이를 지켜보는 가족들은 두려움을 느낄 수 있다. 또한 일부 환자들은 다른 사람을 의심하기도 한다. 물건을 다른 곳에 놓아두고 어디에 두었는지 잊어버린 채 혼란스러워하다가 결국 누군가가 훔쳐 갔다고 생각하며 타인을 비난하는 식이다.

> 한 아들은 "어머니가 편집증이 너무 심해요. 지갑이며 돈이며 보석이며 죄다 숨겨놓고는 제 아내가 훔쳐 갔다고 비난해요. 요즘에는 저희가 은식기를 훔쳤다고 의심하고 있어요. 어머니가 겉으로는 멀쩡해 보이시니까 자꾸 일부러 그러시는 것 같아서 너무 힘이 듭니다."라고 말했다.

진행성 치매가 말기에 이르면 환자의 뇌는 많은 부분이 손상된다. 결국 침대에 누워 지내야 하며 대소변을 가리지 못하고 의사 표현을 할 수 없게 되기도 한다. 종국에는 많은 환자가 전문가에게 간호를 받는다.

질병의 경과와 예후는 환자가 앓고 있는 질환의 종류와 환자 개인의 상태에 따라 달라진다. 즉, 앞서 언급한 증상이 한 사람에게 모두 나타나지는 않는다. 환자에 따라 일부 증상은 나타나지 않을 수 있으며, 반대로 이 책에서 언급하지 않은 증상이 나타날 수도 있다.

가족이 치매에 걸렸다면
무엇을 해야 할까

가족 중 누군가가 치매에 걸렸다고 의심되거나 치매에 걸린 사실을 이미 알고 있다면 어떻게 해야 할까? 먼저 현재 상황을 파악한 후 환자를 도울 방법을 찾는 동시에 자신이 짊어져야 할 부담을 최소화할 방안도 고려해야 한다. 그 과정에서 다양한 궁금증이 생길 수 있으며 이 책이 그 질문에 대한 답을 찾도록 도와줄 것이다.

제일 먼저 알아야 할 사항은 질병의 원인과 예후이다. 치매를 유발하는 질병은 다양하다. 따라서 여러 의사에게 서로 다른 진단명과 설명을 들었을 수도 있고, 환자에게 어떤 문제가 있는지 아예 모르고 있을 수도 있다. 혹은 진단 검사를 충분히 하지 않은 상태에서 알츠하이머병에 걸렸다는 이야기를 들었을 수도 있다. 하지만 보호자와 의사가 향후 치료 계획을 세우고 일상적인 문제에 적절히 대응하려면, 정확한 진단을 받고 질병의 경과에 대해 알아야 한다. 통상적으로 앞으로 일어날 일을 알고 있으면 더 효과적으로 대처할 수 있는 법이다. 보호자가 환자의 질병에 대해 이해해야만 두려움과 걱정을 떨쳐낼 수 있다. 이는 곧 치매 환자를 잘 도울 방법을 구상하는 데 도움이 될 것이다.

도움을 구하고자 할 때는 지역 치매 지원 기관^{한국의 경우 지자체 단위로 보건소에서 치매안심센터를 운영하고 있으며, 국립중앙의료원에서 운영하는 중앙치매센터에서도 관련 도움을 받을 수 있다—옮긴이}을 찾아 연락해 보기를 권한다. 다양한 참고 자료를 소개받고 정보와 도움을 얻을 수 있을 것이다.

> 누군가가 완전히 다른 사람처럼 변해 버린 후에도
> 여전히 그 사람을 사랑할 수 있다.

질병 자체를 멈출 수는 없으나 치매 환자와 가족들이 체감하는 삶의 질을 개선할 방법은 얼마든지 있다.

치매는 치매를 유발하는 질환의 종류와 환자 개인에 따라 다른 양상을 보인다. 이 책은 다양한 문제를 다루고 있으며 그중에서는 환자가 경험하지 않는 문제도 있을 것이다. 따라서 이 책을 효과적으로 활용하기 위해서는 필요한 부분만 읽고 나머지는 건너뛰어도 좋다.

치매에 걸린 가족을 보살피는 비결은 상식과 창의성이다. 가족들은 환자를 가장 가까이서 돌보기 때문에 어려움에 대처할 방법을 명확하게 보지 못한다. 하지만 어려운 문제를 창의적인 방식으로 척척 해결해 내는 사람들 또한 가족들이다. 이 책에 제시된 많은 해결책은 환자의 가족들이 전화나 서편을 통해 직접 제안해 온 방법들이다. 따라서 치매 진단을 받고 막막한 가족들에게 좋은 길잡이가 되어 줄 것이다.

치매 환자를 돌보는 일은 쉽지 않다. 이 책에 담긴 정보가 도움이 되기를 바라지만, 현재로서는 간단한 해결책은 존재하지 않는다.

이 책은 치매 환자와 가족들이 맞닥뜨리는 문제점을 중점적으로 나루고 있다. 하지만 치매 환자와 가족들도 행복과 기쁨을 경험할 수 있다는 사실을 기억해야 한다. 치매는 서서히 진행되기 때문에 많은 환자가 여전히 일상을 즐기고 다른 사람들과 함께 할 수 있는 능력을 유지한다. 치매가 진행되어 환자의 기억이 나빠지고 행동이 이상해지더라도 환자는 여전히 특별하고 고유한 인격체이다. 누군가가 완전히 다른 사람처럼 변해버렸고, 그로 인해 깊은 괴로움을 안겨주더라도 여전히 그 사람을 사랑할 수 있다는 사실을 명심하기를 바란다.

환자에게 기억력이나 사고력 문제가 있다고 의심될 경우,
치매에 대해 잘 아는 의사에게 정밀 검사를 받는 것이 중요하다.

2장

치매 환자에게 필요한 의학적 도움 받기

The 36-Hour Day

●●●　　　　　　　　　이 책은 치매 환자를 돌보는 가족들을 위
해 집필되었다. 또한 이 책을 읽는 가족과 치매 환자가 전문 의료진에
게 도움을 받고 있다는 전제하에 작성되었다. 치매 환자를 돌볼 때는
가족과 전문 의료인이 서로 협력해야 하며, 둘 중 어느 쪽도 환자를 독
단적으로 돌보아서는 안 된다. 따라서 이 책을 전문적인 의학 기술을
대신하려는 목적으로 사용하지 않기를 바란다. 많은 전문 의료인이
치매의 원인 질환에 대해 잘 알고 있지만, 치매에 대한 오해는 여전히
존재한다. 또한, 모든 의사와 전문 의료인이 치매 환자를 진단하고 치
료할 시간과 관심, 기술을 가지고 있지는 않다.

> 가능하면 한 명의 의사가 주치의로서 환자의 진료를 관리하고
> 모든 검사와 치료가 제대로 이루어지는지 관찰하는 편이 좋다.

그렇다면 의사와 전문 의료인들에게 무엇을 요청할 수 있을까? 제
일 먼저 정확한 진단을 받아야 한다. 진단이 내려진 후에는 환자의 치
매를 관리하고, 치매 이외에 환자가 앓고 있는 질병을 치료하고, 필요
한 정보를 얻기 위해서 주치의와 다른 전문가들에게 도움을 꾸준히
받아야 한다. 이번 장에서는 환자가 거주하는 지역 내에서 최고의 의
료 기관을 찾는 방법을 소개하고자 한다.

가능하면 한 명의 의사가 주치의로서 환자의 진료를 관리하고 모
든 검사와 치료가 제대로 이루어지는지 관찰하는 편이 좋다.

치매를 유발하는 질병을 치료하는 동안에는 주치의 외에도 신경
과, 노인정신의학과, 노인의학과 등 다양한 분야의 전문의와 신경심
리학자, 사회복지사, 간호사, 노인요양보호사, 오락 치료사, 작업 치료

사, 물리 치료사 등의 도움이 필요할 수 있다. 모두 고도로 훈련된 전문가이므로 서로 협력한다면 훨씬 더 좋은 효과를 낼 수 있다. 먼저 여러 전문가가 환자를 평가한 후 추후 지속적인 치료가 필요할 때마다 협진할 수 있다. 하지만 한 명의 의사가 전담하여 환자가 받은 모든 검사와 처치를 검토하고 향후 치료를 조정해야 한다.

치매가 의심되는 환자 평가하기

가족 중 누군가가 사고력과 기억력, 학습력이 저하되었거나 성격이 눈에 띄게 변했다면 정밀 검사를 받아야 한다. 검사를 통해 환자의 가족들과 의료진은 다음의 내용을 파악할 수 있다.

- 질병의 정확한 특성
- 완치나 치료 가능 여부
- 장애의 특성과 경중도
- 환자가 성공적으로 수행할 수 있는 활동
- 인지 및 행동 기능을 악화시킬 수 있어 치료가 시급한 질병의 유무
- 치매가 의심되는 환자와 가족들, 보호자에게 필요한 사회적·심리적 지원과 자원의 종류
- 향후 예상되는 변화

평가 절차는 의사와 병원에 따라 다르지만, 정확한 평가를 위해서는 의학적·신경학적 검사와 더불어 환자를 위한 사회적 지원 체계에 대한 평가, 환자에게 남아있는 능력에 대한 평가가 포함되어 있어야 한다. 환자를 평가해 줄 의사나 다른 의료진을 직접 선택할 수 없을 수도 있겠지만, 평가 과정에서 중요한 검사들을 미리 알아두었다가 환자가 포괄적인 평가를 받을 수 있도록 병원에 요청할 수 있다.

치매 환자의 평가가 시작되면, 제일 먼저 의사가 환자를 정밀하게 진찰한다. 의사는 환자를 잘 아는 사람 혹은 환자 본인에게 직접 건강 이력을 자세히 물어보고, 환자가 어떻게 변했는지, 어떤 증상이 어떤 순서로 나타났는지, 다른 질병을 앓고 있는지 등을 확인한다. 또한 신체검사를 시행하여 환자에게 다른 문제가 있는지 점검한다. 신경학적 검사^{환자에게 눈을 감고 균형을 잡아보라고 시키거나, 발목이나 무릎을 고무망치로 두드리는 등의 검사를 통해 힘과 감각을 확인}를 통해 척수 및 뇌신경 세포 기능에 변화가 생겼는지 확인할 수 있다.

> 환자에게 기억력이나 사고력 문제가 있다고 의심될 경우,
> 치매에 대해 잘 아는 의사에게 정밀 검사를 받는 것이 중요하다.

또한 현재 시각과 날짜, 장소를 물어보며 환자의 정신 상태를 검사한다. 그런 다음 환자에게 질문지를 작성하게 해 기억력과 집중력을 비롯해 추상적 추론, 단어 이해 및 사용, 단순 계산, 간단한 도형 그리기 등의 능력을 평가한다. 이 과정에서 의사는 뇌의 어느 부분에 문제가 생겼는지 찾아낼 수 있으며, 환자의 교육 수준과 긴장도를 반영하여 평가 점수를 매긴다.

그런 다음, 의사는 임상병리 검사를 받으라고 할 것이며 여기에는 여러 혈액 검사가 포함된다. 먼저 일반 혈액 검사를 통해 빈혈^{적혈구 수치가 낮을 때}이나 감염이 있는지 확인한다. 빈혈이나 감염은 치매를 유발하거나 상태를 악화시킬 수 있다. 또한 혈액 화학 검사를 통해 간과 신장 질환, 당뇨병 등 다양한 질환이 있는지를 파악하고, 비타민 B12 검사를 시행하여 비타민 결핍으로 인해 치매가 유발되었는지 확인한다. 또한 갑상선 검사를 통해 갑상선 기능을 평가한다. 갑상선 문제는 완치가 가능한 치매의 제일 흔한 원인으로 손꼽힌다. 환자의 증상과 병력에 따라 에이즈와 라임병, 매독^{페니실린이 발견되기 전 치매를 유발했던 주요 원인 질환} 검사를 받아야 할 수도 있다. 하지만 매독혈청검사^{VDRL}에서 양성 반응이 나왔다고 해서 반드시 매독에 걸렸다는 의미는 아니다. 혈액 검사를 하려면 정맥에 바늘을 찔러 피를 뽑아야 하지만 살짝 따끔한 정도로 크게 아프지 않다.

요추 천자 검사^{LP}는 척수와 뇌를 감싸고 있는 뇌척수액을 채취하기 위해 시행한다. 척수액을 검사하면 중추신경계 감염으로 인해 생기는 질병^{라임병과 매독, 결핵 등}을 배제할 수 있으며, 알츠하이머병이나 전두측두엽 치매의 지표로 사용되는 단백질의 양을 측정할 수 있다. 또한 치매를 유발하는 희귀병에서 나타나는 이상 징후를 확인할 수 있다. 요추 천자는 환자의 등에 부분 마취를 한 뒤 척수액을 채취하며, 환자가 해당 검사로만 진단할 수 있는 질환에 걸렸다고 의심될 때만 시행한다. 요추 천자라는 말만 들어도 지레 겁을 먹는 사람들이 많지만 매우 안전한 검사이다. 다만, 검사가 끝난 후에도 척수액이 계속 흘러나오거나 두통이 발생하는 등 부작용이 간혹 나타나기도 한다.

뇌파 검사^{EEG}는 뇌의 전기 활동을 측정하는 검사이다. 두피에 젤이나 풀 같은 전도성 물질을 바른 다음, 얇은 전선을 부착하여 실시한다. 통증은 없지만, 기억력이 저하된 환자는 혼란을 느낄 수 있다. 뇌파 검사를 통해 섬망 및 발작을 진단하거나 뇌 기능에 이상이 있다는 증거를 확인할 수 있다. 하지만 치매 초기에는 환자의 뇌파가 정상으로 나오기도 한다.

컴퓨터단층촬영^{CT}과 자기공명영상법^{MRI}, 양전자단층촬영^{PET}, 단일광자단층촬영^{SPECT}은 영상^{방사선} 기술을 이용해 뇌졸중과 알츠하이머병 등 치매를 유발하는 여러 질환을 찾아내는 데 도움이 된다. 치매가 의심되는 환자가 초기 진단을 받을 때는 CT나 MRI를 반드시 촬영해야 한다. PET과 SPECT는 비용이 높은 편인 데다가 쓸만한 정보를 제공하지 못할 때도 있으므로 정확한 진단을 위해 꼭 필요하다고 판단할 때만 진행한다. 영상 검사에 대해서는 722쪽에서 자세히 설명하겠다. 영상 검사를 하는 동안 환자는 거대한 헤어드라이어처럼 생긴 물체 옆이나 커다란 금속 도넛처럼 생긴 기계 안에 머리를 대고 가만히 누워있기만 하면 된다. 통증은 전혀 없지만 검사 시 소음이 크게 발생하기 때문에 인지 장애가 있는 환자는 혼란스러워할 수 있다. 이럴 경우 약한 진정제를 투여하여 환자를 안정시킬 수 있다. 검사에 따라 주사제를 투여할 수도 있으며 그로 인해 경미한 통증이 발생할 수도 있다.

요추 천자와 영상 검사와 같은 일부 검사의 경우, 환자^{또는 환자의 대리 의사 결정자}가 사전에 검사 절차에 관해 설명을 듣고 동의서를 작성한다. 동의서에는 검사로 인해 발생할 수 있는 부작용이 모두 나열되어 있다. 부작용 때문에 무섭고 위험하게 느껴질 수 있으나 사실 비교적 안전한 검사들이다. CT나 MRI, SPECT를 찍을 때 환자는 적지 않은 양의 방사선에 노출되나 안전한 범위 내에 있으므로 크게 걱정하지 않아도 된다. 부작용이 염려된다면 의사에게 설명을 요청하도록 한다.

환자의 병력과 신체검사, 신경학적 검사, 임상병리 검사 등의 결과가 나오면 치매의 원인을 밝혀내거나 다른 질환을 배제할 수 있다. 의학적 평가 외에도 환자의 능력을 파악하고 향후 치료 방향을 정하기 위해 다른 평가를 추가로 진행한다.

정신의학적 평가 및 심리·사회적 평가는 환자와 가족과 면담을 통해 이루어진다. 면담 내용은 환자의 구체적인 치료 계획을 세우는 데 도움이 된다. 의사나 간호사, 사회복지사 등이 평가를 진행하며, 가족들은 정서적, 신체적, 재정적인 상태를 스스로 돌이켜보고, 환자가 거주하는 집과 지역사회에서 받을 수 있는 지원, 환자가 치료 계획을 받아들이거나 함께 세울 수수 있는지 등을 평가한다.

의사는 환자가 우울증을 앓고 있는지 반드시 확인해야 한다. 우울증은 치매와 증상이 유사할 뿐 아니라 환자가 치매를 앓고 있는 경우 치매를 악화시킬 수 있다. 우울증이 의심된다면 노인정신건강의학 전문의에게 진찰을 받아야 한다. 우울증은 매우 흔하며 치료를 하면 쉽게 호전된다.

작업 요법 평가occupational therapy evaluation는 환자가 혼자서 해낼 수 있는 활동을 파악하고, 스스로 하지 못하는 일을 도와줄 방법을 찾는 데 도움이 된다. 평가는 작업 치료사나 재활 치료사, 물리 치료사가 담당한다. 과거에는 신체 재활이 필요할 때만 상담을 받았었기 때문에 치료사들의 역할이 간과됐었지만 최근에는 환자의 치료에 중요한 부분을 차지한다. 치료사들은 환자가 스스로 해낼 수 있는 활동을 파악한 다음 최대한 독립적으로 지낼 방법을 고안해 낸다. 평가에는 일상생활 활동ADLs평가가 포함되며, 치료사들은 통제된 환경에서 환자가 돈 관리와 간단한 식사 준비, 옷 입기 등 다양한 일상 활동을 혼자서 해낼 수 있는지 관찰하고 환자가 스스로 수행할 수 있는 작업을 기록한다. 치료사들은 환자에게 도움이 되는 각종 보조 기구에 대해서도 잘 알고 있다.

신경 심리 평가Neuropsychological testing, 인지 기능 평가 또는 심리 측정 평가는 환자의 인지 기능 중 어떤 부분이 손상되었고, 어떤 부분이 여전히 남아있는지를 판별하기 위해 시행한다. 평가는 수 시간이 소요되며, 환자의 기억력과 논리력, 판단력, 조정력, 글쓰기 능력, 자기 의사 표현 능력, 지시 수행 능력 등을 파악한다. 심리학자는 평가하는 동안 환자가 긴장을 풀 수 있도록 도와주며 개개인의 교육 수준과 관심사를 고려하여 평가를 진행한다.

모든 검사가 끝나면, 마지막으로 의사와 상담을 하며 환자를 평가했던 의료진이 동석하기도 한다. 의사는 보호자에게 결과를 설명하고 치매 환자가 상황을 조금이라도 이해할 수 있다면 환자에게도 똑같이 설명한다. 의사는 구체적인 진단을 내려야 하며만약 구체적인 진단을 내릴 수 없다면 이유를 설명해야 한다, 환자의 예후에 대해서 전반적으로 말해주어야 한다이때도 예후를 정확하게 말해주지 못할 수도 있다. 또한 일상생활 활동 평가와 심리 검사, 심리 사회적 평가 등의 결과도 해석해 줄 것이다. 이때 보호자는 의사에게 충분히 물어보고 검사 결과를 잘 이해해야 한다. 의사는 약물 치료를 권하거나 환자의 거주 지역에 있는 치매 전문 기관혹은 치료를 도와줄 수 있는 사람을 소개해 줄 수도 있다. 치매 환자와 보호자, 의사는 서로 협력하여 환자의 문제를 명확하게 판단하고 해결할 계획을 세워야 한다.

치매 진단 평가는 하루 이상의 시간이 소요될 수 있다. 환자가 모든 검사를 하루에 다 받으면 지칠 수 있으므로 시간 여유를 두고 분산하여 받기를 권한다. 의사가 검사실에서 결과를 넘겨받아 전체적으로 검토한 다음 진단을 내리기까지 보통 수일이 걸린다.

진단 평가는 외래 진료로 진행되기 때문에 환자는 병원을 오가며 검사를 받아야 한다. 가족들과 전문가들은 혼란스러워하는 환자가 수많은 검사를 받으며 '고통'을 겪게 하지 말라고 조언하기도 한다. 하지만 누군가가 기억과 사고에 문제가 생겼다면 반드시 적절한 평가를 받아야 한다. 평가는 불쾌하고 고통스러운 일이 아니다. 치매 환자를 많이 대해본 직원들은 대개 온화하고 친절하다. 직원들이 환자를 정확하게 파악하기 위해서는 환자가 최대한 긴장을 풀 수 있도록 도와주어야 한다.

> 환자가 모든 검사를 하루에 다 받으면 지칠 수 있으므로
> 시간 여유를 두고 분산하여 받기를 권한다.

앞서 말했듯이 치매 원인은 다양하다. 치매를 유발하는 질환 중 일부는 치료를 통해 증상을 호전시킬 수 있으며 극소수는 완치도 가능하다. 하지만 치료가 가능한 치매라고 하더라도 검사를 받지 않아 발견이 늦어지면 환자와 가족들은 불필요한 고통을 수년간 겪게 된다. 또한 일부 질환은 신속하게 발견하면 치료할 수 있지만 방치하면 돌이킬 수 없는 결과를 초래한다.

설령 환자가 회복이 불가한 치매 판정을 받더라도, 진단 평가를 통해 환자를 잘 보살피고 증상을 관리하는 방법을 찾을 수 있고, 미래 계획을 세울 토대를 마련할 수 있다. 무엇보다도 치매 평가를 받고 나면 가족들은 환자를 위해 최선을 다했다는 마음의 안정을 느낄 수 있을 것이다. 이 또한 매우 중요하다.

평가해 줄 사람 찾기

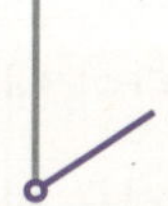

　가족 중 누군가가 치매에 걸렸다고 의심되는 경우, 대부분의 지역에서 정밀한 평가를 할 수 있는 사람을 쉽게 찾을 수 있다. 기존에 진료를 받아왔던 주치의가 있다면 직접 평가를 받거나 치매 전문의에게 의뢰해 달라고 요청할 수도 있다. 또 지역 병원에 찾아가 치매 환자를 진단할 수 있는 의사를 소개받거나 주변에 있는 병원이나 의과대학에서 근무하는 직원들에게 치매 분야에 특히 관심이 많은 전문가를 알려달라고 부탁할 수도 있다. 아니면 치매안심센터나 치매 전문 기관에 문의해 환자가 거주하는 지역의 전문의를 물어봐도 된다. 또한 일부 지역에서는 기억력 장애 클리닉^{한국의 경우 일부 종합병원이나 보건소에서 이러한 센터를 운영한다—옮긴이}을 운영한다. 이러한 시설이 주변에 있다면 담당 의사에게 해당 시설의 평판을 물어봐도 좋다.

　치매 진단 평가를 예약하기 전에 환자를 평가할 의사에게 검사의 종류와 목적을 물어보도록 한다. 만약 의사가 치매에 별로 관심이 없는 듯하면 다른 의사를 찾아야 한다.

진단을 정확하게 받았는지는 어떻게 판단할 수 있을까? 종국에는 보호자가 신뢰할 수 있고 최선을 다했다고 생각되는 의사를 선택하고, 그 의사의 판단을 전적으로 믿어야 한다. 이때 전문 용어나 진단 절차, 치매 원인 질환 등에 대해 잘 알고 있으면 판단하기가 훨씬 더 쉬울 것이다. 만약 여러 가지 진단을 받았다면 의사에게 솔직하게 이야기하도록 한다. 정확한 진단이 내려졌다는 확신을 가지는 것이 중요하다. 간혹 의사가 정밀 검사를 하지 않고 섣불리 알츠하이머 진단을 내릴 때도 있다. 정밀 검사와 평가를 통해 치매 증상을 유발하는 질환들을 배제하지 않고서는 정확한 진단을 내리기는 불가능하다. 이런 경우에는 2차 소견을 구하길 권장한다.

환자를 돌보다 보면 환자와 비슷한 증상을 보이던 누군가 '기적적으로' 치유되었다거나 '기억력 저하를 고칠 수 있다.'는 말을 듣게 될지도 모른다. 이러한 혼란은 치매를 유발하는 질환 중에는 회복 가능한 질병도 있으며, 섬망[17장 참조]이 치매와 유사한 증상을 나타내기 때문에 발생한다. 또한 치매 환자에게 가짜 '치유법'을 권하는 비양심적인 인간들도 있다. 18장에서는 언론에서 인지 저하를 개선하는 '치료법'이라고 홍보하고 있으나 그 효과가 입증되지 않은 방법들에 대해 자세히 설명하겠다. 정확한 진단을 받고 신뢰할 수 있는 의사를 찾았다면, 보호자로서 환자를 위해 최선을 다했다는 확신을 가질 수 있을 것이다.

치매의 치료와 관리

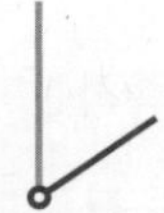

치매를 유발하는 질병은 지속적인 치료가 필요하다. 환자의 치료를 관리하는 역할은 보호자가 맡아야 하지만, 전문 의료인의 도움이 필요할 때가 있다.

의사

약을 처방받거나 조절하고, 궁금한 점을 물어보고, 환자가 앓고 있는 다른 질환을 치료하려면 의사가 필요하다. 처음 환자를 진단했던 전문의에게 진료를 계속 봐야 할 필요는 없다. 가족 주치의는 물론 노인의학 전문나 노인의학에 관심이 많은 의사를 찾아가도 괜찮다. 반드시 전문의일 필요는 없지만, 신경과나 정신건강의학과 전문의와 협진할 수 있어야 한다. 꾸준히 진료를 볼 의사를 선택할 때는 다음 사항을 고려해야 한다.

- 치매 환자와 보호자에게 기꺼이 시간을 할애할 수 있는가?
- 치매에 대해 잘 알고 있을 뿐만 아니라, 치매 환자가 다른 질병에 취약하고 특정 약물에 민감하게 반응하며 섬망 증상을 겪을 수 있다는 사실을 인지하고 있는가?
- 만나거나 연락하기 쉬운가?
- 물리 치료사와 사회복지사 등 다른 전문가를 소개해 줄 수 있는가?

모든 의사가 위 기준을 충족하는 것은 아니다. 어떤 의사는 환자가 너무 많아서 환자 개개인에게 집중할 시간이 없을 수도 있고, 의학의 발전 속도가 너무 빨라서 다른 의학 분야는 잘 알고 있어도 치매 환자의 치료에 관해서는 잘 모를 수도 있다. 또는 만성 불치병 환자를 진료하기 불편해하는 의사도 있다. 그러나 어떤 의사도 도움을 줄 수 있는 전문가에게 의뢰하지 않고 진단만 내려서는 안 된다. 환자에게 맞는 의사를 찾기까지 여러 명의 의사를 만나야 할지도 모른다. 의사에게 자신의 요구사항과 기대치를 솔직하게 털어놓고 의사와 잘 협력할 방법에 대해 상의하길 바란다.

의사는 환자의 의료 정보를 외부에 누설해서는 안 되며, 법적으로 그러한 의무를 지닌다. 이 때문에 일부 의사는 환자의 가족들과 이야기하기를 꺼리거나 치매 환자에게 정보 공개 동의서를 작성하라고 요구하기도 한다. 하지만 보호자는 환자의 건강 상태에 대해 알아야 한다. 치매 환자의 가족들을 많이 대해본 의사는 가족 구성원 모두와 환자의 상태를 논의하는 것을 중요하게 생각한다. 따라서 의사에게 이 문제에 대해 솔직하게 말하고, 가족 모두에게 숨김없이 이야기해 달라고 요청하자.

간호사

의사의 지식과 경험과 더불어, 의사와 함께 일하는 간호사의 도움도 필요하다. 간호사는 보호자가 제일 쉽게 도움을 요청할 수 있는 의료인이며, 보호자와 의사, 다른 전문가가 환자에게 최상의 치료를 제공할 수 있도록 중간에서 조율하는 역할을 한다.

간호사는 가정에서 치매 환자를 돌보는 일이 힘들다는 사실을 잘 알고 있다. 간호사는 환자의 건강 상태를 관찰한 후 이상이 있으면 의사에게 보고하고, 보호자에게 지원과 상담을 제공한다. 또한 상담을 통해 보호자가 직면한 문제를 파악해 해결 방법을 제시하며, 환자를 돌보는 실질적인치매 환자의 파국 반응 대처법, 목욕시키는 법, 식사 관련 문제 해결법, 휠체어 관리법 등 방법을 가르쳐 준다. 환자의 약 복용법과 복용 시기, 약이 효력이 있는지 확인하는 방법도 알려준다. 진료지원간호사는 조금 더 전문적인 치료 계획을 수립할 수 있으며 주치의와 긴밀히 협력하여 환자를 돌본다.

간호조무사 또한 보호자에게 도움을 줄 수 있다. 또한 일부 지역에서는 요양보호사나 작업 치료사, 물리 치료사의 도움을 받을 수 있다.

사회복지사

사회복지사에게는 특별한 능력이 있다. 지역사회에서 제공하는 자원과 지원을 잘 알고 있어서 개개인의 특수한 상황과 필요에 걸맞은 지원을 받을 수 있도록 도와준다. 사회복지사가 어떤 도움을 제공하는지 잘 모르는 사람도 있을 것이다. 사회복지사는 가족들에게 도움이 될 수 있는 자원을 찾아내는 데 특출난 전문가이다. 또 가족들에게 실질적인 상담을 제공하거나 돌봄 계획을 세울 수 있도록 도와줄 수도 있다. 환자를 돌보는 문제로 인해 가족들 간에 의견 차이가 생겼을 때 적절한 해결책을 제시하기도 한다.

환자가 입원 중일 때는 병원에 소속된 사회복지사에게 도움을 받을 수 있다. 거주 지역 내 노인복지관에 사회복지사가 상주하고 있다면 이곳으로 요청해 도움을 받을 수 있다.

사회복지사는 공공 사회복지기관과 요양원, 경로당, 공공주택단지, 보건당국의 지역지부 등 다양한 기관에서 근무한다. 일부 기관에서는 노인을 위한 특별 부서를 운영하기도 한다. 반면, 기관에 소속되지 않고 개인적으로 일하는 사회복지사들도 있다. 일부 사회복지사는 다른 지역에 거주하는 가족이 받을 수 있는 지원을 주선해 주기도 한다. 사회복지사가 되려면 전문적인 훈련을 받아야 하며, 자격증을 취득해야만 한다. 따라서 사회복지사를 선택하기 전에 자격증 유무와 교육 수료 사항을 꼼꼼히 확인해야 한다.

사회 복지 서비스의 수수료는 사회복지기관의 종류와 필요한 지원의 종류에 따라 다를 수 있으며, 해당 기관에서 이미 다른 서비스^{병원 등}를 이용하고 있는지에 따라서도 달라진다. 일부 기관에서는 사용자의 재정 상황에 맞춰 비용을 청구하기도 한다.

사회복지사를 선택할 때는 치매를 유발하는 질환을 잘 아는 사람을 선택하는 것이 무엇보다도 중요하다.

노인 돌봄 서비스 관리자(노인돌보미)

노인 돌봄 서비스 관리자는 병에 걸린 노인들을 돌볼 때 필요한 지원을 다양하게 제공한다. 대부분 치매에 대해 잘 알고 있지만, 모두가 그렇지는 않다. 따라서 사람을 고용하기 전에 치매안심센터와 같은 기관에 연락해 이전에 다른 환자들을 어떻게 도왔는지 확인해야 한다. 또한, 치매 환자를 보살핀 경험과 치매 관련 지식수준, 이용 요금에 대해 노인 돌봄 서비스 관리자에게 직접 물어보아야 한다.

약사

치매 환자에게 생길 수 있는 다른 질병과 치매를 치료하기 위해 갈수록 더 독하고 효과적인 약물이 처방되고 있다. 약사는 약물 간 상호작용을 관찰하고 잠재적인 부작용에 대해 알려줄 수 있으므로, 약사에게 환자가 복용하는 약물의 종류를 상세히 알리도록 한다. 특히 여러 의사에게 처방을 받을 때는 반드시 약사에게 알려야 한다.

벼랑 끝에 서 있는 기분이 든다면
지금 가장 바꾸고 싶은 한 가지를 선택해
그 문제를 해결하는 일에만 집중하도록 한다.

The 36-Hour Day

치매 환자가 보이는 행동 증상의 특징

●●●　　　　　　　　3장부터 9장까지는 가족들이 치매 환자를 돌보는 과정에서 겪을 수 있는 문제들에 관해 설명하겠다. 치매를 유발하는 질환 중 일부는 아직 완치가 불가하지만 치매 환자와 가족의 삶을 개선할 방법은 많다. 우리가 쌓은 임상 경험과 치매 환자를 돌보는 가족들이 겪은 사례들을 기반으로 몇 가지 방법을 제안하고자 한다.

치매 환자와 보호자, 그리고 나머지 가족 구성원은 저마다 다른 어려움을 마주하게 된다. 따라서 이 책에서 언급하는 문제를 하나도 겪지 않을 수도 있다. 치매를 유발하는 질환의 종류와 치매 환자의 성격, 가족 개개인의 성격, 그리고 종종 거주지와 같은 여러 요소에 따라 각자 다른 문제에 직면하기 때문이다. 그러므로 이번 장에서 소개되는 모든 문제가 앞으로 본인에게 들이닥칠 일들이라고 생각하지 않기를 바란다. 그보다는 치매 환자에게 생길 수 있는 잠재적인 문제들을 포괄적으로 나열해 두었으므로, 특정 문제에 맞닥뜨렸을 때 참고하는 용도로 사용하기를 권한다.

뇌, 행동, 성격: 치매 환자의 행동 이해하기

인간의 뇌는 복잡하고 신비로운 기관으로 우리의 생각과 감정, 성격을 좌우한다. 따라서 뇌에 손상을 입으면 감정과 성격, 사고 능력에 변화가 생길 수 있다. 치매를 유발하는 질환은 생물학적 요인에 의해 발병한다. 즉, 치매 환자의 뇌에 구조적·화학적인 변화가 일어나면서 인지 기능과 행동 변화가 나타난다. 치매를 유발하는 질환은 대부분 서서히 진행되기 때문에 심각한 뇌졸중이나 두부 외상과 달리 병에 걸리자마자 곧바로 증상이 나타나지는 않는다. 그 결과 치매 환자의 행동은 가족들에게 다소 당혹스럽게 느껴질 수 있다. 환자가 겉으로는 멀쩡해 보여서 눈에 띄는 증상^{성격 변화 등}이 치매 때문이라고 명확하게 판단하기가 어렵기 때문이다. 반면, 뇌 질환에 걸린 환자는 행동이 갑자기 크게 변하므로 뇌 질환이 원인이라는 사실을 명확하게 알 수 있다.

　가족들은 환자의 이상 행동이 치매로 인한 증상인지 아니면 고의나 의도적인 행동인지 분간하기 힘들 수 있다. 이 때문에 가족 간에 이견을 보이거나 다툼이 벌어지기도 한다. 3장부터 7장까지는 가족들이 맞닥뜨릴 수 있는 여러 행동 증상을 설명하고, 이에 대응하는 방법을 제시하고자 한다. 행동 증상의 주원인이 뇌 손상과 환자에게 적합하지 않은 환경이라는 점을 이해하고 나면 환자의 행동에 대처하기가 훨씬 수월해질 것이다.

　뇌에는 뉴런neuron이라고 불리는 미세한 신경 세포가 수십억 개 존재하며, 하나의 뉴런이 다른 뉴런들과 수없이 연결되어 있다. 뇌가 복잡한 기관이라고 불리는 이유도 바로 이 때문이다. 생각하기, 말하기, 꿈꾸기, 걷기, 음악 듣기 등 뇌가 담당하는 수백 가지의 행동은 모두 뉴런 간의 상호 작용을 통해 이루어진다.

　뇌는 영역마다 각기 다른 기능을 담당한다. 환자가 뇌졸중을 겪은 후 말을 하지 못한다면, 언어를 담당하는 영역에서 뇌졸중이 발생해 의사 표현에 필요한 세포가 손상되었음을 의미한다. 뇌졸중은 뇌에 심각한 손상을 일으키지만 대개 한 영역에만 국한되어 발생한다. 반면, 치매를 일으키는 질병은 뇌의 여러 영역에 다발성 손상을 입히므로 여러 인지 기능에 영향을 미친다. 또한 뇌졸중은 모든 손상이 한꺼번에 발생하지만, 알츠하이머병은 시간이 흐름에 따라 점진적적으로 뇌에 더 많은 손상을 입게 만든다. 즉, 알츠하이머 환자는 여러 인지 기능이 저하되지만 모든 기능이 같은 수준으로 손상되지는 않는다. 따라서 어떤 일은 잘하지만, 다른 일은 해내지 못하게 된다. 일례로 오래전 일은 생생히 기억하면서 바로 어제 있었던 일은 기억하지 못한다.

뇌가 손상된 사람은
가족들이 이해할 수 없는 행동을 할 수 있다.

인간의 뇌는 수천 가지의 작업을 수행하지만 그중 대부분이 우리가 인식하지 못하는 사이에 일어난다. 그래서 우리는 막연히 다른 사람의 뇌도 정상적으로 기능하리라 가정한다. 하지만 이러한 가정은 치매 환자에게는 적용되지 않는다. 치매 환자가 이해하기 힘들거나 이상한 행동을 보인다면 뇌의 특정 부분이 제 기능을 하지 못하고 있기 때문이다. 뇌는 기억과 언어를 제어할 뿐 아니라 여러 신체 부위를 움직이고, 불필요한 정보를 걸러내고, 자신의 행동을 돌이켜보고, 익숙한 사물을 인식하고, 뇌에서 일어나는 모든 활동을 조절하는 역할을 한다. 치매 환자는 뇌의 특정 부분만 손상되기 때문에 가족들이 이해할 수 없는 행동을 하게 된다.

존 바스토 씨는 아내에게 화를 냈던 사실은 기억하지만, 아내가 자신의 행동을 해명한 내용은 기억하지 못한다. 심지어는 애초에 아내가 무슨 행동을 해서 화가 났는지도 기억하지 못할 것이다.

연구 결과에 따르면 인간의 뇌는 감정 기억과 사실 기억을 서로 다른 방식으로 저장하고 처리한다고 한다. 치매에 걸리면 감정 기억과 사실 기억 중 한 가지만 손상되고 나머지 기억은 크게 손상되지 않기도 한다. 가령 통찰력과 판단력을 잃은 후에도 사회성과 관습적인 언어를 사용하는 능력은 비교적 오래 유지하기도 한다. 따라서 밖에서는 멀쩡해 보이더라도 실제로는 자기 자신을 책임지고 돌보지 못할 수도 있다.

손상된 신경 세포는 접속 부위가 헐거워진 백열전구처럼 연결이 잘 되었다가 끊어지기를 반복한다. 그 결과 환자는 어제는 혼자서도 잘했던 일을 오늘은 해내지 못할 수 있다. 사실, 매우 단순해 보이는 일일지라도 그 일 하나를 해내려면 뇌에서는 여러 단계의 작업이 수행된다. 치매를 유발하는 질병으로 인해 그중 어느 한 단계에라도 차질이 생기면 환자는 그 일을 해낼 수 없게 된다.

"언니한테 같이 마실 차를 만들어달라고 부탁했는데, 언니가 제 말을 무시했어요. 그러더니 30분 후에 주방으로 가서 혼자 차를 끓여 마시더라니까요."

위 사례에서 언니는 차를 만드는 일은 해낼 수 있었으나 동생의 말을 이해하거나 들은 대로 수행하지는 못했다.

행동 및 정신 증상은 주로 뇌가 손상되어 발생하므로, 환자의 의지로 행동을 통제하거나 예방하기란 불가능하다. 치매 환자의 행동에 화가 날 수 있지만, 환자가 가족들의 '화를 돋우려고' 의도적으로 하는 행동은 아니다. 환자는 뇌 손상으로 인해 새로운 정보를 받아들이거나 설명을 이해하는 능력이 심각하게 손상된다. 따라서 환자가 무언가를 기억하거나 배우기를 기대하는 일은 무의미하며, 환자가 더는 습득할 수 없는데도 계속 가르치려고 시도한다면 환자와 가족들은 좌절감만 맛보게 될 것이다. 환자의 이상 행동은 자신의 의지와 상관없이 발생하며, 환자도 자신이 처한 상황에서 나름대로 최선을 다하고 있다는 사실을 명심하길 바란다.

로빈슨 부인은 큰딸의 집에서는 주방일을 곧잘 도와주었지만, 작은딸의 집에만 가면 늘 가만히 앉아 불평을 늘어놓았다. 작은딸은 엄마가 늘 그래왔듯이 언니를 편애해서 자기 집에서는 주방일을 도와주지 않는다고 단정했다. 사실 로빈슨 부인은 치매에 걸리기 전부터 큰딸의 주방에 익숙했기 때문에 큰딸의 집에서는 주방일을 능숙하게 해낼 수 있었다. 하지만 작은딸의 주방은 익숙하지 않았고, 치매 때문에 그릇을 어디에 두었는지 따위의 간단한 정보조차도 새로이 기억할 수 없었다.

환자의 감정은 행동에 영향을 미친다. 치매 환자는 혼란과 걱정, 불안, 나약함, 무력감 등의 감정을 느낄 수 있다. 또한 일을 잘 해내지 못하면 자기 자신이 바보 같다고 생각할 수 있다. 자신을 돌봐주는 사람에게 고맙다는 인사 대신 욕이 불쑥 튀어나왔다면 기분이 어떻겠는가. 익숙했던 집과 사람들이 새삼 낯설게 느껴진다면 얼마나 두려울지 상상이 가는가. 따라서 치매 환자가 편안하고 안정감을 느낄 수 있는 방법을 모색한다면 환자의 행동 증상도 줄어들 것이다.

환자의 행동은 다른 요인에도 영향을 받는다. 누구든 몸이 좋지 않으면 사고력이 떨어지기 마련이다. 통증과 약물, 질환 등이 환자의 사고와 행동을 어떤 나쁜 영향을 미치는지에 대해서는 6장에서 자세히 알아보겠다.

　의사소통의 첫 번째 단계는 감각 입력^{sensory input}이다. 따라서 치매 환자와 이야기할 때는 먼저 환자가 상대방의 말소리를 들어야 한다. 알츠하이머병 환자는 방금 들은 말을 그대로 따라서 말하는 능력은 유지될 수 있지만, 방금 들은 말을 아주 잠시라도 기억하고 처리하는 능력은 상실하는 경우가 많다. 상대방이 무슨 말을 했는지 기억하지 못하면 반응을 보이기는 불가능하다. 그 결과, 치매 환자는 들은 말 중에 자신이 이해한 부분만 행동에 옮기는 경우가 많다. 가령 보호자가 "손주들이 저녁 먹으러 오기로 했으니까 목욕해야 해요."라고 말했을 때, 환자는 "목욕해야 해."만 알아들어도 보호자의 말에 순순히 따른다. 하지만 방금 들은 말을 하나도 기억하지 못한다면, 목욕을 왜 해야 하는지 알지 못하므로 욕실로 데려가려고 할 때 화를 낼지도 모른다.

　의사소통을 위해서는 들은 말을 기억하는 것뿐만 아니라 말의 의미를 이해하고 스스로 평가할 수 있어야 한다. 이 과정에서 오류가 생기면 치매 환자는 엉뚱한 대답을 내놓기도 한다. 하지만 환자는 자신이 들었다고 생각하는 대로 행동할 뿐이다. 뇌는 귀로 들은 말만 인식한 다음 머릿속 사전을 이용해 의미를 파악하고 처리해 낼 수 있다. 만약 귀로 들은 단어들이 뇌에서 뒤죽박죽 섞이더라도 환자는 자신이 이해한 대로 대응할 것이다. 환자가 혼란으로 인해 가족들을 낯선 사람이라고 생각하거나 자신은 어린아이이고 상대방은 엄마라고 착각한다면, 자신이 잘못 이해한 내용을 기반으로 행동하게 된다. 평소 차분하던 사람은 차분하게 반응할 수도 있고, 짜증을 잘 내던 사람은 화를 낼 수도 있다. 하지만 환자가 어떤 반응을 보이든 보호자가 한 말이 아니라 자신이 들었다고 생각한 내용에 걸맞게 반응한 것뿐이다.

의사소통의 마지막 단계는 환자의 대답이다. 여기에서도 문제가 생길 수 있다. 치매 환자는 자신의 의도와는 다른 답변을 내뱉기도 한다. 환자가 고의로 대답을 회피하거나, 모욕적이고 엉뚱하게 대답하는 것처럼 보일 수 있으나 이는 자기 생각을 표현하는 능력이 손상되어 나타나는 현상이다.

<blockquote>
치매 환자도 힘들기는 매한가지이며
나름대로 최선을 다하고 있다.
</blockquote>

치매 환자의 뇌에서 의사소통의 과정이 어떻게 이루어지는지는 아직 제대로 밝혀지지 않았다. 신경심리학자들은 인간의 뇌를 연구하여 치매 환자의 복잡한 인지 과정을 이해하기 위해 노력하고 있다. 신경심리학자나 언어치료사는 특정 환자의 행동 원인을 파악하고, 장애를 극복할 방법을 고안해 내기도 한다. 치매 환자의 인지 과정은 아직 베일에 싸여있다. 하지만 치매 환자가 이해하기 힘들거나 모욕적이고 의도적으로 보이는 말이나 행동을 할 경우 뇌 손상이 원인이라는 사실은 자명하다. 치매 환자도 힘들기는 매한가지이며 나름대로 최선을 다하고 있다. 이 책의 나머지 부분에서는 가족들이 치매 환자를 도울 수 있는 방법을 다양하게 소개하고자 한다.

가족들은 치매 환자의 생각이나 의도를 파악하기가 힘들 수 있다. 뇌는 매우 복잡하기 때문에 최고의 전문가들조차도 이따금 어려움을 겪는다. 게다가 신경심리학자나 언어치료사와 같은 전문가의 도움을 받기란 쉽지 않다. 그러니 보호자가 할 수 있는 선에서 최선을 다하길 바란다. 치매 환자의 문제 행동은 보호자가 잘못하거나 환자가 의도

한 일이 아니며 뇌 손상 때문이라는 사실을 명심해야 한다. 환자가 이해하기 힘든 행동을 할 때는 힘들더라도 환자를 애정 어린 손길로 안심시키고 차분하게 대응하는 것이 제일 좋다.

치매 환자를
잘 돌보기 위한 방법

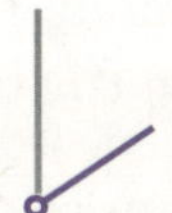

먼저 정보를 얻어야 한다. 치매를 유발하는 질환의 특성에 대해 많이 알아두면 행동 증상에 효과적으로 대처할 요령이 생긴다. 행동 증상은 환자의 질환에 따라 달라질 수 있으므로 정확한 진단이 받는 것이 중요하다.

고민거리가 있다면 치매 환자에게 솔직하고 조심스럽게 이야기하도록 한다. 초중기 치매 환자는 가족과 함께 자신의 문제를 충분히 해결해 나갈 수 있다. 서로의 슬픔과 걱정을 함께 공유하고, 환자가 더 독립적으로 생활할 수 있도록 기억력 보조 도구를 함께 고안해 보는 것도 좋은 방법이다. 치매 초기 환자는 전문적인 상담을 통해 자신의 한계를 받아들이고 점차 적응해 나가도록 도와줄 수 있다. 환자가 자신의 문제를 인정하지 않는다면, 있는 그대로 받아들이는 것이 바람직하다. 환자와 언쟁을 벌인들 전혀 도움이 되지 않기 때문이다.

제일 견디기 힘든 일부터 하나씩 해결해 나가도록 한다. 치매 환자를 돌보는 가족들에 따르면 일상생활에서 발생하는 문제들이 제일 견디기 힘들다고 한다. 매일 환자를 씻기고 저녁을 준비해 먹이고 치우는 일이 고역이 될 수 있다. 마치 벼랑 끝에 서 있는 기분이 든다면 지금 제일 바꾸고 싶은 한 가지를 선택해 그 문제를 해결하는 일에만 집중하도록 한다. 때로는 작은 변화가 큰 차이를 만든다.

휴식을 충분히 취해야 한다. 치매 환자를 돌보다 보면 휴식을 충분히 취하거나 돌봄 책임에서 잠시라도 벗어날 시간을 마련하기가 매우 어렵다. 이로 인해 보호자는 인내심이 바닥 나고 환자의 짜증 나는 행동을 견디기가 힘들어질 수 있다. 현재 환자를 돌보기가 너무 힘이 든다면 혹시 휴식이 부족한 상태인지 곰곰이 생각해 보기를 바란다. 만약 그렇다면 휴식을 더 많이 취하거나 환자를 돌보는 일상에서 틈틈이 벗어날 방법을 모색해야 한다. 휴식을 취할 방법을 찾기가 쉽지 않다는 사실을 잘 알고 있다. 이에 대해서는 10장에서 자세히 다루도록 하겠다.

> 벼랑 끝에 서 있는 기분이 든다면
> 지금 가장 바꾸고 싶은 한 가지를 선택해
> 그 문제를 해결하는 일에만 집중하도록 한다.

상식과 상상력을 활용하도록 한다. 상식과 상상력은 최고의 도구이며 적응만이 살길이다. 어떤 일이 잘 해결되지 않는다면 다른 해결책을 찾아야 한다. 가령 환자가 음식을 먹을 때 포크나 숟가락을 제대로 사용하지 못하지만 손가락으로는 잘 먹는다면, 숟가락과 포크를 사용하라고 강요하지 말고 손가락으로 집어 먹을 수 있는 음식을 많이 만들어 주도록 한다. 변화를 받아들여야 한다. 환자가 모자를 쓴 채로 잠자리에 들겠다고 우긴다면 모자를 쓰고 잔다고 해서 환자에게 해가 되지는 않으므로 그냥 내버려 두도록 한다. 환자의 인지 능력은 각기 다른 속도로 상실되어 간다. 따라서 환자가 비논리적인 행동을 하더라도 받아들여야 한다.

> 상식을 활용하고 유머 감각을 유지하도록 한다.
> 유머는 위기를 극복하게 하는 힘이 된다.

유머 감각을 유지하도록 한다. 유머를 활용하면 여러 위기를 극복할 수 있다. 치매에 걸린 환자도 똑같은 사람이다. 웃음이 필요하고, 웃음을 즐긴다. 무언가 잘못된 일이 생겼을 때 환자와 보호자가 함께 웃어넘길 수 있어야 한다. 치매 환자를 돌보는 다른 가족들과 경험을 공유하면 도움이 될 것이다. 놀랍게도, 비슷한 상황을 겪은 가족들은 경험을 공유하면서 슬프지만 재미있었다고 말하고는 한다.

자유롭게 움직일 수 있되 치매 환자에게 적합한 구조로 환경을 조성해야 한다. 식사하기, 약 먹기, 운동하기, 잠자리에 들기 등 여러 일상 활동은 규칙적이고 예측 가능하게, 단순하게 구성하고 매일 같은 시간에 같은 방식으로 반복하도록 한다. 규칙적인 일과를 정해두면 환자는 점차 일과에 익숙해질 것이다. 환자가 일과를 지키기 어려워하지 않는다면 한번 정해둔 일과는 절대로 바꾸지 않아야 한다. 환자의 주변 환경은 안정적이고 간소하게 유지하고 잡동사니는 치우도록 한다.

환자 주변에서 환자에 대해 이야기하지 않도록 하고,
다른 사람들에게도 주의하라고 알려야 한다.

환자에게 직접적으로 이야기하도록 한다. 환자와 대화할 때는 차분하고 부드러운 어조로 말해야 한다. 환자에게 무엇을 하려고 하는지, 그리고 왜 해야 하는지를 명확하게 설명하자. 결정을 내릴 때는 환자를 최대한 참여시키도록 한다. 환자 주변에서 환자에 대해 이야기하지 않도록 하고, 다른 사람들에게도 주의하라고 알려야 한다.

안심 귀가 팔찌를 만들어 환자의 팔에 채워주고 위치 추적 기능이 있는 전자장치 등을 부착하는 방안도 고려해 보자. 안심 귀가 팔찌에는 환자의 질병 특성기억력 장애 등과 보호자의 핸드폰 번호를 적어 넣어야 한다. 안심 귀가 팔찌는 가족이 해야 할 제일 중요한 일 중 하나이다. 치매 환자를 돌보다 보면 환자가 길을 잃고 헤매는 일을 한두 번 겪을 수밖에 없다. 이럴 때 안심 귀가 팔찌나 부착형 위치 추적 장치 등을 활용하면 가족들이 걱정하는 시간을 많이 줄일 수 있다. 핸드폰 위치 추적 앱과 위치 추적 장치를 사용하는 방법도 좋다. 자세한 내용은 7장의 '배회 관리'를 참조하길 바란다.

안심 귀가 팔찌나 목걸이, 부착형 위치 추적 장치,
핸드폰 위치 추적 앱을 활용하면
가족들이 걱정하는 시간을 줄이고 마음의 안정을 얻을 수 있다.

환자가 활동적으로 움직이게 하되 화나게 해서는 안 된다. 치매 환자를 돌보는 가족들은 환자가 컴퓨터 프로그램을 활용한 인지 훈련이나 현실 감각 훈련을 받는 등 활동적으로 움직이면 치매 진행 속도를 늦추거나 멈출 수 있는지 궁금해한다. 반대로 아무런 활동도 하지 않으면 치매가 더 빨리 진행되는지 묻기도 한다. 또한 치매 환자가 우울해하거나 무기력해지고 매사에 무관심한 모습을 보일 때, 환자가 몸을 움직이게 하면 활력을 되찾는 데 도움이 되는지 알고 싶어 한다.

환자가 활동적으로 움직이면 신체를 건강하게 유지하고 다른 질병이나 감염을 예방할 수 있다. 또한, 환자 스스로 가족의 일원이라는 소속감과 삶의 의미를 느낄 수 있게 해준다.

치매를 유발하는 질환을 앓는 환자는 대부분 뇌 조직이 손상되거나 완전히 파괴된 상태다. 따라서 복잡한 기술을 새로 배우기는 현실적으로 불가능하다. 하지만 일부 환자는 간단한 정보나 단순한 일을 반복해서 가르쳐주면 습득할 수 있다. 많은 이들이 처음 가 보는 장소에서 길을 잃고 헤매다가도 결국에는 길을 찾는 법을 '학습'하지 않는가.

하지만 환자를 지나치게 자극하거나, 동시에 너무 많은 활동을 하게 하거나, 학습에 대한 압박을 심하게 주면 치매 환자는 물론 보호자도 화가 날 수 있으며 모든 노력이 수포가 될 수 있다. 따라서 균형을 유지하는 일이 무엇보다 중요하다.

- 잃어버린 능력은 다시 돌아오지 않는다. 요리하는 능력을 잃은 사람은 밥을 해 먹는 법을 배울 수 없다. 하지만 환자가 스스로 해 낼 수 있는 일을 부드러운 목소리로 반복적으로 알려주면 편안하게 일상생활을 하도록 도와줄 수 있다. 주간보호센터 등 낯선 환경에서는 환자가 있는 장소가 어디인지 자주 상기시켜 주면 좋다.

- 손님의 방문이나 웃음소리, 변화와 같은 자극 자극에도 치매 환

자는 혼란을 느낄 수 있다. 환자의 능력 범위 내에서 흥미롭고 자극적인 일_{산책, 옛친구 방문}을 찾도록 한다.

**환자를 활동에 참여시키되
더는 스스로 해내지 못하는 활동은 피하도록 한다.**

- 환자가 제한된 능력으로도 계속할 수 있도록 활동을 단순화할 수 있는 방법을 찾도록 한다_{혼자서 식사를 준비하지 못하더라도 감자 껍질을 벗기는 일은 할 수 있을지도 모른다}.

- 환자가 여전히 할 수 있는 일을 찾아서 그 일에만 집중하자. 환자의 인지 능력은 한꺼번에 사라지지 않는다. 환자가 할 수 있는 일을 찾아 그 능력을 최대한 활용하면 환자와 보호자 모두에게 도움이 될 것이다. 다음 사례를 살펴보자.

  볼드윈 부인은 본인의 의사를 말로 표현하지 못해도 몸짓으로는 정확하게 표현할 수 있다. 딸은 "엄마, 원하는 게 뭔지 손가락으로 가리켜보세요."라고 말하며 엄마를 돕는다.

- 전문가가 집으로 방문하여 치매 환자를 돌보게 하거나, 치매를 전문으로 하는 주간보호센터 등 집단 프로그램을 시도해 보는 방법도 있다_{10장 참조}. 환자를 주간보호센터에 보낼 경우, 환자는 적절한 자극을 받을 수 있으며 보호자도 쉴 시간을 얻을 수 있다.

- 환자의 정신적, 신체적 안정을 최우선으로 고려해야 한다. 16장에서는 치매를 일으키는 질병을 예방하고 진행 속도를 늦출 수

있는 방법들에 대해 살펴보고자 한다. 그중에서 '기억력 향상' 게임 등과 같은 방법들을 몇 가지 시도해 보아도 좋다. 하지만 해당 활동이나 프로그램이 치매 환자를 화나게 한다면 당장 그만두어야 한다.

기억력 문제

치매 환자는 뭐든 빨리 잊어버린다. 기억력 장애가 있는 환자는 인생의 매 순간이 마치 영화를 중간부터 볼 때처럼 지금 일어나는 일 직전에 무슨 일이 있었는지 전혀 알지 못한다. 방금 들은 말을 금세 잊어버리거나, 밥을 하다가 가스레인지의 불을 끄지도 않은 채 그대로 두거나, 지금이 몇 시인지 혹은 어디에 있는지 기억하지 못하기도 한다. 환자가 아주 오래전 일을 또렷하게 기억하면서 최근의 일은 기억하지 못할 때면 가족들은 당혹스러울 수 있다. 이 책 전반에 걸쳐 환자의 기억을 보조할 수 있는 도구를 몇 가지 구체적으로 소개해 두었다. 이를 참고하면 도움이 될 만한 다른 방법들도 스스로 생각해 볼 수 있을 것이다.

치매 환자는 최근 일보다 아주 먼 과거에 있었던 일을 더 잘 기억하기도 하고, 어떤 일은 잘 기억하는 반면 다른 일은 일절 기억하지 못하기도 한다. 이는 뇌가 정보를 저장하고 받아들이는 과정과 연관이 있으며, 환자가 의도적으로 하는 행동은 절대 아니다.

기억력 보조 도구의 성패는 치매의 중증도에 따라 달라진다. 경증 치매 환자는 해야 할 일 목록 등을 스스로 작성할 수 있지만, 중증 치매 환자는 기억력 보조 도구를 잘 사용하지 못해 더욱 좌절할 수 있다. 경증 환자의 경우 해야 할 일 목록이나 메모를 작성하는 방법이 도움이 될 수 있다.

종이나 화이트보드에 그날 해야 할 일들의 목록을 간단히 적어 환자의 눈에 잘 띄는 곳에 놓아두는 방법도 좋다. 일정을 매번 바꾸기보다는 매일 규칙적인 일과를 따르면 환자의 혼란을 줄일 수 있다.

익숙한 물건사진이나 잡지, 텔레비전 리모컨 등은 치매 환자의 눈에 잘 띄는 장소에 보관하도록 한다. 집을 깔끔하게 잘 정돈하면 환자의 혼란을 덜 수 있을 뿐만 아니라 잘못 놓아둔 물건을 찾기 쉬울 것이다. 물건에 이름표를 붙이는 방법도 이따금 도움이 된다. 각각의 서랍에 '레이철의 양말', '레이철의 잠옷'이라고 쓴 이름표를 붙여두면 도움이 될 수 있다.

하지만 환자가 진행성 치매를 앓고 있다면 종국에는 글자를 아예 읽지 못하거나 읽어도 무슨 뜻인지 이해하지 못하게 된다. 혹은 글씨는 읽을 수 있지만 읽은 내용을 행동으로 옮기지 못할 수도 있다. 이럴 경우 가족들은 글 대신 사진을 활용하기도 한다.

질병이 진행될수록 환자는 상대방의 말을 듣고 고개만 돌리면 바로 잊어버리게 될 것이다. 따라서 같은 말을 여러 번 반복해 상기시켜주면서 환자를 안심시켜야 한다.

과잉 반응 또는
파국 반응

라미레즈 씨는 언니에게 오늘 병원에 가야 한다고 몇 번이고 말했다. 하지만 언니는 차에 타기를 거부했고, 결국 이웃 두 사람이 비명을 지르는 언니를 끌고 가 차에 태워야 했다. 언니는 병원에 가는 내내 도와달라고 소리치다가 병원에 도착하자마자 도망치려 했다.

루이스 씨는 신발 끈을 묶으려다 말고 갑자기 울음을 터트렸다. 그러고는 신발을 쓰레기통에 냅다 집어 던지더니 흐느끼며 화장실로 들어가 문을 잠그고 나오지 않았다.

콜먼 부인도 비슷한 일을 여러 번 겪었다. 남편은 안경을 잃어버릴 때마다 아내가 내다 버렸다고 몰아세웠다.

"당신이 내 안경 또 가져다 버렸지?"

"자기 안경은 건드리지도 않았어."

"또 또 그 소리네. 그럼 안경에 발이 달려서 도망이라도 갔단 말이야?"

"안경 잃어버릴 때마다 매번 나한테 왜 이래?"

"잃어버렸다니 무슨 소리야. 당신이 내다 버린 거잖아."

과거를 돌아보니, 콜먼 부인은 남편이 변했다는 사실을 알 수 있었다. 예전에는 안경이 어디 있는지 묻기는 했어도 지금처럼 아내를 의심하며 언쟁을 벌이지는 않았었다.

뇌 질환을 앓는 환자는 지나치게 흥분하고 감정이 급격하게 변하고는 한다. 이러한 반응은 소음과 다수의 사람, 낯설거나 혼란스러운 상황에 노출되거나, 한 번에 여러 질문을 받거나, 너무 어려운 일을 요청받을 때 나타날 수 있다. 환자는 눈물을 보이거나 얼굴을 붉히기도 하고 불안해하며 화를 내거나 고집을 부릴 수 있다. 또는 도와주려는 사람에게 공격적인 태도를 보이기도 하고, 자신의 행동을 부인하거나 자신의 고통을 숨기려고 다른 사람 탓을 하기도 한다.

치매 환자의 과잉 반응은 자신의 제한된 사고력으로 감당하기 힘든 상황이 찾아올 때 주로 나타난다. 누구든 한꺼번에 일이 많이 몰려 감당하기 힘들어지면 감정적으로 과도하게 반응하기 마련이지만, 치매 환자는 단순하고 일상적인 일에도 과잉 반응을 보인다.

해밀턴 부인은 매일 저녁 성을 내며 목욕하기를 거부한다. 그래도 딸이 포기하지 않으면 소리를 지르며 반항하는 탓에 온 가족을 긴장하게 만든다. 가족들은 이 시간만 되면 두려워한다.

해밀턴 부인이 목욕을 하려면 여러 가지 일을 한꺼번에 생각해야 한다. 단추를 풀고, 옷을 벗고, 욕실을 찾고, 수도꼭지를 틀고, 욕조 안으로 들어가는 일을 모두 한 번에 해내야 하기 때문이다. 더군다나 발가벗으면 마음이 불안해지고 사생활과 독립성마저 빼앗긴 느낌이 든다. 전에 해봤던 기억도 없고, 어떻게 하는지도 모르는 데다가 여러 가지 일을 동시에 처리할 수 없는 사람에게 목욕은 너무나도 버거운 일이다. 그래서 결국 목욕을 거부하는 방식으로 반응하게 된다.

이러한 행동을 전문 용어로 '파국 반응catastrophic reaction'이라고 한다 여기서 파국이라는 단어는 특별한 의미로 사용된다. 매우 극적이거나 폭력적이라는 뜻이 아니라, 환자가 자신에게 파국이 닥친 듯이 행동한다는 의미이다. 파국 반응은 치매로 인한 행동처럼 보이지 않는 경우가 많다. 보호자의 눈에는 환자가 괜히 고집을 부리고 불평을 하고 지나치게 감정적으로 반응하는 것처럼 보이기 때문이다. 사소한 일에 왜 그토록 불같이 화를 내는지 도무지 이해하기 어려울 수 있다.

파국 반응은 치매 환자와 가족 모두를 화나고 지치게 만든다. 가족 딴에는 환자를 도우려고 한 행동에 환자가 되레 고집을 부리거나 불평을 토하면 가족들은 화가 날 수밖에 없다. 치매 환자는 너무 화가 나서 자신에게 필요한 돌봄을 거부하기도 한다. 파국 반응에 잘 대처하기 위해서는 파국 반응을 예방하고 빈도를 줄이는 방법을 알아야 한다.

가족들은 환자가 파국 반응과 기억력 저하 증상을 보일 때 환자에게 문제가 있다는 사실을 처음으로 깨닫기 시작한다. 경증 치매 환자는 누구든 공포를 느끼며 환자의 두려움을 잘 이해한다고 말해주면 환자를 안심시키는 데 도움이 될 수 있다.

파국 반응을 예방하거나 빈도를 줄이는 방법은 보호자와 치매 환자, 환자의 인지 장애 정도에 따라 달라진다. 가족들은 파국 반응을 관리하고 피하는 방법을 서서히 깨닫게 될 것이다. 우선, 가족들은 파국 반응이 환자가 단순히 고집이나 심술을 부리는 행동이 아니며 환자의 의지로 통제할 수 없는 현상이라는 사실을 받아들여야 한다. 현실을 부정하거나 가족들을 자기 뜻대로 조종하려는 행동이 아니다. 이상한 말처럼 들리겠지만 파국 반응은 환자 본인보다 가족들이 더 잘 통제할 수 있는 경우가 많다.

파국 반응에 대처하는 제일 좋은 방법은 파국 반응이 일어나기 전에 예방하는 것이다. 파국 반응을 유발하는 요인은 사람이나 상황마다 다르지만, 환자가 화를 내는 이유를 찾으면 파국 반응의 강도와 빈도를 줄일 수 있다. 파국 반응을 유발하는 주요 요인들은 다음과 같다.

- 한 번에 여러 가지를 생각해야 할 때_{목욕할 때 수반되는 여러 가지 행동들}
- 자신의 능력으로 더는 해낼 수 없는 일을 시도할 때
- 환자를 돌보는 사람이 서두르거나 화를 낼 때
- 무언가를 해낼 능력이 없거나 부적절한 대답을 한다는 인상을 주고 싶지 않을 때_{예를 들어, 의사에게 대답할 수 없는 질문을 많이 받을 때}
- 재촉받을 때_{환자가 예전보다 사고와 행동이 느려진 경우}
- 무엇을 해야 하는지 이해하지 못할 때
- 보거나 들은 내용을 이해하지 못할 때
- 피곤할 때_{피곤할 때는 누구든 최선을 다하기 힘들다}
- 기분이 좋지 않을 때

- 사람들이 본인이 한 말을 알아듣지 못할 때

- 좌절감을 느낄 때

- 어린아이처럼 취급받을 때

- 몸이 아프지만 이유를 모를 때

치매 환자가 상황을 예측할 수 있도록 도와주면 파국 반응을 줄일 수 있을 것이다. 예를 들어 규칙적인 일과를 따르고, 물건을 익숙한 장소에 두고, 환자가 글을 읽을 수 있는 경우 지시 사항을 메모로 적어두면 도움이 될 수 있다. 또한 파국 반응은 여러 가지를 동시에 생각해야 할 때 나타나므로, 환자가 생각해야 할 것을 단순화하도록 한다. 즉, 정보나 지시 사항은 단계별로 나누어 전달하고, 한 번에 한 단계씩 수행하도록 한다. 예를 들어 목욕을 시킬 때는 다음과 같이 단계별로 차근차근 설명해 준다. "셔츠 단추를 풀 거예요."라고 말한 다음, "괜찮아요."라며 환자를 안정시켜 준다. 그러고 나서 "이제 셔츠를 벗을 차례예요. 벗어도 괜찮아요. 자, 이제 욕조 안으로 들어가 볼까요? 제가 팔을 잡아 드릴게요."라고 말하도록 한다.

치매 환자가 방금 들은 말을 생각할 시간을 충분히 주어야 한다. 환자가 반응을 보이기까지 오랜 시간이 걸릴 수 있다. 재촉하면 덜컥 화를 내기 마련이다. 최대한 인내심을 가지고 기다리도록 한다. 환자가 파국 반응을 자주 보인다면, 환자에게 혼란을 줄 수 있는 요소를 제거해야 한다. 방 안에 머무는 사람의 수를 제한하고, 텔레비전을 꺼 소음을 줄이고, 잡동사니를 모조리 치운다. 무엇보다도, 혼란스럽고 손상된 뇌가 처리해야 하는 자극의 수를 줄이고 단순화하는 것이 제일 중요하다.

환자가 현실적으로 할 수 있는 일을 찾아보도록 한다. 환자가 낯선 장소에서 불안해한다면 여행은 삼가야 한다. 금방 피곤해하거나 화를 내는 편이라면 친구들을 잠깐 만나는 정도가 좋다.

환자가 하기 힘들어하는 일은 하루 중 환자의 상태가 제일 좋은 시간대에 계획하도록 한다. 또한 환자가 피곤해할 때는 되도록 아무것도 시키지 않는 편이 좋다. 환자의 한계를 파악하고 그 이상으로 밀어붙이지 않도록 한다.

가족들은 루이스 씨가 더는 신발 끈을 혼자 묶을 수 없다는 사실을 깨달았다. 루이스 씨가 가능한 한 독립적으로 생활하기를 바랐기에 루이스 씨에게 끈이 없는 운동화를 사주었다.

콜먼 부인의 남편은 물건을 어디에 두었는지 기억하지 못해서 물건을 자꾸 잃어버렸다. 콜먼 부인은 자신을 비난하는 남편의 말을 무시하고, 남편이 잃어버린 안경을 찾을 수 있게 도와주었다. 남편이 자신을 비난하는 이유가 기억력 저하 때문이라는 사실을 알고 나자 모욕적인 말을 견디는 일도 한결 쉬워졌다.

치매 환자가 어려워하는 부분은 보호자가 대신해 주도록 한다. 가족들은 환자를 너무 많이 도와주면 환자가 더 의존적으로 변할까 봐 걱정하고는 한다. 먼저 환자가 스스로 할 수 있게 내버려 둔 다음, 좌절하는 기미가 보이면 도와주고 화를 내기 시작하면 그만두는 편이 좋다. 계속하라고 강요해봤자 환자의 화만 더 돋울 뿐이다.

환자가 평소보다 더 짜증을 내는 듯하다면 질병이나 통증이 있는지 주의 깊게 살펴보아야 한다. 가벼운 질병이나 조금만 불편한 데가 있어도 환자의 사고력이 떨어질 수 있다. 종종 약물로 인해 파국 반응이 일어날 수도 있으므로, 환자가 복용하는 약의 종류가 바뀌지는 않았는지 확인해 보도록 한다.

자신이 환자를 대하는 방식을 되돌아보도록 한다. 환자를 너무 재촉하고 있지는 않은지, 오해한 부분은 없는지, 자신의 불만을 행동과 목소리로 은연중에 환자에게 내비치지는 않았는지 되짚어 본다. 매사에 의존적인 환자를 어린아이처럼 대하기 쉽지만, 자칫 잘못하면 환자가 화를 내거나 파국 반응을 일으킬 수 있으니 유의해야 한다.

환자가 한 번에 해야 할 일과 생각의 수를 줄이도록 한다.

치매 환자에게는 여러 작은 스트레스 요인들이 누적되는 경우가 많다. 상황을 이해하려는 노력, 피곤함, 텔레비전 소음, 점심을 늦게 준 일, 재촉받는 느낌 등 여러 가지 일로 스트레스가 쌓이다가 목욕이라는 말을 듣게 되는 순간 갑자기 폭발할 수 있다. 스트레스를 많이 받는 환자는 늘 폭발 직전의 상태에 놓이게 된다. 따라서 스트레스 수준을 전반적으로 줄여주면 목욕처럼 필수적인 일을 수행하기가 훨씬 수월해진다.

환자와 대화할 때는 스트레스의 징후가 있는지 살펴보기를 바란다. 짜증을 내거나 고집을 부리고 얼굴을 붉히고 보호자가 시키는 일을 거부한다면, 곧장 하던 일을 멈추고 환자를 진정시켜야 한다.

환자가 화를 내거나 반항할 때는 서두르지 말고 침착하고 조용하게 환자를 그 상황에서 벗어나게 해야 한다. 감정은 폭풍우처럼 휘몰아치다가 금세 잦아드는 경우가 많으므로, 환자는 이내 안정을 되찾을 것이다. 기억력 저하가 되레 유리하게 작용하여 무엇 때문에 화가 났는지 금방 잊어버리기도 한다.

치매 환자는 화가 나면 사고력과 추리력이 일시적으로 더욱 저하된다. 따라서 환자가 파국 반응을 보일 때는 언쟁을 벌이거나 상황을 설명하거나 하던 일을 마저 끝내게 하려고 노력해봤자 아무런 소용이 없다. 오히려 상황을 악화시킬 뿐이다. 환자가 화를 가라앉히고 진정할 수 있도록 도와주고, 가능하면 화가 나는 상황에서 벗어나게 해주어야 한다.

환자가 파국 반응을 보이거나 단순한 일조차 해내지 못하면, 보호자는 환자에게 성질을 부릴 수 있다. 보호자가 화를 낼 경우, 환자의 행동이 악화한다. 하지만 이따금 화를 낸다고 해서 세상이 무너지지는 않으므로 심호흡을 하면서 차분하게 해결책을 찾아보기를 바란다. 환자는 보호자가 화를 냈다는 사실마저도 금세 잊어버릴 것이다.

본인이 느끼는 좌절감이나 분노를 환자에게 표출해서는 안 된다. 환자는 보호자가 왜 화를 내는지 이해하지 못하기 때문에 환자의 불안감만 더 커질 뿐이다. 환자에게 차분한 목소리로 이야기하도록 한다. 모든 활동은 한 번에 하나씩하고, 움직일 때는 천천히 큰 소리가 나지 않게 조심한다. 환자가 고집을 부리거나 의도적으로 행동하는 것이 아니라는 사실을 명심하도록 한다.

환자의 손을 꼭 잡아주거나 토닥여 주면 환자를 진정시키는 데 도움이 될 수 있지만, 너무 세게 잡으면 결박당했다고 느껴 오히려 역효과가 날 수 있다. 신체적 결박은 환자의 공포를 가중한다. 따라서 안전을 위해 꼭 필요하거나 다른 방법으로 통제가 되지 않을 때만 고려해야 한다.

파국 반응이 자주 일어날 때는 일지를 쓰면 원인 파악에 도움이 될 수 있다. 환자가 진정된 후에 무슨 일이 언제 일어났는지, 주변에 누가 있었는지, 파국 반응이 시작되기 직전에 무슨 일이 있었는지 기록한다. 그런 다음 반복되는 패턴이 있는지 찾아본다. 특정 사건이나 시간대, 사람 때문에 일어났는지 살펴보고, 원인을 피할 방법을 고심해보아야 한다.

환자의 파국 반응은 보호자뿐만 아니라 환자에게도 고통스럽다. 파국 반응이 잦아들고 나면 환자를 안심시켜야 한다. 환자의 고통을 충분히 이해하며, 여전히 사랑한다고 말해주도록 한다.

파국 반응이 자주 발생하고 그때마다 보호자가 좌절감과 분노를 느낀다면, 이는 보호자의 몸과 마음이 지쳐가고 있다는 신호일 수 있다. 즉, 환자와 보호자가 서로가 서로를 힘들게 만드는 악순환에 빠진 셈이다. 이럴 경우, 보호자는 환자와 잠시 떨어져 혼자만의 시간을 가져야 한다. 10장의 '외부의 도움 얻기'를 참고하여 너무 피곤하고 지치더라도 자신을 위한 시간을 가지려고 노력해 보자.

앞서 언급한 방법들이 전부 소용이 없고, 끝나지 않는 전쟁을 치르는 기분이 들지도 모른다. 이 책에서 제시한 여러 제안이 실제로 효과가 없을 수도 있지만, 만약 아무것도 도움이 되지 않는다는 느낌이 든다면 환자를 돌보는 보호자 본인이 우울증에 걸렸다는 신호일 수도 있다428쪽 참조. 치매 환자의 파국 반응을 줄일 해결책은 반드시 존재하므로 포기하지 말길 바란다.

> 파국 반응이 잦아든 후에는 이전에
> 파국 반응이 일어났던 순간을 떠올려 보며
> 반복되는 패턴이 있는지 찾아본다.

파국 반응의 원인을 파악하고 스트레스 요인을 줄이기가 쉽지는 않을 것이다. 치매 환자의 가족들을 위한 자조 모임 등에서 다른 가족의 구성원들과 함께 머리를 맞대면 도움이 많이 될 것이다592쪽 참조.

공격성

프랭크 부인이 머리 손질을 받고 있을 때였다. 프랭크 부인은 미용사가 머리 뒤쪽을 손질하는 내내 고개를 계속 뒤로 돌리려 했다. 그럴 때마다 미용사는 프랭크 부인의 고개를 앞쪽으로 돌렸다. 그러자 프랭크 부인은 미용사의 양손을 마구 때리기 시작했다. 그러다가 금방이라도 울음을 터트릴 듯한 표정을 지으며 의자에서 돌아선 프랭크 부인은 결국 미용사를 가격하고 말았다.

윌리엄스 씨는 담소를 나누는 간호사들 근처에 서 있었다. 그러다 갑자기 까치발로 폴짝폴짝 뛰기 시작했다. 뛰는 속도가 점점 더 빨라졌지만, 간호사들은 못 본 체했다. 끝내 윌리엄스 씨가 고함을 지르기 시작하자 간호사 한 명이 그의 팔을 잡아끌고 다른 곳으로 데려가려 했다. 윌리엄스 씨는 팔을 빼내려 했지만 간호사가 놓아주지 않자, 결국 간호사를 향해 주먹을 휘둘렀다.

치매 환자가 다른 사람을 때리고, 물고, 꼬집고, 발로 차는 등의 행동을 보이면 모든 사람이 괴로워진다. 환자가 공격적인 행동을 자주 보일 경우, 보호자나 요양원 직원은 더는 환자를 돌볼 수 없다고 느끼게 될 수 있다.

공격성은 매우 극단적인 파국 반응이다. 하지만 환자의 스트레스 수준이 높아지고 있다는 신호를 주의 깊게 관찰하면 충분히 예방할 수 있다. 미용사가 프랭크 부인에게 자신이 뭘 하고 있는지 계속 설명하고 머리가 어떻게 되어가고 있는지 거울로 보여주었다면, 프랭크 부인은 상황을 이해하고 화를 덜 냈을지도 모른다. 결국 자꾸 뒤돌아보고 미용사의 손을 때린 행위는 프랭크 부인이 스트레스를 받고 있다는 징후였던 셈이다.

> 환자가 불안한 모습을 보이면,
> 즉시 원인을 제거하고 환자를 안심시켜야 한다.

윌리엄스 씨는 아마도 간호사들과 함께 대화를 나누고 싶었을 것이다. 만약 간호사들이 윌리엄스 씨가 파국 증상을 보일 때마다 일지를 작성했더라면 까치발로 뛰는 행동이 불안함을 나타내는 신호라는 사실을 쉽게 눈치챌 수 있었을 것이다. 간호사들이 윌리엄스 씨를 대화에 끼워주거나 그가 좋아할 만한 다른 활동을 제안했다면 화를 내지 않았을지도 모른다. 치매 환자는 자신의 몸을 강제로 붙잡거나 잡아당기는 행동을 공격으로 받아들여 격한 반응을 보이기도 한다.

환자가 불안한 모습을 보이면 즉시 원인을 제거하고 환자를 안심시켜야 하며, 환자를 강압적으로 대해서는 안 된다. 이 책과 다른 책에서 파국 반응에 대한 부분을 찾아 다시 한번 읽어보면서 파국 반응을 예방하거나 파국 반응이 시작될 기미가 보일 때 바로 멈출 수 있는 방법을 찾아보도록 한다. 환자가 파국 반응을 자주 일으킨다면, 환자를 진정시킬 최후의 수단으로 소량의 약물을 투여하는 방법도 있다. 하지만 약물을 사용하더라도 환자의 주변 환경을 개선하거나 보호자가 환자를 대하는 방식을 조정하는 등의 노력을 그만두어서는 안 된다. 약물 치료에 관해서는 6장의 '약물' 부분을 참고하기를 바란다.

언어와 의사소통 문제

치매 환자를 돌보다 보면, 환자의 말을 이해하거나 서로 언어를 통해 의사소통하기가 힘들다고 느끼는 순간을 마주할 수 있다. 치매 환자의 의사소통 문제는 크게 두 가지 유형으로 나뉜다. 첫 번째는 치매 환자가 말로 본인의 의사 표현을 잘하지 못하는 경우, 두 번째는 환자가 다른 사람의 말을 잘 이해하지 못하는 경우이다. 즉, 의사 표현은 잘하지 못해도 이해를 잘하는 환자가 있고, 이해는 못하지만 의사 표현을 잘하는 환자도 있다. 그러므로 환자가 얼마나 알아듣는지 섣불리 넘겨짚지 않기를 바란다.

치매 환자가 자신의 의사 표현을 힘들어하는 경우

의사소통 문제의 특성과 악화 여부는 환자가 앓는 질환의 종류에 따라 달라진다. 따라서 의사소통 문제가 무조건 나빠지리라 속단하지 말기를 바란다.

일부 환자는 이따금 적절한 단어를 떠올리거나 익숙한 사물 또는 사람의 이름을 기억하는 데 어려움을 겪기도 한다. 발음이 비슷한 단어를 혼동해 '가위'를 '가지'라고 하거나, 반지를 판지라고 말하기도 한다. 또 서로 연관 있는 단어를 헷갈려해 '반지'를 '결혼'이라고 하거나, '피아노'를 '음악에 쓰는 거'라고 두루뭉술하게 말하기도 한다. 또 사물의 이름이 잘 떠오르지 않아 '반지'를 '빙빙 돌아가는 것'이라고 하거나, '넥타이'를 '차려입을 때 매는 것'이라고 표현하기도 한다. 이 정도 문제는 환자가 한 말을 이해하는 데는 그다지 문제가 되지 않는다. 하지만 일부 환자는 자기 생각을 말로 표현하기 힘들어한다.

주커맨 씨는 이전에 신경과 검진을 받아본 적이 없다고 말하고 싶었다. 하지만 그가 내뱉은 말은 이러했다. "저는 정말, 정말 단 한 번도 해 본 적이, 한 번도……"

언어에 문제가 생기면 환자는 본인의 생각을 완벽하게 전달하지는 못하더라도 머릿속에 떠오르는 몇 가지 단어로 의사를 표현할 수 있다.

메이슨 씨는 집으로 가는 버스를 놓칠까 봐 걱정된다고 말하고 싶었다. 하지만 입 밖으로 나온 단어는 두 개뿐이었다. "버스, 집."

어떤 환자들은 꽤 유창하게 이야기를 계속 이어 나가기도 한다. 그래서 말을 굉장히 많이 하는 것처럼 보인다. 자주 사용하는 문구들을 이어 붙여 말하기 때문에 얼핏 들으면 그럴싸하게 들리지만, 나중에 다시 생각해 보면 환자가 무슨 말을 했는지 이해할 수 없는 경우가 많다.

이 경우, 만약 듣는 사람이 이야기의 전후 사정을 잘 알고 있다면 시몬스 부인이 하는 말을 이해할 수 있을지도 모른다.

환자에게 의사소통 문제가 나타나면 환자와 보호자 모두 힘들어진다. 그 결과 환자는 파국 반응을 자주 일으킬 수 있으며, 아무도 자신을 이해하지 못할 때는 갑자기 눈물을 터트리거나 방에서 뛰쳐나가기도 한다.

반대로, 언어 장애를 숨기려는 환자들도 있다. 의사가 손목시계라는 단어를 아냐고 물으면^{언어 문제를 평가하는 기본적인 질문} 환자는 단어를 모르면서도 "당연하죠. 왜 물어보세요?" 혹은 "그 얘기는 하고 싶지 않아요. 귀찮게 그런 건 왜 물어보시는 거죠?"라며 반문한다.

일부 환자는 욕설을 내뱉기도 한다. 치매에 걸리기 전에는 욕을 한 적이 한 번도 없는 환자도 갑자기 비속어를 사용할 수 있다. 이러한 충격적인 행동은 언어 능력에 치명적인 문제가 발생한 환자에게 나타나는 특이점으로 보이며, 일반적으로 언어를 담당하는 뇌 영역에 뇌졸중이 발생한 환자에게서 자주 목격된다. 무슨 말을 하려고 '머릿속 사전'을 열기만 하면 욕설만 튀어나오는 셈이다. 한 환자는 요양원 직원에게 왜 욕을 했냐는 질문을 받자, "제가 아는 단어가 그것뿐인걸요."라고 대답했다. 환자가 고의로 욕설을 내뱉는 경우는 드물며 욕설을 내뱉은 뒤 상대방만큼 괴로워하기도 한다.

언어 장애가 심각해지면, 환자는 "아니요."와 같은 기본적인 단어밖에 기억하지 못해 자신의 의중과 상관없이 그 단어를 내뱉기도 한다. 그러다 종국에는 아예 말을 하지 못하게 될 수 있다. 하나의 구절을 계속 반복하거나, 이따금 고함을 지르거나, 이해할 수 없는 문구를 중얼거리기도 한다. 실제로 일부 언어 장애 환자의 경우, 아무 의미 없는 단어를 아무렇게나 내뱉기도 한다. 이럴 경우, 가족들은 더는 환자와 대화를 할 수 없게 되기 때문에 슬픔에 빠진다. 언어야말로 인간을 가장 인간답게 해주는 능력 아니던가. 기억력을 상실한 후에도 오랜 시간 친구이자 동반자로 지내왔던 환자가 더는 대화를 주고받을 수 없는 상태가 되면 가족들은 동반자를 잃었다는 상실감을 느낀다. 또 환자가 아프거나 통증이 있어도 표현하지 못할까 봐 걱정하기도 한다.

환자가 자신의 의사를 잘 표현할 수 있도록 돕는 방법은 환자가 겪는 장애의 종류에 따라 달라진다. 뇌졸중으로 인해 언어 기능에 장애가 생겼을 때는 진단을 받은 후 최대한 빨리 전문가에게 재활 치료를 받아야 한다. 뇌졸중으로 인한 언어 기능 손상은 재활 치료로 빠르게 호전될 수 있다.

환자가 적절한 단어를 찾기 어려워할 때는 스스로 단어를 찾을 때까지 내버려 두지 말고 보호자가 알려주는 편이 좋다. 환자가 단어를 잘못 사용했지만 무슨 의미인지 이해할 수 있다면 그 의미에 맞는 올바른 단어를 알려주면 도움이 된다. 하지만 환자가 화를 낸다면 바로 잡아주지 말고 그냥 넘어가는 편이 더 낫다. 환자가 내뱉은 단어가 무슨 뜻인지 모를 때는 되묻기보다는 그 단어를 묘사하거나 손가락으로 가리켜보라고 한다. 한 일화를 예로 들어보자. 킬리 부인이 "판지 참 예쁘네요."라고 말하자 간호사는 무슨 뜻인지 이해하지 못했다. 간호사가 "뭐라고요?"라고 되물었다면 킬리 부인은 그 단어를 설명하다 화를 냈을지도 모른다. 하지만 간호사는 "판지가 뭔지 설명해 주실래요?"라고 요청했고, 킬린 부인은 "빙빙 돌아가는 것 있잖아요."라고 말했다. 그런 다음 간호사가 "손가락으로 가리켜보실래요?"라고 묻자 부인은 시키는 대로 했다. 마침내 간호사는 그 단어의 의미를 알 수 있었다. "아, 제 반지 말씀이시군요." 만약 환자가 말을 하는 도중에 할 말을 잊어버렸다면, 환자가 처음에 말한 단어를 다시 말해주면 환자 스스로 말을 이어 나가는 데 도움이 될 것이다.

환자가 자기 생각을 표현하기 힘들어할 때는 무슨 말을 하려고 하는지 추측해 볼 수 있다. 다만 추측한 내용이 맞는지 환자에게 반드시 물어봐야 한다. 추측이 틀렸는지도 모른 채 마음대로 행동하면 환자가 더 혼란스러워할 수 있다. "집에 가는 버스 놓칠까 봐 걱정되세요?" 또는 "이런 검사는 처음 받아본다는 말씀이시죠?"라고 물어보도록 한다.

치매 환자는 편안한 분위기에서 더 잘 소통한다. 따라서 항상 편안한 모습을 유지하고 차분한 환경을 만들고자 노력해야 한다. 또한 자기 생각을 표현하려고 애쓰는 환자를 재촉하지 말기를 바란다.

평소와 같은 방법으로 환자와 소통이 이루어지지 않을 때도 환자가 하고 싶은 말이 무엇인지 추측해 보면 좋다. 표현이 과장되거나 상황에 맞지 않을 수 있지만, 환자는 정확한 감정을 느낀다. 하지만 왜 그런 감정을 느끼는지 제대로 설명하지 못할 수도 있다. 가령, 메이슨 씨가 "버스, 집."이라고 말했을 때 "버스 타러 안 가요."라는 대답은 환자가 느끼는 감정에 적절하게 반응하지 못한 것이다. 환자가 집에 어떻게 갈지 걱정하고 있다는 사실을 정확하게 추측했다면, "따님이 3시 30분에 데리러 오기로 했어요."라고 말하며 환자를 안심시킬 수 있다.

환자가 단어 몇 개나 고갯짓으로 여전히 의사를 표현할 수 있다면, 질문을 간결하게 만들어 의중을 파악할 수 있다. "아프세요?" 또는 "여기가 불편하세요?"라고 물어보면 된다. 아픈 곳을 물어볼 때는 명칭을 말하기보다는 신체 부위를 손가락으로 가리키도록 한다.

환자와 의사소통이 불가할 때는 보호자가 직접 환자의 상태를 정기적으로 확인해야 한다. 옷이 편한지, 방은 따뜻한지, 피부에 발진이나 상처는 없는지, 화장실은 규칙적으로 잘 가는지, 배고프거나 졸리지는 않은지 점검하도록 한다.

환자가 같은 말을 계속 되풀이할 때는 주의를 딴 데로 돌리도록 한다. 대화 주제를 바꾸거나 아는 노래를 불러달라고 하거나 환자가 반복하는 말에 숨은 속뜻을 파악해 본다. 일례로, 환자가 계속 엄마를 찾고 있다면 "엄마가 그리우신가 봐요." 또는 "어머니는 어떤 분이셨어요?"라고 물어볼 수 있다.

환자가 다른 사람의 말을 잘 이해하지 못하는 경우

치매 환자는 다른 사람이 하는 말을 이해하기 힘들어한다. 이로 인해 가족들은 환자의 행동을 비협조적이라고 오해하기도 한다. 예를 들어, 딸이 "엄마, 나 장 보러 다녀올게. 30분만 기다려."라고 말한다고 치자. 그러면 엄마는 "응. 알았어."라고 대답하지만 실제로는 상황을 전혀 이해하지 못하고 딸이 눈앞에서 사라지면 곧바로 불안해할 것이다.

또한, 치매 환자들은 말을 이해했다가도 금세 잊어버린다. 보호자가 세심하게 설명해 주려 한들 설명이 끝나기도 전에 앞서 들은 말을 몽땅 잊어버릴 수도 있다.

글자나 단어를 읽을 수 있더라도 무슨 뜻인지 이해하지 못하는 환자들도 있다. 환자의 이해력을 평가할 때는 신문을 주고 표제를 읽으라고 시킨 다음 정확하게 읽는지 들어본다. 그런 다음, '눈을 감으시오.'라는 지시 사항이 적힌 종이를 건네고 소리 내어 읽어보라고 한 다음 눈을 감는지 지켜본다. 만약 눈을 감지 않는다면 글을 읽을 줄은 알지만 무슨 뜻인지 모른다는 의미이다.

얀은 엄마에게 냉장고 안에 점심이 있으니 챙겨 먹으라고 말했다. 엄마가 잊어버리지 않도록 종이에 적어 냉장고 앞에 붙여 두었다. 엄마는 메모를 소리 내어 읽을 줄은 알았지만 무슨 내용인지 이해하지 못했다. 결국 점심을 찾아 먹기는커녕 배가 고프다고 투덜거리기만 했다.

읽기와 이해력이 별개의 능력이며 한쪽만 손상될 수 있다는 사실을 모르는 보호자들은 이런 상황에서 매우 화가 날 수 있다. 하지만 환자가 듣거나 읽을 수 있다고 해서 지시에 따라 행동할 줄도 알 거라고 넘겨짚는 행동은 위험하다. 따라서 환자가 실제로 행동에 옮길 수 있는지 반드시 지켜보아야 한다. 만약 지시 사항을 따르지 못한다면 언어 이해에 문제가 있다고 보면 된다.

또한, 얼굴을 직접 보고 말할 때는 곧잘 이해하면서도 전화상으로는 이해하지 못하는 사람도 있다. 치매 환자가 들은 말을 이해하지 못한다면, 주의를 기울이지 않거나 일부러 듣지 않은 것이 아니라, 뇌가 제 기능을 하지 못해서 들은 말을 이해하지 못하기 때문이다.

> 환자가 듣거나 읽을 수 있다고 해서
> 지시에 따라 행동하는 법도 알 거라고 넘겨짚는 것은 위험하다.

치매 환자와 언어적 의사소통을 개선하는 방법을 몇 가지 소개하겠다.

- 환자가 보호자의 말을 잘 들었는지 확인한다. 나이가 들수록 청력은 저하되며, 실제로 많은 노인이 청력 손실을 겪고 있다.
- 목소리 톤(높이)을 낮춘다. 높은 톤의 목소리는 말하는 이가 화가 났다는 비언어적 신호이다. 청력이 손실된 사람은 낮은 톤을 더 잘 듣는다.
- 집중력을 흩트리는 소리나 활동을 없앤다. 치매 환자는 외부 자극을 걸러내는 능력이 없으므로, 다른 소음이나 방해 요소가 있으면 보호자가 한 말을 이해하기 힘들 수 있다.

- 짧은 단어를 사용해 짧고 간결한 문장으로 말한다. 복잡한 문장은 지양한다. "아침에 가면 차가 막힐지도 모르니까 오늘 밤에 차를 차고에 가져다 놔야겠어."라는 말 대신 "지금 차를 차고에 가져다 두러 가."라고 말한다.

- 질문은 간단하게 한 번에 하나씩만 한다. 일례로 "후식으로 사과 드실래요, 아니면 파이 드실래요? 아니면 나중에 드실래요?"라고 묻지 않는다. 선택지가 너무 많으면 환자의 의사 결정 능력에 과부하가 걸릴 수 있다.

- 한 번에 하나의 작업만 수행하게 한다. 여러 가지 작업을 동시에 시킬 경우, 몇 가지 일을 기억하지 못하거나 뭘 해야 하는지 아예 이해하지 못할 수도 있다. 목욕하기와 잘 준비하기, 장 보러 가기 전에 외투 챙겨입기 등 환자에게 요구되는 작업 대부분은 여러 행동이 수반되므로 치매 환자 혼자서는 해결할 수 없다. 따라서 하나의 작업을 여러 단계로 나누어 하나씩 해나갈 수 있도록 도와준다.

- 천천히 말하고 치매 환자가 반응할 때까지 참고 기다린다. 치매 환자는 보통 사람들보다 반응 속도가 현저히 느릴 수 있으니 기다려 줘야 한다.

또한, 비언어적 수단을 활용하여 환자의 요구사항을 이해하고 환자와의 의사소통을 개선할 수도 있다. 인간은 언어뿐만 아니라 얼굴이나 눈, 손, 몸을 움직여 의사소통한다. 스스로 자각하지 못할 뿐, 인간이라면 누구나 이러한 비언어적 표현을 사용한다. 예를 들면, "저 남자 화 난 것처럼 보여.", "둘이 서로를 쳐다보는 눈빛만 봐도 사랑에 빠진 줄 대번에 알겠어.", "저 여자는 걸음걸이만 봐도 보스라는 걸 알 수 있지.", "너 지금 내 이야기 안 듣고 있는 거 다 알아."라는 말들을 보면, 우리가 언어를 사용하지 않고 의사소통을 한다는 사실을 알 수 있다. 치매 환자는 말을 잘 이해하지 못하게 된 후에도 비언어적 신호에는 민감하게 반응할 수 있으며, 비언어적 수단을 사용해 자신의 의사를 표현하기도 한다.

가령, 보호자는 피곤하면 자기도 모르게 환자를 불안하게 만드는 비언어적 신호를 내비칠 수 있다. 그러면 환자는 그 신호를 감지하고 보호자를 더욱 힘들게 만들 수 있다. 보호자의 손짓과 표정, 눈빛에 깃든 스트레스를 느끼고서 더욱 불안해한다. 이때 보호자가 신체 언어의 중요성을 인지하지 못한다면, 환자가 불안해하는 이유를 알아챌 수 없게 된다. 사실 우리는 늘 신체 언어를 사용한다. 일례로, 아내가 "아니, 나 화 안 났어."라고 말하더라도 남편은 "아니긴, 딱 봐도 화났는데."라고 대답하고는 한다. 이는 아내가 두 어깨를 씩씩대는 모습을 보고 화가 났다는 사실을 알 수 있기 때문이다.

치매 환자와 함께 살고 있다면, 환자가 자신의 요구사항을 알릴 때 보내는 비언어적 신호를 이미 잘 알고 있을지도 모른다. 환자와 의사소통할 때 도움이 될 수 있는 비언어적 방법을 몇 가지 소개하겠다.

- 기분이 좋지 않을 때도 항상 친절하고 차분하며 긍정적인 태도를 유지한다. 비언어적 신호가 환자를 안정시키는 데 도움이 될 것이다.
- 환자에게 도움이 된다면, 애정을 표현하도록 한다. 미소 띤 얼굴로 환자의 손을 잡아주고 허리에 손을 두르는 등의 방식으로 애

정을 표현한다.

- 환자의 눈을 쳐다보며 환자가 나에게 집중하고 있는지 확인한다. 환자가 집중하지 않는 모습을 보이면 몇 분 후에 다시 시도한다.
- 말이 아닌 다른 방법들을 활용한다. 물건을 가리키고 만지고 환자에게 건네준다. 행동^{양치질 등}을 직접 보여주거나 손동작으로 설명한다. 환자가 처음 동작을 시작할 수 있게 도와주기만 하면 혼자서 해낼 수 있을 것이다.
- 환자의 행동 이면에 복잡한 의도가 숨어있다고 가정하지 않는다. 환자의 뇌는 치매로 인해 정보를 제대로 처리하지 못하기 때문에 보호자와 다른 방식으로 세상을 경험한다. 비언어적 의사소통은 언어적 의사소통과는 전혀 다른 방식으로 이루어지므로, 환자의 행동이나 말을 곧이곧대로 받아들이기보다는 환자가 전달하고자 하는 감정에 집중하면 환자를 더 잘 이해할 수 있을 것이다.

환자가 의사소통이 불가한 상태라 할지라도 여전히 애정이 필요하고, 애정을 받고 싶어 한다. 손을 잡고, 안아주고, 그저 다정하게 함께 앉아 있는 것만으로도 환자와 소통을 이어 나갈 수 있다. 중증 치매 환자를 신체적으로 보살펴 주는 행위를 통해서 환자를 걱정하고 보호하고 있다는 마음을 전달할 수 있다.

조정력 상실

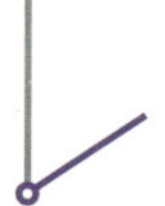

치매를 유발하는 질환은 뇌의 많은 부분에 영향을 미친다. 이로 인해 치매 환자는 손이나 손가락을 사용해 익숙한 작업을 수행하는 능력을 잃을 수 있다. 자신이 무엇을 하고 싶은지도 알고 손과 손가락의 힘이 빠지거나 근육이 굳지는 않았지만, 뇌에서 손가락으로 정보가 전달되지 않는다. 이처럼 뇌에서 근육으로 정보가 전달되지 않는 현상을 의사들은 '실행증apraxia'이라고 부른다. 실행증의 초기 증상은 필체 변화이며 이후에는 걸음걸이에도 변화가 나타날 수 있다. 실행증은 환자의 질환에 따라 서서히 진행되기도 하고 갑자기 심각해지기도 한다. 예를 들어, 처음에는 걸음걸이가 약간 불안정해 보이는 정도이지만, 점차 걷는 속도가 느려지다가 결국 발을 질질 끌며 걷게 된다.

치매를 유발하는 질병을 평가하는 훈련을 받지 않은 사람은 기억력 문제환자가 할 일을 기억할 수 있는가와 실행증근육이 제 역할을 할 수 있는가을 구분하기 어려울 수 있다. 두 문제 모두 질병으로 인해 뇌가 손상되었을 때 발생하기 때문이다. 하지만 환자가 최대한 독립적인 생활을 유지할 수 있도록 도와줄 목적이라면, 굳이 두 가지를 명확히 구분하지 않아도 된다.

실행증이 환자의 보행에 영향을 미치기 시작하면, 걸음걸이가 약간 불안정해질 수 있다. 환자의 걸음걸이를 주의 깊게 살피고, 계단이나 인도의 턱을 오르내릴 때는 난간이나 사람을 붙잡고 걸을 수 있도록 도와주어야 한다. 환자를 부축할 때는 보호자도 넘어지지 않도록 두 발을 바닥에 단단히 딛고 서 있어야 한다.

조정력이 상실되고 손의 운동 기능이 저하되면 일상생활에 문제를 초래한다. 환자는 목욕하기나 버튼 여미기, 지퍼 여닫기, 옷 입기, 컵에 물 따르기, 먹기 등 기본적인 활동을 수행하기 힘들어할 수 있다. 특히 전화기를 사용하려면 조정력이 뛰어나야 한다. 겉으로는 운동 장애가 없어 보이는 환자도 실제로 전화기를 사용하지 못해 도움을 요청하지 못할 수도 있다.

환자가 힘들어하는 활동 중 일부는 포기해야 할 수 있다. 하지만 때로는 적절히 조정하면 환자가 부분적으로 혼자서 수행할 수 있다. 이때 핵심은 작업 자체를 바꾸기보다는 단순화해야 한다는 점이다. 치매 환자는 지적 능력이 저하되어 아주 간단한 작업도 새로 습득하지 못할 수 있다. 따라서 각각의 작업의 특성을 잘 따져보고, 조금 더 단순한 방법으로 할 수 있는지 자문해 본다. 예를 들면, 끈이 달린 신발보다는 끈이 없는 신발을 신기가 더 쉽다. 그릇에 담긴 국물을 숟가락으로 떠먹기보다는 컵에 담아 마시는 편이 더 수월하다. 포크와 칼로 음식을 잘라 먹기보다는 손가락으로 집어 먹으면 더 편하다. 또한, 보호자가 어려운 부분을 도와주면 환자가 혼자서 해낼 수 있는지도 생각해 본다. 어쩌면 보호자가 단추를 채울 때만 살짝 도와주면 환자 스스로 옷을 입을 수 있다는 사실을 이미 알고 있을지도 모른다.

환자는 자신의 동작이 서툴러지면 긴장하거나 당황하고 걱정할 수 있다. 혹은 잘해 오던 활동을 그만두는 식으로 자신의 장애를 숨기려 들 수 있다. 다음의 예를 살펴보자.

피셔 부인은 늘 뜨개질을 즐겨 했다. 그런데 피셔 부인이 갑자기 뜨개질을 그만두자 딸은 무슨 영문인지 이해할 수가 없었다. 피셔 부인은 뜨개질이 시시해졌다고 말했다. 하지만 사실은 실행증이 심해지면서 뜨개질을 하기가 불가능해졌고, 서투른 자신의 모습이 부끄러워 그만둔 것이었다.

편안한 분위기를 조성하면 환자의 서투른 행동을 줄일 수 있다. 긴장한 상태에서는 환자가 평소 잘하던 일도 더 어렵게 느낄 수 있다.

환자는 한번 잘 해냈던 일을 다음에 다시 시키면 못하기도 한다. 이는 환자가 게을러서가 아니라 뇌가 손상된 환자에게 나타나는 특징일 수 있다. 피곤하거나 기분이 좋지 않을 때, 또는 재촉당하거나 누군가 지켜보는 느낌이 들 때는 누구든 작업 수행 능력이 저하될 수밖에 없다. 하지만 뇌 질환이 있는 환자는 그 편차가 더욱 심하다. 가령, 바지의 지퍼는 능숙하게 올리면서 재킷의 지퍼는 잘 올리지 못할 수도 있다. 환자가 까탈스럽게 구는 것처럼 보이겠지만 사실 우리에게는 비슷해 보이는 두 가지 작업이 환자에게는 어떤 식으로든 달라 보여서 해낼 수가 없는 것이다.

때로는 하나의 작업을 여러 단계로 나누어 한 번에 한 단계씩 수행하게 하면 잘 해내기도 한다. 양치질하기를 예로 들면, 손으로 칫솔 잡기, 칫솔에 치약 올리기, 칫솔을 입 안에 넣기, 칫솔질하기, 헹구기 등의 여러 단계로 나눌 수 있다. 보호자가 직접 환자에게 시범을 보여주는 방법도 도움이 될 수 있다. 각 단계를 여러 번 반복해야 할지도 모른다. 숟가락이나 머리빗처럼 작업 수행에 필요한 도구를 환자의 손에 먼저 쥐여준 다음, 환자의 팔을 잡고 부드럽게 움직이며 양치질이나 머리 빗기 등의 동작을 시작할 수 있도록 도와준다. 이처럼 동작을 시작하는 행위가 무슨 연유에서인지 뇌가 해당 작업을 수행하는 법을 기억해 내는 데 도움이 되는 듯하다.

작업 치료사는 환자에게 어떤 운동 기능이 남아있는지 평가하고, 그 기능을 최대한 활용할 수 있는 방법을 고안하도록 훈련을 받은 전문가이다. 작업 치료 평가를 받으면 평가 결과를 활용해 치매 환자가 일상 활동을 독립적으로 수행할 수 있도록 도와줄 수 있을 것이다.

치매를 유발하는 질병 일부가 말기에 이르면, 환자는 근육 조절 능력이 현저히 저하되어 걸을 때 사물에 부딪히거나 넘어지기도 한다. 이에 대해서는 5장에서 논하겠다.

치매 환자는 일상생활 활동을 수행하는 능력을 방해하는 신체 질환을 앓고 있을 수도 있다. 근육이나 관절에 문제가 있을 수도 있고, 손상된 뇌와 관련이 있을 수 있다. 이러한 합병증으로는 진전떨림, 근력 저하, 관절염 등 관절 또는 뼈 질환, 약물이나 파킨슨병으로 인한 경화 등이 있다.

환자가 진전을 앓고 있다면 손이나 몸을 떠는 증상이 나타난다. 떨림으로 인해 환자는 많은 활동에 어려움을 느끼게 된다. 이럴 때는 작업 치료사나 물리 치료사가 떨림의 정도를 최소화하는 방법을 알려줄 수 있으며 약물 치료의 도움을 받을 수도 있다.

신경 질환 중에서도 특히 파킨슨병을 앓는 환자는 동작을 시작하기 힘들어하거나 동작 도중에 갑자기 몸이 '얼어' 붙기도 한다. 환자가 이러한 증상을 보이면, 환자와 보호자는 좌절감을 느끼게 된다. 이때 유용하게 활용할 수 있는 몇 가지 방법을 소개하겠다.

- 걷는 도중에 두 발이 '바닥에 달라붙은 듯' 움직이지 못한다면 목표지점을 향해 걷게 하거나 몇 발자국 너머 바닥에 있는 점이나 선을 쳐다보며 걷게 한다. 환자가 다시 걸음을 떼는 데 도움이 될 것이다.

- 의자에 팔걸이가 있으면 의자에서 일어나기가 수월할 수 있다. 환자가 의자에 앉을 때는 좌판을 5~10센티미터 정도 올려 몸의 무게 중심을 높여준다. 쿠션이 단단한 의자를 사용한다. 딱딱한 베개를 의자 위에 깔아주거나 식탁용이나 영화감독용처럼 높은 의자를 사용한다. 푹신하고 낮은 의자는 삼가도록 한다. 환자가 의자에서 일어나려고 할 때는 먼저 의자 앞쪽 끝으로 당겨 앉게 한 다음, 두 발이 몸을 잘 지탱할 수 있도록 두 발 사이에 발 하나가 들어갈 정도로 넓게 벌리게 한다. 그런 다음, 양손으로 의자 손잡이를 잡고 몸을 앞뒤로 흔들어 몸을 일으킬 추진력을 모으게 한다. 보호자가 숫자 셋을 셀 때, 환자에게 자리에서 빠르게 일어나라고 한다. 환자가 일어서자마자 바로 걷게 하지 말고, 몸의 균형을 잡을 수 있을 때까지 기다린다.

- 환자가 의자에 앉을 때는 양손으로 의자 팔걸이를 잡고 최대한

몸을 앞으로 숙인 채 천천히 앉게 한다.

근력저하와 경화는 환자가 몸을 많이 움직이지 않을 때 생길 수 있다. 따라서 기억력 장애가 있는 환자는 활동적인 상태를 유지하는 것이 매우 중요하다.

환자가 신경 안정제나 신경 이완제를 복용하는 중에 근육이 뻣뻣해지거나 몸을 들썩거리는 증상을 보인다면, 약물의 부작용일 수 있다. 환자가 엄청난 불편함을 겪을 수 있으므로 반드시 의사에게 알려야 한다. 환자에게 약물이 꼭 필요한 경우에는 부작용을 피할 수 있도록 복용량을 줄이거나 다른 약으로 바꿀 수 있다.

환자가 관절염을 앓고 있다면 움직일 때마다 통증을 느낄 수 있다. 옷을 입히려 할 때 환자가 저항하거나 언쟁을 벌인다면 팔다리를 움직일 때 통증을 느끼기 때문일 수 있다. 물리 치료 상담을 받으면 도움이 될 것이다.

환자가 신체적 제약이 생긴 후에도 독립적인 생활을 유지할 수 있도록 고안된 기술이나 장치들이 시중에 많이 나와 있다. 하지만 기술이나 장치를 사용하기 위해서는 대부분 새로운 방식을 배우거나 새로운 기기를 사용하는 법을 습득해야 한다는 점을 잊지 말기를 바란다. 치매 환자는 기기 사용에 필수적인 기술마저도 새로 습득하지 못할 수 있다.

시간 감각 상실

인간에게는 시간의 흐름을 파악하는 신비한 능력이 있다. 그러나 치매에 걸리면 이 신비한 능력을 잃게 된다. 치매 환자는 몇 시인지 반복해서 묻거나 보호자가 시야에서 몇 분만 사라져도 몇 시간 동안 자리를 비웠다고 느끼기도 한다. 혹은 어느 장소에 도착하자마자 곧바로 떠나고 싶어 한다. 하지만 치매 환자의 이런 행동은 한 가지 사실만 알면 쉽게 이해할 수 있다. 바로 시간이 얼마나 흘렀는지 파악하려면 조금 전에 무엇을 했는지 기억해야 한다는 점이다. 결국 조금 전에 있었던 일도 금방 잊어버리는 치매 환자는 시간의 흐름을 측정할 방법이 없는 셈이다.

치매를 유발하는 질환은 기억력을 손상시킬 뿐만 아니라 생체 시계에도 영향을 미치는 것으로 보인다. 생체 시계가 고장나면 수면과 기상, 식사 등 일상생활을 규칙적으로 유지하기 힘들어진다. 환자가 이상 행동을 보이면^{비록 짜증이 날지라도} 고의가 아니라 뇌 기능이 상실되어 나타나는 현상이라는 사실을 받아들이면 도움이 될 것이다.

시계를 보는 능력은 치매 초기에 상실될 수 있다. 환자는 시계를 보고 "3시 15분"이라고 읽을 수는 있어도 그 숫자가 무엇을 의미하는지 이해하지 못할 수 있다.

시간 감각을 잃게 되면 환자는 걱정에 사로잡힐 수 있다. 우리는 평생을 규칙적인 시간표에 따라 살아간다. 시간을 모르면 지각을 하고, 약속을 잊어버리고, 버스를 놓치고, 눈치 없이 너무 오래 남의 집에 머무르고, 점심을 거르고, 집으로 가는 차를 놓칠까 봐 걱정하게 된다. 치매 환자는 자신이 무엇 때문에 걱정하는지 정확히 알지 못할 수도 있다. 하지만 불안감으로 인해 보호자에게 몇 시인지 반복해서 물어볼 수 있다. 물론, 시간을 알려주자마자 몇 시인지 묻고 답했던 대화가 오갔었다는 사실조차 몽땅 잊어버린 채 다시 시간을 물어볼 것이다.

> 조금 전에 있었던 일도 금방 잊어버리는 치매 환자는
> 시간의 흐름을 측정할 방법이 없는 셈이다.

가끔 보호자가 아주 잠깐 자리를 비웠을 뿐인데도 치매 환자는 버림받았다고 느끼기도 한다. 이는 치매 환자가 얼마나 시간이 지났는지 가늠하지 못해서 발생한다. 타이머나 모래시계를 활용하거나 '뒷마당에서 정원 손질 중이에요. 오후 3시에 돌아올게요.'라고 메모를 남기면 치매 환자가 참을성 있게 기다리는 데 도움이 될 수 있다. 반드시 환자가 이해할 수 있는 방법^{타이머, 시계}을 선택해야 한다. 혹은 다음 사례처럼 자신만의 방법을 고안해 보아도 좋다.

젠킨스 부부는 저녁 식사를 하러 아들네 집으로 갔다. 그런데 아들네 집에 도착해 모자와 외투를 벗자마자 남편이 집에 갈 시간이라고 우겨댔다. 겨우 설득해 저녁은 먹었지만, 식사가 끝나자마자 또 집에 가려고 했다. 아들은 아버지가 무례하다고 생각했다.

이후 가족들이 젠킨스 씨가 낯선 공간에 들어서자 혼란이 가중되어 시간 감각을 잃어버렸다는 사실을 알게 되면서, 상황은 원활하게 개선되어 갔다. 가족들은 젠킨스 씨의 삶을 되새겨보다가 도움이 될 만한 예전 습관 하나를 떠올렸다. 젠킨스 씨는 젊었을 때 일요일마다 저녁 식사 후에 미식축구 경기를 즐겨 봤다. 아들은 젠킨스 씨가 저녁을 먹자마자 텔레비전을 켰다. 미식축구 시청은 오래전 습관이었기에 젠킨스 씨는 한 시간가량 집에 가자고 보채지 않았고, 덕분에 젠킨스 부인은 가족들과 시간을 보낼 수 있었다.

기복이 심한 증상들

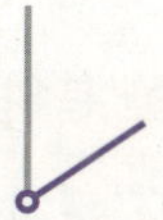

치매 환자를 돌보는 가족들은 환자가 똑같은 일을 어떨 때는 잘하다가도 어떨 때는 잘하지 못하는 모습을 자주 목격한다.

"저희 엄마는 아침에는 저녁만큼 많이 도와드리지 않아도 돼요."

"제 아내는 집에서는 화장실을 혼자서도 잘 가지만, 딸네 집만 가면 도와달라고 떼를 써요."

"제 남편은 주간보호센터에서는 집에서만큼 성질을 안 부린대요. 남편이 저한테 불만이 있는 걸까요?"

"빌이 어제는 문장을 제대로 만들어서 말을 곧잘 했었는데, 오늘은 무슨 말을 하는지 하나도 못 알아듣겠어요. 오늘은 어제만큼 노력하지 않는 걸까요?”

치매를 유발하는 질병을 앓는 환자는 대개 능력의 기복이 심하다. 즉, 어떨 때는 잘하다가도 어떨 때는 못 하기도 한다. 인간이라면 누구나 그렇겠지만 치매 환자는 그 변화가 더욱 명확하게 나타난다. 어떤 날은 상태가 좋았다가 어떤 날은 상태가 나빠지기도 한다. 또한, 푹 쉬고 일어난 아침이나 편안한 분위기에서 상태가 더 좋은 환자들도 있고, 환경이 조금만 낯설어도 문제를 더 많이 일으키는 환자도 있다. 반대로 원인을 찾기 힘들 때도 있다. 하지만 원인이 무엇이든 능력의 기복은 정상적인 현상이며 치매가 악화했거나 나아졌다는 의미는 아니다.

치매 환자는 건강 상태가 조금만 변해도 다른 사람들보다 더 큰 영향을 받을 수 있다[6장 참조]. 특정 능력이나 전반적인 능력 수준에 갑자기 변화가 생길 경우, 약물 부작용이거나 새로운 병이 생겼다는 신호일 수 있다. 이러한 변화가 의심되면 환자의 주치의에게 문의하도록 한다.

치매 환자는 뇌가 손상되었기 때문에 능력에 큰 변동이 나타나기도 한다. 손상된 신경 세포가 거의 일을 하지 않다가 어느 순간에만 가끔 작동할 수 있기 때문이다. 또한 손상을 덜 입었거나 전혀 입지 않은 뇌 영역이 일시적으로 손상된 영역의 기능을 대신 수행할 가능성도 있다.

능력의 기복은 정상적인 현상이며,
새로운 병이 생겼다는 신호일 수 있다.

생활환경에 미세하게 변화가 생겨도 환자의 일상생활 수행 능력에 큰 변동이 나타날 수 있다. 생활환경의 변화 여부를 주의 깊게 살펴보고 그에 맞춰 물건을 재배치하면 환자가 조금 더 편안하게 지내게 도와줄 수 있을 것이다.

앞서 설명한 모든 능력의 변화는 환자의 의지로 통제할 수 있는 문제가 아니다. 치매 환자도 돌봄을 제공하는 보호자만큼 열심히 노력하고 있다는 사실을 명심하길 바란다. 환자의 생활환경 내에서 환자가 능력을 발휘하게 도와주는 요소와 능력을 방해하는 요소를 알아내면, 환자를 더 효과적으로 도와줄 수 있을 것이다.

치매 환자에게 변화는 독립성과 책임감의 상실을
의미하기 때문에 환자는 변화를 받아들이기 힘들어한다.

4장

독립적인 생활의 문제점

경도인지장애

　치매를 유발하는 질환은 눈에 띄지 않게 발병하여 서서히 진행된다. 효과적인 치료법이 있는 질환이라면 초기에 발견하는 것이 무엇보다 중요하므로, 치매 조기 발견에 중점을 둔 연구가 증가하는 추세이다. 하지만 치매를 조기에 발견할 방법을 찾는 일은 매우 어렵다. 알츠하이머병은 10~20년에 걸쳐 뇌 손상이 진행된 후에야 병을 인지할 수 있는 증상이 눈에 띄기 시작하고, 정상적인 노화 과정에서 나타나는 미묘한 변화와 치매 초기 증상이 비슷하기 때문이다. 그러나 이러한 문제에 관한 연구가 집중적으로 이루어지고 있으므로 미래에는 뇌 변화가 막 시작된 극초기 단계에서도 치매의 조기 진단이 가능해질 수도 있다.

　현재 치매의 조기 발견이 어려운 이유는 극초기 증상을 어떻게 정의할 것인지에 대해 의견이 분분하기 때문이다. 의사들은 치매의 극

초기 증상을 보이는 환자를 식별하기 위해 '경도인지장애[MCI]'라는 용어를 사용한다[17장 참조]. 경도인지장애 진단을 받은 환자의 절반 정도는 향후 5년 이내에 치매로 발전하지만 나머지 절반은 치매로 발전하지 않는다.

환자들은 경도인지장애 진단을 받고 나면 앞으로 병이 어떻게 진행될지 몰라 불안해한다. 불안을 잠재우기 위해서라도 최대한 활동적이고 바쁘게 지내기를 권한다. 또한 진단을 받은 의사나 병원에서 추적 검사를 꾸준히 받아 증상이 진행되었는지, 그대로인지, 개선되었는지 반드시 확인해야 한다.

> 환자들은 경도인지장애 진단을 받고 나면
> 앞으로 병이 어떻게 진행될지 몰라 불안해한다.

경도인지장애 진단을 받고 나면 환자가 유언장과 사전연명의료의향서를 작성해 두었는지 확인해야 한다[14장 참조]. 또한 증상이 진행될 경우를 대비하여 향후 치료 계획을 논의해야 한다. 경도인지장애 환자 대부분은 자신의 장애에 대해 인지하고 있으며, 자신이 느끼는 좌절감을 표현하면 도움이 되리라 생각한다. 하지만 기억력 문제에 집착할수록 오히려 기억하기가 더 힘들어질 수 있다. 따라서 기억에 대한 압박이 심한 상황을 피하고 기억력 노트를 사용하도록 권하면 환자의 기억력을 개선하는 데 도움이 될 것이다. 또한 해야 할 일 목록과 기억해야 할 내용을 노트에 기록하게 하는 방법도 좋다. 환자가 생활하는 공간을 깔끔하게 유지하면 물건을 잃어버리는 일을 예방할 수 있다. 환자에 따라 규칙적인 생활이 도움이 될 수 있다.

환자의 건강에 문제가 생기면 적절하게 치료하고, 기억력을 저하할 수 있는 약물은 최대한 줄이거나 사용을 금해야 한다. 요일별로 구분된 약통에 약을 보관하면, 깜빡 잊고 안 먹거나 두 번 복용할 위험을 줄일 수 있다. 환자가 우울증과 불안 증세를 보일 때는 반드시 치료를 받아야 한다.

경도인지장애와 함께 잘 살아가는 비결은 경도인지장애도 노년기에 찾아오는 여느 건강 문제와 똑같다고 여기는 것이다. 상태가 더는 나빠지지 않을 수도 있으니 너무 불안해하지 말고 삶을 계속 즐기기를 바란다.

치매 초기 환자 돌보기

치매를 유발하는 질병이 발병하기 시작하면 독립적인 생활을 유지하기가 힘들어질 수 있다. 가족들은 환자가 돈 관리를 잘하지 못한다고 생각하거나, 운전을 해서는 안 된다며 걱정하거나, 혼자 살아도 괜찮을지 궁금해한다. 하지만 놀랍게도, 치매 환자의 20퍼센트 정도가 혼자 살고 있다.

치매 초기 환자는 종종 혼자서도 잘 사는 것처럼 보일 수 있으며, 아무런 문제도 없는데 가족들이 간섭한다고 주장하기도 한다. 그래서 가족들은 언제 얼마나 도움을 제공해야 하는지 판단하기가 어려울 수 있다. 또한, 독립적인 생활을 상징하는 일들을 포기하게 해야 할 때는 더욱 고통스러울 수 있다. 특히, 환자가 이사를 거부하거나 운전을 그만두지 않겠다고 우기고 자신의 재산 관리를 양도하지 않겠다고 버티면 더욱 괴로울 수 있다.

이사를 하거나 운전과 돈 관리를 포기하는 일은 독립성과 책임감의 상실을 의미하기 때문에 초기 치매 환자뿐만 아니라 가족들과 친구들까지도 힘들어하는 경우가 많다^{이러한 역할 변화에 대해서는 11장에서 다루겠다}. 독립적인 삶을 포기할 때 수반되는 감정들을 잘 이해하면 필요한 변화를 받아들이기가 한결 쉬워질 수 있다.

환자가 독립적으로 생활할 수 있는지를 판단하려면 먼저 전문가에게 평가를 받아야 한다. 평가를 통해 환자가 여전히 할 수 있는 일과 더는 할 수 없는 일이 무엇인지 알 수 있다. 또한 가족들이 환자에게 필요한 변화에 대한 정당성을 주장할 수 있다. 전문가에게 평가를 받을 수 없는 상황일 경우 가족들이 직접 환자의 일상 활동을 꼼꼼하고 객관적으로 분석하고, 환자가 특정 활동을 끝까지 좌절하지 않고 안전하게 완수해 낼 수 있는지 확인하도록 한다.

치매를 유발하는 질환은 환자에게서 많은 것들을 앗아간다. 독립적인 삶과 기술을 잃게 되고, 일상생활을 스스로 해낼 수 없게 되며, 스스로가 쓸모 있거나 중요하다고 느끼게 해주었던 일들을 할 수 있는 능력도 사라지게 된다.

치매를 유발하는 질병은 미래에 대한 가능성도 제한한다. 다른 사람들이 더 나은 미래를 꿈꾸는 동안 치매 환자는 자신의 미래가 한정되어 있다는 사실을 점점 깨닫게 된다. 치매 환자에게는 아마도 기억력 상실이 제일 끔찍할 것이다. 기억을 잃는다는 말은 주변 사람들과의 일상적인 관계뿐만 아니라 과거와의 연결이 끊어진다는 의미이다. 그 결과 먼 과거가 현재처럼 느껴질 수도 있다. 현재를 기억하지 못하고 과거가 이미 지나갔다는 사실을 이해하지 못하면 미래는 무의미해지게 된다.

환자는 삶에서 점점 더 많은 것을 잃어갈수록 남아있는 것에 더 집착하게 된다. 당연하게도, 환자는 독립적인 삶을 포기해야 할 때 저항하거나 거부하거나 화를 내는 등의 반응을 보일 수 있다. 환자는 익숙한 환경을 유지하고 싶어 하며 누구에게도 짐이 되고 싶지 않아 남아있는 것들을 포기하지 않으려 한다. 스스로 변화가 필요하다는 사실을 인정한다는 건 병의 심각성과 정해진 미래를 마주해야 한다는 의미와도 같다. 이와 같은 이유로 많은 환자가 이러한 현실을 직면하기 힘들어한다.

또한 치매 환자가 무슨 일이 일어나고 있는지 온전히 이해하지 못할 가능성도 있다. 치매 초기라고 해도 최근에 있었던 일을 전혀 기억하지 못할 수 있다. 예컨대 가스레인지에 불을 켜 두었거나 자동차 사고를 낸 사실을 전혀 기억하지 못하기 때문에 혼자서도 잘 지낼 수 있거나 여전히 운전을 잘한다고 합당하게 주장하기도 한다. 환자는 현실을 '부정'하는 것이 아니라 자신의 인지 장애를 증명하는 실수를 기억하지 못할 뿐이다. 자신의 한계를 인식하지 못하는 환자는 가족들이 자신의 물건이나 권리를 부당하게 빼앗거나 '탈취'하려 한다고 여길 수 있다. 이럴 경우, 환자의 마음을 헤아려 주면 환자가 변화를 받아들이면서도 여전히 스스로 자신의 삶을 통제하고 있다고 느끼게 도와줄 방법을 찾을 수 있을 것이다.

환자가 직장을
그만두어야 할 때

환자가 직장을 그만두어야 하는 시기는 직업의 종류가 무엇이며 일할 때 운전을 해야 하는지에 따라 결정된다. 고용주는 보호자나 환자에게 직접 은퇴를 통보하거나, 환자를 더 쉬운 직무로 배치하여 고용을 유지하기도 한다. 하지만 이따금 환자의 가족들이 고용주를 대신해 직접 결정을 내려야 할 때도 있다. 가족들 스스로 환자가 일을 그만두어야 할 때가 되었다고 자연스레 깨닫게 될 수도 있다.

환자가 일을 그만두어야 하는 경우, 가족들은 두 가지 측면을 고려해야 한다. 큰 변화를 겪은 후 환자를 정서적·심리적으로 어떻게 잘 적응시킬지, 그리고 재정적으로 어떠한 변화가 발생할지 생각해 보아야 한다. 직업은 인간의 정체성에서 매우 중요한 부분을 차지한다. 치매 환자가 일을 그만두기를 거부하거나 자신은 멀쩡하다고 주장하는 이유도 바로 이 때문일 것이다. 은퇴 후의 삶에 적응하려면 고통스럽고 괴로울 수 있다. 환자가 적응을 힘들 할 때는 상담사나 사회복지사가 큰 도움이 될 수 있다.

치매 환자의 재정적 미래도 반드시 고려해야 한다[14장 참조]. 은퇴로 인해 특수한 문제들이 발생할 수 있다. 치매 때문에 조기에 은퇴할 수밖에 없는 환자에게는 다른 질병을 앓는 사람과 동일하게 장애인연금 또는 장애인수당을 받을 자격이 주어져야 한다. 하지만 업무 수행 능력의 저하는 질병이 아니라는 잘못된 근거를 대며 자격 부여를 거부한 사례가 종종 있었다. 이러한 결정이 내려지면 환자의 소득이 크게 줄어들 수 있다. 따라서 보호자가 직접 업무 수행 능력이 저하된 원인이 치매라는 사실을 입증해야 한다. 만약 이러한 접근도 통하지 않는다면 법률 상담을 받아보길 바란다.

환자가 돈을
잘 관리하지 못하게 될 때

치매 환자는 거스름돈을 계산하지 못하거나 돈 관리에 신경 쓰지 않게 되고, 가계부를 작성하지 못하거나 청구서를 내지 못하게 된다. 환자가 돈을 잘 관리하지 못하게 되면, 때때로 다른 사람이 자신의 돈을 훔쳐 갔다고 의심하기도 한다.

프리드 씨는 이렇게 말했다. "아내는 수년간 가족 사업의 회계 장부를 관리해 왔어요. 그런데 어느 날, 회계사가 찾아오더니 장부가 엉망이라고 하더라고요. 그때 아내에게 문제가 있다는 사실을 처음 알게 되었어요."

로저 씨의 사연은 이러하다. "아내는 이웃들에게 돈을 나눠주고 쓰레기통 안에 숨겨요. 지갑도 잃어버리고요. 그래서 제가 아내의 지갑과 돈을 죄다 가져와서 보관했죠. 그랬더니 제가 매번 자기 돈을 훔쳐 간다고 말해요."

> 돈은 대개 자립을 상징하기 때문에
> 당연히 치매 환자는 재정을 관리하는 권한을
> 포기하지 않으려 한다.

돈은 대개 자립을 상징하기 때문에 일부 환자는 재정을 관리하는 권한을 포기하지 않으려 한다. 이럴 때는 환자가 먼저 일을 처리하게 하고, 그 후에 보호자가 실수를 수정하는 식으로 재정 관리를 대신 맡을 수도 있다. 환자의 동의 없이 직불 카드나 신용 카드를 없애야 할 때는 '앞으로는 제 아들 알렉스에게 모든 재정 관리를 위임합니다.' 등의 메모를 작성하여 환자가 보고 기억할 수 있는 곳에 붙여두면 도움이 될 수 있다.

환자가 다른 사람을 도둑이라고 비난하면 화가 날 수 있지만, 인간의 본성을 생각해 보면 환자의 심정을 이해하기가 쉬워진다. 우리는 평생 돈을 신중히 다루어야 한다고 배워와서 돈이 사라지면 대부분 누가 훔쳐 갔다고 생각한다. 환자는 현재 일어나고 있는 일을 기억하는 능력이 점차 떨어지기 때문에 자연스레 돈을 도둑맞았다고 불안해하며 의심하게 된다. 환자와 언쟁을 벌여봤자 화만 더 돋울 수 있으므로 피하도록 한다.

일부 가족들은 치매 환자에게 용돈을 조금씩^{동전이나 소액권 지폐 몇 장 정도} 주는 방법이 도움이 된다고 말한다. 환자가 용돈을 잃어버리거나 남에게 주어도 적은 금액에 불과할 뿐이다. 많은 이들이 수중에 현금을 가지고 있으면 안정감을 느끼므로, 용돈을 주면 환자와 돈 문제로 싸우는 상황을 피할 수 있다. 치매 환자는 특이하게도 잔돈을 계산하는 법을 잊은 후에도 돈이 필요하다는 사실만은 잊지 않는다.

허친슨 부인은 지금껏 철저하게 경제적으로 독립된 삶을 살아왔다. 그래서 남편은 허친슨 부인의 지갑에 용돈을 조금씩 넣어 주었다. 잃어버릴 때를 대비해 지갑 안에 이름과 집 주소도 적어 넣었다. 남편이 허친슨 부인의 미용실 비용을 현금카드로 계산하기 시작한 지가 꽤 오래되었는데도 허친슨 부인은 미용실에 갈 때마다 수표로 결제하겠다고 고집을 부렸다. 남편은 은행에서 '무효' 도장이 찍힌 수표를 받아와 아내에게 건네주었다. 허친슨 부인은 매주 수표를 한 장씩 써서 미용사에게 주었다. 남편은 아내 몰래 미용사에게 수표를 받아 달라고 부탁한 다음, 현금카드로 선결제하는 방식으로 미용비를 계속 지불했다.

허친슨 부인의 사례는 극단적으로 보일 수 있다. 또한 이런 방식으로 아내를 속이는 행동이 부당하다고 생각할 수 있다. 하지만 현실적으로 따져보면 위 방법을 통해 허친슨 부인은 계속 재정적 독립성을 유지할 수 있고, 피곤하고 어깨가 무거운 남편은 재정을 관리하고 평화를 유지할 수 있다.

돈 문제는 특히 치매 환자가 의심이 많거나 가족들 간에 문제 해결 방식을 두고 의견이 일치하지 않을 때 심각한 문제를 초래할 수 있다_{8장의 '의심'과 11장의 '역할 변화와 가족 갈등에 대처하기' 참조}. 이럴 때는 창의성을 발휘하면 금전 문제로 인한 고통을 줄이는 데 큰 도움이 될 것이다.

환자가 운전을
그만두어야 할 때

어느 시기가 되면 치매 환자가 더는 운전을 안전하게 하지 못한다는 사실을 깨닫게 되는 순간이 오게 될 것이다. 스스로 자신의 한계를 인정하는 환자들도 있지만, 대부분은 운전을 포기하지 않으려 한다. 치매를 앓고 있으면서 운전을 계속하는 사람들은 같은 연령대의 사람들보다 교통사고를 일으킬 확률이 훨씬 더 높다.

숙련된 운전자들은 거의 '자동'이라고 할 수 있을 정도로 운전에 매우 능숙하다. 운전 중에 전화를 받거나 음악을 듣는 등 다른 일에 신경을 쓰면서도 매일 출퇴근을 거뜬하게 해낸다. 운전 자체에는 많은 집중력이 필요하지 않지만, 운전 중 돌발 상황이 발생했을 때 도로 상황에 집중하고 신속하게 대응하려면 머리를 써야 한다. 만약 환자가 숙련된 운전자라면 운전을 안전하게 하지 못하게 된 이후에도 겉으로는 여전히 운전을 잘하는 것처럼 보일 수 있다. 하지만, 운전을 하려면 눈과 뇌, 근육이 매우 밀접하게 상호 작용해야 하고 복잡한 문제를 빠르게 해결할 수 있는 능력이 필요하다. 환자가 겉으로는 운전을 안전하게 하는 것처럼 보이더라도 도로에서 발생하는 돌발 상황에 적절하게 대처하는 능력을 상실했을 수도 있다. 운전의 자동적인 측면에만 전적으로 의존하고 있어서 익숙하지 않은 상황이 발생하면 신속하게 대응하지 못할 수도 있다.

종종 환자들은 '예전만큼 민첩하지 못하다.'고 판단해 스스로 운전대를 놓거나, 심지어 면허를 반납하기도 한다. 하지만 환자가 스스로 운전을 포기하려 하지 않는다면, 환자 본인과 다른 사람들의 안전을 위해 환자가 운전을 계속해도 되는지 신중해야 판단해야 한다. 그리고 위험하다고 판단될 때는 가족들이 개입해야 한다. 아마도 가족들이 치매 환자를 대신해 처음으로 결정을 내리는 상황일 수 있다. 처음에는 망설여질 수 있겠지만 환자가 운전을 그만두고 나면 안심하게 될 것이다. 환자가 운전하기를 망설인다면 운전을 계속하라고 종용하지 말아야 한다.

치매 초기의 환자가 운전을 계속할 수 있는지에 대해서는 여전히 의견이 분분하다. 운전 가능 여부를 판단하는 검사는 없지만 숙련된 작업 치료사가 환자의 운전 능력을 평가할 수 있다. 환자가 운전을 그만둬야 할 시기가 왔는지를 판단하려면 환자가 차 안과 여러 상황에서 안전 운전에 필요한 능력을 잘 갖추고 있는지 확인해 본다.

- **시력:** 맨눈시력이나 교정시력이 좋아야 한다. 정면은 물론 양쪽 측면^{주변 시력}까지 또렷하게 볼 수 있어야 옆에서 다가오는 사물을 잘 볼 수 있다.

- **지각**: 뇌는 다양한 감각 정보를 전달받아 우리가 이해할 수 있는 방식으로 통합한다. 일례로, 뇌는 운전 중에 눈으로 받아들인 모든 시각 정보를 통합하여 돌발 상황을 신속하게 식별해 내고 운전자에게 경고한다. 즉, 도롯가에 서 있는 어린이를 보면 그 아이가 갑자기 도로로 뛰어들 상황에 대비하게 한다. 하지만 치매를 유발하는 질환에 걸리면 뇌가 손상되어 정보를 제대로 통합할 수 없기 때문에 기본적인 운전 능력에 영향을 미칠 수 있다.

- **청력**: 청력이 좋아야 한다. 환자에게 난청이 있으면 자동차가 다가오는 소리와 경적 등을 잘 들을 수 없다. 보청기를 껴 청력을 바로잡아야 한다.

- **반응 속도**: 반응 속도가 빨라야 방향을 전환하고, 브레이크를 밟고, 사고를 피할 수 있다. 공식적으로 고령자의 반응 속도는 젊은 사람보다 약간 느리다고 알려져 있으나, 건강한 고령자의 경우 반응 속도가 운전에 지장을 줄 정도로 느리지는 않다. 하지만 환자가 집에서 행동이 둔해졌거나, 돌발 상황에 느리게 대처하거나 적절하게 대응하지 못한다면 운전할 때도 똑같은 문제가 발생할 수 있다고 판단해야 한다.

- **의사결정 능력**: 운전자는 상황에 맞게 적절한 결정을 신속하고 침착하게 내릴 수 있어야 한다. 어린이가 도로로 뛰어드는 동시에 다른 운전자가 경적을 울려대고 트럭까지 다가오는 상황에서 올바른 결정을 내리려면, 운전자는 복잡하고 낯선 문제를 당황하지 않고 빠르게 해결할 수 있어야 한다. 치매 환자는 습관적으로 반응하는 경우가 많으며, 이러한 반응은 운전 중 마주친 상황에 적절하지 않을 때도 있다. 또한, 동시에 여러 가지 일이 한꺼번에 일

어나면 혼란스러워하고 당혹해하기도 한다. 이럴 경우, 환자는 운전할 때뿐만 아니라 집에서도 같은 행동을 보일 수 있다.

- **조정력**: 차를 안전하게 몰기 위해서는 눈과 손, 발이 서로 협응해야 한다. 환자의 동작이 서툴거나 걸음걸이가 바뀌었다면 브레이크에 발을 올리기 어려울 수 있다.
- **주의력**: 운전자는 주변 상황에 주의를 기울여야 하며, 당황하거나 혼란스러워하지 않아야 한다. 환자가 주변에서 일어난 일을 '놓치고' 있다면 운전을 더는 안전하게 할 수 없을 확률이 높다.

때로는 가족들은 환자가 운전하는 모습을 지켜보다가 환자의 문제점을 발견하기도 한다. 기억력이 저하된 사람은 이전에는 잘 찾아가던 길을 찾지 못하고 헤맬 수 있다. 길을 잃으면 운전자의 주의가 분산되어 신속한 대응을 방해할 수 있다. 만약 환자가 운전을 너무 느리게 한다면 자신의 운전 능력에 대한 확신이 없다는 증거이다. 하지만 운전을 신중하게 하는 사람 모두에게 장애가 있다는 의미는 아니다. 치매 환자는 브레이크를 밟아야 할 때 가속 페달을 밟기도 한다.

치매 환자는 운전할 때 화를 내거나 공격적으로 변할 수 있으며, 다른 운전자가 "나를 헤치려 한다."고 오해하기도 한다. 이는 매우 위험한 상황이다. 간혹 술을 많이 마시는 치매 환자도 있다. 치매 환자는 미량의 알코올 섭취만으로도 운전 능력이 손상된다. 치매 환자가 술을 마시는 경우 가족들이 반드시 개입해야 한다.

치매 환자의 운전 가능 여부를 판별하고자 한다면, '손주 테스트 grandchild test'를 해볼 수도 있다. 환자가 모는 차에 본인의 자녀나 손주를 태우기가 꺼려진다면 환자가 운전을 그만두게 해야 한다.

스스로 운전을 그만두는 환자들도 있지만,
정부 기관이 개입한 후에야 운전대를 내려놓는 환자들도 있다.

치매 환자의 운전 능력이 걱정된다면, 먼저 환자와 솔직하게 논의하여 문제를 풀어나가야 한다. 인지 장애가 있더라도 여전히 자신과 관련된 문제를 가족들과 함께 논의할 수 있다. 가족들이 대화를 시작하는 방식에 따라 맨 처음에 말을 어떤 식으로 꺼내느냐에 따라 환자의 반응은 달라질 수 있다. 뇌가 손상된 환자들은 이전보다 자신에 대한 비판을 잘 받아들이지 못할 수 있으므로, 재치 있게 말을 꺼내면 좋다. 가령, "운전 더럽게 못 하네. 길도 잘못 들고 차를 너무 험하게 몰잖아."라고 말하면, 환자는 방어적인 태세를 취하며 논쟁하려 들 것이다. 하지만 "요즘 빨간 불인데 신호를 못 보고 지나갈 때가 많으시네요."라고 부드러운 목소리로 말하면 환자 스스로 문제를 개선할 여지를 줄 수 있다. 운전을 포기하는 결정은 환자가 자신이 할 수 없는 일이 늘어간다는 현실을 스스로 인정해야 한다는 의미이다. 안전의 필요성을 강조하되 환자의 체면을 살려주고 자존심이 상하지 않도록 배려해야 한다. "오늘은 제가 운전할 테니 창밖 풍경을 구경하세요."라고 말하면서 대안을 제시하는 방법도 좋다. 어떤 가족들은 최후의 수단으로 환자 몰래 차를 팔아 버리고서 치매 환자에게는 수리가 불가하다고 둘러대기도 한다.

가끔은 다음 사례처럼 가족들이 예상치 못한 일이 벌어지기도 한다.

솔로몬 씨는 고집이 세고 독립적인 성향이 강했다. 가족들은 솔로몬 씨가 운전을 잘하지 못한다는 사실을 알았지만, 독립심을 잃게 되면 마음에 큰 상처가 될 것 같아 차마 말을 꺼내지 못했다. 또한, 운전 얘기를 꺼내면 대판 싸우게 되리라 짐작했다. 그러던 어느 날, 한 이웃이 솔로몬 씨를 차량관리국에 신고했다. 솔로몬 씨는 운전 시험을 마치고 집에 돌아와 운전면허증을 식탁 위에 툭 집어 던지며 이제 운전을 그만두겠다고 말했다. 하지만 가족들의 우려와는 달리 화를 내거나 불만스러워 보이지 않았다. 아마도 차량관리국에서 그와 비슷한 나이대의 사람들이면 누구나 정기적으로 봐야 하는 시험이라고 설명한 덕분에 솔로몬 씨는 결과를 더 쉽게 받아들일 수 있었을 것이다.

보호자의 재치 있는 말로 구슬려도 운전을 포기하기를 완강하게 거부하는 환자도 있을 것이다. 이 경우, 의사나 변호사의 도움을 얻는 편이 좋다. 일부 의사는 처방전에 '운전 금지'라고 적어 주기도 한다. 의사가 '악역' 역할을 대신 맡아주면 가족들은 부담을 덜 수 있다. 환자들은 보호자의 말은 잔소리라고 생각하면서 의사의 말은 철석같이 따르는 경우가 많다. 또는 최후의 수단으로 자동차 열쇠를 빼앗거나 정비사에게 차의 시동이 걸리지 않게 손을 써달라고 요청할 수도 있다.

만약 환자가 운전하지 말라는 의사의 지시를 받고 난 후에도 운전을 계속하다 사고가 발생하면, 보호자의 과실이 인정될 수 있다. 더욱이 환자가 상해나 사망 사고를 냈다면 환자의 가족은 파산할 수도 있다. 한 여성은 운전을 그만둔 후 차를 처분한 돈을 안전한 곳에 따로 모아두었다고 한다. 그런 다음, 주유비와 차량 유지비, 자동차 보험금으로 지출하던 돈을 매주 추가로 저축했고 자동차 유지비로 차라리 택시를 타고 다니는 편이 더 이득이라고 말했다.

환자가 독립적인 삶을
그만두어야 할 때

환자가 혼자 살다가 더는 혼자 지낼 수 없게 되어 가족과 함께 살아야 할 시기가 오면, 환자는 물론 가족 모두가 힘들 수 있다. 다른 사람과 함께 살면 안정감을 얻을 수 있어서 반기는 환자도 있지만, 독립적인 삶을 포기하기를 완강하게 거부하는 환자도 있다.

치매 환자는 완전한 독립 상태에서 타인과 함께 살게 되기까지 대개 일련의 단계를 거친다. 환자가 단계적으로 독립생활에서 벗어나면 변화에 쉽게 적응할 수 있으며, 누군가와 함께 살아야만 하는 시기를 늦출 수 있다. 예를 들어 처음에는 이웃의 도움이나 식사 배달 서비스만으로 충분할 수 있다. 그러다 환자에게 더 큰 변화가 찾아와 가족이나 유급 도우미가 하루에 몇 시간을 함께 있어 주어야 할 때가 올 것이다. 일부 환자는 누가 와서 약을 챙겨주거나 식사를 도와주기만 하면 혼자서도 잘 지낸다.

혼자 사는 사람이 치매가 걸렸다고 의심될 때

가족들은 환자의 자립 능력이 갑자기 나빠질 수 있다는 사실을 염두에 두어야 한다. 조금만 스트레스를 받거나 가벼운 감기에만 걸려도 상태가 악화할 수 있다. 때로는 눈에 띄지 않게 서서히 나빠져서 아무도 눈치채지 못하다가 갑자기 치매 증상이 나타나기도 한다. 가족들은 환자의 상태가 악화한 후에야 조치를 취하는 경우가 많다.

치매 환자는 몸 상태가 나빠지면 '은폐'하려고 애쓸 수 있다. 혹은 자신의 몸에 이상이 생겼다는 사실을 인지하지 못하는 환자도 있고, 가족들 탓을 하거나 반대로 입을 꾹 닫는 환자도 있다. 또는 환자를 가까이서 봐온 가족 구성원이 환자에게 문제가 있다는 사실을 부정하기도 한다. 그 결과, 환자에게 무슨 일이 일어나고 있는지 정확하게 파악하기 힘들 수 있다. 혼자 사는 사람에게 도움이 필요한지를 결정할 때는 다음 사항을 고려하길 바란다.

성격이나 습관 변화

- 환자가 평소답지 않게 내성적, 부정적, 비관적인가? 혹은 무관심 ^{관심이나 흥미 부족}하거나 의심하거나 범죄를 두려워하는가?

- 가족들이 환자에게 문제가 있는 줄 이미 아는데도 괜찮다고 우기거나 문제를 인정하지 않는가?

- 환자가 자기 자신을 잘 돌보고 가꾸는가? 더러운 옷을 입고 있지는 않은가? 목욕이나 양치질을 깜빡 잊고 하지 않거나^{또는 거부하거나} 다른 방식으로 자기 관리를 소홀히 하고 있지는 않은가?

- 환자가 사회적으로 고립되어 있는가? 외출하는 척하면서 실제로는 집에 있지는 않은가?

전화 통화

- 환자와의 대화가 갈수록 모호해지는가^{세부 사항을 이야기하려면 기억력을 더 많이 필요하다}?

- 환자가 횡설수설하거나 자신이 하려던 말을 잊어버리는 느낌인가? 같은 말을 반복하지는 않는가?

- 통화할 때 '신경질'을 내는 일이 잦은가? 예전보다 더 쉽게 좌절하지는 않는가?

- 환자가 전화를 예전만큼 자주 하지 않거나, 너무 자주 하거나, 밤 늦게 하지는 않는가?

- 통화할 때마다 매번 같은 이야기를 마치 처음인 것처럼 이야기하는가?

이메일 및 글쓰기

- 이메일이나 편지쓰기, 카드 보내기, SNS 사용 등이 줄었거나 글을 쓸 때 예전과 달리 횡설수설하지는 않는가?

- 환자의 글씨체가 변했는가?

- 환자가 전달하고자 하는 내용을 이해하기가 어려워졌는가?

식사와 약

- 환자가 식사를 제대로 하고 약을 잘 챙겨 먹고 있는가? 치매에 걸린 사람은 음식을 갓 만들어 따뜻하게 제공해도 먹지 않거나 단맛이 나는 음식만 찾는 경우가 많다. 약을 너무 많이 먹거나 깜빡하고 먹지 않아 신체 건강을 해치거나 사고력 장애를 악화시킬 수 있다. 다른 안전상의 문제가 없다면, 다른 사람이 매일 식사와

약을 챙겨주기만 하면 독립적으로 살아갈 수 있다. 하지만 경험상 환자가 끼니를 거르는 일이 잦다면 인지 장애가 심각하여 혼자서는 안전하게 생활할 수 없을 가능성이 매우 크다.

• 환자가 깜빡하고 가스레인지의 불을 끄지 않거나 음식을 태우지는 않는가? 혼자서 잘 지내는 듯 보이는 환자도 종종 가스레인지 불을 끄는 일을 잊어버린다. 요리를 그만두지는 않았는가? 냄비가 시커멓게 타지는 않았는가? 환자가 촛불이나 성냥을 사용하지는 않는가? 겉보기에 멀쩡해 보여서 스스로를 위험에 빠트리지는 않으리라 생각하기 쉽지만, 실제로 화재가 발생할 수 있으며 이는 매우 심각한 위험 요소이다. 심각하거나 치명적인 화상을 입는 사례도 심심치 않게 발생한다. 따라서 환자가 가스레인지의 불을 끄는 일을 자꾸 잊어버린다고 생각되면 반드시 가족들이 개입해야 한다.

기타 문제

• 환자가 집에서 멀리 떨어져 배회한 적이 단 한 번이라도 있는가? 만약 그렇다면, 환자가 길을 잃거나 강도, 폭행을 당할 가능성이 있다. 밤중에 밖에 돌아다니지는 않는가? 이러한 행동은 매우 위험하다. 친구나 이웃이 전화를 걸어와 환자의 행동이나 안전에 대해 우려를 표한 적이 있는가?

• 약속을 지키지 않거나 가족 행사에 나타나지 않은 적은 없는가?

• 가벼운 교통사고 등이 났을 때 설명을 횡설수설하게 하지는 않았는가?

• 조기에 은퇴하거나 갑자기 일을 그만두지는 않았는가?

환자가 집을 깔끔하고 비교적 깨끗하게 유지하는가? 집 안에 위험 요소는 없는가? 환자는 주방이나 화장실에 물을 쏟은 후 잊어버리고 치우지 않아 스스로 미끄러져 넘어질 위험을 자초하기도 한다. 또는 변기의 물을 내리거나 설거지하기를 잊어버리는 등 집안을 비위생적으로 만들기도 한다. 집이 심하게 어질러져 있으면 물건에 걸려 넘어질 수 있다. 치매 환자는 신문이나 걸레를 켜켜이 쌓아두어 화재가 발생할 위험이 있다. 집에서 소변 냄새가 나지는 않는가? 모두 환자가 혼자 살 수 없거나 몸이 아프다는 신호이다.

집안 온도가 적당히 따뜻하거나 시원하게 유지되고 있는가? 집 안이 너무 춥거나 날씨가 추운데도 환자가 옷을 얇게 입고 있다면, 환자의 체온이 위험한 수준까지 떨어질 수 있다. 반대로 더운 날씨에 옷을 너무 껴입고 있거나 창문을 열기가 두려워 환기를 제대로 시키지 않는다면 열사병으로 이어질 수 있다.

환자가 '편집증'적인 생각이나 터무니없는 의심 때문에 이상한 행동을 보이지는 않는가? 이러한 행동은 동네 주민들과 갈등을 초래할 수 있다. 때때로 환자는 두려움에 떨다가 경찰에 신고하여 이웃을 화나게 하기도 한다. 반대로 노인이나 치매 환자는 악의에 찬 10대 청소년들이나 성인들의 표적이 되기 쉬우며, 이런 일은 어느 동네에서나 발생할 수 있다.

환자의 판단력에는 아무런 문제가 없는가? 최근 환자가 미심쩍은 '친구들'과 어울리지는 않는가? 수상한 단체에 기부하고 있지는 않은가? 자선 단체에서 후원 요청 편지를 받기만 하면 무슨 일을 하는 단체인지 알아보지도 않고 기부금을 보내지는 않는가? 혹은 이미 후원금을 보냈다는 사실을 잊고 같은 자선 단체에 여러 번 보내지는 않는가? 일부 치매 환자는 판단력이 흐려져 낯선 사람을 집에 들여 도둑을 맞거나 돈을 빼앗기거나 부적절한 행동을 하기도 한다.

각종 요금은 누가 내는가? 가족들은 환자가 공과금을 내지 않거나 검침원에게 문을 열어주지 않아 난방이나 수도가 끊기고 나서야 비로소 환자에게 문제가 있다는 사실을 처음 알게 되는 경우가 많다. 치매 환자는 재정 관리를 그만두거나 소비 습관이 바뀌기도 한다. 평소 소득세 신고를 꼼꼼하게 챙기던 사람이 갑자기 신고를 누락하지는 않았는가?

위에 언급한 사항들은 환자에게 무언가 문제가 생겼다는 신호이지만, 치매를 유발하는 질환에 걸렸다는 의미는 아니다. 따라서 이상 징후를 발견하면 필수적으로 정밀한 검진을 받아야 한다. 환자가 치료 가능한 다른 질환을 앓고 있을 가능성도 있다.

보호자가 할 수 있는 일

다른 가족 구성원들과 환자의 친구들, 이웃들, 성직자 등과 대화를 나누며 가능한 한 자세한 정보를 수집하도록 한다. 환자가 아파트에 거주한다면 집주인이나 경비원에게 물어보고, 시골에 산다면 환자가 자주 가는 가게 주인과 이야기를 들어보면 좋다. 어쩌면 이들은 환자의 문제를 이미 알아채고 있을지도 모른다. 사람들과 대화를 나눈 후에는 전화번호를 알려주고, 보호자가 꼭 알아야 할 내용이 생기면 전화해 달라고 당부한다.

치매가 의심되는 사람의 거주지를 직접 방문하여 상황을 평가하고 의사에게 진단을 받도록 해야 한다. 또한 치매안심센터나 노인 복지관, 치매가 의심되는 사람이 거주하는 지역의 사회복지기관에 문의하면 지역사회에서 제공되는 지원에 대해 알려줄 것이다.

때로는 환자를 지켜봐 줄 사람만 있다면 한동안은 독립적인 생활도 가능하다. 주치의에게 물어보면 환자가 혼자서 일상생활을 해나갈 수 있는지 대략 설명해 줄 것이다. 대도시에는 노인 돌봄 서비스 관리자가 가족의 대리인 역할을 해준다. 일정 금액을 지불하면 환자를 병원에 데려가고 재정 관리를 도와주고 환자의 상황을 지속적으로 관찰해 준다. 노인 돌봄 서비스 관리자를 고용하기 전에는 자격증 유무를 반드시 확인해야 한다. 또한, 추천인을 요청한 다음 추천인에게 연락해 지원자가 정직하고 신뢰할 만한 사람인지, 지원자와 안 지는 얼마나 되었는지, 지원자가 무슨 일을 도와주었는지 물어본다. 노인 돌봄 서비스 관리자의 업무를 감시하는 국가기관이 있는지 알아보고, 기관에 연락하여 지원자에 대한 불만이 접수되었는지 알아본다. 혼란스러운 치매 환자에게는 보호자가 걱정하고 있으며, 자주 연락하겠다고 말해준다.

새 거주지로 이사하기

환자가 더는 혼자 살 수 없다고 판단되면 환자를 도울 방법을 모색해야 한다. 종일 환자를 돌봐줄 사람을 구할 수도 있고, 환자를 가족의 집이나 노인 원호 생활 시설, 요양원, 실버타운 등에 보낼 수도 있다. 이러한 시설에 대해서는 15장 참조.

소여 씨의 사연을 들어보자. "어머니는 혼자 살면 안 돼요. 가사 도우미를 고용했지만, 어머니가 바로 잘라버렸죠. 대행업체에 전화했더니 다른 사람을 보내줄 수 없다는 거예요. 그래서 어머니께 저희 집에서 같이 살자고 말씀드렸죠. 그랬더니 완강히 거부하시면서 자기한테는 아무 문제가 없는데 제가 자기 돈을 훔치려 한다는 거예요. 밥을 제대로 안 먹는다는 사실도 인정하지 않으시고, 옷을 갈아입지도 않아 놓고 갈아입었다고 우깁니다. 어떻게 해야 할지 모르겠어요."

환자가 독립을 포기하고 안전한 환경으로 이사하기를 거부하는 경우, 환자의 생각과 감정을 이해하면 문제를 조금 더 쉽게 해결할 수 있다. 환자가 독립적인 삶을 포기하고 타인과 함께 산다는 것은 독립성을 포기하고 자신의 장애를 인정해야 한다는 의미일 수 있다. 즉, 이사 자체가 또 다른 상실인 셈이다. 환자는 익숙한 환경을 떠나 정들었던 물건들과 이별을 고해야 한다. 집과 소유물은 환자에게 과거를 상징하는 중요한 물건들이며, 기억이 잘 나지 않을 때 환자의 기억을 되새겨 주는 역할을 한다.

<blockquote>
환자가 더는 혼자 살 수 없다고 판단되면
환자를 도울 방법을 모색해야 한다.
</blockquote>

치매 초기 환자는 익숙한 환경에 존재하는 단서들에 의지해 독립적인 생활을 영위해 나간다. 치매 환자에게 새로운 장소를 익히는 일은 매우 어렵거나 불가능할 수 있다. 따라서 환자는 자신의 생존을 위해 익숙한 환경에 집착하게 된다. 환자는 보호자와 이사를 논의하고

계획한 사실을 잊어버리거나 이해하지 못할 수도 있다. 보호자의 집이 환자에게도 친숙한 공간이며 그곳에서 지내게 될 것이라고 안심시켜도 환자의 손상된 뇌는 많은 것을 잃게 되리라는 사실만 인식할 뿐이다. 혹은 자신이 겪고 있는 문제들을 기억하지 못해 이사해야 할 필요성을 느끼지 못할지도 모른다.

환자를 다른 사람의 집으로 이사시킬 계획을 세울 때는 다음 사항들을 고려하도록 한다.

첫째, 환자가 이사를 들어오면 환자의 삶과 본인의 삶에 어떤 변화를 불러올지 신중히 고려해야 한다. 보호자는 이사하기 전에 재정적인 부분을 계획하고, 자신을 위한 정서적 지원과 감정 분출구를 마련해 두어야 한다. 환자가 보호자와 함께 살게 된다면 환자의 소득에 변동이 생기는지도 미리 알아보도록 한다. 일부 지역에서는 혼자 살던 사람이 다른 사람과 함께 살기 시작하면 공공 지원 혜택을 줄이기도 한다. 또한 소득세를 신고할 때 환자를 부양가족으로 등록할 수 있는지도 확인해야 한다.

환자가 보호자와 함께 살 경우 보호자 가족들의 생각은 어떤지 물어보아야 한다. 어린 자녀나 10대 청소년이 있는 가정이라면 아이들의 행동이 치매 환자를 당황하게 만들지는 않을지, 반대로 환자의 '별난' 행동에 아이들이 겁을 먹지는 않을지 생각해 보아야 한다. 또한, 배우자는 이 상황을 어떻게 받아들일지, 결혼 생활이 이미 위기에 처해 있지는 않은지 스스로 자문해 본다. 치매 환자와의 동거는 사이가 원만한 부부에게도 힘들고 부담스러운 일이다. 치매 환자와 환자의 배우자가 함께 집으로 이사를 들어온다면, 환자의 배우자가 새로운 가정에서 어떻게 어울려 지낼지도 고려해야 한다. 이사와 연관된 사람들 모두가 의사결정에 참여해야 하며, 자신의 우려를 자유롭게 표출할 수 있어야 한다.

> 치매에 걸린 환자와 오랫동안 사이가 좋지 않았다면
> 보호자가 환자를 돌보기가 더욱 힘들 수 있다.

치매 환자를 돌보기 시작하면, 삶의 많은 부분에 변화가 수반될 수 있다. 여가 시간환자와 함께 있어 줄 사람이 없어서 외출을 못 할 수 있다, 평화롭고 조용한 시간환자가 마룻바닥 위를 서성여서 뉴스를 읽거나 배우자와 대화가 불가할 수 있다, 돈의료비나 화장실 개조비 등 지출이 늘 수 있다, 휴식치매 환자는 한밤중에 일어나 집 안을 배회하기도 한다, 방문객환자의 행동에 당혹감을 느끼고 더는 집에 찾아오지 않을 수 있다 등에 변화가 생길 수 있다. 모두 우리의 삶에 의미를 부여하고 스트레스를 줄이는 데 도움이 되는 요소들이다. 따라서 치매 환자를 돌보는 보호자와 가족들은 돌봄에서 벗어나 휴식을 취할 시간을 마련하는 것이 중요하다. 환자를 돌보는 일 이외에 일상적인 문제들도 고려해야 한다. 자녀들이 걱정되거나, 퇴근 후 지친 상태로 집에 돌아오거나, 자동차가 고장 나는 상황이 발생할 수 있다.

> 환자의 병세가 악화하기 전에 이사하면
> 새로운 환경에 더 빨리 적응할 가능성이 크다.

또한, 치매 환자가 한집에서 함께 살 수 있는 사람인지 숙고해 보아야 한다. 만약 치매에 걸린 부모나 형제자매와 지금껏 사이가 좋지 않았거나 치매 환자의 행동이 나아지기는커녕 병으로 인해 예전보다 나빠졌다면, 환자와 함께 사는 일은 악몽이 될 수 있다. 치매 환자와 오랫동안 사이가 좋지 않았다면, 두 사람 간의 갈등 때문에 환자를 돌보기가 더 힘들어질 수 있다.

둘째, 치매 환자가 이사를 거부하더라도 계획을 세울 때 가능한 한 많이 참여시키도록 한다. 치매 환자도 여전히 하나의 인격체로 존중받아야 한다. 따라서 장애가 너무 심각해서 무슨 일이 일어나고 있는지 이해하지 못하는 정도가 아니라면, 본인의 이사를 결정하고 계획하는 과정에 참여할 기회를 주어야 한다. 환자를 속여서 이사를 시킬 경우 환자의 분노와 의심이 가중될 수 있으며, 새로운 환경에 적응하기가 매우 힘들 수 있다. 물론 환자의 참여 정도와 방식은 치매의 중증도와 이사를 바라보는 환자의 태도에 따라 달라질 수 있다.

하지만 계획에 참여하는 일과 결정을 내리는 일은 엄연히 다르다는 사실을 명심해야 한다. 환자가 계획에 참여하도록 격려하되, 최종적으로 결정을 내리는 일은 보호자의 몫이어야 한다. 소여 씨의 이야기를 계속해서 들어보자.

"어머니는 저와 이야기를 나눈 후에도 여전히 이사를 완강히 거부하셨어요. 결국 저 혼자 이사를 준비하기 시작했고, 어머니께는 기억력이 나빠져서 이사해야 한다고 부드럽게 말씀드렸죠. 어머니가 한 번에 너무 많은 결정을 내리게 하면 혼란스러울 수 있으니, 한 번에 몇 가지씩만 물어보고는 했습니다. '어머니, 사진은 다 챙겨가실 거죠?', '어머니, 쓰시던 침대랑 예쁜 침대보는 새집으로 가져가면 어때요?'라고 물었죠.

반면, 어머니께 묻지 않고 제가 알아서 결정을 내리기도 했어요. 가스레인지와 식기세척기, 다락방에 보관된 물건들을 가져갈지 말지는 저 혼자 결정했죠. 물론, 어머니께선 이사할 생각은 추호도 없다며 제가 자기 물건들을 훔쳐 간다고 나무랐죠. 그래도 어느 정도는 받아들이셨는지, 이삿짐을 쌀 때 슬슬 '도와주기' 시작하셨죠. 꽃병을 손에 든 채로 '이 꽃병은 캐롤에게 줬으면 해.'라고 말씀하시고는 했거든요. 저희는 어머니의 뜻을 따르려 노력했고, 덕분에 이사가 끝난 후에 꽃병을 누가 훔쳐 간 게 아니라 저희가 캐롤 할머니께 드렸다고 솔직하게 말씀드릴 수 있었죠."

하지만 환자가 상황을 판단하기 어려울 정도로 상태가 심각하다면, 보호자가 모든 결정을 내리는 편이 좋다. 환자를 참여시켰다가 자칫 환자의 스트레스만 가중될 수 있다.

셋째, 적응 기간을 충분히 가지도록 한다. 변화는 치매 환자에게 혼란을 줄 수 있다. 아무리 신중하고 정성스레 이사를 계획하더라도 환자는 큰 변화에 한동안 속상해할 수 있다. 이사로 인한 상실을 극복하기 위해서는 시간이 걸린다는 점을 이해해야 한다. 치매 환자는 새로운 장소에 적응하기까지 더 오랜 시간이 필요하다.

환자의 병세가 악화하기 전에 이사하면 새로운 환경에 더 빨리 적응할 가능성이 크다. 새로운 것을 배우고 적응하는 능력이 더 뛰어나기 때문이다. 하지만 환자의 상태가 이사에 '반대조차 할 수 없을 정도로 심각'해질 때까지 기다렸다가는 환자가 적응하지 못하거나 자신이 새로운 환경에 있는지조차 인식하지 못할 수도 있다.

환자 대부분은 적응 기간이 지나면 새로운 환경에 적응하게 되므로 걱정하지 않아도 된다. 방문마다 문패를 달아두면 환자가 낯선 집에서 길을 찾는 데 도움이 될 수 있다. 환자와 가족들이 적응을 마치기 전까지는 환자에게 다른 활동을 시키거나 변화를 주는 일은 자제하도록 한다.

환자 대부분은 적응 기간이 지나면
새로운 환경에 적응하게 되므로 걱정하지 않아도 된다.

간혹 치매 환자가 새로 이사한 집에 적응하지 못하는 경우가 있다. 보호자의 잘못이 아니니 자책하지 않기를 바란다. 보호자는 최선을 다했고, 이사는 환자의 안녕을 위해 한 행동이지 않은가. 환자가 치매 때문에 새로운 환경에 적응하지 못한다는 사실을 받아들이기를 바란다.

환경을 안전하게 조성하는 것이
사고 위험을 가장 크게 줄이는 방법이다.

5장

일상 돌봄에서 일어날 수 있는 문제

주의해야 할
위험 요소

치매 환자는 자신의 안전을 책임지지 못할 수 있다. 일반 사람들과 달리 자신의 행동이 어떤 결과를 초래할지 판단하지 못하고 기억력이 저하되어 심각한 사고를 당할 위험이 크다. 또한 자신이 더는 익숙한 일을 해낼 수 없다는 사실을 인지하지 못한 채 혼자 하려고 시도하기도 한다. 가령 치매로 인해 간단한 작업을 수행하는 능력을 관장하는 뇌의 특정 부분이 손상되어 전자레인지를 사용하거나 고기를 썰지 못할 수 있다. 치매 환자가 손으로 하는 일을 제대로 수행하지 못하는데도 이를 주변에서 바로 알아차리지 못하면 심각한 사고로 이어질 수 있다. 또한 치매 환자는 학습 능력이 없어서 일상에 조금만 변화가 생겨도 위험한 상황이 발생할 수 있다. 환자는 겉으로 보기에는 혼자서 잘 생활하는 듯 보이기 때문에 사고를 예방하는 데 필요한 판단력을 상실했다는 사실을 주변에서 알아채지 못할 수 있다. 따라서 환자의 장애가 경미하더라도 가족들이 환자의 안전을 대신 책임져야 하는 경우가 많다.

환자가 피곤하거나 짜증이 났을 때, 사람들이 서두를 때, 다툼이 있을 때, 가족 중 누군가가 아플 때는 사고가 발생할 위험이 크다. 이러한 상황에서는 보호자가 사고 위험에 주의를 덜 기울이게 되고, 치매 환자는 아주 사소한 문제에도 혼란스러워하거나 과민하게 반응하여 결국 파국 반응을 보일 수 있다.

환자가 긴장하거나 혼란스러워할 경우, 보호자는 환자의 긴장과 혼란을 줄이기 위해 노력해야 한다. 하지만 치매 환자를 돌보느라 애쓰면서 이러한 노력까지 기울이기는 매우 어렵다. 약속이 있거나 일을 끝내려고 서두르는 와중에 환자가 화를 내기 시작한다면, 약속 시간에 늦거나 일을 끝내지 못하게 되더라도 하던 일을 일제히 멈추도록 한다. 그런 다음, 숨을 고르고 잠시 쉬면서 환자가 진정할 때까지 기다려 준다.

아주 사소한 문제도 큰 사고로 이어질 수 있다는 점을 유의해야 한다. 보호자가 침대 모서리에 정강이를 부딪치거나 컵을 바닥에 떨어뜨려 깨트렸을 때도 환자는 화를 낼 수 있다. 이럴 때는 심각한 사고가 발생하기 전에 분위기를 환기해야 한다. 또한, 긴장감이 증가하면 사고가 발생할 위험이 커진다는 사실을 다른 가족 구성원들에게 알리고, 가족 모두가 치매 환자를 더욱 주의 깊게 지켜보아야 한다.

치매 환자가 혼자서 할 수 없는 일이 무엇인지 잘 알고 있어야 한다. 저녁으로 먹을 음식을 데우거나 혼자 욕조에 들어갈 수 있다는 환자의 말을 곧이곧대로 믿어서는 안 된다. 작업 치료사는 환자가 안전하게 수행할 수 있는 일을 정확하게 파악할 수 있다. 작업 치료사의 도움을 받을 수 없다면, 가족들이 직접 환자가 다양한 작업을 수행하는 동안 면밀하게 관찰하도록 한다.

사고가 발생할 때를 대비해 비상 대책을 세워두도록 한다. 보호자를 포함해 누군가가 다쳤을 때 누구에게 연락할 것인가? 집에 불이 났을 때 혼란스러워하는 치매 환자를 어떻게 대피시킬 것인가? 치매 환자는 상황을 잘못 이해하고 도움을 주려는 보호자의 손길을 거부할 수도 있다는 사실을 명심해야 한다.

> 환경을 안전하게 조성하는 것이
> 사고 위험을 가장 크게 줄이는 방법이다.

치매 환자를 위해 주변 환경을 안전하게 조성해야 한다. 안전한 환경은 사고를 예방하는 가장 중요한 방법이다. 병원 등의 기관은 안전 전문가를 고용해 정기적으로 안전을 점검한다. 가정에서도 마찬가지로 전문가를 불러 위험 요소를 점검받을 수 있으니 반드시 받길 바란다.

치매 환자가 집에 없는 시간을 활용하여 환자의 집과 마당, 동네 주변, 자동차를 주의 깊게 살펴보고, 혹시 환자가 잘못 사용하거나 오인하여 사고를 일으킬 만한 물건이 있는지 확인하도록 한다. 치매 환자는 어수선한 환경에서 혼란을 쉽게 느껴 환자에게 안전하지 않은 물건가스레인지 등을 사용하려고 시도할 수 있다. 또한, 움직임이 점점 둔해지면서 높이가 낮은 가구나 짜임이 성긴 러그 등의 장애물에 걸려 넘어질 수도 있다. 현재 환자의 장애 정도를 고려하되 장애가 더 심해졌을 때를 대비해 계획을 짜야 한다. 보호자가 위험이 발생할 확률이 증가했다는 사실을 감지하기도 전에 환자의 병세가 악화할 수 있기 때문이다. 치매가 진행됨에 따라 주기적으로 점검을 다시 하도록 한다.

지금 당장 필요한 중요 변경 사항은 즉시 적용하도록 하고, 천천히 해결해도 괜찮거나 다른 사람의 도움이 필요한 부분은 목록을 작성해 둔다. 또한 본인의 안전에 대해서도 생각해 보길 바란다. 작업을 조금 더 쉽고 만들고, 넘어지지 않도록 조심하며, 화재를 예방하기 위해 무엇을 할 수 있을지 생각해 보도록 한다. 치매 환자에 적합하게 환경을 바꾸는 일은 쉽지 않다. 환자의 상태가 점점 나빠지고 있다는 현실을 직시해야 때문이다. 또한, 지금까지 해왔던 방식을 버리고 다른 방식으로 일을 처리해야 한다는 의미이기도 하다.

집 안의 위험 요소

약이나 부엌칼, 성냥, 전동 공구, 헤어드라이어와 같은 전기용품 등은 오용 시 화재를 일으키거나 환자가 다칠 위험이 있으므로 치우도록 한다. 살충제와 휘발유, 페인트, 솔벤트, 청소용품, 캡슐형 세탁 세제 등은 안전하게 보관하거나 아예 없애는 편이 좋다. 경미한 장애가 있는 환자도 잘못 사용할 가능성이 있기 때문이다. 자주 사용해야 하는 물건들은 서랍이나 보관장에 보관하고, 철물점에 가서 어린이 보호용 잠금장치를 구입하여 안전하게 잠가두도록 한다. 잠금장치는 여러 종류가 있으며 설치하기도 간편하다. 물건을 보관하기 위해서는 자물쇠나 어린이 보호용 잠금장치가 달린 캐비닛을 여러 개 준비하는 편이 좋다. 연기 감지기가 잘 작동하는지 점검하고, 배터리가 충분한지 확인한다.

주변 환경을 간소하게 유지하도록 한다. 주변이 어질러져 있으면 치매 환자는 더 많이 생각해야 하고, 결국 사고로 이어질 수 있다. 특히 계단과 주방, 욕실에 있는 잡동사니를 모조리 치워야 한다. 환자가 걸어 다녀야 하는 곳에 놓인 잡동사니도 없앤다. 낮은 가구를 치우고, 바닥에 깔린 러그는 걸려 넘어질 수 있으므로 모두 버린다. 긴 전선 역시 환자가 걸려 넘어지지 않게 치우도록 한다. 집안이 깔끔하고 잡동사니가 적으면 환자가 잘못 놔둔 물건이나 숨겨둔 물건을 찾기도 더 쉬워진다.

주변 환경을 간소하게 유지하도록 한다.

나이가 들수록 눈은 더 밝은 빛이 필요하지만, 사람들은 대개 집안의 어두운 조명에 익숙해진다. 집안을 더 밝게 하고 야간 조명을 추가하면 사고를 줄이고 치매 환자가 일상생활을 수행하는 데 도움이 될 것이다. 낮에는 커튼을 열어두고 광량이 높은 전구를 사용하면 집안을 더 환하게 만들 수 있다. 해가 잘 들지 않아 방이 어둡다면 낮에도 조명을 켜두도록 한다. 전기를 적게 쓰는 신형 전구가 더 경제적이다. 집을 밝게 바꾸면 환자의 혼란을 줄이고 물건에 걸려 넘어지는 일을 예방하는 데 도움이 된다.

욕실은 일반적으로 집안에서 제일 위험한 공간이다. 낙상이나 독극물 섭취, 자상, 화상의 위험이 도사리고 있기 때문이다. 환자가 마시거나 먹을 수 있는 약이나 샴푸 등의 물건은 어린이 보관장에 넣은 다음 어린이 보호용 잠금장치로 잠그도록 한다. 유리컵은 깨지지 않는 플라스틱 컵으로 교체한다.

화상을 예방하기 위해 온수기의 온도를 낮추도록 한다. 환자가 뜨거운 난방 기기 근처에 접근하지 못하게 해야 한다.

치매 환자는 특히 보호자가 잘 시간인 한밤중에 요리하거나 '잠깐 음식을 데우려고' 시도할 수 있다. 아무 음식도 들지 않은 빈 프라이팬을 뜨거운 화구 위에 올려놓거나 가스레인지의 화구 아래 물건을 숨겨 화재를 일으킬 수도 있다. 이와 같은 화재위험을 줄일 수 있는 방법이 몇 가지 있다. 먼저 가스레인지를 사용하지 않을 때는 손잡이를 떼어둔다. 가스레인지와 다른 가전 기구에 타이머를 설치해 일정 시간이 지나면 자동으로 전원이 꺼지도록 조치할 수도 있다. 또는 가스레인지나 다른 전기용품에 스위치를 설치하여 사용하지 않을 때는 전원을 끌 수도 있다. 이때 스위치는 환자가 찾지 못하도록 보관장 안쪽에 잘 보이지 않는 곳에 숨겨두는 편이 좋다.

약을 보관할 때는 환자의 눈에 띄는 곳에 두지 않도록 한다. 약은 환자가 접근할 수 없는 장소에 보관하는 습관을 들이는 편이 좋다. 환자가 약을 먹은 다음 복용한 사실을 잊었을 때 약병이 눈에 보인다면 약을 또 먹게 되고 결국 과다복용으로 심각한 부작용을 초래할 수 있다.

환자의 동선을 눈여겨 살펴보아야 한다. 환자가 들어가면 안 되는 방의 문은 잠그도록 한다. 문을 잠그는 방법에 대해서는 7장의 314쪽을 참고하길 바란다. 또한, 방문이나 보관장마다 이름표를 눈에 잘 띄게 부착하여 환자가 원하는 물건이나 가고 싶은 장소를 쉽게 찾을 수 있게 도와줄 수 있다. 러그는 미끄럽지 않은 제품을 사용하도록 한다. 복도에 놓인 가구를 없애고, 환자가 걸려 넘어질 수 있는 물건은 없는지 잘 살펴보도록 한다.

환자가 방에 들어간 뒤 다른 사람이 들어오지 못하도록 방문을 잠글 수 있는가? 그러하다면, 잠금 고리를 제거하고 내부 잠금장치를 분리한 다음 문손잡이를 교체하거나 문을 연 상태에서 걸쇠를 걸어 테이프로 단단히 고정해 둔다.

치매 환자에게 계단은 위험하다. 치매에 걸리면 걸음걸이가 불안정해지고 계단을 오르내릴 때 주의를 덜 살피게 된다. 특히 밤중에 '방향 감각을 잃고' 계단에 걸려 넘어질 수 있다. 계단의 난간을 살펴보고 튼튼한지 확인해야 한다. 난간은 석고보드나 회벽이 아니라 벽체 내부의 목제 기둥에 단단히 고정되어 있어야 한다. 제대로 고정되어 있지 않으면 환자의 체중을 지탱하지 못한다.

환자가 계단을 오르내리지 않아도 되도록 치매 진단을 받은 후 가능하면 빨리 환자의 침실을 1층으로 옮기도록 한다. 계단 위쪽과 아래쪽에 안전문을 설치해 환자가 계단을 사용할 수 없게 한다. 환자가 안전문을 넘다가 계단에서 굴러떨어지지 않게 주의해야 한다.

치매가 진행되면 환자 대부분은 어느 순간엔가 위험한 장소로 들어가거나 집안을 헤매고 다니게 된다. 그전에 미리 집안을 안전하게 만들어 두어야 한다. 배회에 대해서는 7장에서 다루도록 하겠다.

치매 환자는 창문이나 발코니 난간 밖으로 몸을 너무 많이 내밀어 추락하기 쉽다. 환자가 고층 건물에 산다면 특히 위험할 수 있으므로, 창문과 발코니 문에 잠금장치를 설치하도록 한다. 또한, 환자가 발코니의 난간을 타고 올라가지 않도록 주의해야 한다. 파국 반응을 일으켜 극도로 불안해지면, 환자는 혼란스러워져 자신이 위험에 처했다고 느끼고 발코니나 울타리를 타고 올라가거나 창문을 넘어 도망가려고 할 수 있다. 도망가려는 환자를 붙잡으려 애쓰는 일이 발생하지 않도록 사전에 준비를 철저히 해두어야 한다.

집을 안전하게 만들 방법을 찾는 동시에 치매 환자가 편안하게 지낼 수 있는 방법도 모색해야 한다. 환자가 쉽게 이해할 수 있는 표식을 집 안에 붙여두면 환자가 독립적인 생활을 유지하는 데 이따금 도움이 되기도 한다. 환자가 쉽게 앉았다가 일어날 수 있도록 안정감 있는 의자를 사용하도록 한다. 주방 옆 등 환자와 보호자가 자주 머무는 공간 근처에 편안한 의자를 배치해 환자가 보호자를 지켜볼 수 있도록 해 준다. 마당에 편안하고 안전하게 앉아 있을 수 있는 공간을 마련하고, 보호자가 환자를 계속 주시할 수 있도록 창가에 환자가 앉을 의자를 놓아둔다.

> 집을 안전하게 만들 방법을 찾는 동시에
> 치매 환자가 편안하게 지낼 방법도 모색해야 한다.

환자의 방에서 불필요한 물건을 정리하고 쾌적한 환경을 조성하되, 환자가 물건을 뒤적일 수 있게 서랍장을 몇 개 남겨두도록 한다. 환자가 떨어져도 다치지 않도록 침대 높이를 낮춘다. 의료용품 판매점이나 약국에서 침대 난간을 구매할 수도 있으나 치매 환자가 난간을 넘으려다 떨어질 수 있어 위험하다.

아파트나 빌라에 사는 경우, 경비원이나 보안 요원에게 환자가 치매를 앓고 있으며 집을 찾기 어려워한다고 미리 알리도록 한다. 그러면 환자가 길을 잃고 헤매고 다닐 때 가족들에게 알려줄 수 있을 것이다.

집 밖의 위험 요소

유리 덧문은 성인이나 어린이가 넘어지거나 손으로 만지다가 쉽게 깨질 수 있다. 유리 덧문 위에 보호용 철제망을 설치하는 방법을 고려해 본다. 발코니로 통하는 미닫이 유리문은 충돌 방지 스티커를 붙여 표시해 두도록 한다.

정원 데크나 현관에 난간이나 벽이 설치되어 있지 않다면 낙상의 위험이 크다. 난간이 설치되어 있다면 튼튼한지 확인하고, 계단이 설치되어 있는 경우에는 가장자리에 실외용 미끄럼 방지 테이프를 부착하고 난간을 설치하도록 한다.

차고나 취미 공간, 공구실, 야외 창고는 위험하므로 환자가 접근할 수 없게 조치한다. 경증 치매를 앓고 있는 한 남성이 전원을 꽂아둔 채로 토스터를 수리한 사례도 있었다. 이러한 실수는 빈번히 발생하고 매우 위험하다.

바닥을 살펴보며 치매 환자가 걸려 넘어질 수 있는 장애물이 없는지 확인한다. 울퉁불퉁한 땅이나 갈라진 포장도로, 잔디밭의 구멍, 떨어진 나뭇가지, 가시덤불, 두더지 굴 등이 있는지 살펴본다. 빨랫줄에도 걸려 넘어질 수 있으므로 치우도록 한다.

야외 그릴을 사용할 때는 뜨거운 숯을 안에 넣어둔 채로 절대 자리를 비워서는 안 된다. 사용한 후에는 숯이 식었는지 반드시 확인해야 한다. 또한, 집에 가스 그릴이 있다면 치매 환자가 그릴을 사용하지 못하도록 해야 한다.

정원 가구가 튼튼한지, 기울어지거나 부서질 위험이 있는지, 나무가 갈라졌거나 페인트칠이 벗겨진 곳은 없는지 확인한다. 정원 도구는 안전한 장소에 자물쇠를 채워 보관하고, 독이 있는 꽃은 울타리를 치거나 없애도록 한다.

잔디 깎는 기계는 위험하다. 기계에 잔디가 끼어 멈추면, 치매 환자는 날이 계속 돌아가는 기계 속에 손을 넣어 잔디를 제거하려 할 수 있다. 이따금 자동차를 운전해서는 안 되는 환자가 잔디 깎는 기계 위에 올라타 운전하는 경우도 있다. 특히 언덕진 곳에서 잔디 깎는 기계를 밀거나 위에 올라타면 전복될 위험이 있어 위험하다.

환자가 배회하는 행동을 보일 경우, 정원에 울타리를 쳐두면 환자가 마당을 벗어나지 않도록 도와줄 수 있다. 하지만 모든 울타리는 환자가 기어오를 가능성이 있다. 또한 울타리를 타 넘으려다 떨어질 위험이 있으므로, 높은 울타리가 더 안전하다. 하지만 울타리를 치더라도 배회하는 습관이 있는 환자는 예의 주시해야 한다.

야외 수영장 또한 매우 위험하다. 환자가 지내는 집과 이웃의 집 수영장에 환자가 접근할 수 없도록 울타리를 단단히 치고 문이 잠겨 있는지 확인하도록 한다. 수영장 주인에게 환자의 상태를 자세히 설명하고, 환자가 수영장 근처에 있으면 안전하지 않다는 사실을 알리도록 한다. 예전에 수영을 잘하던 사람일지라도 치매에 걸리면 물속에서 판단력이나 대처 능력을 잃을 수도 있다.

바닥에 쌓인 눈과 얼음도 보호자와 환자에게 심각한 위험 요소이다. 치매 환자는 발을 조심히 내디뎌야 한다는 사실을 인식하지 못하며, 보호자가 주의하라고 경고하더라도 발을 질질 끌면서 걸어 위험이 배가될 수 있다. 환자를 부축하려다 보호자가 균형을 잃을 수도 있고, 환자에게 집중하느라 주변 상황에 신경을 잘 쓰지 못할 수 있다. 치매 환자는 부상 자체를 이해하지 못하기 때문에 심각한 결과를 초래할 수 있으며, 보호자가 다치게 되면 환자를 돌볼 수 없게 된다. 다른 사람에게 부탁해 집 앞 계단과 보행로에 쌓인 눈을 치우고 소금을 뿌리도록 한다. 응급 상황이 아니라면 추운 날씨에는 외출을 삼가고, 외출을 꼭 해야 한다면 다른 사람의 도움을 받아야 한다. 소금 대신 고양이 배변용 모래를 사용할 수 있으며, 잔디에도 무해하다.

차 안의 위험 요소

운전과 관련된 문제점은 4장을 참고하길 바란다. 치매 환자를 절대 차 안에 혼자 두어서는 안 된다. 혼자 헤매고 다니거나 시동 버튼을 만지작대거나, 창문을 내리지 못해 무서워할 수 있다. 혹은 낯선 사람에게 해코지를 당하거나 차 안에 불을 계속 켜두어 배터리를 방전시킬 수도 있다. 자동차의 창문이 자동으로 여닫힐 경우, 치매 환자도 아이들과 마찬가지로 창문이 닫힐 때 머리나 팔이 끼일 수 있어 위험하다. 운전자만 창문을 여닫을 수 있도록 자동 창문 잠금 기능을 사용하도록 한다.

치매 환자는 간혹 차가 주행 중일 때 차 문을 열고 밖으로 나가려고 시도할 수 있다. 이럴 때는 차 문을 잠그면 도움이 될 수 있다. 차량 대부분에는 뒷문에 어린이를 위한 안전 잠금장치가 장착되어 있다. 잠금장치를 켜면 뒷좌석에 앉아 있는 사람은 운전자가 문을 열어줄 때까지 차에서 내릴 수 없다. 환자가 주행 중인 차에서 내리려고 하면, 다른 사람에게 운전을 맡기고 보호자가 직접 치매 환자를 진정시키도록 한다.

치매 환자를 절대 차 안에 혼자 두어서는 안 된다.

자동차용 회전 쿠션은 좌석 높이를 살짝 올려줘서 환자가 몸을 미끄러트려 차량에 탑승하고 하차하지 않아도 되어 편리하다. 또 다른 유용한 제품으로는 차량 문틀에 달린 문고리에 고정해 사용하는 안전

손잡이가 있다. 안전 손잡이를 이용하면 승하차 때마다 보호자가 환자를 들어 올리지 않아도 된다.

고속도로와 주차장의 위험 요소

고속도로는 위험하다. 치매 환자가 고속도로를 따라 걷고 있을 것 같다는 생각이 들면 즉시 경찰에 신고해야 한다. 쓸데없이 경찰을 귀찮게 하는 것은 아닌지 염려치 말기를 바란다. 경찰에 신고하지 않아 환자가 끔찍한 사고를 당하는 것보다는 불필요할지언정 신고하는 편이 훨씬 낫다.

운전자들은 흔히 주차장에서 운전할 때 보행자가 알아서 길을 비키리라 생각한다. 하지만 치매 환자는 차가 다가올 거라고 예상하지 못하거나 느릿느릿 움직일 수 있다. 특히 폐쇄형 차고에서 밖으로 나올 때는 출구 앞에 보행자가 지나갈 수 있으므로 주의하도록 한다.

흡연의 위험 요소

치매 환자가 흡연자일 경우, 불이 붙은 담배를 어딘가에 내려놓고 그 사실을 까맣게 잊을 수 있다. 이는 심각한 위험을 초래한다. 환자가 담배를 피우도록 내버려 두었다가 위험이 발생할 소지가 있다면, 가족들이 반드시 개입해 담배를 피우지 못하도록 해야 한다. 환자의 주치의와 상담하여 흡연 욕구를 줄이는 약물을 처방받을 수 있는지 물어보도록 한다. 많은 가족이 치매 환자가 담배를 완전히 끊게 했다고 한다. 처음 며칠 또는 몇 주간은 힘들 수 있지만, 장기적으로 보면 훨씬 더 낫다. 자신이 흡연했었다는 사실을 잊어버리고서 담배를 빼앗겨도 전혀 불평하지 않는 환자도 있다. 어떤 가족들은 가족들이 지켜보는 앞에서만 환자에게 흡연을 허락했다고 한다. 주방 또는 벽난로에 쓰는 성냥과 모든 흡연용품은 환자의 손이 닿지 않는 곳에 보관해야 한다. 환자가 담배를 가지고 있으나 성냥이 없을 경우, 가스레인지를 켜 담배에 불을 붙이고 가스 불 끄기를 잊어버리기도 한다^{이 장의 앞부분에서 가스레인지를 쓰지 못하도록 하는 법을 참고하길 바란다}.

사냥의 위험 요소

총기를 사용하려면 고도의 정신적 기술이 필요하며, 이러한 능력은 대개 치매 초기에 상실된다. 총기는 반드시 안전한 장소에 자물쇠를 채워 보관해야 한다. 필요하다면, 의사나 성직자에게 부탁해 현재 환자의 상태가 사냥하기에는 위험하다는 사실을 환자의 사냥 친구들에게 알리도록 한다. 총기를 폐기할 방법을 모를 경우, 지역 경찰서나 보안관 사무소에 문의하면 된다. 집에 권총이나 소총을 소지하고 있다면, 자물쇠로 잠가 보관하고 열쇠는 환자가 찾을 수 없는 장소에 보관하도록 한다.

영양과 식사 시간

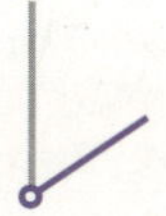

충분한 영양 섭취는 환자와 보호자 모두에게 매우 중요하다. 보호자가 음식을 제대로 먹지 않으면 신경이 더 날카로워져 쉽게 화를 낼 수 있다. 적절한 식단이 치매의 진행에 미치는 영향은 아직 명확히 밝혀지지 않았지만, 치매 환자가 제대로 먹지 못해 영양 결핍이 빈번히 생긴다는 사실은 잘 알려져 있다. 영양 부족은 치아 및 건강 문제로 이어져 결국 치매로 인한 행동 증상을 악화시킬 수 있다.

환자와 보호자에게 건강한 식단에 대해 의사에게 문의해 보자. 심장에 좋은 식단이 뇌에도 좋다는 연구 결과가 있으므로 주치의에게 심장 건강에 좋은 식단을 물어보도록 한다. 환자가 뇌졸중 위험군이라면, 주치의에게 뇌졸중 위험을 줄일 수 있는 약물이나 보조제를 추가로 처방받을 수 있다. 의사가 당뇨병이나 심장병 등 다른 질환을 관리하고자 환자에게 특수한 식단을 권장했다면 균형 잡힌 식단을 유지하기 위해 어떤 음식을 제공해야 하는지 찾아보도록 한다.

주치의에게 영양 전문가를 소개받아 환자가 잘 먹을 뿐 아니라 보호자가 준비하기 쉬운 식단을 짜는 데 도움을 얻도록 한다.

치매 환자가 활동적이거나 집 안을 서성이고 배회하는 탓에 식사를 끝낼 때까지 앉아 있기 어렵다면 샌드위치를 준비하도록 한다. 환자가 걸으면서 먹을 수 있도록 샌드위치를 사 등분 하여 한 조각씩 건네준다.

식사 준비

보호자가 다른 수많은 일에 더해 식사 준비까지 해야 할 경우, 간단히 커피와 토스트로 끼니를 때우게 될 수도 있다. 환자가 치매 진단을 받고 나서 보호자가 처음으로 떠맡는 일이 식사 준비라면 영양가 높은 식사를 빠르고 쉽게 만드는 법을 모를 수 있다. 혹은 요리를 배우고 싶지 않을 수도 있다. 이럴 때 활용할 수 있는 대안이 몇 가지 있다. 최소한의 노력으로 영양가 있는 식사를 제공하는 다양한 방법을 소개하고자 한다.

슈퍼마켓에서 완전 조리 음식을 구매할 수 있다. 또한 많은 업체가 반조리 음식을 정기적으로 집으로 배달해 주기도 한다. 인터넷 검색창에서 '음식 배달 서비스'라고 검색하면 찾을 수 있다. 업체에 따라 오븐이나 전자레인지에 데워 먹는 음식을 판매하기도 하도, 간단한 재료 손질과 조리만 하면 되는 간편식을 팔기도 한다. 이 중에서 자신의 필요에 맞는 선택지를 택하도록 한다. 의욕이 생기지 않거나 시간을 할애하기 힘든 일을 억지로 하려고 자신을 너무 몰아붙이지 말길 바란다.

대부분 지역에서는 60세 이상 노인들을 대상으로 함께 식사하기 프로그램이나 식사 배달 서비스를 제공한다. 두 서비스 모두 하루에 한 번 따뜻하고 영양가 있는 식사를 제공한다. 사회복지사나 지역 노인 복지관에 연락하면 환자가 거주하는 지역에서 어떤 서비스를 이용할 수 있는지는 알아볼 수 있다.

많은 레스토랑에서 음식을 포장해 주기도 한다. 환자가 공공장소에서 더는 식사하지 못하게 되었을 때 도움이 될 수 있다.

또한, 시중에 저렴한 요리책이 많이 나와 있다. 간단하게 식사를 준비할 수 있는 기본적인 요리법을 설명해 주며, 일부 책은 큰 글씨로 제공되기도 한다. 요리를 즐겨하는 친구에게 빠르고 간편하게 만들 수 있는 요리를 가르쳐달라고 부탁할 수도 있다.

일부 냉동식품은 균형 잡힌 식사를 제공하지만, 가격이 비싼 경우가 많다. 하지만 대부분 냉동 제품은 비타민이 부족한 반면 염분이 높으며 변비 예방에 필요한 섬유질이 부족하다.

식사 시간

환자를 가능한 한 일반적인 식사 자세로 편안하게 앉힌다. 환자의 주의를 분산시킬 만한 요소텔레비전 시청이나 화장실 사용 등는 미리 해결하도록 한다. 다른 사람이 식탁에 함께 앉아 있으면 더 잘 먹는 환자도 있지만, 식사에 집중하지 못하는 환자도 있다.

식사 공간은 환자가 음식을 잘 볼 수 있도록 조명이 밝아야 한다. 접시는 식탁보나 식탁 깔개, 그리고 음식과 대비되는 색을 사용하도록 한다밝은 파란색 식탁 깔개 위에는 흰색 접시를 놓으면 눈에 더 잘 띈다. 환자가 시력이 좋지 않다면 투명한 유리로 된 식기는 피한다. 무늬가 있는 접시는 환자에게 혼란을 줄 수 있으므로 사용을 삼간다. 식탁 위에 올려진 조미료통^{소금,} ^{후추, 설탕 등}이 환자를 혼란스럽게 하면 모두 치우도록 한다. 식기구가 많아 선택하기 힘들어하면 딱 하나만 놓도록 한다. 또한, 치매 환자는 음식 냄새가 밥을 먹으라는 미묘한 신호로 작용하는 주방이나 식탁 같은 곳에서 밥을 더 잘 먹는다. 가능한 한 환자가 스스로 밥을 먹게 한다.

일부 환자는 접시에 여러 종류의 음식이 놓여 있으면 무엇을 먹을지 결정하지 못한다. 이럴 경우, 한 번에 환자에게 주는 음식의 수를 제한하도록 한다. 가령, 처음에는 샐러드만 주고 그다음에 고기를 준다. 음식의 가짓수가 많으면 종종 환자가 음식을 가지고 장난을 치는 상황이 벌어진다. 소금이나 케첩 등 조미료는 치매 환자가 음식에 잘못 섞어 넣지 않도록 환자의 손이 닿지 않는 장소에 두고, 음식의 간은 보호자가 대신 맞추어 준다. 또한 환자가 안전하게 먹을 수 있도록 음식을 작은 크기로 잘라 부드럽게 조리하도록 한다. 치매 환자는 손과 뇌가 함께 작동하지 않아 고기를 제대로 썰지 못하거나 씹는 것을 잊을 수 있다.

음식 흘림 방지

치매 환자는 조정력이 점차 저하되면서 밥을 먹을 때 지저분하게 흘리고, 식기 대신에 손가락을 사용해 음식을 먹으려 할 수 있다. 이럴 경우 대개 환자가 더는 식기를 사용할 수 없다는 뜻이며, 대부분 환자와 싸우기보다는 변화에 적응하는 편이 더 낫다. 먼저 플라스틱 재질로 된 식탁보와 식탁 깔개를 사용하도록 한다. 또한 밥을 먹을 때는 바닥을 쉽게 닦아 낼 수 있는 방을 선택하길 권한다. 환자가 손가락을 사용하더라도 꾸짖지 않도록 한다. 손가락을 사용해 음식을 먹으면 환자가 밥을 먹을 때 보호자의 도움을 받아야 하는 시기를 늦출 수 있다. 손가락으로 음식을 쉽게 집어 먹을 수 있도록 한입 크기로 제공한다.

환자가 포크나 숟가락을 사용할 수 있는 경우, 오목한 접시를 사용하면 좋다. 혹은 앞쪽이 낮고 뒤쪽이 높게 제작된 스쿠프 접시^{scoop plate}나 음식이 떨어지지 않도록 접시에 부착하는 접시 보호대^{plate guard}를 활용하는 방법도 있다. 접시는 무게감이 있는 제품을 사용하면 잘 미끄러지지 않는다.

접시가 미끄러지지 않도록 미끄럼 방지 매트^{인터넷이나 의료용품점에서 구입 가능}를 접시 아래에 깔아주도록 한다. 또는 그릇 아래 흡입판이 달려 있어 바닥에 부착할 수 있는 제품도 있다. 관절염이나 조정력 문제가 있는 환자는 식기의 손잡이 부분이 크고 두꺼워야 사용하기 더 편하다. 손잡이가 크고 두꺼운 제품을 새로 구매할 수도 있지만, 기존에 있는 숟가락과 포크 손잡이에 폼러버^{foam rubber}를 붙여 크고 두껍게 만들 수도 있다^{폼러버를 펜에 붙여 글을 써 보면 손이 훨씬 덜 피곤하다는 사실을 알게 될 것이다}.

어떤 환자들은 입고 있는 옷 위에 덧옷을 씌워도 불평하지 않지만, 혼란스러워하거나 거부감을 느끼는 환자도 있다. 옷 위에 무언가를 입히려면 턱받이보다는 덧옷이나 커다란 앞치마를 선택하도록 한다.

> 치매 환자는 조정력이 점차 저하되면서
> 밥을 먹을 때 지저분하게 흘리고,
> 식기 대신에 손가락을 사용해 음식을 먹으려 할 수 있다.
> 이런 경우 환자와 싸우기보다는 변화에 적응하는 편이 더 낫다.

또한, 일부 환자는 컵에 물이 채워지는 정도를 판단하지 못해 물이 넘칠 때까지 따르기도 한다. 이럴 때는 보호자가 도와주면 좋다. 컵을 엎지를 수 있으므로 유리잔이나 컵에 물을 가득 채우지 않도록 한다.

수분

환자가 매일 수분을 충분하게 섭취하는지 확인해야 한다. 경도인지장애가 있는 사람도 수분 섭취를 잊을 수 있으며, 수분 섭취가 부족하면 다른 신체 질환이 생길 수 있다[247쪽 참조]. 전문 의료인과 상의하여 환자가 하루에 마셔야 하는 적정 수분 섭취량을 결정하도록 한다.

환자에게 뜨거운 음료를 줄 때는 항상 온도를 확인해야 한다. 환자는 온도를 판단하는 능력이 없기 때문에 화상을 입을 위험이 있다.

| 환자가 매일 수분을 충분하게 섭취하는지 확인해야 한다. |

환자가 물을 좋아하지 않는다면 주스를 주고 틈이 날 때마다 조금씩 마시라고 이야기해 주도록 한다. 가능하면 하루에 커피나 차, 카페인이 든 콜라 등은 한 잔 이상 주지 않도록 한다. 카페인은 이뇨 작용을 촉진해 소변의 양과 화장실에 가는 빈도를 늘여 체내 수분을 빼앗아 간다.

반유동식

환자가 반유동식을 먹어야 하는 상황이라면, 믹서기나 이유식용 분쇄기를 사용하도록 한다. 평소대로 조리한 음식을 기계에 넣고 갈면 시간과 돈을 절약할 수 있다. 환자도 유아용 식품보다는 집에서 직접 만든 음식을 더 좋아할 것이다.

숟가락으로 떠먹여 주기

치매 환자에게 음식을 숟가락으로 떠먹여 주어야 한다면, 한 번에 적은 양만 담아 입에 넣어 주어야 한다. 음식을 먹일 때는 환자가 입에 넣은 음식을 꼭꼭 씹어 삼킬 때까지 기다렸다가 다시 떠먹여 주도록 한다. 치매 말기에 이르면 보호자가 환자에게 음식을 삼키라고 일러 주어야 한다.

식사 시 행동 문제

치매 환자가 스스로 끼니를 챙겨 먹는다면 보호자가 음식을 눈에 잘 보이는 장소에 놓아두더라도 잊어버리고 먹지 않을 수 있다. 혹은 음식을 숨기거나 버리기도 하고, 음식이 상한지도 모른 채 먹기도 한다. 이런 경우 보호자는 환자가 더는 혼자서 살 수 없다는 신호로 받아들이고 새로운 대책을 마련해야 한다. 매일 정오에 환자에게 전화를 걸어 점심을 챙겨 먹으라고 상기시켜 줄 수 있지만, 단기적인 해결책일 뿐이다. 경도인지장애나 치매를 앓고 있는 환자가 혼자 살면 영양실조에 자주 시달린다. 겉으로는 과체중으로 보이더라도 실제로는 적절한 영양소를 섭취하지 못하고 있을 수도 있다. 영양이 부족할 경우 환자의 사고력이 더 나빠질 수 있다.

식사 시간에 발생하는 문제들은 대부분 파국 반응을 수반한다. 가능한 한 밥을 매일 똑같은 시간에 먹고 환자의 혼란을 줄이면 파국 반응을 예방할 수 있을 것이다. 편식이 심하거나 지저분하게 먹는 환자들도 차분한 분위기에서 밥을 더 잘 먹는다.

환자가 틀니를 낀다면 틀니가 잇몸에 꼭 맞는지 확인해야 한다. 헐거울 경우 조정할 때까지 틀니를 빼고 먹는 편이 더 안전하다.

치매 환자는 음식이 뜨거운지 판단하는 능력이 부족하므로 온도를 반드시 확인하도록 한다. 전자레인지로 데운 음식은 일부분만 너무 뜨거울 수 있다. 골고루 섞어서 급여하도록 한다.

치매 환자는 음식에 대한 선호도가 극명하게 갈릴 수 있으며, 특정 음식은 먹지 않으려 할 수 있다. 이런 경우 익숙한 음식과 조리 방법을 선호할 가능성이 크다. 환자가 원래 싫어하던 음식은 치매에 걸린 후에도 좋아하지 않을 것이다. 또한 새로운 음식을 주면 혼란스러워할 수 있다. 환자가 한두 가지 음식만 먹겠다고 고집을 부리고, 보호자가 음식을 위장하거나 환자를 설득하려 노력해도 통하지 않는다면 의사와 상의하여 비타민과 식이 보충제를 복용해야 할 수도 있다.

음식을 숨기는 행위

일부 치매 환자는 음식을 아껴 두었다가 자기 방에 숨기기도 한다. 이런 경우 벌레나 쥐가 꼬일 수 있어서 문제가 된다. 환자가 원하면 언제든지 간식을 먹을 수 있다고 안심시켜 주면 음식을 숨기는 행동을 멈출 수 있다. 환자가 쉽게 찾을 수 있는 곳에 간식 통을 놓아두고 그 위치를 자주 상기시켜 주도록 한다. 어떤 가족들은 환자가 간식을 보관할 수 있도록 뚜껑이 달린 용기를 주기도 한다. 이때도 간식을 용기 안에 보관하라고 계속 상기시켜 주어야 할 수 있다. 또 다른 가족들은 환자에게 신선한 음식을 주면서 오래되어 상한 음식과 '교환'하자고 설득하기도 한다.

만약 환자가 당뇨병처럼 복잡한 질환을 앓고 있어 특수식을 먹어야 할 경우, 환자가 먹으면 안 되는 음식은 접근할 수 없는 곳에 보관하고 먹어도 괜찮은 음식만 먹을 수 있게 해야 한다. 치매 환자는 먹고 싶은 음식과 먹으면 안 되는 음식을 구별하는 능력이 부족하다는 사실을 잊지 말길 바란다. 적절한 식단은 환자의 건강을 위해 매우 중요하다. 따라서 환자가 완강하게 거부하더라도 먹으면 안 되는 음식을 먹지 않도록 보호자가 책임지고 잘 관리해야 한다. 필요하다면 냉장고 문에 자물쇠를 설치하도록 한다. 보관장은 어린이용 잠금장치를 이용하여 안전하게 잠그도록 한다.

조금씩 자주 먹기

어떤 환자들은 밥을 먹은 사실을 금세 잊어버리고 식사가 끝나자마자 또 밥을 달라고 하거나 온종일 음식을 달라고 하기도 한다. 이럴 때는 크기는 작지만 영양가가 높은 크래커나 치즈 큐브 등의 간식을 쟁반에 담아 주면 환자가 한 번에 하나씩 먹으면서 만족감을 느낄 수 있을 것이다. 체중 증가가 우려된다면 당근이나 셀러리를 놓아주도록 한다.

먹어서는 안 되는 음식을 먹는 행위

치매 환자는 어떤 음식을 먹으면 안 된다거나 많이 먹으면 탈이 난다는 사실을 인지하지 못할 수 있다. 소금이나 식초, 기름, 우스터 소스 등은 많은 양을 먹으면 문제가 생길 수 있으므로 환자의 눈에 띄지 않는 장소에 보관하도록 한다. 어떤 환자들은 음식이 아닌 비누나 화분의 흙, 세탁 세제 캡슐, 스펀지 등을 먹기도 한다. 이식증은 인지 장애 및 기억력 손상에서 비롯된다. 환자가 이상한 물건을 먹는다면, 환자의 눈에 띄지 않는 장소로 물건들을 치우도록 한다. 하지만 대다수는 이식증을 겪지 않으므로 문제가 발생하기 전에 물건들을 미리 제거할 필요는 없다.

음식을 먹지 않거나 입에서 뱉는 행위

치매 환자가 먹는 약 중 일부는 입과 목을 건조하게 만들어서 환자는 음식의 맛을 느끼지 못하거나 음식을 삼키기 어려워한다. 약사에게 문의하면 증상을 일으키는 약이 무엇인지 알려줄 것이다. 환자가 음식을 먹지 않거나 뱉어낸다면 목마름이 원인일 수 있다. 이럴 때는 음식을 주스나 물에 섞어 주거나, 한 입 먹을 때마다 물을 한 모금씩 마시게 하면 좋다.

입과 목이 너무 건조하면 통증을 느끼거나 짜증을 낼 수도 있으므로 수시로 수분을 섭취하게 한다.

음식을 삼키지 않는 행위

간혹 음식물을 삼키지 않고 입 안에 물고만 있는 치매 환자도 있다. 이는 환자가 음식물을 씹거나 삼키는 방법을 잊었기 때문에 일어나며, 전문 용어로는 실행증[110쪽 참조]이라고 부른다. 환자가 실행증이 있을 경우 많이 씹을 필요가 없는 부드러운 음식인 잘게 썬 고기나 젤리, 걸쭉한 액체 등을 급여하는 방법이 제일 좋다.

환자가 알약을 삼키지 않는다면 으깨서 음식에 섞어 먹이도록 한다. 으깨면 안 되는 약물도 있으므로 약사와 먼저 상의하도록 한다.

영양실조

치매 환자는 보호자가 최선을 다해 돌보더라도 영양실조에 걸리기 쉽다. 영양실조와 탈수는 환자의 전반적인 건강 상태를 악화하고, 고통을 가중하며, 수명을 단축한다. 또한 영양실조는 신체 기능 전반에 영향을 미치기 때문에 질병이나 상처를 회복하는 속도가 더뎌진다. 과체중이더라도 단백질이나 미네랄, 비타민은 결핍되어 있을 수도 있다. 음식을 삼키기 힘들어하거나 뇌졸중을 겪은 적이 있는 환자는 영양실조에 걸릴 위험이 크다.

> 영양실조는 신체 기능 전반에 영향을 미치기 때문에
> 질병이나 상처를 회복하는 속도가 더뎌진다.

과거에는 요양원에서 지내는 환자들이 영양실조에 걸리거나 탈수에 시달리는 경우가 많았다. 만약 환자를 요양원에 맡겨 두었다면 직원에게 환자의 영양상태를 주기적으로 확인하고 문제가 생기면 바로 치료해달라고 당부해야 한다.

체중 감소

치매 환자가 살이 빠지는 이유는 여느 사람들과 똑같다. 따라서 다이어트를 하지 않는 데도 체중이 감소한다면 먼저 의사와 상담해야 한다. 치료가 가능한 문제나 치매와 관련이 없는 질환에 걸렸을 때도 체중이 감소할 수 있으므로, 치매가 악화했다고 지레짐작하지 말기를 바란다. 의사는 환자에게 체중 감소를 일으킬 만한 질환이 없는지 주의 깊게 살펴보아야 한다. 환자에게 변비가 있는가? 암이나 심부전 등

체중 감소를 유발하는 질환을 앓고 있는가? 우울증이 있는가? 우울증은 치매 환자에게도 체중 감소를 일으킨다. 틀니가 잘 맞지 않아 치아나 잇몸이 아플 때도 살이 빠질 수 있다. 치매 말기 환자의 체중 감소는 치매로 인한 자연스러운 현상일 수 있다. 하지만 다른 원인일 수도 있으므로 모든 가능성을 살펴보아야 한다.

환자가 음식을 잘 먹는데도 살이 빠진다면, 집안을 서성이거나 불안해하기 때문일 수 있다. 혹은 너무 활동적이어서 먹는 양보다 더 많은 열량을 소모하기 때문일 수도 있다. 이럴 때는 식사 사이와 자기 전에 영양가 높은 간식을 든든하게 제공하도록 한다. 일부 전문 의료인들은 밥을 조금씩 여러 번 나누어 먹고 간식을 자주 섭취하는 방법이 체중 손실 예방에 도움이 된다고 말한다.

때로는 그저 차분하고 안정적인 환경을 조성해 주기만 해도 밥을 더 잘 먹는다. 환자가 음식을 잘 먹는 환경을 찾기 위해서는 여러 번 시행착오를 거쳐야 할지도 모른다. 음식이 맛있는지 확인한 뒤 환자가 좋아하는 음식을 급여하도록 한다. 한 번에 한 가지 음식만 제공하고, 빨리 먹으라고 재촉하지 않도록 한다. 치매 환자는 먹는 속도가 느리다. 간식을 수시로 제공하고 부드러운 목소리로 밥을 먹으라고 독려하도록 한다.

음식 관련 문제는 노인 원호 생활 시설이나 요양원에서 빈번하게 발생한다. 치매 환자는 대부분 조용한 방에서 다른 사람과 둘이서 식탁에 앉아 밥을 먹거나, 소규모 집단으로 식사할 때 더 잘 먹는다. 요양원에서는 크고 시끄러운 식당과 별도로 치매 환자만 소수로 모여 식사할 수 있도록 조용한 공간을 따로 마련해주는 방법이 제일 좋다. 때로는 요양원 직원들은 너무 바빠서 치매 환자가 밥을 먹도록 차분하게 유도하지 못할 수 있다. 이럴 때는 환자에게 친숙한 가족이 도와주는 편이 낫다. 또한 환자는 시설에서 제공하는 음식보다는 집에서 만든 음식을 더 맛있게 먹기도 한다. 실제로 한 환자는 식사하는 동안 등을 부드럽게 쓰다듬어 주었더니 더 잘 먹었다고 하며, 식사 한 시간 전에 진정제를 소량 투여하자 문제 행동이 개선되어 식사를 더 잘하게 된 환자도 있다.

음식을 잘 먹지 않는 환자에게 인슈어Ensure나 서스타칼Sustacal처럼 영양이 풍부한 액상 식이 보충제를 급여하는 방법도 있다. 이러한 제품은 대부분의 약국이나 할인 매장에서 상자 단위로 구매할 수 있으며, 비타민과 미네랄, 열량, 단백질 등 환자에게 필요한 영양소가 함유되어 있다. 또한, 다양한 맛으로 제공되어 환자가 선호하는 맛이나 제품을 고를 수 있다. 식사와 함께 마시거나 식사 사이에 간식처럼 '밀크셰이크' 형태로 제공하도록 한다. 단, 의사와 상담 후 급여하도록 한다.

질식

치매 환자는 음식을 삼키는 능력이 저하되어 음식물이 기도에 걸릴 위험이 있다. 환자가 표정을 바꾸기 힘들어하거나 뇌졸중을 겪은 적이 있다면 음식을 씹고 삼키기 힘들어할 수 있다. 이럴 때는 음식물이 기도에 걸리지 않도록 유의해야 한다. 작고 딱딱한 사탕이나 견과류, 당근, 껌, 팝콘 등은 환자가 제대로 씹지 않고 삼킬 수 있으므로 주지 않도록 한다. 부드럽고 걸쭉한 음식이 질식을 일으킬 위험이 적다. 먹기 편한 음식으로는 잘게 썬 고기와 반숙 달걀, 과일 통조림, 얼린 요구르트 등이 있다. 또는 음식을 믹서기로 갈아주어도 좋으며, 양념을 겸하면 더 먹음직스러워질 것이다. 액체와 고체를 섞어 주면육수와으

^{깬 감자 등} 환자가 삼키기 수월하다.

환자가 음식을 삼키기 힘들어한다면, 밥을 먹을 때 고개를 뒤로 젖히지 말고 약간 앞으로 숙인 채 바른 자세로 앉혀야 한다. 일반적으로 사람들이 식탁에 앉을 때와 똑같은 자세로 앉으면 된다. 식사 후에는 15분 동안 앉은 자세를 유지하도록 한다.

환자가 불안해하거나 졸린 상태에서는 음식을 주지 않도록 한다.

> 하임리히법을 배워두면,
> 환자가 질식했을 때 목숨을 구할 수 있다.

시리얼을 우유에 말아 주면 질식을 유발할 수 있다. 고체와 액체라는 두 가지 질감의 음식을 동시에 먹으면 환자는 씹어야 할지 삼켜야 할지 판단하기 힘들어한다.

어떤 액체는 다른 액체들보다 삼키기 쉽다. 환자가 물처럼 묽은 액체를 마시고 사레가 든다면 살구 주스나 토마토 주스처럼 걸쭉한 액체를 주도록 한다. 이 문제에 대해서는 간호사가 도움을 줄 수 있을 것이다.

질식사고 발생 시 응급처치법

병원이나 소방서에 문의하면 질식한 사람의 생명을 구하는 응급처치법을 알려줄 것이다. 몇 분이면 배울 수 있는 간단한 기술이며 누구나 알아둘 필요가 있다.

만약 환자가 기도에 음식물이 걸린 듯 보이지만 말이나 기침, 숨을 쉴 수 있다면 방해하지 말고 기침을 하도록 유도한다. 반대로, 말이나 기침, 숨을 쉴 수 없다면 그리고 손가락으로 자신의 목을 가리키거나 얼굴이 파랗게 질린다면 즉시 도와야 한다. 환자가 의자에 앉아 있거나 서 있을 경우, 환자의 뒤로 가서 서서 환자의 갈비뼈 아래 복부배 중앙을 양손으로 감싸거나 겹쳐 잡는다. 그런 다음 위로 쓸어올리듯 뒤쪽으로 보호자 쪽으로 빠르고 강하게 잡아당긴다. 환자가 엎드려 있는 경우, 얼굴이 위쪽으로 향하도록 뒤집은 다음 두 손을 배 중앙에 놓고 누른다. 이러한 기술을 하임리히법이라고 부르며, 몸속의 공기를 기도 쪽으로 밀어 올려 유리병에서 코르크 마개가 튕겨 나가듯이 음식물을 기도에서 튀어나오게 한다 두 손을 어디에 두어야 하는지 연습해 보면 좋으나 숨을 쉬는 사람의 배를 너무 세게 눌러서는 안 된다.

경관영양을 시작해야 할 때

치매 환자가 곡기를 끊는 이유는 다양하다. 환자는 실행증이나 식도 궤양, 식도 폐쇄협착, 약물 과다복용 등으로 인해 음식을 삼키는 데 어려움을 겪을 수 있다. 혹은 급여하는 음식이 마음에 들지 않거나 음식으로 인식하지 못할 수도 있다. 아니면 배고픔이나 목마름을 느끼지 못하거나 불편한 자세로 앉아 있기 때문일 수도 있다. 암이나 우울증을 앓거나 치매가 심각하게 진행되었을 때도 음식을 먹지 않으려할 수 있다. 또는 치매 환자가 다른 질병을 동시에 앓고 있는 경우에도 식사를 중단할 수 있으며, 이럴 때는 다른 질병이 나으면 다시 먹기 시작하기도 한다. 하지만 치매 환자 중 일부는 치매가 진행되면서 종국에는 부드러운 음식을 씹거나 삼키는 것조차 불가능해지게 된다.

치매 환자의 체중이 현저하게 감소할 때마다 의사는 환자의 치매가 상당히 진행된 상태라 하더라도 건강 상태를 면밀히 점검해야 한다. 환자의 보호자와 가족은 환자의 위장에 직접 영양보급관 위루관 또는

PEG관을 삽입할지, 아니면 환자가 자연스럽게 생을 마감하도록 내버려둘 것인지를 두고 저마다 다른 결정을 내린다.

환자에게 영양보급관을 삽입해야 할 상황이 발생하기 전이나, 연하곤란이나 체중 감소가 일어나자마자 가족들끼리 어떻게 할지 미리 의논하면 도움이 된다. 환자에 대해 잘 아는 의사와 함께 영양보급관을 삽입하는 문제를 모든 측면에서 논의해 보아야 한다. 위루관이 치매 환자의 수명을 연장한다는 증거는 어디에도 없다. 또한 위 내부의 내용물이 폐로 흡인될 위험을 낮추거나 사레에 걸렸을 때 폐렴을 예방한다는 증거도 없다.

> 사람마다 상황이 다를 수는 있지만,
> 위루관이 치매 환자의 수명을 연장한다거나
> 위 내부의 내용물이 폐로 흡인될 위험을 낮추거나
> 사레에 걸렸을 때 폐렴을 예방한다는 증거는 어디에도 없다.

의사들은 과거에 사용하던 코위관_{코를 통해 식도를 거쳐 위장으로 들어가는 관}보다 위루관_{복벽을 통해 위장으로 직접 연결하는 도관}이 치매 환자에게 더 편하다고 생각한다. 위루관은 환자가 잡아당겨 뺄 위험이 적고 자주 교체할 필요가 없기 때문이다. 경피적 위루술은 위장병전문의가 내시경을 통해 PEG관을 환자의 몸속에 삽입하는 시술이다. 끝에 카메라가 달린 유연한 도관을 환자의 입에 넣어 식도를 거쳐 위장까지 삽입한 다음 위벽과 복벽을 관통해 배 밖으로 빼낸다. 배에 구멍이 뚫려 있기 때문에 감염과 같은 부작용이 발생할 위험이 약간 있다. 환자가 경피적 위루술의 동의서에 서명하지 못할 때는 다른 사람이 대신 서명해야 한다. 위루관이나 PEG관을 통해 음식을 주입하게 되면 대개 수 시간이 걸린다. 기계로 공급 속도를 조절할 수 있으나 대부분은 중력만으로도 충분하다. 가정에서 도관을 관리하는 방법은 방문 간호사를 불러 배울 수 있다.

치매 환자가 PEG관을 빼내려고 시도할 수 있으며 이따금 성공하기도 한다. 하지만 빼려는 이유가 단순히 불편해서인지, 아니면 원래 없어야 할 물건이라 생각하기 때문인지는 알 수 없다. 아니면 환자가 불안해서 PEG관을 제거하려 하는지도 모른다. 환자가 도관을 잡아당기려 할 경우, 양손을 묶어두는 수밖에 없으나 환자의 불편만 가중할 뿐이다. 도관을 사용하지 않을 때 환자가 볼 수 없도록 가려두면 억지로 빼낼 위험을 줄일 수 있다.

치매 환자가 곡기를 끊고 영양보급관 삽입 없이 자연스레 사망하는 경우, 환자가 어떤 심리 상태를 경험하는지 정확히 알려지지 않았지만 임상 경험에 따르면 불편함을 느끼는 경우는 거의 없다. 전문가 대부분은 탈수로 인해 목이 마르거나 배고픈 느낌이 줄어들거나 사라진다는 데 동의하지만 이 가설이 사실인지는 확신할 수 없다. 다른 원인으로 사망한 사람들에게서 얻은 지식이 치매 환자에게 똑같이 적용되지 않을 수도 있다. 하지만 인지 능력이 온전하고 심각한 탈수를 겪은 이들이 말하길 불편할 정도로 갈증을 느끼지는 않았다고 한다. 종국에는 가족들이 제일 편하다고 느끼는 결정을 내려야 한다. 환자가 치료 방향에 대해 사전에 서면이나 구술로 남겨두었다면 결정에 도움이 되겠지만, 사전연명의료의향서가 없는 경우 최종 결정 권한은 의료 결정권을 가진 가족 구성원이나 보호자에게 있다284쪽 참조.

운동

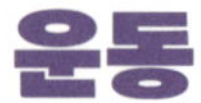

체력 관리는 건강 유지에 필수이다. 충분한 운동이 치매 환자와 보호자 모두에게 중요하다는 사실은 익히 알려져 있다. 운동과 긴장의 정확한 상관관계는 아직 완전히 밝혀지지 않았지만, 힘든 일상을 살아가는 많은 이들은 운동이 스트레스 관리에 효과적이라고 믿는다. 만성질환을 돌보는 일상의 부담감을 운동으로 해소할 수 있을지도 모른다.

여러 연구에서 규칙적인 운동을 하는 치매 환자가 더 차분하고, 초조하게 서성이는 행동이 줄어든다는 사실을 발견했다. 또한 운동을 규칙적으로 하면 운동 능력이 더 오래 유지된다는 연구 결과도 있다. 치매 환자는 대개 뇌를 쓰는 일보다 신체를 사용하는 활동을 더 잘 수행하기 때문에 운동은 환자를 다양한 활동에 참여시킬 수 있는 좋은 수단이다. 무엇보다도 운동을 충분히 하면 숙면과 규칙적인 배변에 도움이 된다.

치매 환자에게 운동을 시키려면 보호자가 운동을 함께해야 할 수도 있다. 운동 종류는 환자와 보호자가 선호하는 활동을 고려하여 선택하도록 한다. 즐겁지 않은 운동 프로그램을 일상에 더해봤자 아무런 의미가 없지 않은가. 치매 발병 전에 환자가 했던 운동이 있는지 생각해 보고, 그 운동을 조금 수정만 하여 계속할 방법을 찾아본다. 운동은 대화를 주고받지 않고도 서로 친밀감과 애정을 나눌 수 있는 시간을 보호자와 환자에게 선사해 줄 것이다.

노인에게는 어느 정도의 운동이 안전할까? 보호자나 치매 환자가 고혈압이나 심장 질환을 앓고 있다면 운동을 시작하기 전에 의사와 먼저 상의하도록 한다. 하지만 두 사람 모두 집 안을 걸어 다니고, 계단을 오르내리고, 장을 보러 다닐 정도의 체력이 있다면 적당한 수준의 운동 프로그램을 시작해도 괜찮다. 새로운 운동은 천천히 시작하고 시간과 강도를 점차 늘려가야 한다. 운동 후 근육통이나 뻐근함, 붓기가 생기면 운동량을 줄이거나 조금 더 가벼운 운동으로 바꾸도록 한다. 걷기 운동을 시작할 때는 환자의 발에 물집이나 타박상이 있는지 확인해야 한다.

걷기는 훌륭한 운동이다. 악천후가 아닌 이상 환자와 함께 잠깐이라도 산책을 나가려고 노력하길 바란다. 몸을 움직이고 신선한 공기를 마시면 기분 전환과 숙면에 도움이 될 수 있다. 날씨가 너무 춥거나 비가 오면 차를 타고 실내 쇼핑몰에 가서 '아이 쇼핑 게임'을 즐겨보아도 좋다. 두 사람 모두 굽이 낮고 편안한 신발과 흡수력이 좋은 면양말을 신도록 한다. 걷는 거리를 서서히 늘려가되, 가파른 언덕길은 되도록 피한다. 치매 환자에게는 매일 같은 길을 걷는 편이 더 좋다. 걷는 동안 주변 경치와 사람, 냄새 등에 대한 이야기를 나누어 보자. 매일 같은 대화를 반복해도 괜찮다.

> 운동 활동은 대화를 주고받지 않고도
> 서로 친밀감과 애정을 나눌 수 있는 시간을
> 보호자와 환자에게 선사해 줄 것이다.

춤도 좋은 운동이다. 환자가 치매에 걸리기 전에 춤을 즐겨 췄었다면 음악에 맞춰 몸을 움직이도록 유도해 보자. 골프나 테니스를 쳤던 사람이라면 정식 경기까지는 할 수 없게 되더라도 공을 치는 정도의 활동은 즐길 수 있다.

치매 환자들은 종종 주간보호센터 같은 곳에서 단체 활동으로 제공하는 맨손 체조를 즐기기도 한다. 맨손 체조를 할 때는 단체로 하든 집에서 혼자 하든 환자가 보호자를 보며 따라 하게 하면 좋다. 환자가 따라 하기 힘들어하는 동작이 있으면 보호자가 환자의 몸을 부드럽게 움직이며 동작을 할 수 있게 도와준다.

환자가 몸의 균형을 잘 잡는다면 의자에 앉아서 하는 운동보다는 서서 하는 운동이 더 좋다. 균형을 잘 잡지 못할 때는 서서 할 때와 똑같은 운동을 의자에 앉아서 시키도록 한다.

급성 질환으로 침대에 몸져누운 상태라면, 의사나 물리 치료사의 도움을 받아 가능한 한 환자가 다시 움직일 수 있게 해야 한다. 그래야 환자가 줄곧 침대에 누워서만 지내야 하는 시기를 늦출 수 있다.

침대에 누운 채로 지내는 환자도 운동을 시킬 수 있다. 하지만 중증 만성 질환자의 경우, 다른 질환이 악화할 위험이 있어 물리 치료사의 계획하에 행해야 한다. 조정력이나 균형 감각이 저하되었거나 근육이 경화된 환자들도 물리 치료사의 도움을 받아야 위험하지 않게 운동을 할 수 있다.

운동할 때는 환자가 혼란을 느껴 불안해하지 않도록 매일 같은 시간에 조용하고 질서정연하게 진행하도록 한다. 매일 똑같은 순서를 따르되 재미있게 구성하고, 환자가 동작을 기억할 수 있게 도와준다. 환자가 파국 반응을 일으킨다면 운동을 중단하고 나중에 다시 시도하도록 한다.

환자가 몸이 아팠거나 활동을 많이 하지 않았다면 체력이 약해져 쉽게 피로감을 느끼고 관절이 뻣뻣해졌을 수 있다. 규칙적이고 가벼운 운동은 관절과 근육을 건강하게 유지하는 데 도움이 된다. 관절염과 같은 질병이나 부상으로 인해 관절이 굳거나 약해졌다면 작업 치료사가 운동 프로그램을 계획해 상태가 악화하지 않게 도와줄 수 있다.

> 운동할 때는 환자가 혼란을 느껴 불안해하지 않도록,
> 매일 같은 시간에 조용하고 질서정연하게 진행하도록 한다.

환자에게 다른 건강 문제가 있거나 강도 높은 운동을 계획하고 있다면 운동을 시작하기 전에 의사와 먼저 상의하도록 한다. 또한, 환자의 신체에 전에 없던 문제가 생기거나 기존 질환에 현저한 변화가 있을 때는 주치의에게 반드시 알려야 한다.

오락 활동

오락 활동을 누리고 즐거움을 만끽하며 삶을 즐기는 일은 누구에게나 중요하다. 치매에 걸린 후에도 여전히 삶을 즐길 수 있다. 다만, 치매 환자가 즐거움을 느낄 수 있는 활동을 찾기 위해서는 보호자의 각고한 노력이 필요하다.

치매가 진행될수록 환자가 즐길 거리를 찾기가 더욱 힘들어질 수 있다. 실제로 보호자가 이미 최선을 다하고 있는 상황에서 '활동'까지 추가하면, 보호자는 더 지치게 되고 가족 모두에게 스트레스만 가중하는 역효과를 낳을 수 있다. 따라서 환자와 보호자가 함께 즐길 수 있는 일을 찾아보길 바란다.

우선, 노인 주간보호센터에서 제공하는 프로그램이나 가정 방문 프로그램을 고려해 보도록 한다. 주간보호센터는 돌봄이 필요한 사람들이 서로 안전하게 교류할 수 있는 환경을 제공하여 환자에게 적절한 자극과 안정감을 줄 수 있다. 환자가 새로운 환경에 잘 적응할 수 있다는 것을 전제하면, 기억력 문제를 겪는 환자들과 어울리며 우정을 쌓는 일 역시 가능하다. 일부 가정 방문 프로그램은 작업 요법이나 오락 활동을 제공한다. 전문가가 집으로 방문해 환자가 즐길 수 있는 활동이나 운동을 계획하는 데 도움을 줄 수 있다. 주간보호센터나 가정 방문 프로그램 모두 환자가 사회적 활동에 참여하며 성취감과 재미를 느낄 기회를 제공하므로, 가능하다면 참여시키는 편이 좋다.

치매 환자는 스스로 즐거움을 찾는 능력을 잃어버릴 수 있다. 일부 환자는 너무 무료한 나머지 방 안을 서성이는 등 반복적인 행동을 보이기도 한다. 보호자가 어떤 활동을 제안했을 때 환자가 거부한다면, 대개 보호자가 제안한 내용을 잘 이해하지 못했기 때문이다. 따라서 보호자가 먼저 활동을 시작한 다음 환자에게 함께하자고 권해 보도록 한다. 너무 유치한 놀이 보다는 간단하면서도 성인 수준의 놀이를 택하도록 한다. '치료' 목적의 활동보다는 재미있게 즐길 수 있는 활동을 고르는 편이 더 좋다. 환자가 혼자서도 즐겁게 잘 해낼 수 있는 활동을 찾아보도록 한다사포질하기, 아이와 놀기, 아이스크림 기계 돌리기 등.

환자마다 활동을 감당할 수 있는 정도가 다르므로 환자가 휴식을 충분히 취한 뒤에 활동을 시작하도록 한다. 환자가 불안해하거나 짜증을 낼 때마다 도와주고, 하나의 활동을 여러 단계로 세분화해 진행하도록 한다.

인지 능력이 심각하게 손상된 환자도
익숙한 노래를 듣거나 부르며 즐거움을 느낄 수 있다.

환자가 건강했을 때 즐겼던 활동은 인지 능력이 심각하게 손상된 후에도 여전히 의미 있고 즐겁게 느낄 수 있다. 하지만 취미 생활을 즐기고, 손님을 초대하고, 콘서트를 보고, 외식을 하는 등의 활동들은 치매 환자에게 너무 복잡하고 혼란스러워서 재미가 없다고 느낄 수 있다. 따라서 간단한 활동으로 대체되어야 하지만 가족들은 환자가 간단한 활동만으로도 이전에 즐기던 활동에 버금가는 즐거움을 느낄 수 있다는 사실을 이해하기 어려울 수 있다.

음악은 많은 이들이게 즐거움을 주는 원천이다. 인지 능력이 심각하게 손상된 환자들도 익숙한 옛노래를 듣거나 부르며 즐거움을 느낄 수 있다. 어떤 환자는 누군가가 옆에서 격려해 줄 때만 노래를 부르고, 다른 환자는 커다란 조작 버튼이 달린 라디오나 CD 플레이어를 능숙하게 사용하기도 한다. 또한 어릴 때 피아노나 노래를 배웠다면 인지 능력이 손상된 후에도 능력을 유지하기도 한다.

| 음악은 많은 이들이게 즐거움을 주는 원천이다. |

기억력이 손상된 후에도 텔레비전을 즐겨 보는 환자들이 있다. 그러나 예전처럼 줄거리를 잘 이해하지 못해 화를 내는 이들도 많다. 또한 어떤 환자들은 텔레비전을 보다가 파국 반응을 일으키기도 한다. 일부 환자들은 오래된 영화를 틀어주는 케이블 채널이나 비디오를 즐겨 보기도 한다.

많은 치매 환자가 옛친구가 찾아오면 좋아하지만 가끔은 화를 내기도 한다. 이럴 때는 한 번에 한두 명씩만 방문하게 하도록 한다. 여러 명이 한꺼번에 몰려오면 혼란스러워하는 경우가 많다. 손님에게는 짧은 시간만 머물도록 요청하고, 환자의 기억력과 다른 행동 문제에 대해 미리 설명하도록 한다.

일부 가족들은 치매 환자와 함께 외식을 즐긴다. 치매를 앓는 환자 대부분은 사회 예절을 잊지 않고 잘 지킨다. 반면, 일부 환자들은 지저분하게 먹어서 가족들을 당황하게 만들기도 한다. 외식할 때는 환자가 깔끔하게 먹을 수 있도록 간단한 음식을 대신 골라 주문해 주고, 불필요한 유리컵이나 식기는 치우도록 한다. 어떤 가족들은 치매 환자가 스스로 주문할 수 없다는 사실을 식당 종업원에게 넌지시 알려주면 도움이 된다고 조언한다.

치매가 발병하기 전 환자의 취미나 관심사를 생각해 보고 계속 즐길 수 있는 방법을 찾아본다. 가령 독서가 취미였던 환자는 더는 글을 이해할 수 없게 된 후에도 신문이나 잡지, 책을 넘겨보기를 좋아하는 경우가 많다. 반면 어떤 환자들은 취미나 관심사에서 아예 손을 떼고 다시 시작하지 않으려고 한다. 이는 환자가 전에는 잘했던 일을 더는 할 수 없게 되었을 때 흔히 발생한다. 한때 능숙하게 해냈던 일을 단순화해서 다시 하도록 권유한다면 해당 활동을 유별나게 즐기지 않는 한 대부분 환자에게는 모욕적으로 느껴질 수 있다. 따라서 새로운 오락 활동을 찾는 편이 더 나을 수 있다.

인간이라면 누구나 오감을 통해 세상을 경험하기를 좋아한다. 보호자도 눈부신 석양을 바라보고, 꽃향기를 맡고, 좋아하는 음식을 맛보기를 즐길 것이다. 치매 환자는 대개 사회적으로 고립되어 있어서 오감을 자극하는 경험이 어렵다. 더 나아가 스스로 찾지 못할 때가 많다. 예쁜 그림이나 노래하는 새, 익숙한 냄새나 맛 등에 대해 이야기를 나누어 보도록 한다. 보호자와 마찬가지로 환자도 선호하는 감각이 있을 것이다. 많은 가족이 치매 환자가 자동차를 타면 좋아한다고 한다.

동물을 좋아하던 사람은 치매가 걸린 후에도 반려동물과 교감하며 기쁨을 느낄 수 있다. 특정 개와 고양이는 인지 장애가 있는 사람들과 본능적으로 잘 어울리는 듯 보인다.

또한, 인형이나 봉제 인형을 좋아하는 환자들도 있다. 봉제 인형은 유치하고 부끄럽게 느껴지기도 하지만 위안을 선사하기도 한다. 환자가 인형에 대해 느끼는 감정은 주변 사람들의 태도에 따라 달라질 수 있다. 환자가 인형을 좋아하는 것 같다면 소유할 수 있게 해주는 편이 좋다.

> 신체접촉은 환자가 말을 이해할 수 없게 된 후에
> 환자와 효과적으로 소통할 수 있는 방법이다.

치매가 진행되어 조정력과 언어 능력을 상실하고 나면, 보호자는 환자가 여전히 즐거운 경험을 만끽하고 스스로 즐거움을 느끼고 싶어 한다는 사실을 잊기 쉽다. 환자의 손을 잡아주고, 만져주고, 안아주며, 사랑을 표현하는 행위의 중요성을 간과하지 말길 바란다. 환자와 소통할 방법이 없을 때는 가볍게 만져주거나 안아주기만 해도 환자가 긍정적인 반응을 보이는 경우가 많다. 신체접촉은 인간의 의사소통에서 중요한 부분을 차지한다. 등을 쓰다듬어 주거나 발이나 손을 문질러주면 환자가 안정감을 느끼게 해줄 수 있다. 혹은 환자의 곁에 앉아 손을 잡아주어도 좋다. 이는 환자와 언어로 소통하기 힘들거나 불가능해졌을 때 함께 시간을 보낼 수 있는 좋은 방법이다.

의미 있는 활동

우리가 하루 동안 하는 활동은 대부분 삶에 의미와 가치를 창출하기 위해 이루어진다. 우리는 돈을 벌기 위해, 타인에게 봉사하기 위해, 자신이 가치 있다고 느끼기 위해 일을 한다. 손주에게 줄 스웨터를 뜨거나 친구에게 선물할 케이크를 굽기도 한다. 남들에게 멋지고 깔끔하게 보이고 싶어서 머리를 감고 옷을 빤다. 이처럼 목적이 있는 활동은 스스로 쓸모 있고 필요한 존재라고 느끼게 해주기 때문에 매우 중요하다.

치매 환자가 평소에 즐기던 활동을 더는 할 수 없게 되면, 환자가 혼자 힘으로 할 수 있는 범위 내에서 스스로 의미 있다고 느끼는 일을 찾도록 도와주어야 한다. 이러한 활동들은 보호자의 눈에는 무의미해 보일지라도 환자에게 의미가 있고 만족스러울 수 있다. 예를 들면 수건을 접었다가 다시 접는 행위는 어떤 사람에게는 의미 있는 일일 수 있지만 다른 사람에게는 무의미하게 느껴질 수 있다. 또한, 일부 환자들에게는 자신을 '환자'가 아니라 '자원봉사자'로 인식하는 것이 중요하다. 이를 통해 환자는 활동에 참여하면서 보람도 느끼고 스스로 가치 있다고 느끼게 된다. 환자는 가족이나 이웃을 위해 정원을 가꿀 수도 있고, 스스로 식사 준비하지는 못해도 채소를 손질하거나 상을 차리는 일을 도울 수도 있다. 혹은 보호자가 일하는 동안 실타래를 감거나 먼지를 털거나 잡지를 정리할 수도 있다. 환자가 최대한 스스로 하도록 격려하되, 작업을 여러 단계로 나누어 단순화하거나 보호자가 일부분을 거들어 줄 수 있다.

많은 전문가는 치매 환자에게 신체 운동이나 활발한 정신 활동을 유지하라고 권한다. 활발한 신체적·정신적 활동이 사고력 저하가 없는 사람의 치매 발병을 늦추는 데 도움이 된다는 연구 결과가 있다. 게다가 치매를 유발하는 질환이 발병한 후에도 신체적·정신적으로 왕성한 활동을 유지하면 병의 진행 속도를 늦출 수 있다. 그보다 더 중요한 사실은 치매 환자가 신체적·정신적 활동을 통해 삶의 질을 향상할 수 있다는 점이다.

> 환자를 화나게 만드는 활동을 억지로 시켜봤자
> 아무런 도움이 되지 않는다.

특정 활동이 환자에게 미칠 영향을 반드시 고려해야 한다. 강아지 쓰다듬기, 다른 사람과 대화하기, 산책하기, 야외에 앉아있기 등처럼 활동은 간단하면서도 즐거워야 한다. 환자가 짜증을 내거나 고집을 부리고, 울음을 터트리거나 활동하기를 거부하는 등 화가 났다는 징후를 반복적으로 보인다면 해당 활동이 즐거움이 아니라 스트레스를 준다는 의미이다. 환자를 화나게 만드는 활동을 억지로 시켜봤자 아무런 도움이 되지 않는다.

개인위생

치매 환자에게 어느 정도의 돌봄이 필요한지는 뇌 손상의 유형과 정도에 따라 다르다. 질병의 초기 단계에서는 환자 스스로 자신을 잘 돌보다가도 시간이 지나면서 점차 자기 관리가 어려워져 결국에는 보호자의 전적인 도움이 필요할 수 있다.

보호자가 환자의 옷을 갈아입히거나 목욕을 시키려고 할 때 문제가 자주 발생한다. 환자는 "이미 옷을 갈아입었다."라고 말하거나, 되레 보호자가 부당한 요청이라도 한 듯 따지고 들 수도 있다.

치매 환자를 돌보는 딸은 다음과 같이 말했다. "저희 엄마는 옷을 갈아입힐 수가 없어요. 일주일 내내 같은 옷을 입고 살아요. 잘 때도 그 옷을 입고 주무세요. 옷을 갈아입으라고 말하면 이미 갈아입었다고 하거나 '네가 뭔데 나한테 옷을 갈아입으라 마라야?'라며 성질을 내세요."

　이와 비슷한 일을 겪은 남편의 사례도 들어보자. "제가 목욕을 시켜 주는 내내 아내는 도와달라고 고함을 질러요. 한번은 창문까지 열어젖히고 '도와주세요. 도둑이 들었어요.'라고 외친 적도 있다니까요."

　치매 환자는 우울하거나 매사에 무관심해져 자신의 몸을 깨끗하게 유지할 의욕을 잃을 수 있다. 혹은 시간이 얼마나 흘렀는지 기억하지 못해서 옷을 갈아입은 지 일주일이나 지났다는 사실을 인식하지 못할 수도 있다. 또한 누군가에게 옷을 갈아입으라는 말을 듣고서 당황했을 수도 있다 누군가 다가와서 대뜸 옷을 갈아입으라고 말하면 기분이 어떨 것 같은가?.

　옷을 갈아입고 몸을 씻는 일은 지극히 사적인 활동이며, 각자 자신만의 방식을 가지고 있다. 샤워를 선호하는 사람도 있지만, 욕조에 들어가 목욕하기를 좋아하는 사람도 있다. 아침에 씻는 사람도 있고, 밤에 씻는 사람도 있다. 하루에 옷을 두 번 갈아입는 사람이 있는가 하면, 이틀에 한 번 갈아입는 사람도 있다. 하지만 사람마다 각자 자기만의 방식이 정해져 있다. 가족들은 치매 환자를 도울 때 환자가 습관처럼 해오던 방식을 무심코 간과하기도 한다. 일상에 변화가 생기면 환자는 당황할 수 있다. 부모나 조부모 세대 때만 해도 사람들은 요즘처럼 자주 몸을 씻고 옷을 갈아입지 않았다. 아마 어렸을 때 일주일에 한 번 정도 몸을 씻고 옷을 갈아입었을 것이다.

　우리는 아주 어렸을 때부터 스스로 몸을 씻고 옷을 입기 시작한다. 이는 독립성을 나타내는 중요한 지표가 된다. 또한 몸을 씻고 옷을 갈아입는 행위는 지극히 사적인 영역에 속한다. 따라서 성인이 된 이후에 남들이 보는 앞에서 목욕을 하거나 옷을 갈아입어 본 적이 없는 사람이 많을 것이다. 더욱이 나이 들어 더는 아름답지 않은 자신의 알몸을 타인의 손길과 눈길이 닿는 곳에 드러내는 일 자체가 극도로 불쾌하게 느껴질 수 있다. 환자뿐만 아니라 모든 사람이 스스로 하는 지극히 사적인 일을 보호자가 도와주겠다고 제안할 경우, 환자는 자신이 여태껏 스스로 해왔던 일을 더는 해낼 수 없으며, 사실상 어린아이처럼 옷을 입을 때도 남의 도움을 받아야 하는 상태가 되었다는 의미로 받아들인다.

> **환자가 목욕이나 환의하기 힘들어할 때는**
> 그 과정에서 필요한 작업의 수를 줄일 방법을 모색하도록 한다.

옷을 갈아입고 몸을 씻으려면 환자는 많은 결정을 내려야 한다. 수많은 양말과 셔츠, 웃옷, 바지, 치마 중에서 하나를 선택해야만 한다. 환자는 더는 스스로 옷을 갈아입지 못한다고 깨닫게 되거나, 서랍 안에 파란색, 초록색, 검은색 양말이 가득 찬 모습을 보고 엄청난 혼란을 느끼고 차라리 옷을 갈아입지 않는 편이 낫다고 생각할 수 있다.

이러한 요인으로 인해 환자는 목욕과 환의를 하는 과정에서 파국 반응을 일으키기도 한다. 결국 보호자는 파국 반응을 피하면서 환자의 청결을 유지해야 하는 난제에 부딪히게 된다. 먼저 환자의 심정을 헤아리고 사생활과 독립성을 존중해 주려고 노력해 보길 바란다. 또한, 환자가 불쾌한 행동을 하더라도 고의가 아니라 뇌 손상 때문이라는 사실을 명심해야 한다. 환자의 독립성을 침범하지 않으면서 목욕과 환의에 필요한 작업의 수를 줄일 방법을 모색하도록 한다.

목욕

환자가 목욕을 거부한다면, 목욕할 때 거쳐야 할 과정들이 너무 혼란스럽거나 복잡하기 때문일 수 있다. 혹은 보호자가 자신의 사적인 영역을 침범한다는 사실 때문이거나 불안감 때문일 수도 있다. 이러한 요소들을 줄일 수 있는 방법을 찾아야 한다. 차분하고 조용하게 움직이고, 목욕 과정을 단순화하도록 한다. 목욕 가운이나 수건으로 환자의 몸을 감싼 다음, 가운이나 수건 안으로 손을 넣어 씻기는 방법도 있다. 환자가 기존에 목욕하던 방식을 최대한 따르고 환자를 격려하도록 하는 동시에 목욕 과정을 간단하게 만들도록 한다. 목욕물을 받기 전에 환자가 목욕 후에 입을 옷과 수건부터 미리 펼쳐놓도록 한다. 만약 환자가 면도를 먼저 한 다음 샤워를 하고 아침을 먹는 습관이 있었다면, 목욕 시간을 아침 식사 전으로 정해두면 보호자의 말을 순순히 따를 가능성이 크다.

목욕을 도와줄 때는 차분하고 부드럽게 행동해야 한다. 목욕할 필요가 있는지를 두고 환자와 말싸움을 하지 않도록 한다. 그보다는, 목욕을 하기 위해 환자가 무엇을 해야 하는지 한 번에 하나씩 말해주도록 한다.

- "아빠, 아침 식사 후 바로 목욕해야 해요."라고 말하지 않는다 "아침 식사 후 바로"라는 말은 환자가 무언가를 기억해야 한다는 뜻이다.

- 환자가 "나 목욕할 필요 없어."라고 말하면, "아니거든요. 일주일 동안 한 번도 안 했잖아요."라고 대답하지 않는다 마지막으로 목욕한 지가 언제인지도 기억나지 않는 상황에서 이런 말은 듣고 싶지 않을 것이다.

- 그 대신 "아빠, 목욕물 받아놨어요."라고 말하도록 한다. 환자가

"나 목욕할 필요 없어."라고 대답하면 "자, 여기 수건 있어요. 이
제 셔츠 단추를 푸세요."라고 말하도록 한다_{환자는 논쟁 대신 자연스레 단추에}
_{집중하게 될 것이다. 환자가 단추를 풀기 힘들어하면 보호자가 조심스레 도와주도록 한다}. 그런 다음,
"아빠, 이제 일어나서 바지를 벗으세요."라고 말한다. 환자는 "나
목욕할 필요 없어."라고 재차 말할 수 있다. 그러면 "이제 욕조 안
으로 들어가세요."라고 말한다.

딸은 욕조에 아버지의 목욕물을 받고 모든 준비를 마친 다음, 복
도를 서성이는 아버지를 보며 이렇게 말했다. "이야, 목욕물이 엄청
따뜻해요. 이미 물까지 다 받아놨는데, 목욕 안 하실 거예요? 그냥 버
리기엔 너무 아깝잖아요." 동전 한 푼도 허투루 쓰지 않던 아버지는
딸의 말에 순순히 응했다.

아내는 남편에게 이렇게 말했다. "목욕 다 하고 나서 재니가 가져
온 맛있는 쿠키 같이 먹자."

일부 가족들에 따르면, 치매 환자는 자신을 돌보는 보호자가 아닌
다른 가족 구성원이나 유니폼을 입은 도우미가 목욕을 도와주면 더
잘 따른다고 한다.

환자가 지금까지 목욕을 어떻게 해 왔는지 곰곰이 생각해 보도록
한다. 욕조에서 목욕을 자주 했는가 아니면 샤워를 자주 했는가? 아침
에 씻었는가 아니면 저녁에 씻었는가?

모든 방법이 통하지 않을 때는 필요한 부위만 씻기거나 스펀지를
이용해 목욕을 시키도록 한다. 환자의 피부에 발진이나 붉은 부위가

없는지 살펴보도록 한다.

목욕을 규칙적인 일과로 정해 매일 같은 시간에 같은 방식으로 수행하도록 한다. 환자가 목욕할 시간을 예측할 수 있으면 저항이 줄어들 것이다. 목욕을 시키기가 힘들다면 매일 시키지 않아도 괜찮다.

욕실에서는 사고가 자주 발생한다. 필요한 물건을 모두 미리 준비해 두고, 절대 환자에게서 눈을 떼거나 환자를 혼자 두지 않도록 한다. 목욕이나 샤워할 때는 환자가 스스로 물 온도를 확인할 수 있더라도 항상 보호자가 직접 온도를 확인해야 한다. 물 온도가 적당한지 판단하는 능력을 어느 날 갑자기 잃어버릴 수 있다.

절대로 환자를 욕조 안에 혼자 두지 않도록 한다. 욕조에 물은 5~8센티미터가량만 받도록 한다. 이 정도 깊이는 환자가 안전하다고 느끼며 실제로도 안전하다. 욕조 바닥에 고무 매트를 깔거나 미끄럼 방지 스티커를 붙여 환자가 미끄러지지 않도록 한다. 거품 목욕이나 목욕용 오일은 욕조를 미끄럽게 만들 뿐 아니라 여성에게 질염을 유발할 수 있으므로 사용하지 않도록 한다.

> 절대로 환자에게서 눈을 떼거나
> 환자를 욕조 안에 혼자 두지 않도록 한다.

환자를 욕조에 들여보내고 나오게 하는 일이 힘들 수 있다. 특히, 환자가 동작이 서툴거나 체중이 많이 나간다면 더욱 힘이 들 수 있다. 환자가 균형을 잘 잡지 못할 경우, 욕조의 가장자리를 넘다가 미끄러져 넘어질 수 있으며 샤워 중에 가만히 서 있다가도 넘어질 수 있다. 이럴 때는 욕실 벽에 손잡이를 설치해 환자가 욕조를 나오고 들어갈 때나 목욕하는 동안 잡을 수 있게 도와준다. 욕실 손잡이는 환자의 안전을 위해 필수적으로 설치해야 한다. 욕조나 샤워실 안에서 목욕 의자를 사용하도록 한다. 먼저, 목욕 의자를 욕조 안과 밖에 걸쳐 놓고, 보호자가 환자의 다리를 들어서 욕조 안으로 집어넣어 준다. 그런 다음 환자가 목욕 의자를 따라 미끄러지듯 몸을 밀고 들어가 욕조 안쪽에 앉으면 된다목욕 보조용품은 다음 절 참조. 많은 가족이 목욕 의자와 손으로 들고 쓰는 샤워 호스를 사용하면 목욕할 때 발생하는 문제를 크게 줄일 수 있다고 말한다. 샤워 호스는 보호자가 물의 흐름그리고 물이 중구난방으로 튀는 문제을 잘 제어할 수 있게 도와준다. 의자를 사용하면 환자에게 더 안전하고, 보호자가 물의 흐름을 잘 제어하면 환자도 덜 불안하게 된다. 또한 환자를 의자에 앉히면 안정감을 느끼므로 불안을 줄여줄 수 있고, 보호자가 허리를 구부렸다 폈다하는 횟수도 줄여준다. 샤워 호스를 사용하면 환자의 몸을 헹구고 머리를 감기기가 훨씬 수월해진다.

일부 환자는 씻어야 할 부위를 한 번에 하나씩 부드럽게 알려주면 스스로 씻을 수 있다. 환자가 생식기 부위를 꼼꼼하게 씻었는지 확인하는 일이 부끄러울 수 있겠지만, 발진이 생길 수 있으므로 반드시 확인해야 한다. 또한 살이 접힌 부분과 가슴 아래까지 잘 씻었는지 살펴보도록 한다.

욕실용 매트는 환자가 욕조에서 나올 때 밟아도 미끄러지지 않는 제품을 사용하도록 하고, 바닥에 물이 고인 곳이 없는지 확인한다. 욕실용 매트 대신 미끄럽지 않고 물을 흡수하며 세탁이 가능한 욕실 카펫을 사용해도 좋다. 환자가 수건으로 몸의 물기를 스스로 닦는다면 빠진 부위가 있는지 확인하도록 한다. 보호자가 환자의 몸을 닦아 줄 때는 몸 구석구석이 잘 닦였는지 확인한다. 바디 파우더나 베이비 파우더, 콘스타치 파우더 등을 여성의 가슴 아래나 피부가 접히는 부분에 발라준다. 콘스타치 파우더는 무향에 알레르기 성분도 없고 가격도 저렴해서 탤컴파우더 대용으로 사용하기 좋은 제품이다. 환자가 데오도란트를 사용하기를 꺼릴 때는 베이킹소다를 사용하면 효과적으로 땀 냄새를 제거할 수 있다.

목욕 후에는 환자가 옷을 입기 전에 피부에 붉은 반점이나 발진, 상처가 있는지 확인하도록 한다. 붉은 반점이나 상처가 눈에 띈다면 주치의에게 도움을 요청해야 한다. 욕창 또는 압박궤양은 주로 앉아 있거나 누워 지내는 시간이 많은 사람에게 빠르게 발생한다. 환자의 피부가 건조하면 보디로션을 발라주도록 한다.

환자에게 필요한 용품 구매처

이 책에서 추천하는 용품들은 다양한 웹사이트와 대형 할인점, 마트형 약국, 의료용품점에서 구입할 수 있다. 목욕용품과 변기용 안전 손잡이, 이동식 좌변기, 미끄럼 방지 매트, 욕실용 손잡이, 요실금 환자를 위한 용품, 지팡이, 휠체어, 식기와 칫솔 손잡이에 붙일 수 있는 장치 등 모두 시중에서 쉽게 구할 수 있다. 여러 가지 디자인의 제품이 출시되어 있으므로, 환자의 욕실 환경과 필요에 맞춰 선택하면 된다. 들어놓은 보험이 있다면 해당 보험에서 용품을 보장해 주는지 문의해 보도록 한다. 종류는 약사에게 물어보면 환자의 필요에 제일 적합한 제품을 선택하도록 도와줄 것이다.

변기용 안전 손잡이는 변기 주위에 설치하는 제품으로, 환자가 변기에 앉거나 일어설 때 도움을 준다. 또한 환자가 옆으로 넘어지지 않도록 도와준다.

변기 위에 높이 조절 변기 커버를 설치하면 환자가 변기에 쉽게 앉고 일어설 수 있으며, 보호자가 환자를 휠체어에서 변기로 쉽게 옮길 수 있다. 변기 커버는 변기 위에 단단히 고정되어 있어야 환자가 앉을 때 미끄러지지 않는다. 환자가 변기에 장시간 앉아 있는 경우, 푹신한 ^{부드러운} 제품이 더 편안하다. 특히 환자가 욕창이 잘 생긴다면 푹신한 커버를 깔아주어야 한다.

이동식 좌변기를 대여해서 환자의 침대 근처나 1층에 놓아두면 환자가 계단을 오르내리지 않아도 된다. 소변기와 요강도 시중에 다양하게 나와 있다.

많은 가정에서 수건걸이와 칫솔 거치대, 비누 거치대를 욕실 벽에 붙여두거나 건식 벽체에만 고정해 둔 경우가 많다. 이럴 경우, 환자가 균형을 잡거나 몸을 일으키려고 잡을 때 벽에서 떨어질 위험이 있다. 따라서 목공에 대해 잘 아는 사람을 불러 벽 안에 있는 나무 기둥에 단단히 고정하도록 한다. 또한, 제품이 견고하게 설계되었는지도 확인해야 한다.

옷 입기

옷을 고르기 힘들어하는 환자를 위해 깨끗한 옷을 미리 준비하자. 입는 순서대로 놓아주면 도움이 될 수 있다. 철이 지났거나 거의 입지 않는 옷은 치워서 환자가 옷을 고르는 부담을 줄여주도록 한다. 양말은 어떤 바지와도 잘 어울리는 제품으로 준비해 두면 환자가 매번 바지에 맞춰 어떤 양말을 신을지 고민하지 않아도 된다.

환자가 옷을 갈아입기 싫어하면, 언쟁을 벌이지 말고 나중에 다시 제안하도록 한다.

넥타이와 스카프, 액세서리는 잘 어울리는 셔츠나 원피스와 함께 옷걸이에 걸어두도록 한다. 벨트나 스카프, 기타 액세서리 등은 환자가 잘못 착용할 가능성이 있으므로 치우도록 한다.

환자는 치매가 진행될수록 옷의 앞뒤를 구분하지 못하거나 옷을 입는 순서를 잊어버리게 된다. 또한 단추나 지퍼, 신발 끈, 벨트 버클을 다룰 수 없게 된다. 환자가 단추를 채우기 힘들어한다면 벨크로로 바꿔주도록 한다. 벨크로는 원단 가게에서 손쉽게 구매할 수 있다. 치매 환자는 손가락과 뇌가 단추를 채우는 법을 잊은 후에도 벨크로는 잘 다루는 경우가 많다. 한 아내는 혼자 힘으로 옷을 입고 싶어 하는 남편의 욕구에 민감하게 반응하여 양면으로 입을 수 있는 옷을 사주었다고 한다. 뒤집어 입어도 예쁜 티셔츠와 허리 밴드가 신축성 있게 잘 늘어나는 바지, 튜브 양말을 구매했다고 했다튜브 양말은 뒤꿈치의 이음매가 없어 일반 양말보다 더 신기 편하다. 슬립온 신발은 끈이나 매듭을 묶지 않아도 돼서 신기 쉽다. 여성 환자의 경우, 양면으로 입을 수 있는 셔츠나 끈이나 단추가 달려 있지 않은 제품을 선택한다. 치마나 바지도 양면으로 입을 수 있고, 신축성 있는 허리 밴드가 달린 옷을 고르도록 한다. 치마는 몸에 둘러 입는 랩 형식이 좋다. 환자가 입고 벗기에는 헐렁한 옷이 더 편하다.

또한, 치매 환자나 휠체어를 타는 환자가 쉽게 입을 수 있도록 디자인된 의류를 인터넷에서 쉽게 찾을 수 있다.

의류를 고를 때는 세탁이 가능하고 다림질이 필요 없는 제품이 좋다. 굳이 할 일을 더 만들어 사서 고생할 필요는 없지 않은가. 너무 복잡한 무늬가 들어간 옷은 맞춰 입기 어려우므로 피하도록 한다.

치매 환자는 속옷을 입기 힘들어한다. 속옷은 부드럽고 헐렁한 제품을 구매하도록 한다. 환자가 속옷을 거꾸로 입거나 뒤집어 입어도 개의치 말자. 여성 환자가 브래지어를 착용해야 한다면 몸을 앞으로 숙여 가슴이 컵 안으로 들어가게 한다. 팬티스타킹은 입기 힘들고, 무릎까지 오는 양말은 혈액 순환이 잘되지 않는 환자에게 좋지 않다. 집에서는 목이 짧은 면양말을 신는 편이 제일 좋다.

환자의 옷을 갈아입힐 때는 환자가 무엇을 해야 하는지, 또는 보호자가 무엇을 하고 있는지 한 번에 하나씩 알려주어야 한다. 또한, 환자에게 잘 통하는 방법을 따르도록 한다. 환자가 옷을 이상하게 입었더라도 그냥 내버려 두도록 한다.

몸 단장하기

머리는 감기 편하고 손질하기 편하게 자르도록 한다. 헤어드라이어나 컬링 아이언으로 관리해야 하는 머리 모양은 피하도록 한다. 평소에 미용실이나 이발소에 잘 가던 사람이라면 치매에 걸린 후에도 머리하러 가기를 좋아할 수 있다.

욕조에 샤워 호스가 설치되어 있지 않다면, 환자의 머리를 감겨줄 때는 욕조보다는 주방 싱크대가 더 안전할 수 있다_{보호자의 허리도 더 편하다}. 싱크대에 부착할 수 있는 호스를 구매하길 권한다. 머리를 감긴 후에는 환자의 머리를 잘 헹궜는지 확인하도록 한다. 손가락으로 머리카락을 문질렀을 때 뽀드득 소리가 나야 한다.

환자가 스스로 손발톱을 깎을 수 있는지 확인하거나, 보호자가 대신 손톱과 발톱을 정리해 주도록 한다. 발톱이 길어 발가락 안으로 말려 들어가면 상당한 고통이 뒤따를 수 있다.

환자 스스로 옷을 입고 외모에 자신감을 가질 수 있도록 격려해 주도록 한다. 환자가 목욕 가운을 입은 채로 침울하게 서성이는 행동은 환자의 사기를 높이는 데 전혀 도움이 되지 않는다. 환자가 예전부터 화장을 즐겨 했었다면, 치매에 걸린 후에도 화장을 간단하게 계속하게 하면 좋다. 블러셔나 립스틱 정도는 보호자가 발라주기에도 그리 어렵지 않다. 나이가 든 여성에게는 파스텔 색상을 가볍게 발라주는 편이 좋다. 눈화장은 생략하도록 한다.

목욕을 끝내고 옷을 갈아입고 나면, 환자가 거울을 보며 자신의 모습이 얼마나 멋진지 직접 확인하게 해준다설령 보호자가 피곤하고 지친 상태일지라도. 나머지 가족들도 환자를 아낌없이 칭찬해 주도록 한다. 칭찬과 격려는 환자가 옷 갈아입기처럼 늘 잘해 오던 일을 더는 스스로 해내기가 힘들어진 후에도 자존감을 유지하는 데 도움이 된다.

구강 위생

만성 질환자를 돌보려면 해야 할 일이 산더미라서 눈에 보이지 않는 부분을 간과하기 쉽다. 하지만 구강 위생은 환자의 편안함과 건강을 위해 매우 중요하다. 겉보기에는 스스로 잘 관리하는 것처럼 보이는 환자들도 실제로는 치아나 틀니 관리를 소홀히 할 수 있다.

구강 관리를 환자가 예측할 수 있도록 규칙적인 일과로 만들고, 차분하게 진행하면 저항을 줄일 수 있다. 일정을 짤 때는 하루 중 환자가 제일 협조적인 태도를 보이는 시간대를 고르도록 한다. 환자가 화를 내면 잠시 멈추었다가 나중에 다시 시도하도록 한다.

환자가 가능한 한 혼자서 일상생활을 해내기를 바란다면, 환자의 기억만 되새겨 주고 실제 관리는 최대한 환자가 직접 할 수 있도록 내버려 두어야 한다. 치아나 틀니 관리는 여러 단계를 거쳐야 하는 복잡한 작업이기에 환자는 다음에 무엇을 해야 할지 몰라 아예 관리를 그만둘 수 있다. 치매 초기 환자라면 양치를 하라고 일러주기만 해도 충분하지만, 점차 병이 진행되면 단계별로 알려주어야 한다. 환자가 혼란스러워할 경우, 여러 단계로 나누어 지시하도록 한다. "양치하세요."라고 말하는 대신에 "칫솔을 집으세요.", "칫솔 위에 치약을 짜드릴게요.", "칫솔을 입에 넣으세요." 등으로 순서대로 알려주도록 한다. 환자가 보호자를 보고 따라 하게 하는 방법도 좋다. 환자에게 입을 헹군 다음 뱉으라고 상기시킨다. 보호자가 환자의 치아를 직접 닦아줘야 할 경우, 칫솔질은 환자의 뒤에 서서 해주고, 여러 가지 모양의 칫솔을 시도해 보도록 한다.

틀니 관리는 매우 어렵다. 틀니가 잘 맞지 않거나 틀니 접착제를 제대로 바르지 않고 끼게 되면 음식을 씹을 때 방해가 된다. 자연스레 환자는 씹기 어려운 음식을 꺼리게 되고, 결국 영양 불균형이나 변비로 이어질 수 있다. 틀니는 환자가 식사할 다 할 동안 제자리에 고정되어 있어야 한다. 틀니가 잘 맞지 않거나 환자가 불편해한다면 치과 의사에게 조정해달라고 해야 한다. 환자가 틀니를 씻는 일을 잊어버리거나 보호자가 대신 세척해 주기를 거부할 경우, 염증이 생겨 잇몸에 통증을 유발할 수 있으며, 결국 균형 잡힌 식사를 하지 못하게 된다.

> 환자가 가능한 한 혼자서 일상생활을 해내기를 바란다면,
> 환자의 기억만 되새겨 주고 실제 관리는
> 최대한 환자가 직접 할 수 있도록 내버려 두어야 한다.

보호자가 환자를 대신해 틀니 관리해 주는 경우, 매일 틀니를 빼 세

척하고 환자의 잇몸에 자극이 있는지 확인해야 한다. 치과 의사에게 문의하면 어떻게 해야 하는지 잘 알려줄 것이다.

환자의 입안에 염증이 있는지 확인하도록 한다. 또한 음식을 씹거나 먹을 때 행동 변화가 있다면 치아에 문제가 있다는 뜻이므로 잘 살펴봐야 한다. 치과 진료는 치매 환자를 치료해 본 경험이 있는 치과 의사에게 봐야 한다. 친절하고 인내심 있게 환자의 치과 치료를 꾸준히 해줄 수 있는 의사들이 많으므로, 쉽게 찾을 수 있을 것이다.

건강한 치아 또는 잇몸에 잘 맞는 틀니는 환자에게 매우 중요하다. 치매 환자는 음식을 잘 씹지 못해 기도에 걸리기 쉬우며, 치아에 문제가 있으면 질식할 위험이 더욱 커진다. 입에 염증이 생겨 영양소가 조금만 결핍되어도 환자의 혼란을 가중하거나 변비를 유발할 수 있다. 입안의 염증은 다른 문제로도 이어질 수 있으며, 환자의 장애를 악화시킬 수도 있다260쪽 참조.

실금

치매를 유발하는 질병을 앓는 환자들은 옷에 소변이나 대변을 보는 경우가 있다. 이를 각각 요실금과 변실금^{장실금}이라 부른다. 두 가지 실금은 별개의 문제이며, 종종 둘 중 하나의 증상만 나타나기도 한다. 실금에는 여러 가지 원인이 있으며 치료가 가능하므로 문제를 해결하기 위해서는 반드시 의사의 진단부터 받아야 한다.

배뇨와 배변 활동은 인간이라면 누구나 겪는 매우 자연스러운 현상이다. 하지만 우리는 어릴 때부터 대소변을 보는 일이 매우 사적인 활동이라고 배워왔다. 또한, 많은 이들이 배변과 배뇨가 더럽고 지저분하며 사회적으로 용인되지 않는 일이라고 가르침을 받아왔다. 게다가 생리 작용을 해결하는 문제를 개인의 존엄성과 독립성과 연관 지어 생각하는 경향이 있다. 따라서 대소변을 볼 때 다른 사람에게 도움을 받아야 한다면 도움을 받는 사람과 도움을 주는 사람 모두가 고통스럽기 마련이다. 때때로 다른 사람의 대소변을 치우다가 역해서 구역질을 하거나 토를 하기도 한다. 치매 환자를 돌보는 보호자나 전문 간병인은 대소변을 치우는 과정에서 느끼는 역겨움과 같은 감정을 스스로 잘 다룰 수 있어야 한다.

요실금

요실금에는 여러 가지 원인이 있으며, 그중 일부는 적절한 치료를 통해 개선할 수 있다. 환자에게 요실금이 있는지 알아보려면, 다음 질문을 참고하도록 한다.

여성의 경우 환자가 웃거나 기침할 때나 물건을 들어 올리는 등 배에 갑작스러운 힘을 가할 때 소변이 조금씩 '새어' 나오는가? 이럴 때는 얇은 요실금 패드를 속옷에 붙이면 겉으로 붙인 티가 하나도 나지 않아 환자가 자신 있게 외출할 수 있다. 남성의 경우, 소변이 뚝뚝 흘러내릴 수 있다. 남성용 얇은 요실금 패드도 나와 있으니 사용해 보길 바란다. 요실금이 밤과 같은 특정 시간대에만 발생하는가? 며칠 동안 환자를 지켜보며, 요실금 증상이 나타나는 시간, 환자가 화장실에 가서 소변을 보고 온 시간, 식사 또는 음료를 마신 시간 등을 일기처럼 기록하면 도움이 된다. 환자가 소변을 얼마나 자주 보는가? 배뇨 시 통증이 있는가? 요실금이 갑자기 시작되었는가? 지난 한 달간 복용 중인 약을 바꾼 적이 있는가? 환자가 갑자기 더 혼란스러워하는가? 요실금이 어쩌다 한 번씩 나타나는가, 아니면 주기적으로 나타나는가? 환자가 최근 새로운 장소로 이사했는가? 옷장이나 화분 등 부적절한 장소에 소변을 누는가(이는 아무 곳에서나 옷에 소변 실수를 하는 환자와는 다르다)? 환자가 제때 화장실에 가지 못해 요실금이 나타나지는 않는가? 화장실로 가는 도중에 실금하지는 않는가?

알츠하이머병 환자가 말기 이전에 요실금 증상이 나타난다면, 알츠하이머병이 직접적인 원인이 아닌 경우가 많다질환마다 다를 수 있다. 이럴 경우 요실금을 치료할 수 있을지도 모른다.

환자가 요실금 증상을 보일 때마다 의사의 진찰을 받아야 한다. 앞서 나열한 질문들에 대한 답을 의사에게 알려주면 의사가 문제를 진단하는 데 도움이 될 것이다. 환자에게 열이 있는 경우에는 의사에게 즉시 알려야 한다. 보호자는 의사가 요실금 증상을 가볍게 여기지 않고, 치료 가능한 모든 원인을 철저히 검토하도록 요청해야 한다.

요실금은 급성 방광염이나 만성 방광염, 방치된 당뇨병, 전립선 비대, 탈수, 약물 복용 및 기타 여러 의학적 문제로 인해 발생할 수 있다6장참조. 소변이 새는 현상은 방광 벽이 탄력을 잃거나 괄약근이 약해지거나 기타 치료 가능한 질환이 생겨 발생하는 경우가 많다.

환자가 수분을 덜 섭취하면 요실금을 줄일 수 있으리라 생각하기 쉽지만 이는 탈수로 이어질 수 있어 위험하다. 요실금 해결의 첫 단계는 환자가 방광이 제대로 작동할 정도로 수분을 충분히 섭취하는지 확인하는 것이다. 물은 너무 적게 마셔도, 너무 많이 마셔도 좋지 않다. 환자가 수분을 어느 정도 섭취해야 하는지 잘 모르겠다면 의사나 간호사에게 문의하도록 한다. 환자에게 탈수 증상이 있는지도 확인해 줄 것이다.

치매가 진행될수록 환자는 요의를 전혀 느끼지 못하거나, 제때 일어나 화장실까지 가지 못하게 될 수도 있다. 이럴 때는 환자가 화장실을 가도록 자주 상기시켜 주면 해결할 수 있다.

환자가 너무 느리게 걷거나 보행 보조기를 사용하거나 행동이 둔

해서 제때 화장실까지 도달하지 못하는 경우, "앉기 전에 화장실부터 다녀오실래요?"라고 물어보도록 한다. 화장실까지 거리가 멀다면 이동식 좌변기를 대여하여 환자 가까이에 놓아주도록 한다. 또한 환자가 쉽고 빠르게 벗을 수 있게 옷을 간편하게 해주면 좋다. 지퍼나 단추 대신 벨크로를 달아주도록 한다. 환자가 의자에서 쉽게 일어날 수 있는지도 확인해야 한다. 깊은 의자에 깊숙이 앉아 있으면 제때 일어나지 못할 수 있다. 환자가 소변 실수를 하기 전에 환자에게 화장실을 다녀오라고 상기시켜 주도록 한다.

> 이전 달에 약물을 다른 종류로 바꾸었다면
> 환자에게 요실금이 생길 수 있다.

간혹 환자가 화장실을 찾지 못해서 요실금이 나타나기도 한다. 새로운 환경에서 발생하는 경우가 많으므로 눈에 잘 띄는 표지판을 화장실에 걸어두거나 문을 밝은색으로 칠하면 도움이 될 수 있다. 환자가 휴지통이나 옷장, 화분 등에 소변을 눈다면 화장실을 찾지 못하거나 소변을 봐야 할 장소를 기억하지 못하기 때문일 수 있다. 이럴 경우 일부 가족들은 휴지통의 뚜껑을 덮고, 옷장 문을 잠그고, 환자를 주기적으로 화장실에 데려가는 방법이 도움이 된다고 한다.

의자 쿠션 커버는 세탁이 가능한 제품을 구매하도록 한다. 쿠션까지 물이 스미지 않도록 큰 쓰레기봉투를 먼저 씌운 다음에 쿠션 커버를 씌우도록 한다. 특별히 아끼는 의자나 러그가 손상되지 않기를 바란다면 환자가 사용할 수 없는 곳으로 치우도록 한다.

일부 환자는 도움이 필요한데도 부끄럽거나 능력이 되지 않지 않아 도움을 요청하지 못한다. 안절부절못하거나 짜증을 낸다면 화장실에 가고 싶다는 신호일 수 있다. 환자가 화장실을 가고 싶을 때 어떤 신호를 보내는지 알아두고, 간병인이나 다른 가족들에게 알려주도록 한다.

환자가 야간에 요실금이 나타나는 경우, 저녁 식사 후 수분량을 제한하도록 한다_{나머지 시간에는 수분을 충분히 섭취하게 한다}. 단, 저녁 식사 후 수분을 추가로 섭취해야 할 의학적 이유가 있는 경우에는 예외로 한다. 환자를 밤중에 한 번 깨워 화장실에 가게 한다. 환자가 거동이 불편한 경우, 침대 옆에 이동식 좌변기를 두어 환자가 쉽게 사용할 수 있게 하면 도움이 될 수 있다. 욕실과 침실에 야간 조명을 설치하는 방법도 좋다. 환자가 요실금 증상을 보이기 전부터 방수 기능이 있는 매트리스 커버를 미리 구매해 두고, 침대용 방수 패드를 사용하도록 한다_{아래 실금용 의류 관련 참조}.

낙상은 밤중에 화장실을 가다가 자주 발생한다. 조명을 충분히 밝게 켜 두고, 바닥에 깔아둔 러그는 치우도록 한다. 환자가 침대에서 수월하게 일어날 수 있는지, 슬리퍼가 너무 푹신하거나 밑창이 너무 미끄럽지 않은지 확인하도록 한다.

환자가 혼자 화장실을 가지 못할 경우, 매일 같은 시간에 화장실을 데려가면 요실금 빈도와 피부 자극을 줄일 수 있으며, 환자와 보호자의 삶도 한결 편해질 것이다. 요실금을 효과적으로 예방하기 위해서는 2시간 간격으로 소변을 보게 하면 제일 좋다. 환자가 혼자 힘으로 걸을 수만 있다면, 치매 말기에도 환자를 규칙적으로 화장실에 데려가는 방법으로 요실금을 관리할 수 있다.

일기를 쓰면 여러 사고 예방에 필요한 정보를 얻을 수 있다. 평소 환자가 소변을 보는 시간^{아침에 일어나자마자, 또는 주스를 마시고 한 시간 후인 오전 10시경 등}을 알고 있으면 실금하기 전에 화장실에 데려갈 수 있다. 즉, 보호자가 환자의 자연스러운 배변 활동 시간에 맞춰 행동하라는 의미이다. 많은 가족이 치매 환자가 화장실에 가야 할 때를 알아차릴 수 있게 된다. 환자가 안절부절못하거나 옷을 뜯는 행동을 보인다면 화장실에 가고 싶다는 신호이다. 하지만 아무런 신호도 없다면, 2시간마다 규칙적으로 화장실에 데려가도록 한다. 환자에게 화장실에 가자고 묻기가 민망할 수 있지만, 정기적으로 화장실을 가면 환자가 옷에 소변 실수를 해서 굴욕감을 느끼는 상황을 막을 수 있다.

특정 비언어적 신호는 사람들에게 소변을 보거나 참으라는 신호로 작용할 수 있으며, 일부 치매 환자들도 이러한 신호에 영향을 받을 수 있다. 가령, 속옷을 내리거나 바지 지퍼를 열거나 변기에 앉는 등의 행동은 '소변을 볼 때'라는 신호일 수 있다. 반면, 마른 옷이나 침대, 공공장소 등은 '소변을 참아야 할 때'라는 신호이다^{다른 사람이 쳐다보고 있거나 요강을 사용해야 할 경우, '소변을 참아야 할 때'라는 신호로 받아들여 소변을 보지 못하는 환자들도 있다}. 여성 환자의 경우 보호자가 옷을 갈아 입힐 때 속옷을 내리면 소변을 보기도 한다. 보호자는 이러한 비언어적 신호를 활용해 환자가 적시에 소변을 볼 수 있게 도와줄 수 있다.

일례로, 한 남성은 매일 아침 바닥에 발을 딛자마자 소변을 봤다. 이럴 경우, 보호자는 소변기를 들고 미리 준비하고 있다가 오줌을 눌 때 받아내면 된다. 또한 어떤 환자들은 화장실이 아니라 방 안에서 이동식 좌변기에 소변을 보라고 하면 소변보기를 꺼리거나 아예 보지 못하기도 한다. 이처럼 환자가 무의식적으로 '소변을 참아야 할 때'라는 반응을 보이면 가족들은 "제가 화장실에 데려갔을 때는 볼일을 보지도 않더니 바지에 오줌을 싼 거 있죠. 일부러 까다롭게 구는 것 같아요."라고 말하기도 한다. 이럴 때는 환자가 편안한지 확인한 다음 혼자 볼일을 볼 수 있도록 방 밖으로 나오도록 한다.

환자가 소변을 보기 힘들어할 경우, 물이 담긴 유리컵에 빨대를 꽂은 다음 환자에게 빨대를 불어 거품을 만들게 하면 소변을 나오게 하는 데 도움이 된다. 또는 간호사에게 방광을 부드럽게 눌러 소변이 배출되게 하는 방법을 알려달라고 요청하도록 한다.

가끔 몇 분에 한 번씩 화장실에 가고 싶어 하는 환자도 있다. 이 경우, 의사에게 검진을 받아 환자가 요의를 자주 느끼는 의학적 원인이 있는지 확인해야 한다. 요로감염증이나 특정 약물의 부작용으로 인해 요의를 자주 느끼거나 방광을 완전히 비우지 못할 가능성이 있다_{방광이}
완전히 비워지지 않으면 금세 소변이 마렵다고 느끼게 된다.

실금을 일으키는 원인 중 상당수는 개선할 수 있다.

일부 의사와 간호사는 요실금을 필연적인 수순이라고 여길 수 있다. 실제로 일부 치매 환자는 종국에는 스스로 배뇨를 조절하는 능력을 잃게 된다. 하지만 배뇨 능력을 유지하는 환자들도 많으며, 요실금을 유발하는 원인 중 상당수는 개선할 수 있다. 심지어 환자가 스스로 배뇨하는 능력을 상실한 후에도 보호자의 노고를 덜고 환자의 굴욕감을 줄여 줄 방법이 많다. 환자가 요실금 문제를 겪고 있다면, 치매 환자의 요실금을 치료해 본 경험이 있는 의사나 간호사에게 의뢰해 달라고 요청하도록 한다. 요실금을 장기적으로 관리할 목적으로 도뇨관을 삽입하는 방법은 되도록 피하도록 한다.

변실금

변실금^{또는 장실금}은 요실금과 마찬가지로 반드시 의사와 상의해야 한다. 변실금이 갑작스레 발생하거나 일시적으로 나타났다면, 감염이나 설사, 과민대장증후군, 약물 복용, 장운동을 촉진하는 음식물 섭취, 변비, 분변 매복^{fecal impaction}이 원인일 수 있다^{6장 참조}.

화장실은 편안해야 하며, 대변을 볼 때까지 오래 앉아 있어도 변기가 불편하거나 불안정하지 않아야 한다. 변기에 앉았을 때 환자의 발이 바닥에 닿아야 하며, 손으로 붙잡을 수 있는 지지대가 있어야 한다. 안전 손잡이가 달린 변기 시트를 설치하면 환자가 손잡이를 붙잡을 수도 있으며 불안해하지 않고 가만히 앉아 있을 수 있도록 도와준다. 환자에게 할 일을 주거나 음악을 들려주어도 좋다.

환자가 주로 배변하는 시간을 파악한 다음 그 시간에 맞춰 화장실에 데려가도록 한다. 환자가 배변 실수를 했더라도 절대 나무라지 않도록 한다. 변비가 있거나 분변 매복이 있는 경우에는 의사와 상담하도록 한다^{251쪽 참조}.

변실금에 대비해 성인이 쓸 수 있는 일회용 수건을 준비해 두도록 한다. 대변을 액체 형태로 녹이고 냄새를 없애주는 피부 세정 제품을 사용하면 피부 자극을 줄이고 청결을 유지하는 데 도움이 될 수 있다.

실금 후 뒤처리

대변이 묻었거나 소변으로 젖은 옷을 계속 입고 있으면 금방 피부에 발진이나 염증이 생길 수 있으므로 주의하도록 한다. 피부 질환을 예방하기 위해서는 피부를 깨끗하고 보송하게 유지해야 한다. 대소변 실금을 한 후에는 매번 피부를 물로 씻겨주어야 한다. 물기를 닦아

낸 뒤에는 파우더를 발라주면 피부를 보송하게 유지할 수 있다. 피부를 촉촉하게 해주고 자극을 진정시키는 데 도움이 되는 크림도 시중에 출시되어 있다. 반드시 회음부^{항문과 생식기 사이의 부위} 전용으로 나온 제품만 사용하도록 한다.

실금 환자를 가정에서 돌보게 되면 환자는 수치심을, 보호자는 불쾌감이나 역겨움을 느낄 수 있다. 따라서 일부 가족들은 환자가 실금한 후 씻는 시간을 서로의 애정을 표현하는 기회로 삼으려고 노력한다. 이렇게 하면 필연적으로 해야 하는 일이 조금 덜 불쾌하게 느껴질 수 있다.

또한, 실금 환자가 착용할 수 있는 의류를 구매하는 방법도 있다. 이러한 의류를 사용해야 할까? 실금 전용 의류 사용을 두고 전문가들의 의견이 분분하다. 어떤 이들은 '기저귀'가 환자의 의욕을 꺾고 어린아이 같은 행동을 조장한다고 주장한다. 또 실금 전용 의류를 관리하는 일보다 규칙적인 시간에 맞춰 환자를 화장실에 데려가는 편이 더 쉽다고 생각하는 이들도 있다. 실금 전용 의류를 사용할지 말지는 보호자의 감정과 환자의 반응에 따라 달라진다. 실금 전용 의류를 사용하면 보호자는 수고를 덜 수 있고 환자는 더 편안하다고 느낄 수 있다. 혹은 밤에만 사용하는 방법도 있다. 요양원 등 노인 거주 시설은 비용을 절감하기 위해 기저귀를 일상적으로 사용해서는 안 되며, 기저귀 사용이 환자 개인에게 미칠 영향을 먼저 고려해야 한다. 환자에게 효과가 있다면 규칙적으로 화장실에 가는 방법이 제일 이상적이지만, 화장실 가기를 거부하거나 규칙적으로 화장실에 데려가도 계속 실금하는 환자들도 있다. 의사나 간호사가 환자에게 맞는 방법을 찾는 데 도움을 줄 수 있을 것이다.

　일회용 성인 기저귀와 방수 기능이 있는 바지는 인터넷이나 마트, 대형 할인점, 마트형 약국 등에서 구매할 수 있다. 일부 제품은 일반 속옷을 덧입으면 더 편하고 고정이 잘 된다. 기저귀라는 단어가 주는 부정적인 어감 때문에 '성인용 팬티'나 '실금 전용 의류'라는 이름으로 광고하고 있다. 제품은 여러 가지가 출시되어 있다. 한 크기로만 나오는 제품도 있고, 환자의 엉덩이와 허리둘레에 맞춰 크기를 선택할 수 있는 제품도 있다. 대개 남성용과 여성용으로 나뉘어 있으며, 침대에 누워서 지내는 환자들을 위한 제품도 있다. 일회용으로 입고 버리거나 속 기저귀만 교체할 수 있게 나오기도 한다. 환자를 씻길 때 사용할 수 있는 일회용 수건도 구매할 수 있으며, 매번 수건을 세탁하는 것보다 훨씬 편리하다.

　의류와 패드에는 소변을 담을 수 있는 양이 표기되어 있다. 성인의 방광이 가득 차면 240~300밀리리터(약 한 컵) 정도가 된다. 여러 가지 유형과 흡수력을 가진 제품들을 사용해 보고 환자에게 제일 잘 맞는 제품을 고르도록 한다. 옷이 환자에게 너무 크거나 꽉 끼면 소변이 새어 나올 수 있다. 기저귀는 소변을 한 번 보면 바로 새것으로 갈아주어야 한다.

　일부 제품은 세탁이 가능한 팬티와 내부에 부착하는 일회용 패드로 구성되어 있다. 흡수 패드가 부드럽고 시원한 소재로 만들어졌으며, 가랑이 부분의 소변까지 잘 빨아들여 피부가 보송하게 유지되는 기저귀가 이상적이다. 또한 팬티를 내리지 않고 패드를 교체할 수 있고, 용변을 볼 때는 쉽게 내릴 수 있는 제품이 좋다.

팬티는 다리를 넣는 부분이 다리에 밀착되어야 소변이 새지 않지만, 너무 조여서는 안 된다. 환자의 다리가 너무 얇을 경우 성인용 팬티를 입으면 다리 사이로 소변이 흐를 수 있다. 많은 가족이 이럴 때는 유아용 기저귀와 성인용 팬티의 흡수 패드를 함께 사용하면 도움이 된다고 한다. 침대에 누워 지내는 와상 환자의 경우, 옷핀을 이용해 팬티를 웃옷에 고정하도록 한다. 팬티는 앞쪽의 흡수력이 더 높은 제품(남성용)도 있고, 뒤쪽의 흡수력이 더 높은 제품도 있다. 여러 제품을 사용해 보고 환자에게 제일 잘 맞는 제품을 선택하도록 한다.

환자를 씻긴 후에는 매번 보호자의 손도 비누를 사용해 꼼꼼하게 씻도록 한다. 그래야 환자를 돌보는 보호자 자신과 환자, 다른 사람들을 감염시키지 않는다. 비상시에는 일회용 물티슈를 사용하도록 한다. 욕실과 주방을 포함해 환자를 돌보는 방마다 손 소독제를 비치해 두면 좋다.

대도시에는 성인 기저귀 세탁을 전문으로 하는 업체들이 있으므로, 일회용 기저귀를 사용하고 싶지 않은 보호자들은 업체를 이용하면 세탁 부담을 덜 수 있다.

침구를 보호하고자 한다면, 일회용 패드나 고무 처리가 되어 방수 기능이 있는 플란넬 시트를 구매할 수도 있다. 이러한 제품들은 과거에 사용되던 고무 시트보다 훨씬 더 편안하다.

방수 반바지와 고무 시트는 피부가 닿는 곳에 부드러운 천을 한 겹 덧대야 한다. 보호 천을 대지 않으면 방수천 때문에 안에 습기가 차서 피부에 자극이나 따가움을 유발할 수 있다.

보행과 균형,
낙상 문제

치매가 진행되면 환자는 몸이 뻣뻣해지고 걸음걸이가 어색해지며 의자나 침대에서 일어나기 힘들어한다. 또한, 구부정하거나 한쪽으로 기울어진 자세를 취하거나 발을 질질 끌며 걷기도 한다. 이때, 환자는 넘어질 위험이 증가한다. 그렇기에 환자의 모든 움직임을 보호자가 주의 깊게 지켜보아야 한다.

한 가족의 사례를 들어보자. "아버지는 걷는 속도가 굉장히 느려졌어요. 공간 감각이 거의 없어서 걸을 때마다 발을 높이 들어 올리시고, 문틀이나 의자를 잡으세요. 가끔은 허공에 손을 뻗어 뭔가를 붙잡으려 해요. 시각을 잃은 사람처럼 눈에 초점도 없어요. 거울 앞에 멈춰 서서 거울 속에 비친 자기 모습을 쳐다보며 웃고 떠들기도 하세요."

한 아내는 다음과 같이 말했다. "남편은 잘 넘어져요. 자기 발에 걸려 넘어지기도 하고 그냥 픽, 쓰러지기도 해요. 제가 일으켜 주려고 하면 고함을 치고, 그 큰 덩치로 저와 실랑이를 벌여요."

위 사례와 같은 증상은 약물로 인해 발생할 수 있다. 환자의 보행이나 자세에 변화가 생기거나 근육 경화, 반복적인 동작, 낙상과 같은 증상이 나타나면 의사와 상의해야 한다. 의사는 약물 부작용이나 섬망 등 치료가 가능한 원인 때문인지 확인해야 한다. 또한, 치매로 인해 근육의 움직임을 관장하는 뇌 영역이 손상되었을 때도 같은 증상이 나타날 수 있다. 하지만 의사가 환자를 진단한 후, 뇌졸중이나 관절염, 근육병 등 다른 원인 질환을 제거하기 전까지는 치매가 원인이라고 섣불리 판단하지 않도록 한다. 환자가 작은 뇌졸중을 앓았거나 파킨슨증후군 증상을 보이거나 활동 부족으로 몸이 쇠약해진 상태라면 물리 치료가 도움이 될 수 있다.

환자가 발을 헛디디거나 계단을 안전하게 오르지 못하는 등 보행에 어려움을 겪는지 지켜보아야 한다. 환자가 불안정하게 서 있다면, 보호자가 환자의 팔을 붙잡지 말고 환자가 보호자의 팔을 잡게 해야 한다. 팔을 몸 가까이 붙이면 균형을 유지하기 쉽다. 혹은 환자의 벨트를 잡고 뒤따라 걸으면 환자가 안정적으로 걸을 수 있다.

바닥에 작은 러그가 깔려 있으면 환자가 밟고 미끄러져 넘어질 수 있으므로 모두 치우도록 한다. 욕실에는 반드시 손잡이를 설치하도록 한다. 환자가 딱딱한 나무 계단을 밟다가 미끄러지면 미끄럼 방지 발판을 부착하거나 러그를 잘라 안전하게 고정해 주도록 한다. 러그의 가장자리는 스테이플러나 압정으로 다시 한번 고정해 준다. 환자가 자주 기대는 의자나 가구 등이 튼튼한지 확인하도록 한다. 또한 뾰족한 모서리는 인터넷에서 발포 고무를 구매해 감싸거나 직접 모서리 보호대를 만들어 붙이도록 한다.

일부 환자들은 침대에 누워있다가 일어날 때 균형을 잡지 못해 넘어지기도 한다. 이럴 때는 환자가 침대 가장자리에 몇 분 동안 앉아 있다가 일어서서 걷게 하면 좋다.

슬리퍼나 신발 밑창이 미끄러운 경우에도 낙상 위험이 있다. 밑창이 크레이프 고무로 만들어진 신발을 신으면 오히려 잘 넘어지는 환자들도 있는 반면, 크레이프 고무의 접지력 덕분에 넘어지지 않고 잘 걷는 환자들도 있다. 또한 일부 환자들은 지팡이나 보행기를 사용하는 법을 익히기도 하지만, 새로운 도구를 사용하는 법을 배우지 못하는 환자들도 있다. 환자가 기기 사용법을 제대로 배울 수 없다면 사용하지 않는 편이 안전하다.

> 환자가 넘어지면 119에 신고해 도움을 요청하는 편이
> 환자와 보호자 모두에게 더 안전하다.
> 넘어진 환자를 혼자 일으켜 세우려 애쓰다가 다칠 위험이 있다.

환자를 도울 때는 보호자가 균형을 잃거나 다치지 않도록 조심해야 한다. 물리 치료사나 방문 간호사에게 물어보면 힘들이지 않고 환자를 도울 방법을 알려줄 것이다.

물건이나 사람을 들어 올릴 때는 몸을 앞으로 숙이거나 구부리지 않도록 한다. 부득이하게 몸을 구부려야 한다면 허리 대신 무릎을 구부리도록 한다. 또한 보호자나 치매 환자가 서두르면 사고가 발생할

수 있으니, 천천히 들어 올리도록 한다. 환자를 들어 올릴 때는 겨드랑이에 손을 넣어 들어 올린다. 침대에서 끌어당길 때는 환자의 팔을 잡아당기지 않도록 한다. 몸이 불편하거나 무거운 사람을 2도어형 자동차의 뒷좌석에 태우려고 시도하지 말길 바란다.

환자가 넘어졌을 때는 다음 순서를 따르도록 한다.

- 침착함을 유지한다.
- 눈에 띄는 상처나 통증이 있는지 확인한다.
- 파국 반응을 유발하지 않도록 조심한다.
- 부종이나 타박상, 통증의 징후를 살피고 불안, 졸음, 스트레스가 증가하는지 지켜본다.
- 위와 같은 증상이 나타나거나 환자가 머리를 부딪혔거나 다쳤을 가능성이 있다고 판단되면 119에 신고하거나 의사에게 알린다.

한 아내는 남편이 넘어졌을 때 남편을 일으켜 세우려고 애쓰는 대신 남편과 함께 바닥에 앉아 있는 연습을 했다^{물론 이 방법을 터득하기까지 자신의 괴로움을 진정시키기 위해 큰 노력이 필요했다}. 아내는 남편이 진정될 때까지 토닥여 주면서 부드러운 목소리로 대화를 나누었다. 남편이 안정을 되찾고 난 후에도 일으켜 세우려 하지 않고 한 번에 한 걸음씩 스스로 일어나도록 격려해 주었다.

환자가 넘어지면 119에 신고해 도움을 요청하는 편이 환자와 보호자 모두에게 더 안전하다. 넘어진 환자를 혼자 일으켜 세우려 애쓰다가 다칠 위험이 있다. 응급 구조사들은 넘어진 환자를 도와주는 일 또한 자신의 임무이므로 기꺼이 돕는다고 말한다.

환자가 휠체어나 침대 신세를 지게 되었을 때

치매가 진행되면 일부 환자는 점차 보행 능력을 잃게 된다. 처음에는 간간이 비틀거리며 넘어지기 시작하다가 보폭이 점점 줄어들고 몇 년이 지나면 서 있지도 못하게 된다. 종국에는 다른 사람이 일으켜 세워 주어도 다리를 펴고 똑바로 서지 못한다. 이러한 증상을 '보행 실행증apraxia of gait'이라고 부른다.

반면, 증상이 서서히 진행되지 않고, 어느 날 갑자기 서거나 걷는 능력을 상실하거나 넘어지기 시작할 때도 있다. 이럴 경우, 환자에게 다른 질환이나 약물 부작용이 있거나 생겼을 가능성이 있으므로 즉시 의사에게 검진을 받아야 한다.

치매 환자는 뇌 손상이 진행되면서 서거나 걷는 능력을 서서히 잃어간다. 다시 말해 걷는 방법을 '잊어버리게' 되는 것이다. 환자를 최대한 활동적으로 움직이게 하면 근육의 힘과 전반적인 건강을 유지하는 데 도움이 되지만, 운동이나 활동이 치매로 인한 보행 능력 상실을 지연하거나 예방한다는 증거는 없다.

환자는 걸을 수 없게 된 후에도 의자에 앉아 있을 수는 있다. 하루 대부분을 의자에 앉아서 보낼 수 있으면 가족의 일원으로 함께 생활하거나 요양원 활동에 계속 참여할 수 있다. 환자가 앞으로 고꾸라지거나 의자에서 떨어지는 경향이 있다면 베개를 받쳐주도록 한다물리 치료사에게 문의하면 자세히 알려줄 것이다. 또는 아주 드물게 허리 고정 벨트를 사용하기도 한다. 무릎 고정 벨트를 대체할 용품으로는 '랩 버디lap buddy'라고 불리는 푹신한 무릎 쿠션이나 안락의자, 게리 의자Geri Chair, 의료용품점에서 대여 또는 구매 가능 등이 있다. 안락의자를 뒤로 젖혀 놓으면 환자가 앞으로 고꾸라지지 않는 것을 막을 수 있다. 환자가 편안하도록 베개를 받쳐줄 수도 있다. 또한 한 의자에서 다른 의자나 침대로 옮겨 자세를 바꿔주도록 한다. 계란판 모양의 발포 고무 쿠션egg-crate foam, 의료용품점이나 침구류 판매점에서 구매 가능을 의자에 푹신하게 깔아주면 좋다. 랩 버디는 발포 고무 소재로 환자의 무릎 위와 의자 팔걸이 아래쪽에 놓을 수 있으며, 무릎 고정 벨트보다 제거하기가 쉬워 더 안전하다.

일부 환자는 종국에는 앉아 있을 수도 없게 된다. 이럴 때는 대개 관절이 열리거나 완전히 펴지지 않는 구축contracture이 생겨 힘줄이 굳어져 있다. 구축은 물리 치료를 통해 환자의 신체 활동을 유지해 주면 증상을 완화하거나 진행을 늦출 수 있다. 하지만 치매를 유발하는 진행성 질환이 말기에 이르거나 뇌졸중이 온 후에는 다른 사람이 환자의 관절을 움직여 운동을 시켜 주더라도 구축은 생길 수밖에 없다.

치매 환자가 더는 자발적으로 움직일 수 없어 침대에 누워서만 지내야 할 때는 지속적으로 환자의 몸을 살펴야 한다. 욕창이라고도 불리는 압박궤양이 생길 위험이 크고245쪽 참조 연하곤란이나 와상 생활로 인해 음식물이나 침, 기타 물질이 폐로 유입될 가능성이 크다.

환자가 침대에 오래 누워있는 경우 최소 2시간마다 한 번씩 반대 방향으로 몸을 돌려주어야 한다. 의사에 따라 환자의 몸을 더 자주 돌려주길 권할 수도 있다. 환자의 뼈와 피부가 약한 상태이므로 한쪽 부위에 지나친 압박이나 체중이 가해지지 않도록 주의해야 한다. 새틴이나 실크 재질의 침대 시트와 잠옷을 사용하면 거동이 불가한 환자를 쉽게 옮길 수 있다. 환자가 모로 누워있을 때는 베개로 받쳐주도록 한다. 때로는 무릎 사이에도 염증이 생기지 않도록 베개를 끼워주어야 할 수 있다. 피부는 늘 깨끗하고 보송하게 유지해야 한다.

거동이 불가한 환자를 옮기기 위해서는 기술과 훈련이 필요하다.

방문 간호사와 물리 치료사에게 문의하면 환자를 옮기고 몸을 돌리는 방법을 배울 수 있을 것이다.

휠체어

환자에게 휠체어가 필요한 시기가 오면 의사나 방문 간호사에게 휠체어 선택 및 사용에 관해 설명을 들을 수 있다. 또한 의료 장비 판매장이나 인터넷에서도 휠체어를 조작하는 방법에 관해 정보를 얻을 수 있다. 휠체어는 장시간 앉아 있기에 불편하고, 앉는 부분이 딱딱해서 욕창이 생길 수 있다. 또한 휠체어가 환자의 몸을 똑바로 지지해 주지 못하면 근육과 신경 손상까지 유발할 수 있다. 때때로 환자가 뒤로 깊숙이 기대어 앉거나 팔을 축 늘어뜨린 채 오래 앉아 있으면 손가락이 마비되기도 한다. 이러한 문제를 피하기 위해서는 환자에게 적합한 휠체어를 골라야 한다.

휠체어의 종류는 매우 다양하다. 전문가의 도움을 받아 환자를 잘 지지해 줄 수 있고 편안한 제품으로 선택하도록 한다. 또한 휠체어의 무게_{혼자서 들 수 있는지}와 휴대성_{차에 실을 수 있는지}, 넓이_{현관문을 통과할 수 있는지} 등 보호자의 편의도 고려해야 한다. 물리 치료사나 간호사에게 부탁하면 환자를 휠체어에 앉히고 일으키는 방법과 넘어지지 않도록 받쳐주는 방법을 가르쳐줄 것이다.

가정에서 만들 수 있는 변화

보호자와 치매 환자의 삶을 편하게 개선하기 위해 가정에서도 여러 변화를 줄 수 있다. 치매와 관련된 글을 읽거나 다른 치매 가족들과 이야기를 나누다 보면 여러 도구에 대한 정보를 얻게 될 것이다. 이러한 도구들이 도움이 될 수 있으나 완벽한 해결책이 될 수는 없다. 변화를 시도하기에 앞서, 새로운 도구가 편안하게 생활하는 데 도움이 될지 스스로 자문해 보아야 한다. 또한 치매 환자는 아무리 간단해도 새로운 무언가를 습득하기 어려워하며, 작은 변화에도 적응하기 힘들 수 있다는 점을 잊지 말아야 한다. 가령, 보호자가 조작하기 쉬운 핸드폰을 구매해 환자에게 주더라도 환자는 새 핸드폰을 사용하는 법을 배우지 못할 수도 있다. 혹은 가구를 재배치한 후에 원래 의도한 대로 환자에게 편안함을 주기보다는 오히려 불안하게 만든다는 사실을 깨닫게 될 수도 있다.

모든 상황을 해결할 만능 해결책은 존재하지 않는다. 따라서 본인의 상황에 맞고 경제적으로 감당할 방법을 찾아야 한다. 고가의 '알츠하이머병 전용' 의료기기는 대부분 필요하지 않다. 일부 알츠하이머병 전용 제품들과 보행기나 휠체어와 같은 의료용품은 중고로 구할 수 있다. 배회 증상을 완화하는 데 도움이 되는 장비들은 7장에서 자세히 설명하도록 하겠다.

노인의 삶을 편하게 해주는 도구

등받이가 뒤로 넘어가는 안락의자와 마른 사람이나 민감한 피부를 가진 사람 위한 특수 쿠션, 자동으로 꺼지는 기능이 있는 전기장판, 컴컴한 곳에 달 수 있는 집게형 조명, 시력이 나쁜 사람을 위한 돋보기, 청각 장애가 있는 사람에게 전화나 초인종이 울렸을 때마다 소리나 빛으로 알려주는 청각 증폭기와 조명 등이 있다.

또한 식기나 펜, 연필 등 손으로 붙잡고 써야 하는 물건의 손잡이 부분을 크게 키울 수 있는 도구들도 시중에 많이 나와 있다. 바닥에 있는 물건을 짚거나 높은 선반에 놓인 물건을 꺼낼 수 있도록 기다란 봉이 달린 집게도 있으며, 병뚜껑을 여는 도구도 다양하게 나와 있다. 이러한 제품들은 주로 노령층을 대상으로 하는 대중 매체 광고나 온라인, 대형 약국에서 구매할 수 있다.

전화 통화 녹음기기

핸드폰은 전화가 걸려오면 발신자의 전화번호를 식별하며, 번호가 연락처 목록에 저장되어 있으면 발신자의 이름도 표시한다. 치매 환자가 누군가와 통화한 사실을 잊어버렸을 때는 통화 기록'최근 통화' 또는 '최근 통화 목록'을 확인하면 최근에 누가 전화했는지 확인할 수 있다. 자동응답기를 유선 전화에 연결하면 걸려오는 모든 전화를 녹음하도록 설정할 수 있다. 통화 내용을 녹음하면, 보호자가 부재중일 때 걸려 온 전화를 치매 환자가 깜빡하고 말해주지 않더라도 보호자가 직접 확인할 수 있다.

조명 기기

태양열 조명을 집 밖에 설치하면 해가 질 무렵에 자동으로 켜진다. 움직임 감지 조명은 밤중에 사람의 움직임을 감지하면 자동으로 불이 들어온다 욕실에 붙여 두면 보호자가 깰 필요 없이 환자가 혼자서 길을 찾을 때 도움이 된다.

음향 기기

헤드폰이 있으면 치매 환자가 텔레비전을 보는 동안 보호자가 음악을 들을 수 있다 반대도 마찬가지다. 또한 무선 헤드폰을 텔레비전에 연결하여 소리를 들을 수도 있으며, 청력이 좋지 않아 맨 귀로는 텔레비전 소리를 듣지 못했던 환자에게 도움이 될 수 있다.

보안 기기

홈 보안 시스템을 설치하면 보호자가 훨씬 안전하다고 느낄 수 있다. 연기나 화재 감지기를 추가로 설치할 수 있으며, 문이나 창문이 열릴 때마다 경고음이 울리도록 설정하면 치매 환자가 밖으로 나가려고 할 때마다 보호자에게 알려준다. 또한 몸에 착용하는 개인 보안 장치를 사용하면 위급 상황 발생 시 핸드폰이 근처에 없더라도 도움을 요청할 수 있다.

소리 탐지기

소리 탐지기는 부모가 어린 아기를 감시하기 위해 고안된 제품이지만, 보호자가 환자와 다른 방에 있거나 뒤뜰에 나가 있는 동안에도 환자에게 무슨 일이 일어나는지 들을 때도 사용할 수 있다. 환자의 방이나 주머니에 작은 발신기를 넣어두고 작은 휴대용 수신기를 들고 다니면, 환자가 무엇을 하는지 소리를 통해 알 수 있다.

동영상 재생 및 녹음기기

텔레비전이나 태블릿, 컴퓨터 등으로 볼 수 있는 동영상의 종류는 거의 무제한에 가깝다. 치매 환자 일부는 영화 보기를 즐긴다특히 자신이 살아온 시대의 영화를 좋아한다. 오래전 가정용 캠코더 등으로 찍은 동영상을 디지털 형식으로 변환하여 온 가족이 함께 보며 추억을 되새길 수도 있다.

또는 보호자가 직접 치매 환자에게 전할 내용을 동영상으로 녹화할 수 있다. 예를 들면, "칼로스, 나야. 자기 아내 다니엘라. 나는 지금 회사에 일하러 왔어. 이따가 저녁 6시에 집에 갈게. 그때까지 람베 아주머니가 집에 계실 거야. 점심 만들어 주시면 맛있게 먹고 산책도 함께 다녀와. 사랑해. 그럼 저녁 6시에 봐."라고 말하는 동영상을 찍는다. 보호자가 찍은 동영상은 치매 환자가 보고 싶을 때마다 스스로 틀어 볼 수 있으며, 환자를 잠깐 돌봐주는 사람이 환자가 불안해할 때 틀어줄 수도 있다.

어수선한 생활 환경 vs 휑한 생활 환경

치매 환자의 생활 환경을 어느 정도까지 정돈해야 하는 걸까? 주변이나 방이 너무 어수선하면 치매 환자는 대개 한 가지 일에 집중하기 어려워한다. 집중력과 사고력이 저하된 환자에게는 정돈된 환경과 규칙적인 일상, 단순한 활동이 매우 도움이 된다고 일반적으로 알려져 있다. 하지만 환경이 너무 휑해도 감각 박탈sensory deprivation과 방향감 장애disorientation를 초래할 수 있다. 일부 전문가는 가능한 많은 물건을 치우라고 권고하지만, 다른 전문가는 치매 환자에게 자극이 필요하다고 말한다. 또 벽에 걸린 사진이나 벽지에 그려진 그림이 환각이나 방향감 장애를 유발한다고 주장하는 사람들도 있다. 대체 누구의 말이 옳은 걸까? 정답은 환자 개인마다 다르며, 방 안에 있는 물건의 종류와 그 물건들이 환자에게 어떤 흥미를 제공하는지에 따라서도 달라진다.

먼저, 치매 환자를 주의 깊게 관찰해 보도록 한다. 욕실 안에 있는 물건들을 일일이 손으로 잡아보는 편인가? 차려놓은 음식 접시마다 손을 집어넣거나 식탁 중앙에 있는 양념통을 가지고 장난을 치는가? 무슨 음식을 먼저 먹어야 할지, 어떤 식기를 집어야 할지 결정하지 못하는가? 환자가 이러한 행동을 보인다면 간소화해야 한다. 욕실에서 불필요한 물건을 치우고, 음식이 든 접시는 모두 주방에 두고 한 번에 한 가지 음식만 환자의 접시에 올려주도록 한다. 이따금 환자가 벽에 걸린 사진과 대화를 나누거나 벽지에 그려진 꽃을 따려 할지도 모른다. 하지만 이런 행동을 보이지 않는 경우가 대부분이며, 요양원에서 지내는 한 여성 환자는 "남편이 칠해준" 벽지를 매우 자랑스러워했다. 반면 거울 속에 비친 자신의 모습을 알아보지 못해 방에 있는 '낯선 사람'을 마주할 때마다 화를 내는 환자들도 있다. 사진이나 거울이 환자를 괴롭게 한다면 없애버리도록 한다. 하지만 환자가 사진이나 거울을 쳐다보며 말을 걸지만 괴로워하지 않는다면 굳이 치우지 않아도 된다.

일반적으로 방 안의 장식보다는 사람과 동물, 소음, 행동 등이 치매 환자의 주의를 산만하게 한다. 환자가 안절부절못하거나 짜증을 내고 대화에 집중하지 못한다면 방해 요소를 줄이는 방법을 고려해 보아야 한다. 하지만 환자가 집중할 수 있고 의미 있는 일대일 상호 작용을 충분히 제공해야 한다.

소파 위에 놓인 쿠션들처럼 '늘 거기에 있는' 물건보다는 여러 개 가운데 하나를 선택해야 하는 물건샤워실 안에 놓인 여러 병의 샴푸나 접시에 담긴 여러 종류의 음식이 더 많은 문제를 일으킨다. 환자가 베개를 쌓아두거나 들고 돌아다니기만 한다면, 굳이 베개를 치워버릴 필요는 없다. 어떤 물건으로 인해 문제가 발생하는 경우에만 치우도록 한다.

요양원이나 노인 원호 생활 시설에서는 환자에게 충분한 자극이나 관심, 환경적 단서를 제공하지 못할 수 있다. 환자가 어디에서 지내든 생활 환경 내에서 환자의 반응을 관찰하도록 한다. 환자가 방 안을 서성이거나 손발을 꼼지락거리는 등의 행동을 반복할 때는 집중할 수 있는 활동을 제공하면 행동을 멈추게 할 수 있다.

환자가 일상생활을 잘할 수 있도록 물리적 환경에 다양한 변화를 줄 수 있다. 예를 들어 나이가 들면 밝은 빛이 있어야 더 잘 볼 수 있으므로, 실내를 충분히 밝게 유지하도록 한다. 치매 환자는 전등을 켜거나 밝은 빛이 있는 창가로 가면 잘 보인다고 생각하지 못하기 때문에 이중으로 불편을 겪을 수밖에 없다. 창문과 전등에서 발생하는 눈부심을 줄이도록 한다. 눈이 부시면 사고력 장애가 있는 환자는 더욱 혼란스러워한다. 색상 대비가 뚜렷하면, 파스텔이나 비슷한 밝기의 색상보다 더 잘 볼 수 있다. 시각 장애가 있는 환자는 밝은 색상의 음식을 흰색 접시에 담아 주면 음식을 구분하지 못할 수 있다. 욕실에 러그를 깔 때는 변기의 색과 똑같은 흰색보다는 짙은 파란색을 선택하면 환자가 변기를 잘 알아볼 수 있다.

환자가 활동적으로 참여할 수 있도록
주변 환경을 바꿀 수 있는 방법은 여러 가지가 있다.

반면, 환자가 특정 구역에 접근하지 못하게 할 때도 환경을 활용할 수 있다. 색상을 사용하여 사물이 환자의 눈에 잘 띄게 할 수도 있지만, 잘 보이지 않게 숨길 수도 있다. 문문틀, 걸레받이 등을 인접한 벽과 똑같은 색으로 칠하면, 환자의 눈에 띄지 않게 만들 수 있다.

보청기는 주변 소음도 함께 증폭시킨다. 하지만 치매 환자는 소음을 걸러내는 법을 배우지 못하므로, 최대한 주변 소음을 없애도록 한다.

환자가 입원 생활을 조금 더 편하게 할 수 있도록
도와줄 방법이 몇 가지 있지만,
문제를 말끔히 해결할 수는 없다는 사실을 명심하길 바란다.
무엇보다도 보호자가 지치지 않는 것이 중요하다.

6장

의학적 문제

치매를 유발하는 질병에 걸린 환자는 치매 이외에도 감기와 같은 비교적 가벼운 문제부터 심각한 질환에 이르기까지 다양한 질병을 앓을 수 있다. 대개는 말로 의사를 표현할 수 있는 환자조차도 통증이 있다는 사실을 말로 설명하지 못하거나 질병이 생겨도 그대로 방치하기도 한다. 자상이나 타박상, 심지어 골절을 당한 지도 모른 채 지내기도 하며 장시간 앉거나 누워서 지내는 환자는 욕창이 생기기 쉽다. 또한 치매 환자는 신체적으로 점차 약해질 수 있다. 따라서 작은 건강 문제를 치료하는 것만으로도 치매 환자에게 큰 도움이 될 수 있다.

누구든 아플 때 정신이 '멍해지는' 경험을 해 본 적이 있을 것이다. 이러한 현상은 다른 질병에 민감하게 반응하는 치매 환자의 경우 더욱 심하게 나타난다. 혼란이 가중되고 행동 증상이 심해질 수 있다. 다른 질환(독감이나 가벼운 감기, 폐렴, 심장 질환 등)이나 약물에 대한 반응으로 섬망, 686쪽 참조 증상이 나타날 수 있다. 하지만 섬망과 증상은 치료를 받으면 대부분 사라진다. 환자의 건강 상태를 주기적으로 점검하고, 다른 질병이나 부상의 징후가 발견되면 간호사나 의사에게 알려야 한다.

환자가 의사 표현이 어려운 경우, "머리가 아프세요?"와 같이 구체적으로 질문을 해도 "네." 또는 "아니오."라고 대답하지 못할 수 있다. 의사 표현이 가능한 환자라도 아프거나 통증이 있다는 사실을 인식하지 못하거나 보호자에게 알리지 못할 수 있다. 혹은 어디가 아픈지 정확하게 표현하지 못하거나 심각한 증상과 경미한 증상을 구분하지 못하기도 한다. 환자는 자신의 상태를 보호자에게 이야기한 사실이나 보호자에게 들은 위로의 말을 기억하지 못할 수 있으므로 반복적으로 안심시켜 주면 도움이 된다.

통증이나 질병의 징후는 모두 심각하게 받아들여야 한다. 환자의 상태를 잘 이해하고 전반적인 의학적 문제를 적절하게 평가할 수 있으며 온화한 성품을 가진 전문 의료인을 찾는 것이 중요하다. 의사나 간호사가 '늙고' 치매에 걸렸다는 이유로 환자의 상태를 가벼이 여기지 않도록 주의해야 한다. 환자의 증상을 평가하고 진단하여 통증을 완화하도록 적극적으로 요구해야 한다. 치매 환자는 섬망에 걸리기 쉽다. 따라서 몸에 작은 변화라도 생기면 새로운 건강 문제의 징후일 수 있으므로, 반드시 의사와 상담하도록 한다.

요양원과 노인 생활 시설에서는 치매 환자에게 다른 질병이나 통증이 있는지 주의를 세심히 기울이지 않는 경우가 많다. 따라서 보호자가 치매 환자를 적극적으로 옹호해야 할 수도 있다.

환자의 몸에 문제가 있을 때는 다음과 같은 징후가 나타난다.

- 문제 행동이 갑자기 심해진다 평소 시키면 흔쾌히 하던 일들을 거부하는 등.
- 37.8도 이상의 열이 난다. 체온을 잴 때는 이마 체온계를 사용하도록 한다 단 몇 초 만에 체온을 측정하는 기기도 있다. 체온계는 마트형 약국이나 온라인에서 구매할 수 있다. 구강 체온계는 치매 환자가 치아로 깨물 수 있으므로 유리 재질은 사용하지 않도록 한다 유리 체온기 내부에 있는 수은의 위험성 때문에 미국에서는 유리 체온기 판매가 중단되었다. 고령층은 심각한 질병에 걸려도 발열이 심하지 않을 수 있다. 따라서 열이 없다고 해서 환자가 건강하다는 의미는 아니다.
- 얼굴이 창백해지거나 갑자기 홍조가 생긴다.
- 운동하지 않았는데도 맥박이 분당 100회 이상으로 빨리 뛴다. 정상 맥박은 분당 60~100회이다. 손목에서 동맥을 찾는 법을 간호사에게 물어본 다음, 환자의 맥박을 20초 동안 재고 3을 곱한다. 환자의 안정 시 맥박수를 알아두면 도움이 된다.
- 구토나 설사를 한다.
- 피부에 변화가 나타난다. 탄력을 잃은 듯하거나, 건조하거나 창백해 보인다.
- 잇몸이 건조하고 창백해지거나, 입안에 궤양이 생긴다.
- 갈증을 호소한다. 혹은 음식이나 수분 섭취를 거부한다.
- 성격이 변하거나 짜증을 많이 내고, 졸려 하거나 무기력해진다.
- 두통을 호소한다.
- 신음을 내뱉거나 소리를 지른다.
- 갑작스레 경련이나 환각 증세를 보이거나 쉽게 넘어진다.

- 실금 증상을 보인다.

- 신체 부위가 부어오른다^{특히 손이나 발}.

- 기침이나 재채기, 호흡 곤란 및 호흡기 충혈^{respiratory congestion} 증상을 보인다.

또한, 다음 질문에 대해서도 곰곰이 생각해 본다. 환자가 살짝이라도 넘어진 적이 있는가? 지난 72시간 내 환자가 대소변을 본 적이 있는가? 최근 1개월 이내에 복용하는 약을 바꾼 적이 있는가? 갑자기 팔이나 다리를 움직이지 못하는가? 통증으로 몸을 움찔거리지는 않는가? 심장 질환이나 관절염, 감기 등 다른 건강 문제가 있는가?

체중 감소는 심각한 질병의 징후이다. 환자의 체중이 감소하기 시작하면 전문 의료인이 원인을 파악해야 한다. 몸무게의 10퍼센트가 빠졌다면 최대한 빨리 의사나 간호사에게 진찰을 받아야 한다. 이는 환자가 과체중이더라도^{체중을 감량하고 있지 않다면} 마찬가지이다.

통증

가족들은 치매로 인한 통증 여부를 궁금해한다. 지금까지 알려진 바에 따르면 알츠하이머병은 통증을 유발하지 않고, 혈관성 치매는 드물게 통증을 유발한다고 알려져 있다. 그러나 치매 이외의 원인이 통증을 일으키기도 한다. 위경련, 변비, 독감, 관절염, 욕창, 타박상, 자상, 눈에 띄지 않는 염좌나 골절, 위생 불량으로 인한 궤양이나 발진, 치아나 잇몸 통증 등이 그렇다. 한 자세로 너무 오래 앉아 있거나 피부가 쓸려 아파하기도 한다.

환자가 통증을 느낄 때는 문제 행동의 강화, 신음, 소리 지름, 특정 신체 부위를 움직이지 않음, 특정 활동 거부 등의 징후로 드러난다. 이를 절대 가벼이 여겨서는 안 되며, 환자가 통증 부위나 여부를 말하지 못할 때는 전문 의료인이 개입해야 할 수 있다.

낙상 후 부상

치매 환자는 움직임이 서툴러지고, 침대에서 떨어지고, 여기저기 부딪히거나 베이고 걸려 넘어지는 일이 많다. 하지만 부상이 심각한 데도 다음과 같은 이유로 쉽게 발견하지 못할 때가 많다.

- 고령자의 경우, 골다공증과 같은 다른 질환으로 인해 뼈가 약해 져 있어 가벼워 보이는 부상도 골절 등의 심각한 부상으로 이어 질 수 있다.
- 골절된 팔다리를 계속 사용한다.
- 통증이 있어도 보호자에게 말하지 않는다.
- 자신이 넘어졌다는 사실을 잊어버릴 수 있다. 타박상은 부딪히고 며칠이 지나야 눈에 띄기 시작한다. 머리 부상은 경미한 경우에 도 두개골 내 출혈을 일으킬 수 있으므로, 추가적인 뇌 손상을 방

지하기 위해 즉각적으로 치료해야 한다.

보호자는 환자의 몸을 주기적으로 점검해 사고나 낙상, 서성거림, 불편한 옷 등으로 인해 자상이나 타박상, 물집이 생겼는지 확인해야 한다. 발과 엉덩이, 입 안의 통증은 간과하기 쉬우므로 주의하도록 한다. 또한 환자의 행동 변화가 부상의 징후를 알아차릴 수 있는 유일한 단서일 수 있다.

욕창

욕창 또는 압박궤양은 환자가 장시간 앉거나 누워있을 때 발생한다. 혹은 꽉 끼는 옷이나 부종, 영양부족으로 인해 발생할 수도 있다. 노인의 피부는 욕창이 생길 확률이 높다. 욕창은 피부가 붉어지기 시작해 점차 개방성 상처로 발전할 수 있다. 특히 발뒤꿈치와 골반, 어깨, 견갑골, 척추, 팔꿈치, 무릎, 엉덩이, 발목 등 뼈가 튀어나온 부위에 흔히 발생한다. 피부가 연약할 경우, 일상생활에서 씻기만 해도 쉽게 찢어지거나 멍이 들 수 있다. 꼬리뼈나 골반, 발뒤꿈치, 팔꿈치를 중심으로 붉은 반점이나 타박상이 있는지 살펴보아야 한다. 피부 발적이 나타나면 환자가 발적이 생긴 부위를 아래로 두고 눕지 않게 해야 한다. 또한, 자세를 수시로 바꿔서 또 다른 부위에 욕창이 생기지 않도록 주의해야 한다. 전문 의료인이나 방문 간호사에게 연락해 신속하게 치료하면, 가벼운 발적이 생긴 부위가 심각한 상태로 진행되기 전에 예방할 수 있다.

　환자가 자세를 바꾸도록 유도하도록 한다. 고개를 돌려 보호자를 쳐다보게 하거나 함께 산책을 가고, 수저를 상에 놓아달라고 부탁해 볼 수 있다. 주방으로 와서 저녁 식사가 잘 준비되고 있는지 확인해 보라고 하거나 창가로 불러 밖을 구경해 보라고 권해도 좋다.

　환자가 거동이 불편해 침대에 누워 지내거나 휠체어를 타야 할 경우, 욕창이 생길 위험이 크다. 보호자가 규칙적으로 시간을 정하거나 2시간 간격으로 환자의 자세를 바꾸어 주도록 한다.

　환자가 자세를 바꾸려 하지 않는다면, 욕창이 잘 생기는 부위를 보호하도록 한다. 의료용품 판매점이나 웹사이트에서 욕창 방지 쿠션을 구매하여 환자가 앉거나 누울 때 깔아주면 좋다. 안에 공기나 물이 든 쿠션, 젤 패드, 발포 고무 패드, 혹은 다양한 재료들을 조합한 제품이 시중에 많이 나와 있다. 쿠션이나 패드를 고를 때는 커버가 부드럽고 세탁이 가능한 제품을 선택하면 음료를 쏟아도 오염되지 않고 냄새도 배지 않는다. 매장이나 웹사이트에서 발뒤꿈치나 팔꿈치용 패드^{양털}과 비슷한 촉감의 합성 소재 제품를 구매하여 뼈가 튀어나온 부위를 보호하도록 한다. 이러한 제품들을 사용하더라도 환자의 자세를 수시로 바꿔주어야 한다.

탈수

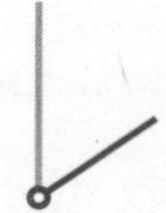

　혼자 힘으로 걸을 수 있고 자신을 잘 돌보는 것처럼 보이는 환자들도 탈수증을 겪을 수 있다. 보호자는 환자가 스스로 잘 돌보고 있다고 생각하기 때문에 환자의 탈수 증세를 눈치채지 못할 수 있다. 특히 구토나 설사를 하거나, 당뇨병이 있거나, 이뇨제나 심장병 약을 복용하고 있다면 탈수가 일어나지 않도록 주의해야 한다. 탈수 증상은 갈증이나 수분 섭취 거부, 발열, 홍조, 빠른 맥박, 건조하고 창백한 입안, 어지럼증, 현기증, 혼란, 환각 등이 있다.

　적절한 수분 섭취량은 개인과 계절마다 상이하며, 여름철에는 수분을 더 많이 섭취해야 한다. 환자가 물을 충분히 마시고 있는지 알기 어렵다면, 의사에게 환자의 적정 수분 섭취량을 물어보도록 한다.

폐렴

폐렴은 폐가 세균이나 바이러스에 감염되어 발생한다. 폐렴은 치매 환자에게 빈번히 발생하는 합병증이지만, 발열이나 기침과 같은 증상이 나타나지 않아 진단이 어려울 수 있다. 폐렴 초기에는 섬망 증상이 나타날 수 있으므로 환자의 상태가 갑자기 악화하면 폐렴을 의심해 봐야 한다. 특히 사레가 자주 들거나 침대에 누워 지내는 환자는 폐렴에 잘 걸린다.

독감과 코로나바이러스감염증-19

노령층은 바이러스와 세균 감염에 특히 취약하다. 계절성 '독감' 또는 인플루엔자로 인해 매년 미국에서만 6만 명 이상이 사망하며, 사망자 중 상당수가 70세 이상이다. 세균성 폐렴은 젊은 층에서는 쉽게 치료할 수 있는 질환이지만, 70세 이상의 노령층에서는 주요 사망 원인으로 손꼽힌다.

2020년에는 코로나19가 '노령층이 취약한 질환 목록'에 추가됐다. 치매 환자 대부분이 노령층에 속하는 까닭에 코로나19는 장기 요양 시설과 자택에 거주하는 치매 환자들에게 큰 타격을 입혔다. 방문객 제한, 시설 내 공동식당 이용 금지, 개인 방에서 식사하기, 사회적 거리 두기, 마스크 착용 등은 감염병 유행 시 반드시 취해야 하는 조치들이지만, 치매 환자는 이해하지 못하기 때문에 불안과 두려움을 느낄 수 있다. 특히, 기억력과 판단력 장애를 겪는 환자들은 이러한 예방 조치를 위협적으로 느끼거나 이해하기 어려워한다.

가족들이 전화나 화상으로 환자와 자주 통화하고, 유행병이 돌고 있다는 사실을 환자에게 계속 상기해 주고, 가족과 친구들이 얼굴을 보러 가지 못하더라도 변함없이 환자를 사랑한다고 말해 주면, 환자의 고통을 덜어줄 수 있다. 환자의 말을 잘 경청하고 공감해 주면 불안을 줄이는 데 도움이 될 수 있으며, 특히 현재 상황이 발생하게 된 이유에 대해서도 재차 설명해 주면 좋다. 기억력이 현저하게 저하된 환자는 매번 대화할 때마다 상기시켜 줘야 할 수도 있다.

변비

치매 환자는 기억력이 나빠져서 언제 마지막으로 배변했는지 기억하지 못할 수 있다. 변비로 인해 불편함을 느끼면서도, 변비 때문에 불편하다는 사실을 이해하지 못할 수도 있다. 사람마다 배변 주기는 다르지만, 일반적으로 1~3일에 한 번씩 배변을 해야 건강에 좋다.

변비는 불편함이나 통증을 유발할 수 있으며, 이로 인해 환자의 혼란이 심해질 수 있다. 또한 변비로 인해 장의 일부 또는 전부가 변으로 막히게 되면 분변 매복bowel impaction이 발생하여 신체가 노폐물을 배출할 수 없게 된다. 분변 매복이 의심된다면 의사와 간호사와 상담해야 한다. 환자가 설사할 때도 장의 일부가 막혀 있을 수 있으며, 막힌 부분 주변으로 설사가 흘러나올 수 있다.

> 변비는 불편함이나 통증을 유발할 수 있으며,
> 이로 인해 환자의 혼란이 심해질 수 있다.

변비는 다양한 원인으로 인해 발생한다. 그중에서도 가장 중요한 원인 하나를 손꼽자면, 미국인 대부분이 조리하기 쉽고 정제된 가공식품은 많이 먹으면서 장 활동을 촉진하는 섬유질을 함유한 음식은 적게 먹는다는 사실이다. 치매를 앓고 있거나 틀니가 헐겁거나 치아가 아픈 경우, 식습관이 나빠지면서 변비가 더욱 심해질 수 있다. 또한 수분 섭취가 부족하면 변이 딱딱하게 굳어 변비를 유발하거나 악화할 수 있다. 나이가 들수록 노폐물을 이동시키는 장의 근육 활동이 감소한다고 알려져 있으며, 신체 활동이 줄어들면 장의 활동이 더욱 저하된다. 일부 약물과 식이 보조제음식 섭취가 부족한 사람에게 투여는 변비를 악화시키는 경향이 있다. 환자가 복용 중인 약물이 변비를 유발할 위험이 있는지 궁금하면, 약사에게 문의하도록 한다.

치매 환자가 자신이 마지막으로 배변한 시간을 기억할 수 있으리라 가정하지 않도록 한다. 이는 장애가 경미해 보이거나 환자 스스로 자신을 잘 돌보고 있다고 말하더라도 마찬가지다. 환자가 혼자 살고 있다면, 조리가 필요한 음식 대신 케이크나 쿠키 등 고도로 정제된 음식을 섭취하고 있을지도 모른다. 또한, 환자가 배변을 얼마나 규칙적으로 하는지 알아내기 힘들 수 있다. 하지만 변비가 의심될 때는 보호자가 직접 환자의 배변 상태를 관찰해야 한다. 단, 환자가 '모든 것을 간섭받고 있다.'고 느끼지 않도록 최대한 조용하고 환자의 눈에 띄지 않도록 조심해야 한다.

사람들 대부분은 자신의 생리 작용을 남에게 알리고 싶지 않아 한다. 치매 환자는 보호자가 자신의 사생활을 침해한다는 느낌을 받으면 화를 낼 수 있다. 또한, 타인의 배변 활동을 관찰하는 행위 자체가 불쾌감을 유발하기에 보호자 역시 피하고 싶은 마음이 들 수밖에 없을 것이다. 이 두 가지 감정이 합쳐지면, 심각한 건강 문제가 간과될 위험이 있다.

치매 환자가 통증이나 두통을 느끼는 듯 보인다면 변비 때문은 아닌지 고려해야 한다. 복부 팽만감이나 배에 '가스'가 찼다고 호소하면 변비가 원인일 수 있다. 치매 환자를 돌보는 도중에는 배변 활동을 파악하는 일을 잊어버리기 쉽다. 환자에게 변비가 있다고 생각되면 전문 의료인과 상의하는 편이 좋다. 환자의 장운동에 문제가 없는지 신속하게 판단한 다음, 변비가 있다면 어떻게 해결해야 하는지 알려줄 것이다.

약국에서 판매하는 변비약을 자주 먹거나 정기적으로 복용하는 일은 자제하길 바란다. 그보다는 섬유소와 수분 섭취를 늘리고 운동을 더 많이 하도록 도와주도록 한다^{매일 걷기 등}. 수분을 제한해야 할 특별한 이유가 없다면, 사람들 대부분은 하루에 6잔 이상의 물이나 주스를 마셔야 하지만 필요한 수분량은 사람마다 다를 수 있다. 채소^{한입 크기로 급여}와 과일^{자두와 사과 등을 한입 크기로 자르거나 시리얼에 넣어 급여}, 통곡물 시리얼^{밀기울, 통곡물빵, 아침 식사용 통곡물 시리얼}, 샐러드, 콩, 견과류의 양을 늘리도록 한다. 밀기울이나 다른 통곡물 시리얼은 간식으로도 좋으며, 밀이나 귀리 기울을 주스에 넣어 저어 마셔도 좋다.

질경이씨 껍질로 조제한 제품^{메타무실, 시트루셀 등 다양한 브랜드명으로 판매 중}이나 섬유질을 함유한 알약이나 바를 급여해 섬유질을 보충해도 괜찮은지 의사와 상의하도록 한다. 의사의 허락 없이 마음대로 급여해서는 안 된다.

약물

약물 치료는 양날의 검과도 같다. 약물은 치매 환자의 건강 유지와 통증 관리, 수면 개선, 불안 관리, 건강 문제 예방에 필수적일 수 있다. 하지만 치매 환자^{일반적으로 노령층}는 약물 과다 복용이나 여러 약물을 함께 복용하여 생기는 부작용에 취약하다. 여기에는 일반의약품이나 보조제, 기억력 개선에 도움이 된다고 알려진 약물 등도 포함된다. 약물 부작용의 증상으로는 갑작스러운 불안 증가, 구부정하고 느린 걸음걸이, 넘어짐, 졸림, 실금, 무관심, 혼란 증가, 경화, 몸의 기울어짐, 입과 손의 비정상적 움직임 등이 있다. 이외에도 현기증, 어지럼증, 두통, 구역감, 구토, 설사, 식욕 부진, 변비, 다리 떨기, 경련, 심장 박동 변화, 시력 변화, 피부 발진, 발적 등도 부작용의 흔한 증상이다. 환자가 이러한 증상을 보이면 의사에게 알려야 한다.

약물의 부작용을 완전히 없애면서 치료 효과를 유지하기는 어려울 수 있지만, 용량을 줄이거나 비슷한 약물로 대체하면 부작용을 줄이거나 없앨 수 있다. 치료 효과와 부작용 사이에서 최적의 균형점을 찾기 위해 보호자와 전문 의료인이 함께 노력해야 한다. 의사는 치매가 진행되는 동안 특정 단계에서 행동을 조절하기 위해 약물을 처방하기도 한다. 이러한 약물은 부작용이 심해 환자의 혼란을 가중하고 건강에 악영향을 미칠 수 있으므로 신중하게 사용해야 한다.

치매 환자의 행동 증상을 치료하는 약물은 최후의 수단으로만 사용해야 한다. 다른 방법이 모두 실패했을 때나 환자에게 환각, 의심, 심각한 우울증, 심각한 과민성 등 매우 특수한 증상이 있을 때만 사용을 고려해야 한다. 배회나 초조함, 간헐적인 불안, 수면 장애 등의 행동에는 효과적이지 않다. 전문 의료인이 행동 조절 약물의 복용을 시작하거나 용량을 늘리는 방안을 제안한다면, 그전에 시도할 수 있는 비약물 치료법이 있는지 물어보도록 한다3, 7, 8장 참조. 문제 행동이 나타나기 전에 보호자가 환자의 행동에 침착하게 대처하거나 환자의 주의를 다른 데로 돌릴 수 있는지, 혹은 혼자만의 시간을 조금 더 가지면 환자의 초조한 행동을 더 잘 참을 수 있는지 생각해 보도록 한다. 행동 조절 약물을 꼭 복용해야 한다면, 약물의 효과를 최대한 활용할 수 있도록 하루 중 환자가 제일 불안해하는 시간에 투여해도 괜찮은지 의사에게 문의하도록 한다.

약사는 약물의 효능과 약물 간의 상호 작용에 대한 지식이 깊다. 환자가 복용 중인 약의 목록을 인쇄하여 보호자와 함께 검토하면서 약물의 부작용과 상호 작용을 설명해 줄 수 있다. 하지만 약물 복용에 대한 책임은 전적으로 보호자에게 있으므로, 보호자는 환자가 복용하는 모든 약물에 주의를 기울여야 한다. 이를 위해 보호자가 할 수 있는 일을 아래에 소개하고자 한다.

환자의 치료에 관여하는 모든 의료진이 환자가 복용 중인 약물에 대해 잘 알고 있는지 확인하도록 한다. 일부 약물은 함께 복용하면 환자의 혼란을 가중할 수 있다.

> 전문 의료인이 행동 조절 약물의 복용을 시작하거나
> 용량을 늘리는 방안을 제안한다면,
> 그전에 시도할 수 있는 비약물 치료법이 있는지 물어보도록 한다.

약사에게 부탁해 환자가 처방받은 약물의 목록을 인쇄한 다음, 모든 병원 진료 시 챙겨가도록 한다. 보호자가 보기에 '약물'이라고 생각되지 않더라도 모든 일반의약품을 의사 진료 시 가져가도록 한다. 또한 환자의 복용하는 약 중에 안심 귀가 팔찌에 기재해야 하는 약이 있는지 물어본다. 새로운 약물이 처방될 때마다 의료인에게 환자가 복용 중인 약물의 목록을 보여주고 중단해야 할 약이 있는지 물어본다. 그러면 약물 간 상호 작용으로 인한 부작용을 줄일 수 있을 것이다. 또한 새로운 약물을 추가할 때는 의사에게 요청하여 최대한 적은 용량으로 시작하고, 필요한 경우 나중에 복용량을 늘리도록 한다. 치매처럼 뇌 손상을 유발하는 질환을 앓는 환자는 일반 성인과 동일하거나 적은 용량을 복용해도 부작용이 발생하는 경우가 많다. 환자가 복용하는 약이 체내에 머무는 시간이 가장 짧은지, 부작용이 적은 다른 약은 없는지 물어보도록 한다.

잘 잊어버리는 치매 환자가 스스로 약을 챙겨 먹으리라 기대하지 않도록 한다.

주의해야 할 부작용이 무엇인지 의사에게 물어보도록 한다. 환자가 새로운 약을 복용하기 시작하거나 오랫동안 먹던 약의 용량을 늘렸을 경우, 3주에서 한 달이 지난 후에야 부작용이 나타날 수도 있다. 하지만 시간이 너무 많이 지나 증상이 나타난 까닭에 보호자와 의사는 원인이 약물 부작용이라고 생각하지 못할 수도 있다. 증상이 나타날 경우, 의사에게 즉시 알려야 하는 부작용이 있는지 미리 물어보도록 한다.

보험에 따라 각 약물 종류 중 일부만 보장할 수 있으므로, 가능하면 환자가 필요한 약물을 보장해 주는 보험을 선택하도록 한다.

약물은 종류에 따라 식전에 복용하거나, 식후에 복용해야 한다. 또 체내에서 누적효과시간이 지나면서 점진적으로 효과가 쌓이는 현상를 나타내는 약도 있고, 누적효과가 없는 약도 있다. 고령층과 치매 환자는 복용량이 조금만 잘못돼도 큰 영향을 받을 수 있으므로, 반드시 정해진 시간에 처방된 양만큼 복용해야 한다. 약물이 졸음을 유발하는 경우 환자가 활동을 시작해야 할 아침 대신 수면에 도움이 되도록 취침 시간에 복용할 수 있는지 의사에게 물어보도록 한다.

또한, 약을 먹는 시간을 놓치거나 실수로 정해진 용량의 두 배를 먹었을 때 어떻게 해야 하는지도 알아두어야 한다.

치매 환자는 자신이 왜 약을 먹어야 하는지 이해하지 못해서 파국반응을 보일 수 있다. 이럴 때는 환자와 논쟁하지 않도록 한다. 다음번에 약을 먹일 때는 환자에게 한 번에 한 단계씩 설명해주도록 한다. "약 드실 시간이에요. 앨런 선생님이 [병명] 때문에 이 약을 먹으라고 했잖아요. 먼저 약을 입에 넣으세요. 그리고 물을 드세요. 잘하셨어요." 환자가 화를 내면 즉시 중단하고 약은 나중에 다시 주도록 한다.

일부 환자들은 약병을 통째로 건네주기보다 한 번에 먹을 양만큼 컵에 담아 주면 약을 좀 더 쉽게 복용한다.

치매 환자는 알약을 삼키기 힘들어하거나 삼키지 않으려 할 수 있다. 약을 입에 물고 다니다가 나중에 뱉어내기도 하며, 보호자는 한참이 지난 후에야 바닥에 떨어진 약을 발견하고는 한다. 환자가 약을 먹을 때 음료를 같이 마시게 하면 약을 삼키는 데 도움이 된다. 그래도 문제가 계속된다면, 의사에게 알약 대신 다른 제형으로 된 약을 처방해 줄 수 있는지 물어보도록 한다. 캡슐이나 액상 형태로 나온 약이 일반 알약보다 삼키기 쉬울 수 있다. 혹은 알약을 으깨서 음식에 섞어 먹일 수도 있다^{사과 소스가 효과적이다}. 그전에 약사에게 알약을 부숴도 되는지 물어보도록 하자. 환자가 실제로 약을 먹었는지 확실하지 않은 경우에도 의사나 약사에게 어떻게 해야 하는지 문의하도록 한다. 약이 바닥에 떨어졌을 때는 어린이와 반려동물이 먹지 않도록 조심해야 한다.

잘 잊어버리는 치매 환자가 약을 스스로 챙겨 먹으리라 기대하지 않도록 한다. 부득이하게 환자를 혼자 두고 나가야 하는 상황이라면, 한 번 먹을 약만 꺼내 놓고 약통은 보호자가 가지고 나가도록 한다. 기억력 손상이 경미하거나 아예 없는 사람들도 약을 먹었는지 잊어버릴 수 있다.

몸이 피곤하거나 화가 났을 때는 환자에게 약을 먹이는 일을 깜빡할 수 있다. 마트형 약국이나 건강식품 판매점에 가면, 요일별로 칸이 나뉜 플라스틱 약통을 구매할 수 있다. 요일별 약통에 약을 보관하면 환자가 오늘 약을 먹었는지 한눈에 확인할 수 있다^{이 약통은 보호자에게 도움이 될 뿐, 치매 환자가 사용할 수 있으리라 기대하지 말도록 한다}. 또한 약을 언제 먹었는지 기록하고 약 먹을 시간마다 자동으로 알람으로 알려주는 최신 전자 기기들을 이용해 볼 수도 있다. 약통에 어린이 보호용 안전 마개가 달려 있어 개봉하기 어렵다면, 약사에게 문의해 쉽게 개봉할 수 있는 약통으로 달라고 요청하도록 한다. 하지만 약통에 안전 마개가 있으면, 치매 환자가 복용하면 안 되는 약을 먹는 불상사를 방지할 수 있다. 모든 약물은 치매 환자의 손이 닿지 않는 장소에 보관해야 한다.

이번 절에서는 치매 환자를 가정에서 돌보는 가족들이 주의해야 할 사항들에 초점을 맞추었다. 하지만 환자가 요양원이나 노인 생활 시설에서 지내는 경우라도 환자가 어떤 약을 먹는지 투약 담당 간호사에게 연락해 정기적으로 확인해야 한다. 또한, 약물의 종류를 바꿀 때마다 반드시 보호자에게 알려달라고 명확히 전달하도록 한다. 시설에서 투약 오류가 발생하는 확률이 상당히 높다는 사실을 명심하길 바란다. 환자가 시설에 있더라도 앞서 설명한 제안 사항들을 똑같이 적용할 수 있다. 환자의 건강에 변화가 생길 때마다 약물 때문은 아닌지 의료진에게 반드시 물어보아야 한다.

구강 문제

정기적인 치과 검진은 치매 환자의 건강 유지에 매우 중요하다. 환자에게 충치나 농양, 입속 궤양 등 통증을 유발하는 구강 질환이 있어도 보호자가 발견하기 어려울 수 있다. 또한, 치매 환자는 구강 문제를 보호자에게 제대로 설명하지 못할 수 있으며, 보호자가 입 안을 들여다보려 하면 거부할 수도 있다. 기억력 손상이 경미한 환자들도 치아나 틀니 관리를 소홀히 해 구강 감염이 발생할 수 있다. 환자의 치아는 통증이 없어야 하고, 틀니는 잇몸에 잘 맞아야 한다. 치아 상태가 나쁘거나 틀니가 잘 맞지 않으면 영양부족으로 이어져 환자의 건강을 악화시킬 수 있다. 구강 질환은 혼란을 일으키거나 행동 문제를 심하게 만들 수 있다. 환자가 요양원이나 노인 거주 시설에서 지낼 경우에도 치과 검진을 정기적으로 받을 수 있도록 조치해야 한다.

치매 환자는 틀니나 부분 의치를 빈번하게 잃어버린다. 환자가 의치를 마음대로 빼거나 잃어버리지 않게 할 방법에 대해 치과 의사와 상의하도록 한다. 치매 환자는 기대 수명이 짧으므로, 치과 치료를 할 때는 내구성보다는 관리의 용이성이 더 중요할 수 있다_{크라운 씌우기와 탈착 가능한 브릿지 등}.

많은 환자가 치과에 가기를 거부한다. 치매 환자를 잘 이해하고 인내심을 가지고 따뜻하게 치료해 줄 수 있는 의사를 찾아보기를 바란다. 노인치과 전문의는 치매 환자를 치료하기 위한 특별 교육을 받은 사람들이다. 치과 의사가 치료 시 전신 마취를 권한다면, 마취의 위험성과 치료의 필요성을 신중하게 견주어 본 후 결정해야 한다.

요양원이나 노인 거주 시설에 입소하기 전에 치과 의사나 의치 기공사에게 요청해 틀니에 환자의 이름을 새겨넣도록 하자_{보호자가 직접 하지 않도록 한다}. 시설에서 틀니가 섞이는 경우가 이따금 발생하므로 이름을 새겨두면 식별하기가 쉬울 것이다.

시력 문제

치매 환자는 이따금 앞이 잘 보이지 않거나 시력을 완전히 잃은 듯이 행동할 수 있다. 걸을 때 여기저기 부딪히거나 낮은 턱을 넘을 때 발을 아주 높이 들어 올리기도 하고, 포크로 음식을 잘 찍지 못하거나 희미한 조명 아래서 혼란스러워하거나 길을 잃기도 한다. 여기에는 여러 가지 원인이 있을 수 있지만, 환자가 이러한 행동을 보일 때는 대개 뇌 손상이 원인인 경우가 많다. 하지만 눈에 백내장이나 원시안 등의 문제가 생겼을 가능성도 있으므로, 안과 의사나 검안사에게 검진을 받도록 한다. 시력 교정이 가능하다면 치료하여 손상된 뇌가 눈에서 최대한 좋은 정보를 받을 수 있도록 도와줘야 한다. 환자의 인지 능력이 저하된 상태에서 시력마저 떨어지면, 주변 환경을 이해하기가 힘들어져서 일상생활을 하는 데 더욱 어려움을 겪게 될 것이다. 환자가 단지 늙었다는 이유로 전문 의료인이 시력 문제를 가벼이 여기지 않도록 주의해야 한다. 환자의 시력이 치료가 불가한 상태라고 하더라도, 의사는 환자의 시력 문제에 대해 보호자에게 명확하게 설명해줘야 한다.

치매 환자는 밝기가 비슷한 색상을 구별하기 힘들어할 수 있다. 환자의 눈에는 연한 파란색과 연한 녹색, 연한 노란색이 모두 비슷해 보일 수 있다. 예컨대, 연한 색의 벽에 하얀색 난간이 설치되어 있으면 난간을 잘 보지 못할 수 있고, 연한 녹색 벽에 청록색 카펫을 딱 붙여 깔아두면 벽이 어디 있는지 분간하지 못할 수 있다. 이 때문에 환자는 벽에 부딪혀 넘어질 수 있다.

또한 사물의 깊이를 가늠하는 데 어려움을 겪기도 한다. 무늬나 패턴은 환자에게 혼란을 야기할 수 있다. 검은색과 흰색으로 칠해진 욕실에 들어서면 바닥에 무수한 구멍이 뚫린 것처럼 보일 수 있다. 의자가 앉을 수 있을 만큼 가까운 거리에 놓여 있는지, 계단이나 턱이 얼마나 높은지를 판단하지 못할 수 있으며, 계단을 오르내릴 때 어느 부분을 밟아야 하는지 모를 수 있다. 또 창문에서 들어오는 빛에 눈이 부셔 창가에 놓인 물건들을 자세히 보지 못하게 된다. 나이가 들면 밝은 곳에서 어두운 곳으로, 혹은 어두운 곳에서 밝은 곳으로 들어갈 때, 눈이 빛의 변화에 적응하기까지 더 오랜 시간이 걸릴 수 있다.

환자는 뇌가 제대로 기능하지 못하기 때문에 시력 문제에 대처하는 능력이 떨어진다. 하지만 보호자가 환자를 도와줄 수 있다. 일상생활을 잘 해내려면 최대한 잘 볼 수 있어야 한다. 벽이 밝은색으로 칠해져 있으면 난간을 어두운색으로 칠하도록 한다. 벽과 바닥이 밝은 경우, 걸레받이를 어둡게 칠하면 어두운 선이 바닥에서 벽으로 바뀌는 지점을 잘 볼 수 있게 도와줄 것이다.

방의 조명은 낮과 밤 모두 밝게 하고, 잘 때는 야간 조명을 켜두도록 한다. 옷장 안은 어두우니 조명을 설치하도록 한다.

치매 환자는 자신이 보는 것을 이해하는 능력을 잃을 수 있다. 이 경우, 눈은 잘 보이지만 뇌가 눈에서 전달받은 시각 정보를 제대로 활용하지 못한다. 일례로 환자가 가구에 자꾸 부딪힐 경우, 눈이 잘 보이지 않아서가 아니라 눈앞에 사물이 존재한다는 사실을 뇌가 인지하지 못하기 때문일 수 있다. 즉, 치매로 인한 증상이 시력 문제처럼 보이는 것이다. 이러한 상태를 실인증^{agnosia}이라고 하며, 이는 8장에서 자세히 다루도록 하겠다. 환자가 실인증으로 인해 행동에 문제를 보인다면 안과 의사는 아무런 도움을 줄 수 없다. 실제로 안과 전문의나 검안사는 사고나 언어에 장애 있는 사람들의 시력을 검사하는 데 어려움을 겪는 경우가 많다. 또한 실인증이 원인이라면 환자가 걸을 때 조심하라고 일러주어도 아무런 소용이 없다. 부상을 피하기 어려워지므로, 환자를 다치지 않게 하려면 보호자가 더 많은 주의를 기울여야 하며, 환자의 몸을 자주 확인하여 베인 상처나 타박상이 없는지 살펴야 할 수도 있다.

치매 환자는 안경을 벗어놓고 어디에 놓아두었는지 금세 잊어버리기도 한다. 이럴 때는 안경에 줄을 달아주면 도움이 된다. 쓰던 안경을 보관하거나, 잃어버릴 경우를 대비해 여분의 안경을 하나 더 맞추도록 한다. 멀리 여행을 갈 때는 환자와 본인의 안경 처방전을 함께 챙기도록 한다. 처방전이 있으면 안경이 부러지거나 분실되었을 때 쉽게 교체할 수 있고 비용도 절약할 수 있다.

환자가 콘택트렌즈를 착용하는 경우, 환자 스스로 콘택트렌즈를 관리하기 어려운 시점이 도래하기 전에 안경으로 바꾸어 주어야 한다. 환자가 콘택트렌즈를 계속 착용하려고 하면, 눈에 염증이 생기지 않도록 주의하고 렌즈를 제대로 관리하는지 점검해야 한다.

다. 환자가 콘택트렌즈를 계속 착용하려고 하면, 눈에 염증이 생기지 않도록 주의하고 렌즈를 제대로 관리하는지 점검해야 한다.

청력 문제

소리를 잘 듣지 못하면 뇌가 주변 환경을 이해하는 데 필요한 정보를 충분히 얻지 못하게 된다. 청력 손실은 기억력 저하와 의심, 사회적 고립8장의 '오해' 참조을 유발하거나 악화시켜 알츠하이머병의 발병 위험을 높일 수 있으므로 가능한 한 교정해야 한다. 청각사에게 데려가면, 청각 손실의 원인을 파악하여 적절한 보청기를 선택하도록 도움을 줄 것이다. 시력 문제와 마찬가지로 청각 문제 또한 사고력 문제와 구별하기가 어려울 수 있다. 치매 환자는 자신이 들은 말을 이해하기 힘들어하기 때문이다. 청각사에게 검사를 받으면 환자의 청력 손실이 인지 장애 때문인지, 아니면 보청기 등으로 교정할 수 있는 문제인지 구분할 수 있다. 청력 문제가 아닐 경우 기억력 장애를 전문으로 보는 신경심리학자 등의 전문가와 상담해야 한다.

치매 환자는 새로운 것을 쉽게 배우지 못하기 때문에 보청기에 적응하지 못할 수 있다. 보청기를 끼면 주변 소음까지 크게 들리는 데다가 귀에 이물질이 들어있는 느낌이 들 수 있다. 이로 인해 보청기를 왜 껴야 하는지 알지 못하는 환자는 혼란스러울 수 있다. 따라서 보청기를 구매할 때는 환자가 잘 적응하지 못할 시 환불할 수 있는 제품을 선택하면 좋다.

환자가 보청기를 착용할 경우, 보호자가 보청기 관리를 도맡아 배터리 상태와 기기 충전 여부를 주기적으로 확인해야 한다. 보청기 이외에도 환자의 청력 손실을 보완하기 위해 보호자는 다음과 같은 방법을 활용해 볼 수 있다.

- 주변 소음을 줄인다. 여기에는 텔레비전과 같은 기기에서 나오는 소음이나 여러 사람이 동시에 말하는 소리 등이 포함된다. 치매 환자는 자신이 들어야 하는 소리와 소음을 구별하기 어려워한다.
- 대화할 때는 환자가 '더 잘 듣는' 귀 옆에 앉거나 서서 말한다.
- 환자에게 소리가 어디서 나는지 알려준다. 환자는 소리의 위치와 정체를 파악하기 어려워할 수 있으며, 이로 인해 혼란을 겪을 수 있다. "쓰레기 수거차에서 나는 소리예요."라고 환자에게 일러준다.
- 환자에게 소리의 출처를 알려줄 때는 한 번에 여러 가지 방법을 활용한다. 소리가 난 곳을 손가락으로 가리키고 말로 설명하면서 환자를 조심스레 데려가 보여주도록 한다.

어지럼증

어지럼증은 노년기에 흔히 발생하는 질환이며, 많은 약물의 부작용이다. 치매 환자는 균형 감각을 잃었을 때 스스로 대처하지 못하거나 보호자에게 어지러움을 느낀다고 제대로 설명하지 못할 수 있다. 어지럼증 때문에 움직이기를 거부하거나 넘어지기도 한다. 환자가 어지러워하는 듯하다면 환자에게 현기증이 있거나 방이 빙글빙글 도는 느낌이 드는지 직접 물어보도록 한다. 또 환자가 불안정해 보이는지 유심히 관찰해야 한다. 환자가 메스꺼워한다면 어지럼증이 있다는 증거이다. 환자가 어지럼증을 겪을 경우, 심각한 낙상을 당할 위험이 증가하므로 의사나 간호사에게 곧바로 알려야 한다.

> 균형 감각이 떨어지면 심각한 낙상을 당할 위험이 증가하므로,
> 어지럼증이 의심될 경우 주치의나 간호사에게 즉시 알려야 한다.

병원 가기

의사나 전문 의료인에게 진료를 받으러 가는 일은 보호자와 치매 환자에게 고역이 될 수 있다. 환자를 병원에 데려갈 때 도움이 될 수 있는 방법을 몇 가지 제안하고자 한다.

환자는 어디를 왜 가야 하는지 이해하지 못할 수 있다. 여기에 외출을 준비하면서 분주함이 더해지면 파국 반응을 일으킬 수 있다. 준비 과정을 단순화할 방법을 찾아보길 바란다. 일부 환자는 병원에 간다고 미리 언질을 주면 더 잘 따른다. 하지만 병원 이야기를 미리 꺼내면 실랑이를 벌이는 탓에 병원에 도착하기 직전에 알려주는 편이 더 나은 환자도 있다. 이럴 경우, "오늘은 일찍 일어나셔야 해요. 오늘 첸 선생님께 진료 보러 가는 날이잖아요. 가서 약도 바꿔야 하니까 빨리 아침 드세요."라고 말하지 않도록 한다. 그보다는 아무 말 없이 환자를 깨우고 아침을 준 다음 외투를 입히도록 한다. 그런 다음 병원에 거의 다 도착했을 때 "오늘 첸 선생님 만나기로 했어요."라고 말한다.

환자가 저항할 경우, 언쟁을 벌이지 말고 무시하거나 대수롭지 않게 넘기도록 한다. 환자가 "오늘 병원 안 가."라며 버티면, "의사 선생님 보러 가야 해요."라고 말하지 말고 화제를 돌려 "오늘 시내에 나가는 김에 아이스크림 사 먹고 와요."라고 말해보자.

> 진료 예약은 환자의 상태가 제일 좋은 시간대에
> 잡아달라고 요청한다.
> 환자가 차 안에서 불안해할 가능성이 크다면,
> 보호자가 환자를 안심시킬 수 있도록
> 운전을 해줄 사람이 동행하면 좋다.

병원에 가기 전에 계획을 철저히 세우도록 한다. 목적지와 주차할 장소, 소요 시간, 계단이나 엘리베이터 유무 등을 미리 알아둔다. 서두르지 않도록 여유 있게 출발하되, 너무 일찍 도착해 오래 기다리지 않도록 해야 한다. 진료 예약은 환자의 상태가 제일 좋은 시간대에 잡아달라고 요청한다. 보호자가 환자를 안심시킬 수 있도록 운전을 해줄 사람이 동행하면 좋다.

접수 담당자나 간호사에게 문의하면 환자가 오래 기다려야 하는지 확인해 줄 것이다. 또한 대기실이 붐비고 시끄러울 경우, 조용한 곳에서 기다릴 수 있도록 안내해 주기도 한다. 기다리는 동안 먹을 간식이나 물을 챙기고, 환자가 좋아하는 활동 등을 할 수 있도록 준비해 간다. 만약 접수 담당자가 대기 시간이 길다고 말하면, 대기 상황을 자주 확인하면서 환자를 데리고 잠시 산책을 해도 좋다. 치매 환자를 대기실에 절대로 혼자 두지 않도록 한다. 낯선 장소에서 당황하거나 길을 잃을 수 있다.

아주 드물지만, 환자가 병원에 방문하기 전에 먹을 수 있도록 의사에게 진정제를 처방받을 수도 있다. 하지만 환자가 진정제를 복용하면 여러 문제가 추가로 발생할 수 있다. 대개는 감정을 배제한 채 침착하게 대응하고, 간단한 정보를 제공하여 안심시켜 주기만 해도 충분하다. 하지만 드물게는 진료를 포기해야 할 수도 있다.

환자가 병원에
입원해야 할 때

치매 환자는 다른 질환에 걸릴 확률이 높다. 이로 인해 병원에 입원해야 하는 상황도 발생하며, 입원은 환자와 보호자 모두에게 매우 힘든 시간이 될 수 있다. 또한 입원 치료가 필요한 다른 질병으로 인해 환자의 인지 기능이 일시적으로 저하될 수도 있다. 낯선 환경과 새로운 치료, 병원의 혼잡한 상황 때문에 환자의 기능과 인지력이 더욱 나빠질 수 있다. 이처럼 혼란스러운 상황에서 치매 환자가 불안에 빠지거나 소리를 지르고 공격적인 행동을 보이는 것은 자연스러운 일이다. 하지만 이러한 행동을 조절하기 위해 추가적인 약물 사용은 가급적 피해야 한다. 환자에게 새로운 뇌 손상이 발생하지 않는 한, 일반적으로 입원 후 점차 예전의 상태로 회복한다. 회복하지 못할 경우 의료진에게 알려 환자가 복용 중인 약물과 새로운 치료법에 대해 검토하도록 한다.

환자가 입원 생활을 조금 더 편하게 할 수 있도록 도와줄 방법이 몇 가지 있으나 문제를 말끔히 해결할 수는 없다는 사실을 명심하길 바란다. 무엇보다도 보호자가 지치지 않는 것이 중요하다.

환자가 입원하기 전에 의사와 미리 상의하도록 한다. 환자를 치료하는 의료진 모두에게 환자가 치매를 앓고 있다는 사실을 알리고, 치매가 입원 치료에 어떤 영향을 미칠 수 있는지 물어본다. 또 치료의 일부 또는 전체를 환자가 입원하지 않은 상태에서 받을 수 있는지도 물어보도록 한다. 환자를 병원에 데리고 다니려면 힘들 수 있지만, 환자가 낯선 환경에서 지내야 하는 시간을 단축할 수 있다. 이 경우, 처음 며칠 동안은 방문 간호사를 가정으로 부르면 좋다.

입원 수속 시 간호사에게 환자가 치매에 걸렸다는 사실을 알리도록 한다. 환자가 어디에 있는지 가능한 한 자주 설명해 주면서 침착하게 환자를 안심시켜 달라고 일러준다. 간호사가 알아야 할 내용을 서면으로 적어 주고, 진료 기록지에 메모로 남겨달라고 부탁한다. 의료진들이 환자가 편안하게 지낼 수 있도록 도와줄 때 참고할 수 있는 사항들도 미리 알려주도록 한다. 환자의 애칭이나 환자가 의료진에게 물어볼 수 있는 가족들, 간호사나 간병인이 환자에게 해 줘야 할 일들 식사 메뉴 고르기, 우유갑 열기 등, 화장실 이용 방법 등을 포함하면 좋다.

병원에서 일하는 간호사들은 대개 일손이 부족해 스트레스 속에서 일하는 경우가 많다. 그로 인해 간호사들은 보호자가 원하는 만큼 치매 환자에게 신경을 기울이지 못할 수도 있다. 또한 치매 환자를 돌보는 경험이 부족한 간호사들도 있을 수 있다.

입원 중에는 환자가 잘 아는 사람이 최대한 같이 있고, 치료와 검사를 받을 때 동행하면 환자에게 위안이 된다. 가족이 와서 환자의 식사를 도와주고, 수분을 충분히 섭취하는지 확인하고, 현재 상황에 대해 환자에게 설명해 주면 좋다. 병원 대부분은 환자가 치매나 섬망을 겪는 경우 가족이 병실에서 함께 잘 수 있도록 허용한다. 하지만 때때로 가족이 불안해하거나 긴장해서 치매나 섬망 환자를 더 불안하게 만들거나, 의료진의 업무를 방해하는 일도 생긴다. 침착함과 긴장감 모두 전염력이 강한 감정들이며, 치매 환자는 보호자의 감정에 영향을 받는다. 이럴 때는 환자가 잘 아는 사람에게 환자를 잠시 맡기고 휴식을 취하는 편이 좋다. 환자가 검사를 받을 때 동행할 수 없는 상황이라면, 직원에게 환자를 편안하게 해주고 안심시키는 일이 무엇보다 중요하다고 일러주도록 한다.

치매 환자가 입원해야 할 경우, 보호자가 24시간 내내 환자와 함께 머물거나 간병인을 고용하기를 권장한다. 요즘에는 대부분의 병원이 입원해 있는 동안 간병인을 구할 수 있도록 도와주거나 제공해 준다. 가능하면 가족과 자녀, 이해심이 깊은 친구가 면회를 와 환자와 함께 할 수 있도록 해준다. 익숙한 옷이나 담요, 커다란 가족사진을 가져다주면 환자가 안정감을 느끼는 데 도움이 될 것이다. 어떤 가족들은 환자가 불안해할 때마다 간호사가 읽어줄 수 있도록 환자에게 편지를 써주기도 한다. 편지는 다음과 같이 작성할 수 있다.

> 엄마에게
>
> 엄마는 지금 엉덩이뼈가 부러져서 병원에 입원 중이야. 금방 우리 집으로 돌아올 수 있을 거야. 매일 저녁 식사 후에 테드랑 같이 얼굴 보러 갈게. 엄마가 자주 까먹는다는 사실을 간호사분들이 알고 계시니까 엄마를 도와주실 거야. 사랑해.
>
> 딸 마리아가

결박은 환자가 관이나 붕대 등을 잡아 뜯는 등 스스로 해를 입힐 위험이 클 때 최후의 수단으로만 사용해야 한다. 환자를 결박하지 않으려면 24시간 내내 환자를 돌보는 방법이 제일 좋다.

입원 중에 환자의 혼란이 악화하더라도 놀라지 말길 바란다. 환자의 인지 장애 수준은 시간이 지나면 대부분 입원 전의 상태로 회복한다.

발작, 경련 또는 경기를 일으킬 때

치매를 유발하는 질환 대부분은 발작을 일으키지 않는다. 발작은 매우 드문 증상이기 때문에 보호자가 발작을 목격하지 않을 가능성이 크다. 하지만 환자가 발작을 일으켰을 때 보호자가 대처할 준비가 되어 있지 않다면 두려울 수밖에 없다. 발작은 여러 가지 질환에 의해 발생할 수 있으므로, 환자가 발작을 일으킨다면 치매가 원인이 아닐 수도 있다.

발작은 여러 유형으로 나뉜다. 전신강직간대발작Generalized tonic-clonic seizure, 흔히 경련이나 발작이라고 하면 떠올리는 유형의 경우, 환자의 전신이 뻣뻣해지며 의식을 잃고 쓰러진다. 호흡이 불규칙해지거나 잠시 멈출 수도 있다. 근육이 경직되어 반복적으로 떨리며, 이를 꽉 깨물기도 한다. 몇 초 후 온몸의 떨림이 멈추고 환자는 의식을 천천히 회복한다. 혼란스러워하거나 졸음 또는 두통을 호소하고 말을 하기 힘들어할 수 있다.

다른 유형의 발작은 전신 발작보다는 정도가 덜하다. 예를 들면 손이나 팔을 반복적으로 움직이거나 몇 초에서 몇 분 동안 목소리나 신체접촉에 아무런 반응이 없을 수 있다. 이러한 증상은 부분 발작이라고 불린다.

발작이 한 번 일어났다고 해서 생명에 지장이 생기지는 않는다. 무엇보다도 보호자가 평정심을 유지하는 것이 제일 중요하다. 환자가 움직이지 못하게 붙잡아서는 안 된다. 환자가 바닥으로 넘어지거나 딱딱한 물건에 머리를 부딪히지 않도록 보호해야 한다. 환자가 바닥에 쓰러져 있다면, 주변에 있는 물건을 모두 치우도록 한다. 의자에 앉아 있다면, 환자를 바닥에 눕히거나 소파 쿠션을 환자 아래에 놓아 바닥으로 떨어져도 다치지 않도록 도와준다.

환자를 움직이거나 발작을 멈추려고 시도해서는 안 된다. 환자 곁에서 발작이 멈출 때까지 기다리도록 한다. 혀를 잡으려고 하거나 입 안에 숟가락을 넣으려고 하지 않도록 한다. 환자가 이를 악물었을 때 입을 억지로 벌릴 경우, 치아와 잇몸을 상하게 할 수 있으므로 삼가도록 한다. 가능하다면 벨트나 넥타이, 목 주변의 단추를 풀어준다.

몸의 떨림이 멈추면 환자가 숨을 제대로 쉬는지 확인한다. 평소보다 침을 많이 흘렸다면 고개를 옆으로 부드럽게 돌려 입을 닦아주도록 한다. 환자가 원한다면 잠을 자거나 쉬게 해준다. 발작 후 환자는 혼란이나 짜증이 심해지거나 심지어 전투적으로 행동할 수 있다. 몸이 이상하다는 사실은 알지만, 발작은 기억하지 못할 수도 있다. 침착하고 다정하게 환자를 안심시키도록 한다. 환자를 제지하거나 통제하려 하지 말고, 억지로 무언가를 시키려고 하지 말아야 한다.

환자의 발작이 끝난 후에는 보호자도 몇 분간 휴식을 취하면서 스스로 마음을 추스르도록 한다. 환자가 부분 발작을 일으켰다면, 즉시 다른 조치를 해야 할 필요는 없다. 만약 환자가 집안을 서성인다면 뒤 좇으며 다치지 않도록 주의한다. 부분 발작을 겪고 나면 환자는 일시적으로 혼란이나 짜증이 심해지고 말을 하기 어려워할 수 있다.

발작이 나타나기 전에 환자는 전조 증상을 보일 수 있다. 특정 동작을 반복하는 등의 전조 증상이 발견되면 환자를 안전한 장소로 옮겨야 한다^{사람이나 차가 다니지 않는 장소, 계단이나 가스레인지에서 멀리 떨어진 곳 등}.

만약 환자가 처음 발작을 일으켰다면, 응급실로 데려가 발작의 원인을 규명해야 한다. 발작이 끝날 때까지 환자의 옆에서 기다리면서 스스로 마음을 다잡은 다음 구급차를 부르도록 한다. 발작이 반복적 또는 빈번히 발생한다면 의사가 발작이 재발할 가능성을 낮추는 약물을 처방해 줄 수 있다.

치매 환자가 발작으로 치료를 받는 중인데도 단시간에 여러 번 발작을 일으킨다면 즉시 응급실로 데려가야 한다. 발작이 수 분간 지속되거나 발작 중 머리나 다른 곳을 다쳤다고 생각될 때도 마찬가지이다.

발작은 무섭고 옆에서 지켜보기에도 불편하지만, 환자의 생명이나 타인에게 위협이 되거나 환자의 정신에 이상에 생겼다는 위험징후가 아니다. 발작에 대처하는 법은 잘 익혀둔다면 발작에 대한 두려움이 줄어들 것이다. 간호사나 돌봄 경험이 풍부한 가족을 찾아 본인의 고통을 털어놓고, 정보와 위안을 얻기를 바란다.

근육 떨림
(Myoclonus, 근육간대경련)

알츠하이머병을 앓는 환자는 이따금 팔이나 다리, 머리, 몸을 한 번씩 일시적으로 떠는 증상을 보인다. 이는 발작과는 다른 증상으로, 근육간대경련이라고 불린다. 발작은 같은 근육이 반복적으로 떨리는 증상이지만, 근육간대경련은 신체 부위를 한번 빠르게 움직이는 현상을 뜻한다.

근육간대경련은 크게 걱정할 문제는 아니며, 발작으로 진행되지도 않는다. 다만, 경련 중에 어딘가에 잘못 부딪혀 다칠 위험이 있다. 현재 알츠하이머병 환자에게 나타나는 근육간대경련을 효과적으로 치료할 방법은 없다. 약물을 사용해 볼 수는 있으나 대개 효과는 거의 없으며 심각한 부작용이 뒤따른다.

치매 환자의 죽음

아프거나 나이 든 사람의 돌봄을 책임지고 있는 사람이라면, 누구나 환자의 죽음을 마주하게 될 가능성을 염두에 두어야 한다. 이는 환자를 담당하는 의사에게도 묻기가 꺼려지는 질문일 것이다. 하지만 환자의 죽음에 대해 미리 생각해 둔다면, 실제로 환자에게 죽음이 닥쳤을 때 마음을 진정시키고 상황에 잘 대처하는 데 도움이 될 것이다.

사망 원인

치매를 유발하는 진행성 질환이 말기에 이르면, 신경계의 많은 부분이 기능을 상실하여 신체 전반에 심각한 영향을 미친다. 즉, 치매로 인해 환자가 사망에 이르게 되는 것이다. 직접적인 사망 원인은 폐렴이나 감염, 영양실조와 같은 합병증일 수 있지만, 실제 원인은 치매인 경우가 많다. 치매 환자의 가장 흔한 사망 원인은 폐렴이며 40~60퍼센트가 폐렴으로 사망한다.

알츠하이머병을 앓고 있더라도 뇌졸중이나 심장마비, 암 등의 다른 질환으로 사망하기도 한다. 이러한 죽음은 불시에 닥치는 까닭에 일부 환자는 죽기 직전까지 정신이 또렷하고, 잘 걸어 다니며, 일상 활동을 비교적 잘 해낸다.

재택 임종

아프거나 나이 든 사람이 집에서 잠을 자다가 사망한 모습을 발견하게 될까 봐 걱정하는 가족들이 많다. 이 때문에 보호자는 푹 잠들지 못하거나 자다가도 여러 번 일어나 환자의 상태를 확인하기도 한다.

한 환자의 딸은 이렇게 말했다. "어떻게 해야 할지 모르겠어요. 혹여라도 아이들이 엄마를 발견하게 되면 어쩌죠?"

남편이나 아내를 사망한 채로 발견했다는 이야기를 들어본 적이 있는 사람은 그런 상황을 마주했을 때 어떻게 대처해야 할지 궁금할 것이다. 가족들 대부분은 해야 할 일들을 순서대로 사전에 정리해 두면 걱정이 사그라든다고 조언한다.

- 환자가 사망하면 119와 경찰에 연락한다. 구급 대원과 경찰이 신속하게 집에 도착할 것이다.
- 장례 지도사나 장의사를 미리 정할 수 있다. 이 경우, 환자가 사망했을 때 전화를 걸기만 하면 된다.
- 환자가 호스피스 치료를 받고 있을 경우, 호스피스 간호사에게

연락하면 장의사와 연결해 준다.

- 성직자와 주치의에게 응급 시 늦은 밤에 전화해도 괜찮은지 미리 물어보도록 한다.
- 환자가 사망한 후 작별 인사를 고할 시간이 필요한 사람도 있고, 그렇지 않은 사람도 있다. 작별할 시간이 필요하다면 누군가에게 전화를 걸기 전에 먼저 환자의 곁에 잠시 앉아 있도록 한다.

> 가족들 대부분은
> 해야 할 일들을 순서대로 사전에 정리해 두면
> 걱정이 사그라든다고 조언한다.

환자가 집에서 혼자 평화롭게 임종을 맞이하는 것을 중요시하는 가족들도 있지만, 가족들 대부분은 죽음에 이르는 과정과 사망 후 절차에 대해 걱정한다. 환자가 집에서 임종하길 원할 경우, 호스피스 간호사에게 문의하면 환자에게 필요한 간호와 보호자가 체력을 안배할 수 있는 방법을 알려줄 것이다.

호스피스 및 완화 치료

호스피스 프로그램은 환자가 공격적인 치료를 받는 대신 집이나 특수 호스피스 시설에서 편안하게 임종을 맞이하도록 도와준다. 시설 직원들은 환자가 편안하게 지낼 수 있게 조치하고, 침대에 누운 채로 목욕을 시켜 주는 등의 서비스를 제공할 수 있다. 반면, 공격적인 치료는 환자의 편의를 위해 꼭 필요한 경우가 아니면 지양한다. 호스피스 프로그램은 가족들에게 든든한 지원군이 되어 준다.

완화 치료는 호스피스와 동일한 철학하에 환자의 통증을 관리하지만, 호스피스가 법적으로 보장하는 특정 혜택은 제공되지 않는다. 호스피스와 완화 치료는 환자의 고통과 불편을 최소화하여 삶의 질을 최대한 높이기 위해 노력한다. 또한 환자의 가족들에게 다양한 서비스를 지원하고, 방문 간호사를 구하고 장례를 준비할 때 도움을 제공한다.

환자가 집에서 임종을 맞이하기를 바라고 가족들도 동의하는 경우, 해당 서류를 미리 작성해 두면 사망 시 119에 신고했을 때 오해가 발생하는 상황을 방지할 수 있다.

병원이나 요양원에서 죽음을 맞이할 경우

일부 가족은 전문가가 환자의 마지막 순간까지 함께해 준다는 사실에 위안을 느껴 요양원이나 병원_{환자가 병원 치료를 받을 자격이 있을 시}을 선택하기도 한다. 병상에 누워 타인의 도움이 전적으로 필요한 환자를 간호하는 일은 신체적으로도, 정신적으로도 매우 힘들다. 임종을 앞둔 환자의 병상을 지키지 못한다고 해서 죄책감을 느끼지는 않길 바란다. 환자를 신체적으로 돌봐주는 일을 다른 사람에게 맡긴다면, 가족들은 환자에게 애정 어린 위로를 건넬 수 있을 것이다.

> 환자가 어디에서 지내든
> 임종 간호에 대한 계획을 미리 세워두어야 한다.

가족들 모두 각자의 상황에 맞는 선택을 내리겠지만, 환자가 어디에서 지내든 임종 간호에 대한 계획을 미리 세워두어야 한다. 많은 가족의 증언에 의하면, 사전에 계획을 세워두지 않으면 환자가 임종을 앞두었을 때 상황이 예상치 못한 방향으로 흘러가거나 원했던 방식과 다르게 진행될 수 있다고 한다. 이때 발생하는 문제는 대부분 연명 치료를 어디까지 할 것인지, 어떤 연명 치료를 할 것인지와 관련이 있다. 환자의 의료 결정권에 대한 영구 위임장을 미리 작성하여 잘 보관하고 있다가 병원에 가져가도록 한다.

치료를 끝내야 하는 시점

환자가 만성 질환의 말기에 다다르면, 가족들은 환자의 치료를 중단해야 할지, 아니면 며칠 또는 몇 주 더 연명해야 할지 깊은 고민에 빠진다. 이는 매우 어려운 결정이라서 의사와 판사, 성직자도 중환자와 가족들처럼 똑같이 고심한다. 최종 결정은 가족들의 상황과 신념, 경험, 그리고 환자의 의사를 바탕으로 내려져야 한다.

대부분의 병원에서는 사전연명의료의향서 양식을 제공하므로, 환자 본인이 연명 치료에 대한 의사를 미리 표명할 수 있다. 해당 문서를 통해 중환자가 향후 임종을 앞두었을 때 계속 받고자 하는 치료와 중단하고자 하는 치료를 지정할 수 있다.

'좋은' 선택이나 '나쁜' 선택은 존재하지 않는다. 중요한 것은 환자가 의식이 있었다면 스스로 선택했을 치료 방향을 대신 결정해주는 것이다. 지금부터는 가족과 대리인이 환자를 위해 알맞은 치료를 선택할 때 도움이 될 만한 방법을 몇 가지 설명하고자 한다. 어떤 가족들은 환자에게 가능한 모든 조치를 다 시도하고 싶어 하지만, 다른 가족들은 자신들의 의사에 반하는 의학적 개입을 불편하거나 불쾌해하기도 한다.

때로는 의사나 사회복지사, 요양원이 연명 치료와 심폐소생술에 대해 강한 신념을 가지고 있어서 보호자의 의사는 괘념치 않은 채 자신들의 입장만 강하게 밀어붙이는 경우가 있다. 요즘에는 과거보다 줄어드는 추세이긴 하지만 여전히 일어날 가능성이 있다. 요양원이나 노인 주거 시설 담당자와 주치의에게 환자의 임종이 임박할 때 어떤 조치를 하는지 문의하도록 한다. 치매 환자가 임종이 임박하면 자동으로 병원으로 이송하는가? 환자에게 효과가 없는 치료를 지속할지 또는 중단할지를 결정할 때 환자의 의사를 반영하는가? '일상적'인 절차라고 간주하여 대리인의 명시적 동의 없이 수행하는 의료 행위가 있는가? 임종이 임박한 시점에 보호자가 환자의 병실에 못 들어가게 하는가? 치매 환자나 대리인이 환자의 병원 이송을 금지하는 서류를 작성하도록 허용하는가? 병원에서 환자가 위급할 때 자동으로 심폐소생술을 시행하는가? 보호자가 질문했을 때 솔직하고 숨김없이 답변하는가, 아니면 보호자의 질문을 회피하거나 본인의 입장만 강력하게 피력하는가?

> 임종이 임박한 환자를 치료할 때
> 환자의 의사를 존중하는지
> 의사와 시설 담당자에게 물어보도록 한다.

이러한 질문들은 보호자가 믿는 종교 공동체의 구성원이나 친구에게 해당 시설로 전화해 대신 물어봐 달라고 부탁해도 괜찮다. 환자가 거주하는 지역에 호스피스 단체가 있다면 직원에게 문의해 지역사회의 의료 관행에 대한 정보를 얻을 수 있다.

병원이나 요양원, 노인 거주 시설에 영구 위임장과 후견인 서류 사본과 함께 의료지시서도 제출하여 환자가 희망하는 연명 치료를 세부적으로 표명하도록 한다. 지시서에 표시된 내용을 환자의 의료기록지에 표기해달라고 요청한다. 서류는 사본을 2부 준비하여 서명한 다음 환자를 통해 요양원이나 노인 거주 시설과 주치의에게 각각 1부씩 전달하도록 한다. 이후 보호자가 직접 의사와 시설 담당자에게 환자의 의향을 따를 의사가 있는지 확인하도록 한다. 필요할 경우, 환자가 병원에 갈 때 보호자가 동행하도록 한다. 환자의 유언과 사전연명의료의향서, 사전의료지시서의 사본은 환자의 의료기록지에 첨부해야 한다.

이따금 가족들은 병원이나 장기요양 시설에서 제공하는 치료에 만족하지 못해 환자를 다른 기관으로 옮기거나 집으로 데려와 임종을 맞게 하기도 한다.

임종을 앞둔 환자에게 필요한 치료

환자가 만성 질환의 말기에 이르면, 환자의 가족들은 치료를 지속해야 할지, 아니면 병의 진행을 받아들일지 결정해야 하는 상황에 자주 놓이게 된다. 어떤 결정이 옳거나 그른지는 알 수 없지만, 대부분은 가족들이 병세가 심각한 치매 환자를 대신해 결정을 내려야 한다. 일반적으로 환자의 입원 여부와 혈액 검사 여부와 더불어 영양보급관을 삽입할지 아니면 환자 스스로 섭취하는 음식과 수분만 공급할지, 치매 이외의 질환을 항생제로 치료할지 아니면 수술을 할지 등을 결정해야 한다 치매 초기에도 환자가 낙상 위험이 있는 경우 걸어 다니지 못하게 제지해야 하는지 등 비슷한 문제에 직면할 수 있다.

이러한 결정을 내릴 때는 '전문가'가 제시하는 확고하고 객관적인 의견을 무작정 따르지 않도록 주의해야 한다. 감정적인 문제를 다룰 때는 전문가들도 다른 사람들과 마찬가지로 자신의 철학과 객관적인 사실을 쉽게 혼동할 수 있다.

말기 환자의 생명을 연장하기 위한 영양보급관이나 인공호흡기_{산소호흡기} 삽입, 폐렴 등의 치료를 위한 항생제 투여, 급성 질환의 수술적 치료 등을 고려할 때 절대적인 정답은 없다는 사실을 명심하길 바란다. 환자의 상태가 갑작스레 나빠졌을 때, 치매 때문인지 아니면 치료를 받으면 한동안 편하게 지낼 수 있는지 판단하기가 어려운 경우가 많다. 또한, 치매 환자가 '말기 상태'인지 판정하고, 치매 말기에 이른 환자가 사망할 시점을 예측하기도 어려울 수 있다. 이러한 불확실성은 가족들의 고통을 더욱 가중한다. 가족이나 의사 모두가 죽음이 임박한 치매 환자에게 의료 행위가 도움이 될지, 아니면 고통만 안겨줄지 확실히 말할 수 없을 것이다.

> 치매를 유발하는 질환은 점진적으로 진행된다.
> 질병의 어느 시점에서든
> 어려운 결정을 내려야 하는 상황이 발생할 수 있다.

환자가 치료를 받을 때 어떤 기분을 느끼는지는 정확하게 알려지지 않았다. 중증 치매 환자가 영양보급관을 삽입 받을 때나 목욕을 받고 몸이 움직여질 때 무서워하는지, 혹은 음식이나 수분이 부족할 때나 결박당했을 때 고통을 느끼는지 알지 못한다. 치매 환자가 도관을 빼려고 하는 이유가 도관 자체가 무섭기 때문인지, 아니면 불편하기 때문인지도 알 수 없다. 다른 질환으로 사망한 사람들에서 얻은 정보를 일반화하여 치매 환자에게 적용하는 행위는 위험하다. 하지만 정확하게 알려진 사실 한가지는 치매 환자들 대부분이 통증 지각을 온전하게 유지하는 듯 보이므로 치매 말기 환자들도 불편이나 고통을 경험한다는 것이다. 말로 직접 표현하지는 못해도 행동으로 불편과 고통을 표현한다. 괴로운 표정을 짓고, 몸을 만지거나 움직일 때 움찔하고, 울기도 한다. 반대로 부드러운 손길이나 말로 환자를 달래거나 진정시킬 수 있다는 사실도 익히 알려져 있다.

치매를 유발하는 질환은 서서히 진행되기 때문에 보호자는 환자의 상태가 변화함에 따라 여러 번 힘든 결정을 내려야 할 수 있다. 이때 각각의 결정은 개별적으로 내려야 한다. 예컨대, 혼자 잘 걸어 다니고 비교적 만족하며 살던 환자가 폐렴으로 인해 음식을 먹지 않는다면 일시적으로 위장이나 정맥에 도관을 삽입하여 영양을 공급할 수 있다. 하지만 치매 말기에는 환자가 식음을 전폐해도 영양보급관을 사용하지 않기로 결정할 수 있다.

우리 모두는 갑자기 또는 점진적으로
의사결정을 내리지 못할 때를 대비하여
자신을 대신해 의료 결정을 내릴 대리인한 명 또는 여러 명을
미리 지정해야 한다.

항생제 투여나 영양보급관 삽입, 기타 물리적 치료를 받지 않기로 한 이후에도 진통제는 투여할 수 있다. 하지만 진통제는 종종 환자의 호흡을 억제하는 등의 위험을 수반한다. 하지만 신중하게 사용하면

부작용이 발생할 가능성은 매우 드물다. 오히려 진통제는 말기 환자의 통증과 고통을 줄여주기 때문에 생의 마지막 단계에 환자에게 해줄 수 있는 최선의 조치이다. 이 문제에 대해 환자의 주치의와 간호사와 구체적으로 논의하길 바란다. 가능한 양질의 의료 정보를 얻은 다음 윤리적 문제를 고려하여 결정을 내리면 한결 쉬울 것이다. 우리가 연구한 결과에 따르면, 치매 말기 환자는 진통제를 적절하게 투여했을 때 삶의 질이 더 나아지는 것으로 나타났다.

> 앨런 부인의 자녀들은 어머니에게 영양보급관을 삽입하여 음식을 급여하지 않으면 자신들의 종교적 신념에 어긋나는지를 두고 논쟁을 벌였다. 앨런 부인은 잔뜩 겁에 질린 채 도관을 빼내려고 했다. 의사는 영양보급관이 환자의 생명을 연장해 준다는 과학적 증거가 없다고 자녀들에게 말해 주었다. 의사의 말을 듣고 나자 영양보급관을 사용하지 않기로 결정을 내리기가 한결 수월해졌다. 자녀들은 앨런 부인의 입에 얼음 조각을 한 숟가락씩 수시로 넣어주어 입 안이 마르지 않게 도와주었다.

환자의 치료를 결정하기 전에 해당 치료를 받으면 환자의 상태가 이전 수준_{일주일 또는 한 달 전}으로 돌아갈 가능성이 얼마나 되는지 의사에게 먼저 물어보도록 한다. 그 외에도 치료를 받으면 환자가 몇 시간, 며칠, 몇 달 더 살 가능성이 있는지, 다른 대안은 존재하는지, 환자에게 덜 고통스러운 다른 치료법은 없는지도 물어보도록 한다.

환자의 연명 치료에 관한 결정은 누가 내려야 하는가? 때로는 치매 환자가 본인의 의사를 서면으로 남겨두기도 한다. 그보다 가족들에게 어떻게 치료받길 원하는지 미리 이야기해 주거나 "나는 메이블처럼 생명을 연장하며 살고 싶지는 않아." 등의 말을 남기는 경우가 더 많다. 치매가 심해지기 전 초기 단계에 환자와 상의해 향후 의사결정 능력을 상실하게 되면 환자를 대신해 결정을 내릴 대리인을 미리 정하도록 한다. 사실, 우리 모두가 갑자기 또는 점진적으로 의사결정을 내리지 못할 때를 대비하여 자신의 의료 결정을 내릴 대리인^{한 명 또는 여러 명}을 미리 지정해야 한다.

보호자는 최대한 빨리 나머지 가족들과 상의해 환자에게 어떤 종류의 치료를 제공할지 합의해야 한다. 의료진은 대개 환자가 사전에 남겨둔 의료지시서나 법정 대리인의 요청을 존중한다. 가족들 간에 의견이 일치하지 않을 경우, 의료진은 완화 치료를 제공하기를 꺼리는 경우가 많다.

> 환자에게 응급 상황이 발생하기 전에
> 가족들끼리 환자의 임종 치료에 대해 미리 대화를 나누면
> 환자의 임종이 다가올 때
> 가족들이 느끼는 불안과 공포를 크게 줄일 수 있다.

가족들끼리 임종 치료에 대해 논의하기가 쉽지만은 않을 것이다. 어떤 사람은 죽음이라는 단어를 입에 담기도 싫어하고, 다른 이들은 화를 내기도 한다. 그런가 하면 죽음을 '계획'한다는 것 자체가 잘못되었다고 생각하는 사람도 있다. 그러나 가족들끼리 환자의 임종 치료에 미리 대화를 나누면 환자의 임종이 다가올 때 느끼는 불안과 공포를 크게 줄이고 의료진과 명확하고 정확하게 소통할 수 있다. 가족들

간의 대화를 미루다가 응급 상황이 발생해 급하게 결정을 내리게 된다면 환자의 생명에 악영향을 미칠 수 있다. 가족 간에 의견이 엇갈릴 경우, 이 책에서 임종 치료를 논의한 부분을 다른 가족들에게 보여주고, 의사나 사회복지사, 성직자에게 부탁해 가족 간의 이견을 조율하도록 한다. 가족 구성원들에게 과거의 의견 차이를 언급하지 말고 현재의 문제에 집중하자고 제안해 보길 바란다.

치매 환자가 오랜 투병 끝에 세상을 떠났을지라도, 환자의 죽음은 가족들에게 고통스러울 수 있으며, 사망 후 처리해야 할 일들이 불쾌하게 느껴질 수 있다. 그럼에도 불구하고 환자가 편안하고 존엄하게 생을 마감할 수 있도록 준비하는 것은 환자에게 가족의 사랑과 배려를 표현하고, 가족들이 원하는 방식으로 애도할 수 있는 방법이다.

제일 수월한 길을 택하도록 한다.
논쟁을 피하고, 문제를 안전하게 해결할 수 있다면
어떤 타협안이든 수용하도록 한다.

7장

치매의 행동 증상 및 신경정신학적 증상 관리하기

The 36-Hour Day

치매 환자가 하는 행동과 그들이 경험하는 증상은 질병의 가장 고통스러운 부분일 것이다. 이러한 증상들은 행동 증상, 비인지 증상, 신경정신학적 증상, 심리적 증상 등 다양한 용어로 지칭된다. 3장과 8장은 과잉 반응과 짜증, 분노, 초조함 등 행동 및 정서적 증상을 소개하고, 치매 환자들이 행동 증상을 보이는 이유를 설명한다. 치매 환자는 치매로 인해 뇌가 손상되어 보고 듣는 것을 이해하지 못하게 된다. 주변 상황을 제대로 이해하지 못하면 혼란에 빠지게 되고, 혼란으로 인해 불안과 두려움을 느끼게 된다. 이 때문에 치매 환자는 자꾸만 '집에 가자.'고 보채고, 불현듯 화를 내거나 치료를 거부하고, 누군가 자기 돈을 훔쳐 갔다고 의심하거나 자신에게 독을 먹이려 한다고 믿게 된다. 이러한 행동 대부분은 환자가 최선을 다해 노력해도 스스로 통제할 수 없는 경우가 많다. 이외 다른 증상들은 뇌 손상과 더 직접적으로 연관이 있다. 기억력과 인지력이 정상인 사람들이 뇌 손상을 입은 후에 잘못된 믿음과 환각 증세, 공격적인 행동을 보인다는 사실은 이미 잘 알려져 있다.

지금부터는 보호자가 다루기 힘든 증상들에 대처하는 방법을 소개하고자 한다. 그전에 다음 질문을 스스로 자문해 보길 바란다. 환자가 보호자나 환자 본인, 다른 사람에게 해를 끼치는가? 혹은 행동 증상이 해를 끼치지는 않으나 다른 사람^{보호자나 이웃들, 병원 직원들}을 견디기 힘들게 만드는가?

만약 환자의 행동이 잠재적으로 누군가에 해를 끼칠 위험이 있다면, 그 행동을 멈출 방법을 찾아야 한다. 드물게 약물을 투여해야 할 때도 있지만, 대부분은 약물이 필요하지 않다. 행동 증상과 신경정신학적 증상을 치료할 때 사용하는 많은 약물은 심각하거나 치명적인 부작용을 수반하므로 가능한 한 사용을 지양해야 한다. 행동 증상과 신경정신학적 증상이 위험하지 않다면, 그냥 내버려 두는 방법도 고려해 보길 바란다. 이따금 환자와 잠시 떨어져 있으면 행동 증상을 견디기가 조금이나마 쉬워질 것이다.

일부 가족들은 치매 환자가 심각한 문제를 초래하는 행동을 한다고 말한다. 하지만 이번 장에 나열된 증상들 모두 또는 대부분을 겪게 되리라 속단하지는 말길 바란다. 행동 문제에 직면했을 때 도움을 요청하기 제일 좋은 곳은 치매 환자를 위한 자조 모임이다. 치매안심센터와 같은 치매 지원 기관과 장기 요양 시설, 지역사회 지원 기관 등에서 자조 모임을 제공한다. 실제로 이 책에서 제시하는 많은 제안은 치매 환자를 돌보는 가족들에게서 얻은 것들이다. 일부 지원 단체는 상담 전화와 웹사이트를 운영하며 소식지를 발행하기도 하므로 필요한 정보와 도움을 구하기에 안성맞춤이다.

보호자가 지치지 않아야 문제를 더 잘 해결할 수 있다.

한 치매 환자를 돌보는 남편은 아내의 행동 증상을 '문제'라고 부르지 않는다고 한다. 매번 어려움을 직면할 때마다 '도전'이라고 여기자 행동 증상을 긍정적인 시각으로 바라볼 수 있었다고 한다. 보호자가 지치지 않아야 문제를 더 잘 해결할 수 있으므로 자신만을 위한 시간을 마련하도록 한다.

행동 증상을 관리하는 여섯 가지 방법(6R)

행동 증상은 환자마다 다양한 원인으로 인해 발생하며, 가정마다 적용되는 해결책 또한 상이하다. 많은 치매 가족은 행동 증상을 이해할 때 다음 여섯 가지 방법[6R]이 도움이 되었다고 한다.

행동 증상 관리의 6R

1. 제지하기|Restrict

환자가 행동 증상을 보일 때 가족들이 제일 먼저 시도하는 방법이 환자의 행동을 멈추게 하는 것이다. 특히 환자의 행동이 자기 자신이나 타인을 해칠 위험이 있을 때는 반드시 행동을 그만두게 해야 한다. 하지만 행동을 제지하면 오히려 더욱 흥분할 수도 있으니 주의해야 한다.

2. 재평가하기 Reassess

스스로 다음 질문을 자문해 보길 바란다. 신체적 질병이나 약물 반응으로 행동 증상이 발현되었을 가능성이 있는가? 환자의 시력이나 청력에 문제가 생겼을 가능성이 있는가? 환자가 화를 내는 이유가 특정 사람이나 물건 때문일 가능성이 있는가? 환자를 화나게 만드는 사람이나 물건을 없앨 수 있는가? 환자의 기분을 상하지 않게 할 다른 방법이 존재하는가?

3. 재검토하기 Reconsider

행동 증상이 나타났을 때는 치매 환자의 관점에서 상황을 재검토해 보도록 한다. 기억력 저하, 언어 이해와 표현 불가, 어렸을 때부터 늘 해왔던 일의 수행 불가, 본인의 장애 정도 인지 불가 등과 같은 치매의 증상들은 행동 문제와 직결되거나 연관이 있을 수 있다. 치매 환자는 자신이 도움이 필요하다는 사실을 이해하지 못하기 때문에 목욕을 시켜 주거나 옷을 입혀줄 때 화를 낼 수 있다. 자신의 사생활이 침해당한다고 느끼거나, 도움을 손길을 건네는 사람이 되레 자신을 해치려 한다고 생각할 수 있다. 결국 치매 환자는 무슨 일이 벌어지는지 이해하지 못하기 때문에 불안을 느낄 수밖에 없게 된다.

4. 발상 전환하기 Rechannel

환자가 안전하고 무해한 방식으로 행동을 지속할 수 있는 방법을 찾아보도록 한다. 보호자는 이해할 수 없는 행동일지 몰라도 치매 환자에게는 중요할 수 있다. 일례로 소싯적 정비공이었던 한 남성은 집안의 물건들을 분해할 줄은 알았지만, 다시 조립하지 못했다. 아내는 오래된 자동차 부품을 스팀으로 깨끗하게 청소해서 남편에게 주었다. 남편은 이후 몇 달 동안 부품 해체에 푹 빠져 가전제품에는 손도 대지 않았다.

5. 안심시키기Reassure

환자가 속상해하거나 무서워하고 화를 낼 때는 환자를 안심시켜야 한다. 다 괜찮아질 거라고, 안전하니 걱정하지 말라고, 변함없이 사랑한다고 말해 주도록 한다. 보호자가 건넨 위로의 말을 기억하지 못해도 보호자가 다독여 주고 안심시켜 줄 때 느꼈던 감정은 환자의 기억에 남을지도 모른다. 환자의 몸을 팔로 감싸거나 꼭 안아주거나, "소란스러웠지만 이제 다 괜찮아."라고 말해 주어도 좋다. 보호자도 짬을 내어 스스로 다독여 주길 바란다. 어렵고 힘든 일을 최선을 다해서 잘해내고 있지 않은가. 또 한 번의 도전을 잘 이겨낸 자신을 칭찬해 주자. 가능하면 환자와 잠시 떨어져 스스로 재충전할 시간을 갖도록 한다.

6. 되돌아보기Review

상황이 진정된 후에는 환자가 어떤 증상을 보였으며 보호자가 어떻게 대처했는지 되돌아보아야 한다. 환자는 똑같은 행동을 다시 할지도 모른다. 다음번에 도움이 될 만한 교훈은 무엇이 있을까? 환자가 행동 증상을 일으킨 원인은 무엇인가? 환자의 행동에 어떻게 대처했는가? 다음에는 어떤 시도를 해 보면 좋은가?

기억 손상을
숨기려는 행동

진행성 치매를 앓는 환자는 자신의 능력과 기억력이 저하되었다는 사실을 숨기는 데 능숙해진다. 하지만 많은 사람이 '알츠하이머병 발병'을 두려워한다는 사실을 고려하면 당연한 행동이다. 게다가 알츠하이머병을 앓는 환자들은 병으로 인해 자신의 장애 정도를 인지하지 못하게 된다.

환자가 자신의 한계를 숨기려는 경향을 보이면 가족들은 곤란해질 수 있다. 치매 환자와 함께 사는 가족들은 환자에게 문제가 생겼다는 사실을 알지만, 다른 사람들은 환자의 문제를 직접 목격하지 못했기 때문에 가족들이 이해를 얻거나 지지를 받지 못하는 상황이 생길 수 있다. 일례로, 환자의 친구는 가족들에게 다음과 같이 말할 수 있다. "겉으로도 멀쩡해 보이고 말도 잘하잖아. 아무 문제 없어 보이는데, 왜 나한테 전화하는 걸 까먹는지 도무지 이해할 수가 없어." 심지어는 가족들도 환자가 단순히 옹고집을 부리는 건지, 아니면 기억력에 문제가 생긴 건지 구분하지 못하기도 한다.

환자가 혼자 살고 있다면 가족과 이웃, 친구조차 환자에게 문제가 생겼다는 사실을 오랫동안 눈치채지 못할 수 있다. 환자 스스로 자신의 기억력 문제를 인지하지 못하고 있다면 수년 동안 혼자 잘 버티기도 한다. 그러다 큰 문제가 터지고 나면 가족들은 그제야 상황의 심각성을 깨닫고 큰 충격을 받거나 괴로워하는 경우가 많다.

> 치매에 걸리면 흔히 기억력과 학습 능력은 저하되는 반면,
> 성격과 사회성은 거의 그대로 유지되는 특징이 있다.

치매 환자가 스스로 할 수 있는 일들이 무엇이며, 보호자가 도와줘야 하는 일이 무엇인지 궁금할 것이다. 환자가 치매에 걸린 후에도 여전히 직장을 다니며 돈 관리나 운전을 계속하고 있다면, 이러한 일들을 예전처럼 잘 해낼 수 없게 되었다는 사실을 인정하지 않고 싶거나 깨닫지 못했을 수 있다. 자신의 기억력 저하를 스스로 알아차리는 사람도 있지만, 대부분은 자각하지 못한다. 따라서 저마다 다른 방식으로 기억력 저하에 대처해 나간다. 어떤 이들은 자신에게 문제가 생겼다는 사실을 인정하지 않으려 하는 반면, 다른 이들은 자신의 문제를 터놓고 이야기하면서 안도감과 위안을 얻기도 한다. 환자의 생각과 감정, 두려움에 귀를 기울이도록 한다. 보호자의 관심이 환자에게 위로를 전하는 동시에 환자의 오해를 바로잡는 데 도움이 될 수 있다.

기억력이 저하되면 메모를 남기는 방법으로 자신의 장애를 완벽하게 숨기는 사람들도 있다. 또는 "당연히 알고 있지."와 같은 말을 내

뱉으며 기억력 문제를 감추거나, 무언가를 까먹었을 때 대뜸 화를 내거나 남을 탓하기도 한다. 그런가 하면 평소 즐기던 활동을 그만두는 이들도 있다. 한 여성 치매 환자는 "저는 치매를 앓고 있어요. 기억력이 엉망진창이에요."라고 말하며 스스로 문제를 인정했다. 하지만 국세청에 엉뚱한 수표를 보냈다는 사실을 가족들에게 듣기자 자신이 그런 실수를 했을 리가 없다며 강력하게 부인했다. 가족들은 환자가 자신의 기억력이 저하되었다는 사실을 뻔히 알면서도 수표를 잘못 보낸 일에 대해서는 왜 '거짓말'을 하는지 도무지 이해할 수 없었다. 실제로 많은 가족은 치매 환자가 어떤 일은 잘 기억하면서 다른 일은 왜 기억하지 못하는지 궁금해한다. 기억력의 기이한 특성을 이해하기는 어렵지만, 환자는 자신이 처한 상황에서 최선을 다했을 가능성이 크다. 기억은 복잡하기 때문에 치매 환자는 여성 환자의 사례처럼 모순되는 행동을 빈번히 보이며, 환자 스스로 통제할 수 없는 경우가 많다.

치매에 걸리면 흔히 기억력과 학습 능력은 저하되는 반면, 성격과 사회성은 거의 그대로 유지되는 특징이 있다. 그 결과 많은 환자는 자신의 병을 오랫동안 숨길 수 있게 되고, 환자와 일상적인 일에 관해 대화하는 것만으로는 환자의 기억력이나 사고력이 손상되었다는 사실을 알아내기란 불가능하다. 이럴 경우, 심리 검사나 작업 치료 평가를 통해 실제 환자의 능력이 어느 정도인지, 스스로 수행 가능한 일이 무엇인지 측정할 수 있다. 치매는 환자와 가까운 사람들조차 알아차리기 힘들기 때문에 전문가의 평가를 받으면 가족들이 향후 환자의 치료를 위한 현실적인 계획을 세우는 데 도움이 될 수 있다. 또한 전문가들은 치매 환자와 검사 결과에 관해 이야기하고, 환자가 최대한 독립적으로 생활할 수 있는 방법을 제시할 수 있다.

배회

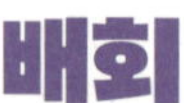

배회는 치매 환자에게 자주 나타나는 행동 증상이다. 그러나 이러한 행동은 아주 심각한 문제로 이어지기도 한다. 환자가 배회 증상을 보일 경우, 환자를 집에서 관리하기 힘들어질 뿐만 아니라 주간 보호 센터나 노인 거주 시설, 요양원 등에서도 돌보기가 불가능해진다. 또한 환자가 배회하다가 번화한 거리나 낯선 동네로 가게 되면 위험에 처할 수 있다. 게다가 방향 감각을 잃고 길을 잃으면 더욱 겁을 먹게 될 가능성이 크다.

환자를 도와주려는 낯선 이들은 치매에 관해 모르는 잘 모를 수 있기 때문에 치매 환자를 술에 취했거나 관심을 끌려는 사람으로 오인할 수 있다. 환자가 밤중에 배회한다면 가족들은 휴식을 충분히 취할 수 없게 된다. 하지만 배회 행동은 완전히 멈출 수 있으며, 완전히 멈추지 못하더라도 줄일 수 있는 경우가 많다.

환자가 집을 떠나 배회하기 시작했거나
심부름하다가 길을 잃었다면
더는 혼자 살면 안 된다.

환자가 집을 떠나 배회하기 시작했거나 심부름을 하다가 길을 잃었다면 더는 혼자 살면 안 되며, 환자에게 더 안전한 주거 환경이 필요하다는 신호로 받아들여야 한다.

치매 환자가 배회하는 원인과 종류는 다양하므로, 환자가 배회하는 원인을 알아내면 배회 행동을 관리하기 위한 계획을 세우는 데 도움이 될 것이다.

환자가 배회하는 이유

배회 행동은 환자가 방향 감각을 상실하거나 길을 잃었을 때 나타날 수 있다. 심부름으로 가게에 가려고 나갔다가 길을 잘못 들어 방향을 잃고 되돌아가려다 길을 완전히 잃을 수 있다. 혹은 보호자와 함께 장을 보러 갔다가 보호자를 놓치고 찾아다니다가 길을 잃기도 한다.

대개 새로운 집으로 이사하거나 주간보호센터에서 새로운 프로그램을 시작하는 등 환자가 익숙하지 않은 환경에 노출되면 배회 행동이 심해진다.

환자들은 아무런 이유 없이 간헐적으로 배회하기도 하며, 때로는 정처 없이 몇 시간씩 떠돌아다니기도 한다. 이럴 경우, 방향감을 상실하거나 길을 잃거나 새로운 환경에 노출되어 배회할 때와는 달라 보이며, 불안감과는 관련이 없는 경우가 많다.

일부 배회 환자들은 매우 불안해하면서도 결연하며 '의욕 넘치게'

보이기도 한다. 이런 일이 자주 발생하면 모든 사람의 신경이 곤두서게 된다. 특히 환자가 '도망'치려고 결연하게 마음먹는다면 위험해질 수 있다. 이처럼 이해 불가한 배회 행동은 뇌 손상과 관련이 있을 수 있다.

어떤 환자들은 야간에 배회하기도 한다. 이는 치매 환자에게 매우 위험할 뿐 아니라 보호자에게도 체력적으로 큰 부담이 될 수 있다.

많은 사람이 방향 감각을 잃은 치매 환자의 심정을 이해할 수 있을 것이다. 다들 주차장에서 차를 어디에 주차했는지 기억하지 못하거나 낯선 장소에서 길을 잃은 경험이 있지 않은가. 길을 잃으면 처음 몇 분간 불안해하다가 곧 정신을 차리고 논리적인 방법으로 자신의 위치를 파악한다. 하지만 기억력 손상이 있는 사람은 공황에 빠질 가능성이 크고 '정신을 차리는' 능력이 떨어지며 자신이 방향감을 잃었다는 사실을 숨겨야 한다고 느낄 수 있다.

> 배회 행동은 다른 행동 증상과 마찬가지로
> 환자 스스로 통제할 수 없다.

새집으로 이사하거나 환경에 변화가 생긴 후 배회 증상이 심해졌다면 환자가 기억력 손상으로 인해 새로운 환경에 적응하는 방법을 배우지 못하기 때문일 수 있다. 혹은 새집으로 이사했다는 사실을 이해하지 못해 '집으로 돌아가겠다.'라고 마음먹었기 때문일 수도 있다. 변화로 인한 스트레스는 그나마 남아있는 능력마저 떨어뜨려 환자가 새 환경을 익히기 더욱 어렵게 만들기도 한다.

정처 없이 배회하는 행동을 한 환자는 "내 삶에서 무언가를 잃은 느낌이에요. 그래서 내가 잃었다고 생각하는 것들을 찾아다니고 있을 뿐입니다."라고 말했다. 때로는 자신의 감정을 전달하고자 배회 행동을 보이기도 한다.

> 60세의 활기찬 남성인 그리피스 씨는 주간보호센터 밖으로 계속 나가려고 했다. 경찰은 몇 킬로미터 떨어진 곳에서 고속도로를 따라 남쪽으로 걷고 있는 그리피스 씨를 태워 오고는 했다. 그럴 때마다 그리피스 씨는 플로리다로 가는 중이라고 말했다. 그리피스 씨에게 플로리다는 집이자 친구들과 가족이 있는 안전한 장소였다.

배회 행동은 환자가 초조하거나 지루하다는 감정을 표현하거나 운동하고 싶다는 의사를 전달하는 방식이기도 하다. 활동적인 환자의 경우, 배회 활동이 '무언가를 하고 싶다.'는 욕구를 채우는 데 도움이 되는 셈이다. 혹은 화장실에 가고 싶어 배회하는 경우도 있다.

환자가 끊임없이 배회하거나 불안하게 서성일 때, 혹은 밖으로 나가려는 의지가 강할 때는 보호자가 감당하기 힘들 수 있다. 때로는 파국 반응이 나타났을 때나 무언가 때문에 화가 났거나 겁을 먹었을 때 배회 행동을 보일 수도 있다. 혹은 주변 상황을 잘 이해하지 못하거나 보거나 들은 것들을 잘못 해석했을 수도 있고, 무시무시한 환각을 경험하고 있을지도 모른다. 또는 불안한 배회 행동이 뇌 손상의 직접적인 결과처럼 보일 때도 있다. 뇌에서 무슨 일이 일어나고 있는지 정확히 알기는 어렵지만, 뇌 기능이 심각하고 광범위하게 손상되었다는 사실만은 명확하다. 따라서 배회는 환자 스스로 통제할 수 없는 행동이라는 점을 명심하길 바란다.

야간 배회도 다양한 원인으로 인해 발생할 수 있다. 방향 감각을 잃는 단순한 문제일 수도 있고, 뇌 손상으로 인한 이해하기 어려운 증상이 원인일 수도 있다.

배회 증상 관리하기

배회 행동을 관리하는 방법은 행동이 발생한 원인에 따라 달라진다. 환자가 정처 없이 떠돌아다니지만 고통을 받거나 위험에 처하지 않는다면 그냥 내버려 두는 방법이 최선일지도 모른다.

만약 환자가 길을 자주 잃어버리지만 여전히 글을 읽고 지시 사항을 따를 줄 안다면 주머니에 들어갈 만한 크기의 메모지를 이용하면 도움이 될 수 있다. 메모지에 지시 사항을 간단하게 적은 다음 주머니에 넣어두고 환자가 길을 잃을 때마다 꺼내 볼 수 있게 한다. 메모지의 상단에 "침착하세요. 멀리 걸어가지 마세요."라고 적은 다음, "집으로 전화하기."라고 쓰고 집 전화번호를 덧붙이거나 "사람들한테 남성복 매장으로 데려가 달라고 부탁하세요. 거기서 기다리시면 제가 데리러 갈게요."라고 쓰도록 한다. 외출하는 장소마다 다른 메모지가 필요할 수 있다. 메모지를 잘 활용하면 경증 치매 환자가 스스로 문제를 해결하는 데 도움이 될 수 있다.

또한, 팔찌에 환자의 이름과 보호자의 전화번호, '기억력 손상'이라는 문구를 새겨 환자의 팔에 반드시 채워주어야 한다. 팔찌는 환자가 쉽게 뺄 수 없도록 팔에 단단히 고정되어야 하며, 작아서 쉽게 빠지지 않아야 목걸이보다 더 안전하다. 팔찌에 적힌 정보는 환자가 길을 잃었을 때 도움이 될 것이다. 또는 비싸지 않은 팔찌를 사서 머그잔이나 열쇠고리 등에 이름을 새겨주는 가게에서 직접 정보를 새겨 넣는 방법도 있다. 환자가 길을 잃거나 배회하는 행동을 보일 가능성이 있다면 당장 '기억력 손상' 팔찌를 마련해야 한다. 안심 귀가 팔찌는 팔찌 착용을 의무화하는 병원이 있을 정도로 매우 중요하다. 치매 환자가 길을 잃고 혼란스러운 상황에 놓이면 무섭고 당황해할 수 있으며, 이로 인해 도움의 손길을 거부할 수 있다. 치매 환자는 주변 사람들에게 무시를 당하거나 미친 사람으로 여겨지기도 한다. 또한 스트레스를 받으면 환자의 기능이 평소보다 저하될 수 있다.

> 팔찌에 환자의 이름과 보호자의 전화번호를 새겨
> 환자의 팔에 반드시 채워주어야 한다.

치매 환자의 의료 정보가 담긴 팔찌는 약국이나 온라인에서도 구매할 수 있다. 특히 환자가 심장병이나 다른 심각한 질환을 앓고 있다면 반드시 팔찌를 착용하도록 해야 한다. 이러한 팔찌에는 환자에 대한 추가 정보가 필요할 때 연락할 수 있는 전화번호도 적혀있다.

일부 환자들은 이름과 주소, 전화번호가 적힌 메모지를 주머니나 지갑에 잘 넣고 다니기도 하지만, 다른 환자들은 메모지를 받은 후에 잃어버리거나 버리기도 한다. 신분증은 시도해 볼 만하지만, 팔찌를 대신할 수는 없다.

최근에는 배회하는 환자의 위치를 추적할 수 있는 유용한 제품들이 몇 가지 출시되었다. 핸드폰용 애플리케이션이나 신발 밑창에 삽입할 수 있는 칩, 위치 추적 기능이 장착된 시계나 팔찌 등이 있다. 한 치매 환자의 아내는 남편이 집을 찾지 못한지 한참이 지난 후에도 동네 근처를 배회하도록 내버려 두었다. 남편은 가족 추적 앱이 깔린 핸드폰을 항상 소지하고 다녔기 때문이다. 덕분에 아내는 남편이 산책하러 나갈 때마다 위치를 파악할 수 있었고, 남편이 동네를 벗어나지 않으리라는 사실을 알고 있었다.

치매 환자는 새로운 환경으로 이사한 후에 배회 행동이 심해질 수 있으므로 이사 전에 미리 계획을 세워 치매 환자가 최대한 쉽게 새 장소에 적응할 수 있도록 도와주어야 한다. 환자가 주변에서 일어나는 일들을 잘 이해할 수 있다면 새로운 환경에 서서히 익숙해지도록 하면 좋다. 새집으로 이사할 경우147쪽 참조, 이사 계획을 세울 때 환자를 참여시키고 이사 전에 새집을 여러 번 방문하도록 한다. 환자의 뇌 손상 정도가 심해 주변 상황을 인지하기 어렵다면, 시간 간격을 두고 서서히 적응시키기보다는 최대한 소란스럽지 않게 조용히 이사하는 방법이 더 수월할 수 있다. 모든 환자는 제각기 다르다. 환자의 이해도와 기억력 수준, 의사결정에 참여하고자 하는 욕구를 잘 견주어 보도록 한다. 선택의 여지가 있을 경우, 치매 발병 초기일 때 이사하면 환자가 새로운 환경에 적응하고 낯선 장소를 익히기가 수월할 수 있다.

주간보호센터를 고려하고 있다면 환자가 치매 초기일 때 입소하기를 권장한다10장 참고. 주간보호센터에 따르면, 환자가 다음과 같은 경우에 적응을 잘한다고 한다. 첫째, 처음 몇 번 방문했을 때는 오래 머물지 않는다. 둘째, 처음 몇 번은 보호자가 함께 머물도록 한다. 셋째, 주간보호센터에 환자를 혼자 보내기 전에 센터 직원이 집으로 방문해 환자를 먼저 만나도록 한다. 치매 환자 혼자서 알아서 적응하게 내버려 두거나 센터에서 첫날부터 가족의 방문을 막는다면 환자의 공포심만 커질 수 있다.

치매 환자는 낯선 장소에 있으면 불안해하거나 보호자가 자신을 찾지 못할까 봐 걱정하거나 낯선 곳을 벗어나야 한다고 생각할 수 있다. 환자가 안심할 수 있도록 어디에 있으며 왜 그곳에 있는지 자주 상기시켜 주면 좋다. "아빠, 오늘부터 저와 함께 사실 거예요. 여기가 아빠가 지내실 방이고, 아빠 물건들도 다 옮겨두었어요." 혹은 "여기는 주간보호센터예요. 이따 오후 3시에 집에 갈 거예요."라고 말해 주도록 한다.

때때로 가족들은 이러한 조언을 듣고서 "아무런 소용도 없던데요!"라고 불평하기도 한다. 가족들이 소용없다고 말한 까닭은 아마도 환자가 새로 이사한 장소가 내 집이 아니라고 우기며 계속 배회 행동을 보이기 때문일 것이다. 이러한 문제는 환자가 기억력이 손상되어 가족들이 말한 내용을 기억하지 못해서 발생한다. 이럴 때는 환자가 어디에 있는지 부드러운 목소리로 자주 상기하며 안심시켜야 한다. 환자가 이사했다는 사실을 받아들이고 안정감을 느끼기까지는 많은 시간과 인내가 필요하다. 또한 환자가 어디에 있는지 보호자가 잘 알고 있다는 사실도 자주 알려주어야 한다. 환자의 혼란을 이해해 주면서 부드럽게 안심시키면 파국 반응이 발생하는 횟수를 줄일 수 있다. 병원에 입원한 치매 환자들을 지켜본 결과, 환자를 수시로 안심시키고 어디에 있는지 자주 상기해 주면 환자가 편안함을 느껴 관리하기가 수월하다는 점을 발견했다. 하지만 새로운 환경으로 이사하는 경우, 환자를 안심시키고 새로운 장소에 있다고 상기하는 데만 수 주가 걸릴 수 있다.

환경이 변하면 환자의 행동이나 배회 증상이 악화할 수 있으므로, 변화가 환자에게 어떤 영향을 미칠지 미리 신중하게 따져보는 것이 중요하다. 휴가나 장기간 여행을 떠나 일부러 환자를 혼란스럽게 만들 필요가 없다고 판단할 수 있다. 실제로 새로운 장소로 여행을 가면 보호자는 휴식을 취하며 기분도 전환할 수 있겠지만, 치매 환자는 익숙한 장소에 있을 때 느끼던 안정감을 잃을 수 있다.

환자가 목적 없이 배회하는 경우, 전문가들은 환자에게 운동이나 규칙적인 활동을 시키면 환자의 불안을 잠재울 수 있다고 조언한다. 매일 환자를 데리고 산책하러 나가보길 바란다. 효과를 판단하기 위해서는 운동을 몇 주 동안 꾸준히 해야 한다환자가 신체적으로 활동적이라면 필요한 영양을 충분히 섭취하고 있는지 확인해야 한다. 영양 섭취가 부족하면 혼란이 가중될 수 있다.

환자가 배회하는 이유가 '삶에서 무언가를 잃은 느낌' 또는 '내가 잃은 무언가를 찾고 싶은 마음' 때문이라면, 환자의 생활 환경을 익숙한 물건가족사진 등으로 채우면 도움이 될 수 있다. 환자가 따뜻하게 환영받고 있다는 기분이 들도록 함께 대화를 나누거나 차 한잔을 마시는 방법도 좋다.

| 배회하는 환자와 맞서기보다는 주의를 딴 데로 돌리도록 한다. |

환자가 불안하게 서성이거나 결연하게 밖으로 나가려고 할 경우, 파국 반응이 빈번하게 발생하거나 거의 연속적으로 일어났기 때문일 수 있다. 이럴 때는 다음 질문을 참조하여 파국 반응을 일으키는 원인을 파악해 보길 바란다86쪽 참조. 파국 반응이 매일 같은 시간에 일어나는가? 환자에게 목욕 등 특정 활동을 하라고 시켰을 때 파국 반응이 일어나는가? 환자의 주변 사람들이 배회 행동에 어떤 반응을 보이는지 곰곰이 생각해 보도록 한다. 주변 사람들의 반응이 환자의 초조함을 가중해 배회 증상이 심해지지는 않았는가? 환자가 다칠 위험이 있

어 뒤를 쫓아야 하거나 속박해야 한다면 환자와 맞서기보다는 주의를 딴 데로 돌리도록 한다. 환자에게 다가가 같이 걷자고 말한 다음 크게 원을 그리며 주위를 거닐면, 대부분은 보호자를 따라 집 안으로 들어올 것이다. 침착한 목소리로 이야기를 건네면 환자를 진정시키고 파국 반응을 예방할 수 있으며, 환자가 목적 없이 배회하며 집으로 들어오지 않으려 강하게 저항하는 행동도 사라지게 될 것이다. 배회 행동은 대개 환자에게 안정감을 주는 환경을 조성해 주면 줄어든다.

될링거 부인은 요양원에서 불굴의 의지로 끊임없이 탈출을 시도하다가 결국 병원에 입원하게 되었다. 병원도 낯설기는 마찬가지였지만, 될링거 부인은 간호사들에게는 덜 까다롭게 굴었다.

요양원과 병원에서 지낼 때 될링거 부인은 삶의 목적을 잃은 느낌이 들었다. 자신이 살던 곳이 아니었기에 집으로 돌아가고 싶었고 외로웠다. 직장으로 돌아가면 희미한 기억 속의 친구들이 있을 터였고, 소속감을 느낄 수 있으리라. 그래서 요양원 문 앞을 서성였다. 요양원 간호사는 과로로 지쳐 될링거 부인에게 크게 소리쳤다. "안으로 들어오세요!" 며칠 후, 요양원 입소자 한 명이 "도와주세요. 될링거 부인이 또 탈출했어요!"라고 외치기 시작했다. 시끄러운 소리는 될링거 부인을 혼란스럽게 만들었고, 평소보다 두 배의 노력을 기울여 마침내 탈출에 성공했다. 하지만 간호사가 뒤쫓아 오자 당황한 될링거 부인은 최대한 빠른 속도로 달려 사람이 북적이는 거리로 도망쳤다. 될링거 부인은 요양원 직원이 팔을 붙잡아 세우자 직원을 입으로 물었다. 이런 일이 여러 번 반복되자 직원들은 지칠 대로 지쳤고, 될링거 부인은 끊임없이 파국 반응을 일으켰다. 결국 요양원은 가족들에게 될링거 부인을 감당할 수 없다고 통보했다.

될링거 부인은 병원에서도 곧장 문으로 돌진했다. 간호사는 부인 곁으로 조용히 다가가 차를 함께 마시자고 제안했다^{환자를 제지하기보다는 환자의 관심을 딴 데로 돌렸다}. 이후에도 될링거 부인은 문 앞을 계속 서성였지만, 탈출 시도와 공격 행동을 하지 않았다.

환자가 지루해서 배회하는 듯 보인다면 먼지 털기나 빨래 개기, 책 쌓기 등 활동적인 일을 시켜보도록 한다. 주간보호센터에 가면 사회적 교류와 다양한 활동을 제공하므로 배회하는 환자에게 큰 도움이 될 것이다.

약물은 대개 배회 행동 관리에 효과가 없으며, 오히려 환자의 혼란을 가중하거나 낙상 위험을 증가시킬 수 있으므로 사용을 피해야 한다. 실제로 항정신성 약물을 복용하면 배회 행동이 악화할 수 있다. 따라서 비약물적 방법이 모두 실패했을 때나 치매 환자가 타인이나 스스로에게 해를 끼칠 위험이 크거나 심각한 고통을 겪고 있는 경우에만 사용해야 한다.

배회 증상을 관리하기 위해서는 환자를 보호할 수 있는 환경으로 바꾸는 일도 매우 중요하다. 일례로, 한 가족은 치매 환자가 신발을 신지 않으면 집 밖으로 나가지 않는다는 사실을 깨달았다. 그래서 환자의 실내화를 벗기고 양말을 신겨 주자 환자가 실내에 머물렀다고 한다.

환자의 배회 행동을 안전하게 관리할 수 있는 제품이 시중에 다양하게 출시되어 있다. 사실 종류가 너무 많아서 '알츠하이머병 환자용 배회 기기'라고 광고하며 가격만 비싸고 별로 도움은 되지 않은 제품을 구매하지 않도록 주의해야 한다. 배회하다가 나쁜 일이 생길 위험을 최소화하고 싶다면, 배회 환자를 위한 안심 귀가 프로그램에 환자를 등록하는 방법도 있다한국의 경우 치매안심센터에서 안심 팔찌를 보급한다. 또한, 경찰에 미리 환자의 신상을 등록해 둘 수 있다—옮긴이.

환자가 안정감을 느낄 수 있는 환경을 조성하면
배회 행동을 줄일 수 있다.

배회 관리 시스템에 투자하고자 한다면 그전에 고려해볼 사항이 몇 가지 있다여기서는 주간보호센터나 노인 거주 시설, 요양원 등은 배제하고 개별 가정에서 환자를 돌보는 경우만 다룬다. 먼저 치매 환자의 배회 행동을 곰곰이 생각해 보도록 한다. 환자가 가끔만 집 밖으로 나가는가? 아니면 배회 행동을 단념시키기 어렵고 위험한가?

보호자 스스로에 대해서도 생각해 보아야 한다. 환자를 감시하느라 스트레스를 많이 받는가? 배회 방지 시스템이나 경고 시스템의 가장 큰 장점은 보호자가 환자를 감시하는 부담을 덜어준다는 점이다. 시스템의 비용과 다른 대안들을 잘 고려해보도록 한다. 비용을 아껴 집에서 직접 장치를 만들어 쓴다면 실제로 효과가 있을 것인가? 배회를 방지하도록 고안된 시스템이 실제 효과가 있을 것인가? 보호자가 직접 만든 장치를 본인은 물론 다른 가족 구성원들이 사용할 것인가? 시스템을 사용하더라도 환자의 행동 특성에 맞춰 효과적으로 작동하지 않으면 환자를 안전하게 보호하지 못해 위험할 수 있다. 시스템만 철석같이 믿고 있다가 제대로 작동하지 않게 되면 보호자가 직접 환자를 계속 감시하는 것보다 상황이 더 심각해질 수 있다.

어떤 기기가 필요한지 결정할 때 참고할 수 있도록 배회 관리에 유용한 기기들을 소개하고자 한다.

- 환자가 집 밖으로 나가지 못하도록 문을 잠그거나 고정하는 장치
- 집 안을 배회하는 환자를 위해 집 안을 안전하게 만들어 주는 장치
- 환자가 집안을 돌아다니거나 집 밖으로 나가려 할 때 보호자에게 경고해 주는 장치
- 보호자가 환자와 소통할 수 있는 장치
- 환자가 집 밖에서 배회할 때 도움이 되는 장치

여러 장치를 조합해 환자가 지내는 집을 안전하게 만들도록 한다. 시중에 판매 중인 장치 중에는 저렴한 제품들도 많다. 또한 손재주가 좋다면 장치 대부분은 철물점에서 판매하는 용품을 활용하여 직접 설치할 수 있다. 굳이 값비싼 고급 시스템에 투자할 필요는 없다.

환자가 집 밖으로 나가지 못하도록 문을 잠그거나 고정하는 장치

집 안 전체나 일부를 둘러보며 안전하게 만들고 싶은 곳이 있는지 살펴본다. 환자의 방만 철벽처럼 안전하게 만들면 충분할 수도 있고, 환자의 방이나 거실, 주방 등 특정 공간을 안전하게 만들어야 할 수도 있다.

제일 현명한 방법은 집 전체를 안전하게 만드는 것이다. 창문과 문에 다는 잠금장치는 손으로 젖혀 올려 여닫거나 걸쇠로 고정하는 등 단순한 장치를 설치해도 괜찮지만, 각 문과 창문에 두 개 이상의 잠금장치를 설치하는 편이 좋다. 환자가 두 개를 모두 찾지는 못할 것이다.

가능하면 자물쇠는 환자의 눈에 띄지 않는 곳에 설치하도록 한다. 철물점에 가면 플라스틱으로 된 아동 보호용 문손잡이 커버를 저렴하게 구매할 수 있다. 기존의 문손잡이에 덧씌워 사용하는 제품이며, 보호자는 여전히 쉽게 문을 열 수 있지만 치매 환자는 문손잡이를 어떻게 사용해야 하는지 이해하지 못할 수 있다. 문손잡이 커버는 옷장 손잡이에도 간편하게 달 수 있어 환자가 옷장 안으로 들어가는 것을 막을 수 있다. 뒤뜰이나 지하실로 향하는 문에도 잊지 말고 잠금장치를 설치해야 한다. 창문 잠금장치를 선택할 때는 창문을 조금 열 수 있는 제품을 선택해야 신선한 공기가 방안으로 들어올 수 있다. 발코니와 차고로 통하는 문도 잠가야 한다.

하지만 잠금장치만으로는 안전을 보장할 수 없다. 장치가 아무리 복잡하다 한들 환자가 나가려고 단호하게 마음을 먹거나 여는 방법을 알아냈다면 탈출을 막지 못할 때가 많기 때문이다. 또한, 잠금장치를 설치한 후에는 보호자는 물론 다른 가족 구성원들도 반드시 장치를 사용해야 한다.

집 안을 배회하는 환자를 위해 집 안을 안전하게 만들어 주는 장치
보호자가 치매 환자의 일거수일투족을 감시하기란 불가능하다. 보호자가 잠든 사이에 환자 혼자 깨어나 집안을 돌아다니면 방법이 없지 않은가. 전기공을 집으로 불러 가스레인지에 스위치를 설치하면 불이 켜지지 않게 조치할 수 있다. 옷장과 서랍에 안전하지 않은 물건들이 보관되어 있다면 잠금장치를 설치하여 잠그고, 안전하지 않은 방에는 환자가 들어가지 못하도록 조치해야 한다. 이에 대해서는 314쪽에서 이미 살펴보았다.

환자가 집안을 돌아다니거나 집 밖으로 나가려 할 때 보호자에게 경고해 주는 장치

경고 장치를 사용하면 잠금장치의 부족한 부분을 보완할 수 있으며, 보호자가 잠을 자거나 다른 방에 있는 사이에 환자가 몰래 도망갈까 봐 노심초사하지 않아도 된다. 다소 신뢰도가 떨어지지만, 제일 간단한 방법은 문에 종을 달아 열릴 때마다 소리가 나게 하는 것이다. 문이나 창문 경보기는 치매 환자가 집안을 돌아다니거나 집을 나가려 할 때, 보호자가 다른 방에서 자고 있어도 소리나 불빛으로 경고를 보내 깨워준다. 또한, 환자의 방 안이나 환자가 자주 서성이는 장소에 동작 탐지기를 설치해 환자가 움직이거나 침대에서 일어날 때 소리가 울리거나 보호자가 자는 방의 불이 켜지도록 설정할 수 있다. 동작 탐지기 중에는 사람의 움직임에만 반응하고 반려동물의 움직임에는 반응하지 않는 제품도 있다. 이러한 감지기는 가격이 저렴하고 철물점에서 구매 가능하며 설치도 용이하다.

압력 감지 패드나 매트^{배회하는 알츠하이머 환자용으로 판매 중}를 구매해 환자의 침대나 의자 아래 놓아두고 알람 장치에 연결하면 환자가 일어나려고 패드나 매트를 밟을 때 소리가 울린다.

의자용 경보기^{배회하는 알츠하이머 환자용으로 판매 중}는 의자에 부착해 경보기에 연결된 줄을 치매 환자의 옷과 연결하는 방식이며, 연결된 줄이 끊어지면 알람이 울린다. 이때 울리는 소리에 환자가 겁을 먹는다면 다른 방법을 사용해야 한다.

동작 감지 조명은 환자가 움직일 때 조명이 켜져 밤에도 집안에서 길을 잘 찾아다닐 수 있다.

베이비 모니터나 치매 환자 전용 모니터를 사용하면 보호자가 마당이나 다른 방에 있을 때도 환자의 소리를 들을 수 있다.

보호자가 환자와 소통할 수 있는 장치

인터콤 시스템은 값이 싸고 설치가 쉬우며, 보호자가 다른 방에 있을 때도 환자와 대화를 나누며 안심시킬 수 있게 해준다.

환자가 집 밖에서 배회할 때 도움이 되는 장치

보호자가 최선을 다한다고 할지라도 환자가 집을 나가 배회할 가능성이 있으므로 미리 대비해 두어야 한다. 치매 환자를 위한 실종 예방 서비스에 환자를 등록하고, 환자의 최근 모습을 사진으로 찍어두었다가 경찰과 다른 사람들이 환자를 수색할 때 제공하도록 한다. 위치 정보 시스템GPS 기반 애플리케이션을 환자의 핸드폰에 내려받거나, GPS가 내장된 특수 팔찌나 시계, 운동화를 활용하는 방법도 있다. 환자가 핸드폰이나 특수 장치를 소지하고 있으면 위치를 빠르게 파악할 수 있다.

환자가 집 밖으로 나갔다면 주변에 도사리고 있는 위험 요소에 주의해야 한다. 환자는 사람이 많은 번화가나 수영장, 개 등의 위험을 맞닥뜨려도 이를 인지하고 자신을 보호할 능력이 없다. 치매 환자는 주변은 적절히 판단하지 못할 때가 많기 때문이다. 이러한 경우를 대비해 보호자가 직접 동네를 거닐며 환자에게 해가 될 만한 요소가 있는지 직접 살펴보도록 한다. 또한, 주변 이웃들에게 환자의 배회 문제를 알리고, 환자가 정신이 이상하거나 위험한 사람이 아니라 길을 잃은 것뿐이라고 일러주도록 한다.

환자 스스로 위험을 자초할 가능성도 있다. 겉으로는 건강하고 이

성적으로 행동하는 듯 보이지만, 실제로는 위험을 인식하고 판단하는 능력을 잃어 수영장의 가장자리를 따라 걷거나 자동차 앞으로 뛰어드는 등 스스로 위험한 상황을 초래할 수 있다.

치매 환자나 배회하는 환자에게는 자기 자신뿐만 아니라 타인도 위험이 될 수 있다. 치매 증상을 이해하지 못하는 사람들 외에도, 세상에는 악랄하고 잔인한 방법으로 노약자를 괴롭히고 학대하거나 강탈하는 사람들도 존재한다. 안타깝게도, 이러한 사람들은 '아주 좋은' 동네에도 적잖이 있는 듯 보이므로 보호자가 위험을 인지하고 악랄한 사람들로부터 환자를 보호해야 한다.

환자를 의자나 침대에 고정하는 장치도 존재하나 반드시 최후의 수단으로만 사용해야 한다. '랩 버디'라고 불리는 푹신한 무릎 쿠션 226쪽 참조을 사용하면 환자 대부분은 의자에 잘 앉아 있다. 이외에도 포지Posey라는 브랜드에서 출시한 신체 억제대나 게리 의자 등을 사용할 수 있다. 신체 억제대는 사용 전에 환자를 제일 잘 아는 전문 의료인과 보호자가 함께 상의하여 결정해야 한다. 또한 환자가 자해할 위험이 크고 다른 방법들이 모두 실패했을 때만 사용해야 한다. 경험상 배회로 인해 발생하는 위험은 과장된 경우가 많으며, 결박은 대개 환자를 더욱 고통스럽고 불안하게 만든다여기서는 가정에서 억제대를 사용하는 경우만 다룬다. 노인 거주 시설이나 요양원에서의 억제대 사용에 대해서는 15장에서 설명하도록 하겠다.

게리 의자는 등받이가 뒤로 넘어가는 안락의자처럼 생겼으며, 간이용 테이블이 달려있어 환자가 의자에서 일어서지 못하게 막아 준다. 또한 환자의 발을 위로 들어올 수도 있다. 환자는 게리 의자에 앉아서 먹고, 자고, 텔레비전을 볼 수 있다. 게리 의자는 직접 구매하거나 대여할 수 있다.

환자가 의자나 침대에서 일어나기 어렵게 하는 물리적 장치들은
최후의 수단으로만 사용해야 한다.

환자의 배회 행동이 더는 감당할 수 없을 정도로 심해지거나 가정에서 환자를 안전하게 보호할 수 없는 시점에 이르면, 보호자는 최선을 다했으므로 이제는 환자를 전문 기관에 보낼 현실적인 계획을 세워야 한다. 노인주거복지시설도 치매 환자가 잘 흥분하거나 공격적이거나 배회하는 증상이 있으면 받아주지 않는 곳이 많다. 치매 환자를 돌봐주는 시설에 대해서는 16장에서 자세히 다루도록 하겠다.

수면 장애와 야간 배회 행동

치매를 앓는 환자들은 밤에 잠을 잘 자지 못한다. 화장실에 가려고 잠에서 깼다가 어둠 속에서 길을 잃고 혼란에 빠질 수 있다. 집 안을 배회하거나, 옷을 입거나, 요리를 시도하거나, 심지어 집 밖으로 나가려 하기도 한다. 존재하지 않는 무언가를 보거나 듣는 '환시'나 '환청'을 겪을 수도 있다. 잠이 절실한데도 불구하고 밤마다 잠을 설쳐야 하는 것만큼 고통스러운 일도 없다. 다행히도 환자의 수면 장애는 다양한 방법을 통해 줄일 수 있다.

일반적으로 노인은 젊은 성인보다 잠을 적게 잔다. 치매 환자는 낮에 운동을 충분히 하지 않거나 낮잠을 많이 자서 밤에 피곤하지 않을 수 있다. 또한, 뇌에 존재하는 생체 '시계'가 치매를 유발하는 질병으로 인해 손상되었기 때문일 수도 있다. 환자가 밤에 보이는 일부 행동 증상은 환자가 꿈과 현실을 구분하지 못해 나타나기도 한다.

환자가 낮잠을 많이 자면 밤에 피곤을 덜 느끼게 된다. 낮 동안 바

삐 활동적으로 움직여 깨어 있게 해야 한다. 치매 환자는 대개 활동량이 적고 운동을 많이 하지 않는다. 이럴 때는 규칙적으로 활동할 수 있는 프로그램을 만들면 도움이 된다. 가령, 정오 이후 긴 산책을 하면 환자가 피곤해서 밤에 잠을 푹 잘 수 있을 것이다. 어떤 가족들은 환자를 아침에 밖으로 데려가 신선한 공기를 마시고 햇빛을 쐬게 하는 방법이 도움이 된다고 말한다. 하지만 자동차를 타면 조는 사람들도 있으므로 주의해야 한다. 낮 동안 환자를 활동적으로 움직이게 하기 제일 좋은 방법은 주간보호센터에 보내는 것이다.

환자가 잠들기 전에 화장실을 다녀왔는지 확인하도록 한다. 나이가 들면 어두운 곳에서 눈이 잘 보이지 않아 더욱 혼란스러울 수 있다. 눈이 노화하면 어두침침한 곳에서 희미한 형상을 분간하기가 어려워진다. 이로 인해 환자는 자신의 눈앞에 보이는 물체를 오인해 사람이 보인다거나 다른 장소에 와 있다고 착각하기도 하며, 결국 파국 반응을 일으키기도 한다. 야간 조명을 환자의 방과 화장실에 켜 두고, 다른 방에도 켜 두면 환자가 밤에 방향을 찾는 데 도움이 될 수 있다. 혹은 이동식 좌변기를 대여해 환자의 침대 바로 옆에 놓아줌으로써 야간에 화장실까지 가는 행동 자체를 차단해도 좋다.

누구나 한 번쯤은 깊은 잠에서 깨어났을 때 순간적으로 자신이 어디에 있는지 혼란스러웠던 기억이 있을 것이다. 같은 상황에서 치매 환자는 몇 배의 혼란을 느낄 수 있다. 이럴 때는 보호자가 환자의 침대 맡에 앉아 작은 목소리로 안심시켜 주면 도움이 될 수 있다.

환자의 수면 환경이 편안한지 확인해 보도록 한다. 방은 너무 덥거나 춥지는 않아야 하고, 침구는 편안해야 한다. 솜이불과 누비이불이 담요나 홑이불보다 엉킬 염려가 적다.

치매 환자가 한밤중에 깨면 부드럽고 작은 목소리로 이야기해야 한다. 보호자는 밤중에 자다가 갑자기 깼기 때문에 짜증을 내거나 말을 거칠게 하기 쉽지만, 그러면 환자가 파국 반응을 일으켜 결국 가족들을 전부 깨우게 될 것이다. 대부분은 환자에게 아직 한밤중이며 다시 잠자리에 들라고 부드럽게 타일러 주기만 하면 해결된다. 혹은, 화장실을 다녀오거나 물이나 음료를 마신 후에 다시 잠드는 경우가 많다. 다시 잠자리에 들라고 타이르고, 환자가 음료를 마시는 동안 조용히 함께 앉아 있어 주도록 한다. 음악을 은은하게 틀어주면 잠이 오는 사람도 있다. 창문에 가림막을 설치해 방을 어둡게 하고, 아직 밖이 어둡고 가림막도 내렸으니 이제 잘 시간이라고 환자에게 차분한 목소리로 상기시켜 주도록 한다.

때때로 침대에서 잠을 자려고 하지 않다가도 푹신한 휴식용 의자나 소파에서는 단잠에 빠지지는 환자들도 있다. 환자가 밤중에 일어나 옷을 챙겨입을 때는 가만히 내버려 두면 옷을 입은 채로 다시 누워 잘 수도 있다. 밤늦게까지 환자와 논쟁하기보다는 문제를 받아들이는 편이 더 나을 수 있다.

환자가 야간에 배회한다면 집 안에 위험 요소가 있는지 반드시 점검해야 한다. 환자가 집 안을 안전하게 걸어 다닐 수 있도록 방 안을 정리하고 창문을 잠그도록 한다.

보호자가 자는 동안 환자가 가스레인지를 켜거나 불을 피울 가능성이 있는가? 혼자 현관문을 열고 밖으로 나갈 수 있는가? 계단에서

넘어지지는 않는가? 환자가 잠을 자는 집 안에 있는 모든 계단에는 ^환
^{자가 타 넘을 수 없는} 튼튼한 안전문을 반드시 설치해야 한다.

마지막으로, 모든 조치에도 불구하고 보호자가 극심한 수면장애에
시달린다면, 환자에게 수면진정제를 신중하게 투여하면 도움이 될 수
있다. 하지만 수면제를 먹인다고 해서 문제가 해결되지는 않는다. 진
정제는 뇌의 화학작용에 영향을 미치기 때문에 여러 가지 상호 작용
을 일으켜 큰 어려움을 초래할 수 있다.

> 환자가 밤중에 일어나 옷을 챙겨입고 앉아 있다가
> 다시 잠드는 경우, 행동을 바꾸려 하지 말고
> 문제를 받아들이는 편이 낫다.

나이가 들면 몸이 건강해도 젊은 사람보다 약물 부작용에 더 취약
해진다. 진정제는 다양한 부작용을 유발할 수 있으며, 그중 일부는 매
우 심각하다. 일반적인 부작용으로 어지러움이 있다. 치매 환자는 건
강한 사람보다 약물에 더욱 민감하게 반응한다. 또한 고령자가 진정
제를 복용할 경우, 다른 약물과 상호 작용을 일으키거나 다른 질환이
악화할 가능성이 크다.

또한, 진정제를 투여하면 환자는 밤 대신 낮에 잠을 자거나 숙취 효
과를 일으켜 낮 동안 인지 기능이 저하될 수 있다. 이로 인해 더욱 혼
란을 느낄 수 있으며 낙상 위험이 증가하고 실금 증상이 생길 수 있다.
역설적으로 들리겠지만, 진정제가 오히려 수면을 방해할 수도 있다.
진정제는 사람마다 효과가 다르게 나타나기 때문에 한 환자에게 잘
듣던 약도 다른 환자에게는 전혀 효과가 없을 수 있다.

진정제를 한동안 사용하고 나면 여러 가지 이유로 효과가 떨어질 수 있다. 의사는 한 가지 약물을 먼저 시도한 다음 다른 약물을 시도하면서 복용량과 투여 시간을 신중하게 조정해야 할 수 있다. 진정제를 투여한다고 해서 환자가 밤새도록 한 번도 깨지 않고 잔다는 보장은 없다. 따라서 비약물적 방법으로 환자가 잘 수 있도록 최선을 다해 돕는 것이 중요하다. 진정제 사용을 되도록 자제하라고 권고하지만, 보호자가 휴식을 취할 수 있는 방법이 약물뿐이라면 치매 환자를 가정에서 돌보기 위해서 이따금 필요할 수 있다. 하지만 요양원에서는 진정제 외에 다양한 방법을 사용할 수 있을 만큼 인력이 충분히 확보되어 있어야 한다. 수면제는 최신에 출시된 약물들도 치매 환자에게 도움이 되지 않는 경우가 많으며, 오히려 환자의 기억력과 행동에 부정적인 영향을 미칠 수 있다.

황 부인은 밤에 잠을 거의 자지 않았다. 아직도 자기가 식료품점을 운영하고 있어서 새벽 3시에 신선한 농산물을 사러 가야 한다고 생각했기 때문이다. 하지만 온종일 식료품점에서 일하고 온 딸은 몹시 피곤했다. 의사는 일반적으로 환자의 평생 습관과 수면 장애는 바꾸기 매우 어렵다고 말했다.

어떤 방법을 써도 도움이 되지 않다가 여러 가지 자질구레한 방법들을 동시에 적용하자 황 부인의 수면 장애를 해결할 수 있었다. 먼저 황 부인이 밤늦게까지 깨어 있게 했고, 일상생활에 더 많이 참여하도록 했다. 항상 다른 사람이 함께 있어야 했지만, 황 부인에게 아기를 돌보게 하기도 했다.

또한, 단시간 작용하는 진정제를 사용했다. 그리고 황 부인이 과거 전쟁 때 등화관제를 하던 것처럼 방에 암막 커튼을 달았다. 여러 작은 변화들과 가족 간 협력 덕분에 어려운 시기를 잘 견뎌냈고, 마침내 황 부인은 농산물을 매입하러 가야 한다는 사실을 잊고 잠을 더 오래 자기 시작했다.

치매 환자는 치매와 전혀 관련이 없는 수면 무호흡증과 같은 수면 장애를 겪을 수도 있다. 잘 때 크게 코를 골거나 갑자기 숨을 헐떡이는 행동을 보인다면 수면 무호흡증의 징후일 수 있다. 안타깝게도 치매 환자는 수면 무호흡증 치료에 사용되는 호흡 마스크를 순순히 착용하는 경우가 드물다. 이외에도 파킨슨병의 전조 증상인 하지불안 증후군으로 인해 밤에 잠들기 어려워할 가능성이 있다. 하지불안 증후군은 약물로 치료할 수 있다.

저녁에 증상이 악화하는 일몰 증후군

일부 치매 환자는 밤에 행동 증상이 더 심해지는 양상을 보이며, 그 원인은 사람마다 제각기 다르다. 오후에 환자가 피곤하거나 보호자가 피곤할 때, 24시간 주기를 따르는 호르몬 분비 패턴이 깨졌을 때, 하루가 지나가면서 자극이 감소할 때, 그리고 드물게 날이 저물며 빛의 양이 적어질 때일몰 증후군이라고 불리는 이유 등이 원인일 수 있다. 환자는 혼란스러운 정신으로 온종일 주변 환경을 이해하려 애쓰며 피로감이 쌓이기 때문에 하루가 끝날 무렵이 되면 스트레스에 대한 내성이 낮아진다. 또한 보호자도 피곤해질 시간이므로 그 피로가 치매 환자에게 미묘하게 전달되어 파국 반응을 일으킬 수 있다.

> 하루 일정을 미리 계획해 환자의 증상이 심해지는 시간대에
> 쉬운 일을 배치하도록 한다.

환자의 증상이 저녁에 더 심해질 경우, 몇 가지 방법을 시도해 볼 수 있다. 오후에 자극과 활동 늘리거나 낮잠 재우고, 오후나 초저녁에 환자가 스트레스를 느낄 만한 보호자의 행동은 없었는지 확인하자. 그리고 낮에 햇빛 더 많이 쐬어 주거나 환자에게 현재 어디에 있고 무슨 일이 일어나고 있는지 자주 상기시켜 주는 방법도 도움이 될 수 있다.

환자의 하루 일정을 미리 계획해 저녁에 하는 활동 수를 줄이도록 한다. 일례로, 환자에 따라 목욕 일반적으로 힘든 활동은 오전이나 오후 중반에 잡으면 더 효과적일 수 있다.

저녁에는 집 안에서 많은 일이 동시에 일어날 가능성이 크며, 이미 혼란스럽고 피곤한 환자를 과도하게 자극할 수 있다. 예를 들면, 식사 중에 텔레비전을 켜 두는가? 저녁에 더 많은 사람이 집에 있는가? 보호자가 저녁 식사 준비로 바빠 환자에게 신경을 덜 쓰는가? 아이들이 집으로 돌아오는가? 환자가 피곤하면 상황을 이해하는 능력이 떨어져 파국 반응으로 이어질 수 있다.

가능하다면 하루 중 환자의 상태가 제일 나쁜 시간대에는 환자 주변에서 일어나는 일의 개수를 줄이도록 하고, 가족 활동은 환자와 떨어진 곳에서 하도록 한다. 또한 환자가 힘들어하는 시간대에는 보호자도 휴식을 취하고 시간에 쫓겨 서두르지 않도록 일정을 짜는 것이 중요하다. 가령, 보호자가 저녁을 준비하는 동안에 특히 환자가 짜증을 많이 낸다면, 쉽고 빠르게 요리할 수 있거나 미리 준비해 둘 수 음식을 선택하도록 한다. 혹은 점심때 먹고 남은 음식을 먹거나, 점심 식사를 푸짐하게 먹는 방법도 있다.

에드나 존슨 씨는 아들이 학교에서 돌아오고 남편이 퇴근하는 시간이 되면 시아버지의 상태가 유독 나빠진다는 사실을 발견했다. 가족들은 경제적으로 시간제 간병인을 쓸 여유가 거의 없었고, 가족들이 집에 있는 시간에 간병인을 쓰자니 돈을 낭비하는 느낌이 들었다. 하지만 가족끼리 평화롭게 시간을 보내는 것이 중요하다고 생각해 시간제 간병인을 고용했다. 간병인은 저녁에 가족들이 집으로 돌아오기 직전에 존슨 할아버지를 데리고 나가 식사 준비 시간 동안 공원에 있다가 저녁 먹을 시간에 맞춰 다시 집으로 데리고 왔다.

하지만 간혹 보호자에게 지속적인 관심을 받고 싶어서 보호자가 다른 일을 처리하고 있을 때 더욱 까다롭게 구는 환자들도 있다. 이럴 때는 보호자가 다른 일을 하는 동안 환자를 곁에 앉혀두고 간단한 일을 하게 하거나 다른 가족 구성원에게 환자를 봐 달라고 부탁하도록 한다.

모든 시도를 했는데도 효과가 없을 때는 의사에게 말해 약 먹는 시간을 바꿔볼 수도 있다.

환자가 안절부절못하고 잠을 자지 못하는 증상은 뇌가 손상되어 필연적으로 나타나는 문제일지도 모른다. 일몰 증후군이라는 용어가 널리 사용되지만, 아침이나 이른 오후에 더 초조해하거나 까다롭게 구는 환자들도 있다. 환자가 하루 중 어느 시간대에 비협조적으로 나올지 모르지만, 비록 보호자가 제일 힘든 시간대에 문제를 일으키더라도 고의적인 행동이 아니므로 마음을 편히 가지길 바란다.

물건을 분실하고 비축하고 감추는 행동

치매 환자 대부분은 물건을 내려놓고 어디에 두었는지 잊어버린다. 혹은 물건을 숨기거나 모아두었다가 어디에 숨겼는지 기억하지 못하기도 한다. 어느 쪽이든 결과는 똑같다. 가장 필요한 순간에 환자의 틀니나 보호자의 자동차 열쇠를 찾을 수 없는 상황이 발생하게 된다.

우선, 환자에게 물건을 어디에 두었는지 물어볼 수 없다는 사실을 기억해야 한다. 어차피 물어봐도 환자는 기억하지 못하기 때문에 자칫하면 파국 반응만 일으키게 될 수 있다. 하지만 환자가 물건을 잃어버리는 행동을 줄일 수 있는 방법이 몇 가지 있다. 집안을 깔끔하게 유지하면 잃어버린 물건을 찾기 쉽다. 어질러진 옷장이나 서랍 안에서 숨겨진 물건을 찾기란 불가능에 가깝다. 또한 옷장이나 방문을 잠가 환자가 물건을 숨길 장소를 제한할 수도 있다.

보석과 같은 귀중품은 환자가 숨기거나 잃어버리지 않도록 치워두도록 한다. 집 안에 큰 액수의 현금을 보관하지 않도록 한다. 작아서 쉽게 잃어버리는 물건들은 크고 눈에 잘 띄게 만들도록 한다. 혹은, 위치 추적 칩을 부착하거나 꿰매어 두면 물건이 어디에 있는지 쉽게 찾을 수 있다. 열쇠고리와 안경, 지갑, 리모컨 등에 칩을 부착한 다음 '찾기' 버튼을 누르면 잃어버린 물건에서 소리가 나면서 불빛이 번쩍일 것이다. 핸드폰 앱으로 위치를 추적할 수도 있다. 열쇠나 안경, 보청기 배터리 등 필수품은 여분을 준비해 두도록 한다.

쓰레기통을 비우기 전에 내용물을 꼼꼼히 확인하는 습관을 기르도록 한다. 매트리스와 소파 쿠션 밑, 신발 안, 모든 가족의 옷장 서랍 속을 살펴 잃어버린 물건이 있는지 확인하도록 한다. 환자가 물건을 안전하게 보관할 만한 장소가 어딘지 떠올려 보자. 크리스마스 선물이나 현금을 숨겼던 장소를 살펴보면 잃어버린 틀니를 찾을 공산이 크다.

한편, 어떤 환자들은 음식이나 더러운 옷과 같은 물건을 쌓아두거나 보관하기도 한다. 이는 평소 물건을 수집하던 습관이 여전히 남아 있어서일 수도 있고, 특정 물건에 '집착'하거나 물건을 '안전하게 보관'하고 싶어서일 수도 있다. 자주 일어나지 않으면 그냥 내버려 두는 방법이 제일 좋다. 가능하면 청소할 때 환자가 '잘 숨겨둔 물건'을 조금 남겨두도록 한다. 자신의 물건이 모조리 사라졌을 때보다 물건을 모으려는 충동이 줄어들 수 있다.

한 딸의 사례를 들어보자. "은식기를 세탁 바구니에 보관해도 괜찮다고 생각을 전환하자 문제가 해결되었습니다. 이제는 하루에 몇 번씩 은식기를 주방으로 다시 옮기는 대신 세탁 바구니에서 찾아 쓴답니다."

옷장과 서랍을
뒤지는 행동

일부 치매 환자는 서랍장을 뒤지거나 옷장을 헤집어 보호자가 치우게 한다. 특히 그것이 다른 사람의 물건이라면 더욱 괴롭다. 물건을 안전하게 보관할 개인 공간이 필요할 때는 일부 서랍과 옷장 문에 걸쇠를 달면 도움이 된다. 또 위험품이나 귀중품은 서랍장 하나에 넣고 자물쇠로 잠가 보관하자.

어린이 보호용 걸쇠를 사용해 문이나 서랍을 열지 못하게 고정하는 방법도 있다. 또 서랍장 맨 위 칸이나 서랍장 위에 상자를 놓아두고 환자 스스로 흥미로운 물건을 마음껏 찾아 뒤지게 해도 좋다. 환자가 흥미를 느낄 만한 물건들을 골라보길 바란다. 환자에 따라 작은 공구나 기계 부품에 끌릴 수도 있고, 바느질 도구에 관심을 보일 수도 있다.

부적절한 성적 행동

간혹 옷을 벗은 채로 거실이나 거리를 활보하는 환자들도 있다.

한 10대 소년은 아빠가 뒤편 베란다에 앉아 신문을 읽고 있는 모습을 보았다. 아빠는 홀딱 벗은 채로 모자만 쓰고 있었다.

때로는 공공장소에서 자신의 신체를 노출하거나 성기를 애무하기도 한다. 또는 성행위를 연상시키듯 몸을 꼼지락거리기도 한다.

한 남성 환자는 자신의 벨트 버클을 풀고 바지 지퍼를 내리는 행동을 반복했다. 다른 여성 환자는 블라우스의 단추를 계속 만지작거렸다.

이따금 뇌 손상으로 인해 성적 욕구를 자주 느끼거나 부적절하게 표출할 수 있다. 일반적으로 노인이 부적절한 성적 행동을 자주 한다는 인식이 퍼져있지만, 실제로 성적 행동을 보이는 경우는 드물다.

이는 근거 없는 속설일 뿐이다. 치매를 유발하는 질환을 앓는 환자들이 부적절한 성적 행동을 보이는 경우는 드물다. 존스 홉킨스 병원을 찾는 치매 환자를 대상으로 한 연구에서도 성적 행동을 보이는 사례는 매우 드물었다.

간혹 우발적으로 자신의 신체를 노출하거나 목적 없이 자위를 하는 일이 발생할 수는 있다. 치매 환자가 방향 감각을 잃고 신체 일부만 옷을 걸치거나 나체 상태로 공공장소를 활보할 수 있다. 이는 자신이 현재 어디에 있는지, 옷을 어떻게 입는지, 옷 입기가 왜 중요한지 기억하지 못하기 때문에 일어난다. 또한 환자가 옷을 벗거나 치마를 들어 올린다면 소변이 마렵지만 화장실이 어딘지 기억하지 못하기 때문일 수 있다. 혹은 잠자리에 들고 싶거나 옷이 불편할 때 옷을 벗을 수 있다. 생식기 부위를 자꾸 만질 경우, 요로감염이 있거나 가려움증 또는 불편함을 느끼기 때문일 수 있으므로 의사와 상의하도록 한다.

환자가 성적 행동을 보일 때는 민감하게 반응하지 말고, 침착하게 환자를 자기 방이나 화장실로 데려가도록 한다. 환자가 벌거벗은 상태라면, 가운을 가져와 조용히 입혀주도록 한다. 앞서 소개한 사례에서 나체로 뒤편 베란다에 앉아 있던 남성 환자는 단순히 더워서 옷을 벗었지만, 자신이 집에서 사생활이 보장되지 않는 공간인 베란다에 나와 있어서 다른 사람들이 볼 수 있다는 사실을 인식하지 못했다. 하지만 치매 환자 대부분은 평생 예의를 지키며 살아왔던 습관이 남아 있기 때문에 공공장소에서 옷을 벗는 행동은 보이지 않는다.

환자가 옷을 벗거나 만지작거릴 경우, 입고 있는 옷을 갈아입히면 행동을 멈추는 경우가 많다. 지퍼 대신 고무줄이 달린 바지를 선택하고, 가슴 쪽에 단추가 달린 블라우스 대신 등 쪽에 지퍼가 있거나 아무것도 달리지 않은 제품을 입히도록 한다.

많은 문화권에서 자위행위를 매우 부정적으로 보는 경향이 있으며, 가족들 대부분이 자위행위를 불쾌하게 생각한다. 환자가 자위행위를 한다면, 뇌 손상으로 인한 증상이라는 점을 명심하길 바란다. 또한 자위행위가 앞으로 또 다른 성적 행동으로 이어질 것이라고 받아들이지 않도록 한다. 환자는 단지 기분이 좋아서 사회적 예절을 잠시 잊은 것뿐이다. 보호자가 화를 내면 파국 반응을 보일 수 있으므로 환자를 개인 공간으로 데려가거나 다른 할 일을 주어 환자의 주의를 돌리도록 한다. 몸을 만지작거리는 행위가 외설적이거나 민망하다면, 다른 활동으로 관심을 끌거나 환자의 손에 다른 물건을 쥐여주도록 한다.

치매 환자가 어린이에게 신체를 노출한 사례는 아직 보고되지 않았다. 또한, 이러한 행동을 과도하게 강조하여 치매 환자를 '더러운 노인네'로 치부하는 낭설에 일조하고 싶지 않다. 하지만 만에 하나 환자가 아이 앞에서 성적 행동을 하는 장면을 목격한다면 필요 이상으로 소란을 피우지 말고 담담하게 대응하도록 한다. 환자의 실제 행동보다 보호자의 반응에 아이가 더 놀랄 수 있다. 먼저, 환자를 아이에게서 떼어놓은 다음 아이에게 "할아버지가 지금 여기가 어딘지 잘 몰라서 그래."라고 환자의 상태를 설명해 주도록 한다.

치매 환자는 성적 욕구가 감소하기도 하지만, 이전보다 섹스에 관심을 더 많이 보이기도 한다. 환자의 성적 욕구가 증가하면 괴롭더라도 뇌 손상으로 인한 행동이라는 점을 기억하길 바란다. 환자의 성격이나 보호자의 잘못, 보호자와 환자와의 관계와는 전혀 관련이 없다^{537쪽, 644쪽 참조}.

간혹 치매에 걸린 아버지가 딸에게 부적절하게 접근하는 사례가 있으나 이는 근친상간적 행동이 아니다. 물론 가족 모두에게 매우 불쾌할 수 있으나 보통 환자가 익숙한 얼굴을 잘 분간하지 못해 발생하는 현상일 뿐이다. 아버지는 딸을 아내로 착각했을 가능성이 크다. 딸은 대개 엄마가 젊었을 때 모습을 빼닮은 경우가 많지 않은가. 치매 환자는 현재보다 젊은 시절 아내의 모습을 훨씬 선명하게 기억하고 있을지도 모른다. 즉, 환자가 본인이 결혼한 사실과 아내를 아직 기억하고 있다는 뜻이다. 따라서 이런 일이 발생하면 조심스레 환자의 주의를 돌리도록 하고, 너무 괴로워하지 않길 바란다.

환자가 불쾌한 성적 행동을 보이면 의사나 상담사, 다른 가족들과 주저하지 말고 상의하길 바란다. 환자의 행동을 이해하고 대처하는 데 도움을 얻을 수 있을 것이다. 도움을 청할 때는 치매에 대한 지식이 풍부하고, 성적 문제를 편하게 이야기할 수 있는 사람을 선택해야 한다. 환자의 성적 행동을 줄이기 위한 구체적인 방법들을 제안해 줄 수 있을 것이다. 또한 12장의 '성생활'과 15장의 '요양원과 기타 거주 시설에서 발생하는 성 관련 문제'를 참조하길 바란다.

같은 질문을 반복하는 행동

치매 환자들은 같은 질문을 계속 반복해서 묻는 경향이 있으며, 그럴 때마다 가족들은 짜증이 날 수 있다. 하지만 환자가 같은 질문을 반복하는 행동은 주변 상황을 이해하지 못해 두렵고 불안해서 나타나는 증상일 수 있다. 기억이 아주 잠깐조차도 유지되지 않기 때문에 자신이 던진 질문이나 보호자에게 들은 답변을 전혀 기억하지 못할 수도 있다.

때로는 환자의 반복되는 질문에 매번 똑같이 답변하는 대신, "다 괜찮아요. 제가 알아서 해결할게요."라고 말하며 안심시키면 도움이 될 수 있다. 때로는 스스로 말로 표현할 수 없는 무언가에 대해 걱정하고 있을 수도 있다. 이럴 때는 환자가 걱정하는 이유를 정확히 간파해야 한다. 그 이유를 토대로 안심시켜 주면 이내 환자는 안심할 것이다. 사례를 하나 살펴보자.

록웰 씨의 어머니는 같은 질문을 계속 반복했다. "엄마가 나 데리러 언제 온다 그랬어?" 록웰 씨가 할머니는 오래전에 돌아가셨다고 대답하면 어머니는 속상해하고는 몇 분 후에 똑같은 질문을 되풀이하고는 했다. 록웰 씨는 어머니의 질문이 상실감을 표출한다는 사실을 깨닫고 "제가 있으니 걱정하지 마세요."라고 대답했다. 그러자 어머니를 진정시킬 수 있었다.

록웰 씨는 어머니에게 다른 질문을 건네기도 했다. "할머니는 어떤 분이셨어요?" "할머니가 우리 데리고 연극 보러 갔을 때 기억나세요?"

반복 행동

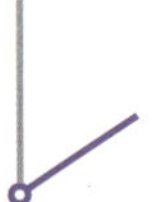

같은 행동을 반복적으로 하는 증상은 뇌 질환을 앓는 환자에게 종종 나타난다. 얼핏 간과하고 넘어갈 수 있지만 환자와 가족들에게 매우 괴로울 수 있다.

웨버 부인의 시어머니는 빨래한 옷을 개는 행동을 반복했다. 웨버 부인은 시어머니가 무언가에 열중하는 모습이 보기 좋다고 생각했지만, 남편은 못마땅하게 여겼다. 어떨 때는 "어머니, 지금 같은 수건을 다섯 번째 접고 계시잖아요!"라고 소리를 지르기도 했다.

앤드루스 부인은 씻는 데 어려움을 겪었다. 그녀는 얼굴 한쪽만 씻고 또 씻었다. 딸이 "다른 쪽도 씻으세요."라고 말했지만, 계속 같은 부위만 씻었다.

반스 씨는 우리에 갇힌 곰처럼 주방 안을 계속 빙빙 돌았다.

뇌가 손상된 환자들은 무슨 까닭인지 한 가지 활동에 '갇혀' 다른 활동으로 '전환'하는 데 어려움을 겪는 경우가 많다. 이럴 때는 부드러운 목소리로 환자에게 새로운 활동을 제안하도록 한다. 강압적이거나 화난 태도를 보이면 환자가 파국 반응을 일으킬 위험이 있으므로 주의해야 한다.

웨버 부인의 시어머니에게는 반복 행동을 무시하는 방법이 효과적이었다. 웨버 씨는 어머니의 상태를 인정하고 나자 어머니의 행동이 더는 거슬리지 않았다고 한다.

앤드루스 부인은 딸이 엄마의 다른 쪽 뺨을 부드럽게 두드려 다음에 씻을 부위를 알려 주자 반복 행동을 멈추었다. 신체접촉은 말이 통하지 않을 때 환자에게 효과적으로 지시를 전달할 수 있는 방법이다. 환자의 신체 부위를 만져 옷을 입을 때 소매에 끼울 팔을 가리키거나 다음에 씻을 부위를 알려줄 수 있으며, 환자의 손바닥에 숟가락을 올려놓아 잡으라는 신호를 보낼 수 있다.

반스 씨의 아내는 남편에게 다른 할 일을 제공하자 빙빙 도는 행동을 멈춘다는 사실을 깨달았다. 아내는 "조, 이리 와서 이것 좀 들어 줘."라고 말하며 남편에게 숟가락을 건넸다. 그런 다음, "이번엔 이것 좀 잡아줘."라며 숟가락을 되돌려 받고 냄비 받침을 쥐여주었다. 남편은 아내의 부엌일을 '도와주기' 시작하자 빙빙 도는 행동을 멈추었다. 반스 씨를 바쁘게 만드는 동시에 스스로 필요한 존재라고 느끼도록 도와준 셈이었다.

주의 산만

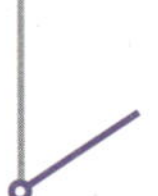

치매 환자는 쉽게 주의가 산만해지고는 한다. 옷을 입히려고 할 때 다른 곳을 쳐다보거나 물건을 잡으려고 할 수 있다. 또 다른 사람의 접시에 놓인 음식을 먹거나 대화 도중에 벌떡 일어나 나가 버리기도 한다. 인간의 뇌는 주의를 기울일 필요가 없는 정보를 걸러내는 역할을 한다. 예를 들면, 불필요한 소음을 뇌에서 '차단'하는 식이다. 하지만 이러한 기능이 치매로 인해 손상되면, 환자는 불필요한 외부 자극을 차단하지 못하게 되어 주변에서 일어나는 일이 중요하든 중요하지 않든 똑같이 주의를 기울이게 될 수 있다.

환자의 주의를 산만하게 하는 요소로는 사람이나 동물, 갑작스러운 소음 등이 있으며, 이러한 방해 요소를 파악해 최소화하면 환자가 옷 입기와 같은 행동 하나에만 집중할 수 있도록 도와줄 수 있다. 식사할 때는 환자의 접시를 다른 접시에서 조금 떨어트려 놓아주도록 한다. 또한, 사람을 집으로 초대할 때는 한 번에 적은 수의 사람만 부르고, 다른 장소를 방문할 때는 조용하고 한적한 곳을 고르도록 한다. 환자가 텔레비전이나 음악 소리에 자주 집중이 흐트러진다면 텔레비전이나 음악을 끄도록 한다. 환자가 밥을 먹거나 다른 활동을 해야 할 때는 다른 사람들이 떠들거나 돌아다니지 않는 장소를 선택하도록 한다.

집착적으로 또는
집요하게 따라다니는 행동

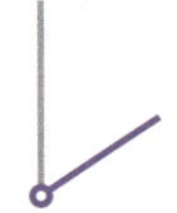

치매 환자는 보호자를 방마다 따라다니고, 보호자가 잠깐 화장실이나 지하실에 가서 보이지 않으면 불안해한다. 혹은 보호자가 휴식을 취하거나 다른 일을 하려고 할 때마다 계속 방해하기도 한다. 누군가가 한시도 쉬지 않고 나만 졸졸 따라다닌다면 그보다 더 성가신 일도 없을 것이다.

하지만 기억을 자꾸만 잊어버리는 사람에게 세상이 얼마나 낯설게 보일지 생각해 보면, 치매 환자의 행동도 이해가 될 것이다. 혼란 가득한 세상에서 환자가 유일하게 믿고 의지할 수 있는 사람이 보호자 하나뿐이지 않은가. 자신의 기억에 온전히 의존하지 못하는 상황에서 환자는 삶에 필요한 것들을 잘 알고 있는 보호자와 함께 있을 때 안전하다고 느낄 수 있다.

치매 환자는 기억력이 손상되어 보호자가 화장실에 들어가면 금세 다시 나온다는 사실을 기억하지 못한다. 시간 감각이 떨어진 환자의 눈에는 보호자가 사라진 것처럼 보일 수 있다. 화장실 문손잡이에 어린이 보호용 커버를 씌우면 보호자가 사적인 용무를 볼 시간을 벌 수 있다. 때로는 타이머를 맞춰두고 "타이머가 울리면 돌아올게요."라고 말하면 도움이 된다. 한 남성은 아내가 쉴 새 없이 말하는 동안 음악을 들으려고 헤드폰을 장만했다고 한다 이후 아내가 음악을 좋아한다는 사실을 알게 된 남편은 아내에게 헤드폰을 선물했다고 한다.

보호자는 환자의 이러한 성가신 행동에 지치지 않도록 노력해야 한다. 환자를 다른 사람에게 맡기고 밖으로 나가 저녁을 먹고, 쇼핑하고, 낮잠을 자고, 방해받지 않고 목욕을 즐기는 등 휴식을 취하는 시간을 반드시 가져야 한다.

> 타이머를 맞춰두고
> "타이머가 울리면 돌아올게요."라고 말하면 도움이 된다.

약물은 환자가 졸졸 따라다니는 행동을 제어하는 데 효과적이지 않을 수 있으며, 오히려 부작용으로 장애를 초래할 수 있다. 환자의 행동이 자신이나 다른 사람에게 해를 끼칠 위험이 없다면, 약물은 다른 방법이 모두 실패한 후에만 사용해야 한다.

환자가 할 수 있는 단순한 일을 찾아보도록 한다. 보호자가 더 잘하는 일이나 반복적인 일이라도 괜찮다. 실타래 감기나 동전 분류하기, 구슬 꿰기 등의 활동은 환자가 스스로 쓸모 있다고 느끼게 해주는 행동 가운데 하나다. 또한 보호자가 다른 일을 하는 동안 환자가 집중할 수 있게 도와준다.

헌터 부인은 치매를 앓고 있는 시어머니가 집안 곳곳 졸졸 따라다니며 한시도 떨어지지 않고 잔소리를 해대서 고민이었다. 그러던 어느 날, 시어머니에게 빨래한 옷을 개는 일을 시켜보자는 생각이 불쑥 떠올랐다. 대가족이라 늘 빨랫감이 넘쳐났다. 시어머니는 빨래한 옷들을 완벽하지는 않지만 접고, 펴고, 다시 접으면서 자신이 집안에서 쓸모 있는 존재가 된 듯한 기분이 들었다.

억지로 할 일을 만들어 환자에게 열심히 하게 시키면 몰인정한 걸까? 전혀 그렇지 않다고 생각하며, 헌터 부인 역시 같은 생각일 것이다. 치매 환자는 가족에게 도움이 된다고 느껴야 하고 활발하게 움직여야 한다.

불만과 욕설을
내뱉는 행동

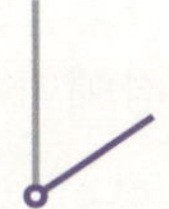

때때로 치매 환자는 보호자가 친절하게 대하려고 무던히 노력해도 끊임없이 불만을 늘어놓을 수 있다. "넌 나한테 참 잔인해.", "집에 갈 거야.", "네가 내 물건을 훔쳐 갔잖아.", "난 네가 싫어." 따위의 말들을 쏟아내기도 한다. 환자를 돕기 위해 최선을 다하고 있는 상황에서 이런 말을 들으면 상처를 받거나 화가 날 수 있다. 더군다나 환자가 겉으로 멀쩡해 보이고 말도 잘한다면, 보호자는 순간적으로 비판을 자신에 대한 공격으로 받아들이고 감정적으로 대응할 수 있다. 이내 아무 의미 없이 고통스럽기만 한 논쟁이 뒤따르게 되고, 결국 환자는 파국 반응을 일으킬 수 있다. 심지어 환자가 고함을 지르고 울부짖으며 물건을 집어 던지는 상황이 벌어지면 보호자만 더 지치고 화가 날 것이다.

치매 환자가 못된 말을 한다면 한 걸음 물러서서 무슨 일이 벌어지고 있는지 곰곰이 생각해 보길 바란다. 겉으로는 멀쩡해 보일지라도 환자의 뇌는 손상된 상태이다. 또한, 치매 환자는 타인에게 돌봄을 받아야 하고, 길을 잃은 느낌이 들고, 자신이 소유했던 물건들과 독립성을 잃었으며, 이러한 경험은 환자에게 고통스럽게 느껴질 수 있다. 따라서 "넌 나한테 참 잔인해."라는 말의 속뜻은 "삶이 나한테 참 잔인해."일 수 있다. 환자는 현실을 정확하게 파악하지 못해서 보호자가 도와주려 노력하는 모습을 보고 자신의 물건을 훔치려고 한다고 오해하기도 한다. 환자는 자신의 장애가 점점 심해지고 있다는 사실과 자신의 재정 상태, 과거 보호자와의 관계, 그 외에 보호자가 알고 있는 모든 사실을 받아들이거나 이해하거나 기억하지 못할 수 있다. 아는 것이라고는 지금 자신의 물건이 사라졌으며 보호자가 눈앞에 있다는 사실뿐이다. 그 결과 보호자가 물건을 훔쳐 갔다고 생각하게 된다.

> 치매 환자에게 비난의 말을 들으면 보호자는 순간적으로
> 그 비난을 자신에 대한 공격으로 받아들이고
> 감정적으로 대응할 수 있다.
> 그보다는 한 걸음 물러서서 무슨 일이 일어나고 있는지
> 곰곰이 생각해 보길 바란다.
> 겉으로는 멀쩡해 보일지라도 환자의 뇌는 손상된 상태이다.

치매 환자를 돌보는 한 여성은 남편이 자주 하는 말을 아래와 같이 해석했다고 한다. 치매 환자의 감정이나 의도를 정확히 알 수는 없지만, 남편이 내뱉는 고통스러운 말들을 사랑으로 이해하고 받아들이는 방법을 알아냈다고 한다.

남편의 말: "나 집에 가고 싶어."

아내의 해석: "난 그때로 돌아가고 싶어. 모든 것에 목적이 있고 내가 쓸모 있는 사람이라고 느꼈던 그 시절이 그리워. 내 손으로 무언가를 해낼 수 있었고 작은 일 따위에 두려움을 느끼지 않던 그때가 너무 그리워."

남편의 말: "난 죽고 싶지 않아."

아내의 해석: "고통이 느껴지지는 않지만 난 병에 걸렸어. 하지만 내가 얼마나 아픈지 아무도 이해하지 못하지. 이런 상태가 지속되면 난 곧 죽게 될 거야. 난 죽음이 두려워."

남편의 말: "난 땡전 한 푼도 없어."

아내의 해석: "늘 지갑에 돈을 넣어 다니곤 했었어. 그런데 지금 내 바지 뒷주머니에 지갑이 없네. 어디로 갔는지 찾을 수가 없어서 너무 화가 나. 가게에 내가 사고 싶은 물건이 있거든. 지갑이 어디 있는지 더 찾아봐야겠어."

남편의 말: "다들 어디 있는 거야?"

아내의 해석: "주변에 사람들이 많지만, 내가 모르는 얼굴들뿐이야. 이 낯선 사람들은 내 가족들이 아니야. 우리 엄마는 어디에 있어? 왜 나만 버려두고 간 거야?"

환자가 위와 같은 말을 할 때 반박하거나 논쟁을 벌이면 파국 반응으로 이어질 수 있으니 주의하도록 한다. "제가 훔쳐 가지 않았어요."

라고 말하는 대신 "지금 집에 계세요.", "제가 돈을 드렸잖아요."라고 대답하도록 한다. 또한 환자에게 논리적으로 따지고 들지 말아야 한다. "할머니는 30년 전에 이미 돌아가셨어요."라는 말은 환자를 더욱 혼란스럽게 하고 화나게 할 뿐이다.

어떤 가족들은 환자의 불만을 무시하거나 주의를 분산시키는 방법이 도움이 되었다고 한다. 반면, 다른 가족들은 환자가 표출하고자 하는 감정을 읽어내 공감해 주는 방법을 쓴다고 말했다. 예를 들면, "네. 저도 잘 알아요. 길을 잃은 기분이시죠.", "이따금 인생이 참 잔인하게 느껴지죠.", "알아요. 집에 가고 싶으시죠?" 등의 말을 건넨다고 한다.

물론, 터무니없는 불만을 반복해서 듣다 보면 화가 치밀 수 있다. 이는 인간으로서 아주 자연스러운 감정이다. 아마도 환자는 보호자가 화를 냈었다는 사실조차 금세 잊어버릴 것이다.

때때로 치매 환자는 에둘러 말하는 법을 잊어버리기도 한다. 가령 환자가 "난 존이 싫어."라고 직설적으로 말한다면, 환자가 원래부터 존이라는 사람을 좋아하지 않았다는 사실을 알 수 있다. 이런 상황이 발생하면 당황스러울 수 있다. 하지만 환자가 요령껏 돌려 말하지 못하고 솔직한 마음을 표출했을 뿐, 일부러 상대의 기분 나쁘게 하려는 의도가 아니라는 사실을 이해하면 도움이 된다.

환자가 불쾌한 말을 해도 보호자는 이해할 수 있지만, 다른 사람들은 어떨까? 때때로 치매 환자는 다른 사람에게 부적절하거나 모욕적인 말을 내뱉기도 한다. 돌보미에게 머리를 희한하게 잘랐다고 천진난만하게 직언을 내뱉는가 하면, 저녁을 가져다주러 온 이웃에게 "내 집에서 당장 나가! 우리를 독살하는 거지?"라고 소리치기도 한다.

또한, 일면식만 있는 친구나 낯선 이에게 "우리 딸이 날 방에 가둬 놓아요."라고 말하거나, 다른 장소에 방문하자마자 외투를 다시 챙겨 입으며 "집에 가자. 여기에 구린내가 진동해."라고 말할 수 있다.

치매는 환자마다 다른 양상을 보인다. 어떤 환자는 사회성을 유지하는 반면, 다른 환자는 무뚝뚝했던 성향이 심해져 대놓고 무례하게 행동하기도 한다. 또는 두려움과 의심이 가득해져 다른 사람을 향한 비난을 일삼기도 한다. 이러한 행동 일부는 파국 반응 때문일 수 있다. 치매 환자는 종종 자신이 대화하는 상대를 다른 사람으로 오인하거나 상황을 오해하기도 한다.

치매 환자의 아내가 의사와 이야기를 나누는 동안, 비서가 치매에 걸린 남자의 말동무가 되어 주었다. 남자는 예의 바르게 말하려 노력했으나 예전의 세심함은 잊은 지 오래였다. 결국 "몇 살이세요?"라고 묻고는 "나이가 꽤 많이 들어 보이는데."라고 말했다. 비서가 남자의 다른 질문에 "아니요. 결혼 안 했어요."라고 대답하자, "그러게. 당신 같은 여잘 누가 데려가겠어요."라고 말했다.

어린아이가 위와 같은 행동을 했다면 사람들은 웃어넘긴다. 아직 사회적 규범을 배우지 못했다는 사실을 모두가 이해하기 때문이다. 환자가 치매를 유발하는 질환을 앓고 있어서 예의 바르게 행동하는 법을 잊었다는 사실을 주변 사람들에게 알리면 도움이 될 것이다. 요즘에는 사람들 대부분이 알츠하이머병에 대해 익히 알고 있지 않은 가. 환자의 행동이 치매로 인한 증상이며 기분이 나쁠 수는 있으나 고의적인 행동은 아니라는 사실을 이해해 줄 것이다.

환자와 보호자를 자주 만나는 이웃이나 친구, 단골 가게 점원 등에게도 환자의 병에 대해 간단하게 알려주면 좋다. 치매에 관해 설명하면서 치매에 걸렸다고 해서 위험하거나 정신이 이상해지지는 않는다고 상대방을 안심시키도록 한다. 어떤 보호자는 메모지에 "제 가족이 알츠하이머병을 앓고 있으니 양해 부탁드립니다. 겉으로는 건강해 보이지만, 기억력이 손상된 상태입니다."라는 문구를 인쇄했다고 한다. 여기에 알츠하이머병에 대한 정보와 자세한 정보를 얻는 방법을 몇 줄 덧붙여도 좋다.

환자가 공공장소에서 파국 반응을 보이며 소란을 피울 때는 침착하게 환자를 다른 곳으로 이동시키도록 한다. 이때는 아무 말도 하지 않는 편이 제일 나을 수 있다. 당황스러운 상황일 수는 있으나 보호자가 낯선 이들에게 설명해야 할 의무는 없다.

민망한 상황에서 벗어나야 할 때는 환자의 주의를 다른 데로 돌리는 방법도 좋다. 예컨대 환자가 다른 사람에게 사적인 질문을 던진다면, 화제를 바꾸도록 한다. 또는 환자가 다른 사람들에게 보호자가 자신을 감금하거나 굶긴다고 토로할 때는 환자의 주의를 다른 데로 돌리도록 한다. 사실이 아니라고 직접적으로 반박할 경우, 언쟁으로 번질 수 있다. 환자의 말을 들은 사람들과 이미 아는 사이라면, 나중에 상황을 자세히 설명해 주도록 한다. 만약 낯선 사람이라면, 낯선 이의 생각이 중요한지 스스로 자문해 보길 바란다.

간혹 치매 환자의 부적절한 발언을 듣고 동네에 소문을 퍼뜨리거나 예민하게 반응하는 이웃이 있을 수 있다. 항간의 소문 따위에 동요하지 않길 바란다. 대개 사람들은 소문의 진위를 정확하게 가려낸다.

물건을 훔치는 행위

치매 환자는 가게에서 돈을 내지도 않고 물건을 가지고 나오거나 계산원에게 자신의 돈을 훔쳐 갔다고 따지고 들기도 한다. 한 아내는 치매에 걸린 남편이 이웃의 닭을 여러 마리 훔쳐 와 도살하고 있다고 신고했다. 하지만 남편은 자신이 키우는 닭이 아니라는 사실을 알지 못했기 때문에 오히려 저녁 식사 준비를 돕는다는 생각에 뿌듯해했다고 한다.

환자가 가게에 들어가 물건을 가지고 나온다면, 물건값을 계산해야 한다거나 자신이 현재 가게에 있다는 사실을 인지하지 못하기 때문일 수 있다. 몇몇 가족들은 환자에게 물건을 들게 하거나 쇼핑 카트를 밀게 해 양손을 바쁘게 움직이게 해서 문제를 해결했다고 한다. 매장에서 나오기 전에 환자의 주머니에 아무것도 없는지 확인하도록 한다. 다음에 쇼핑을 갈 때는 주머니가 없는 옷을 입혀주면 좋다.

환자가 가게에서 물건을 자꾸 훔친다면, 의사에게 소견서를 간결히 써달라고 요청할 수 있다. 가령 환자가 치매를 앓고 있어 주머니에 물건을 넣었다는 사실을 잊어버리는 경우가 있다고 적을 수 있다. 환자가 가게에서 돈을 내지 않고 가져온 물건을 보호자가 나중에 발견하거나 환자가 물건을 훔치다가 매장 점원에게 적발되었을 때 의사의 소견서를 보여주며 상황을 설명하면 도움이 될 것이다.

이웃의 닭을 훔쳐 온 환자의 아내는 성직자를 데려와 이웃들에게 환자의 상황을 설명케 했다. 그런 다음 남편이 저녁 식사에 사용한 닭들을 모두 보상해 주기로 했다.

전화가 걸려온 사실을
잊는 행동

치매 환자가 기억을 잘 잊어버리기는 해도 여전히 말은 잘한다면, 대개 집의 유선 전화와 자신의 핸드폰으로 걸려 온 전화를 계속해서 받는다. 하지만 전화한 사람이 보호자에게 남긴 말을 메모로 남기는 일까지는 기억하지 못할 수 있다. 이럴 경우, 친구들에게 상처를 주거나, 사람들 사이에 혼선을 빚고, 보호자에게 상당한 불편과 당혹감을 초래할 수 있다.

이럴 때는 유선 전화를 없애고 핸드폰만 사용하는 편이 나을 수 있다. 계속 유선 전화로 연락하는 사람이 있다면 집 전화번호로 걸려 오는 전화를 핸드폰에서 받을 수 있게 전환하도록 한다. 하지만 일부 치매 환자는 유선 전화기는 잘 사용하지만, 핸드폰은 쓰지 못한다. 이는 오랫동안 유선 전화기만 사용해 왔거나 유선 전화기의 버튼이 더 큼직해서 누르기 쉽기 때문이다. 유선 전화를 계속 사용할 경우, 전화 내용을 녹음해 주는 자동응답기를 사용하는 방법을 고려해 보길 바란다.

치매 환자가 핸드폰을 소유하고 있어 부재중 전화가 없는지 걱정된다면, 통화 목록을 확인해 보면 보호자가 알아야 할 전화를 받은 기록이 있는지 확인해 볼 수 있다.

한 남성은 다음과 같이 적었다. "아내의 핸드폰 통화 목록을 확인했더니 치과에 다섯 번이나 전화했더라고요. 아마도 다음 치과 예약이 언제인지 물어봤을 거예요. 곧 치과 진료를 받으러 가야 한다는 사실을 알고 있어서 치과에 연락해 상황을 설명했습니다."

끊임없이 요구하는 행동

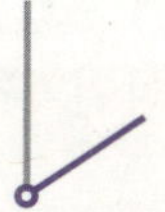

가족들은 쿠퍼 씨가 더는 독립적으로 생활할 수 없다고 판단했지만, 쿠퍼 씨는 계속 혼자 살겠다고 우겼다. 그러면서 하루에 한 번 이상 응급한 상황이 발생했다고 딸에게 전화를 거는 바람에 딸은 도시 반대편까지 아버지를 도우러 급히 달려가야만 했다. 딸은 이용당하는 느낌이 들어 화가 치밀었다. 정작 자신의 가족에게는 소홀할 수밖에 없었고, 심신이 지쳐갔다. 딸은 아버지가 항상 자기밖에 모르고 요구 사항이 많은 사람이라고 생각해 왔기에 아버지가 일부러 이기적으로 군다는 느낌을 지울 수 없었다.

디츠 부인은 딸과 한집에서 살았다. 두 사람은 평소에도 사이가 썩 좋지 않았는데, 설상가상으로 디츠 부인이 알츠하이머병까지 앓게 된 것이다. 디츠 부인은 "담배 가져와.", "커피 좀 타와." 등 수많은 요구로 딸을 지치게 했다. 딸은 어머니더러 직접 하라고 말하려다가도 집에 불이라도 낼까 봐 요구사항을 들어 줄 수밖에 없었다.

때때로 치매 환자는 요구가 많고 이기적으로 보일 수 있다. 특히 장애 정도가 심각해 보이지 않을 때는 환자의 요구성 행동을 받아들이기가 힘들 수밖에 없다. 만약 이런 상황을 겪고 있다면, 한 걸음 물러나 상황을 객관적으로 평가해 보길 바란다. 환자가 고의로 하는 행동인가, 아니면 치매로 인한 증상인가? 환자가 치매에 걸리기 전에도 다른 사람들을 조종하는 듯한 태도를 보였다면, 두 가지를 구분하기가 힘들 수 있다. 하지만 치매 환자의 행동은 대부분 스스로 통제할 수 없는 경우가 많다. 또한, 누군가를 조종하려면 계획을 세우는 능력이 필요하지만, 치매 환자는 시간이 지날수록 이러한 능력을 잃어간다. 어쩌면 환자는 고의로 행동하는 것이 아니라 단지 과거 자신의 방식대로 타인과 상호 작용하고 있을 뿐일지도 모른다. 전문 의료인에게 평가를 받으면 환자가 스스로 행동을 얼마나 통제할 수 있는지 객관적으로 알 수 있으므로 도움이 될 것이다.

> 전문 의료인의 평가를 통해 환자의 행동이 치매의 증상인지
> 아니면 스스로 이해하고 고의로 하는 행동인지
> 객관적으로 판단할 수 있다.

환자가 보호자에게 많은 요구를 할 때는 외로움이나 두려움, 상실감을 표출하는 행동일 수 있다. 일례로 시간 감각과 기억력을 상실한 환자는 아주 잠깐이라도 혼자 남겨지게 되면 버림받았다고 느낄 수

있다. 이로 인해 자신을 버렸다고 보호자를 비난하게 될 수도 있다. 치매 환자가 이기적이거나 조종하려는 듯한 행동을 보일 때, 환자의 행동이 버림받은 듯한 감정에서 비롯되었다는 사실을 깨닫고 나면 실제 증상버림받은 느낌 등에 대처하는 데 도움이 될 것이다.

환자가 자율성과 자기 통제감을 느낄 방법을 찾되, 보호자에게 과도한 부담을 주지 않는 방법을 고안해 보아도 좋다.

쿠퍼 씨의 딸은 아버지를 위해 보호 시설 건물에 있는 '아파트'를 한 채 마련해 주었다. 식사와 청소, 사회복지 서비스가 모두 제공되는 덕분에 응급 상황은 줄었고, 쿠퍼 씨는 계속해서 자립심을 유지할 수 있었다.

병원 검사 결과, 디츠 부인의 딸은 어머니가 담배를 달라고 요청하고서 5분도 채 지나지 않아 잊어버린다는 사실을 확인했다. 딸은 몇 가지 방법을 시도한 끝에 어머니와 함께 살기가 힘들다고 판단하고 어머니를 노인 생활 시설에 입소시켰다. 까다로운 성격의 디츠 부인과 함께 살아본 경험이 없는 직원들은 디츠 부인을 더 수월하게 돌보았다.

가족들은 환자의 요구사항을 다 들어주며 '제멋대로 굴게' 내버려두어야 할지, 아니면 행동을 고치도록 '훈육'해야 하는지 궁금해한다. 하지만 두 가지 모두 최선책이 아닌 경우가 많다. 환자는 스스로 행동을 통제할 수 없기 때문에 제멋대로 굴 수도 없거니와, 환자의 요구를 끊임없이 만족시키기란 사실상 불가능하다. 또한, 환자는 학습 능력이 제한적이어서 훈육을 할 수도 없다. 자칫 환자를 꾸짖다가 파국 반응으로 이어져 상황을 악화시킬 수 있다.

환자가 스스로 할 수 있는 듯한 일을 보호자에게 해달라고 요구하는 경우, 환자가 실제로 그 일을 혼자서 해낼 수 있는지 확인하도록 한다. 보호자에게 단순해 보이는 일일지라도 환자가 혼자 해내기 힘들 수 있다. 이럴 때는 일을 여러 단계로 쪼개어 주면 환자 스스로 해내기도 한다. 또한, 구체적이고 직설적으로 말하면 환자가 이해하는 데 도움이 될 수 있다. 보호자가 왜 더 자주 방문하지 않는지를 놓고 환자와 언쟁을 벌이기보다는 "수요일에 보러 갈게요."라고 말하는 편이 더 좋다. 혹은 "타이머가 울리면 담배를 가져다줄게요. 그전까지 가져다 달라고 말하지 마세요."라고 말한 다음, 타이머가 울리기 전까지 환자의 다른 요구를 무시하도록 한다.

현실적으로 보호자가 할 수 있는 일의 한계를 설정해야 할 수도 있다. 그전에 환자의 장애 정도를 파악하고, 보호자가 할 수 없는 부분을 채울 방법이 있는지 확인해 보아야 한다. 치매에 대해 박식한 간호사나 사회복지사 등에게 도움을 요청해도 좋다. 전문가들은 보호자가 지치거나 막막한 기분이 들지 않으면서 치매 환자를 잘 돌볼 계획을 세울 수 있도록 도와줄 수 있다[10장 참조].

환자의 요구로 인해 화가 나고 좌절감이 든다면, 화를 배출할 방법을 찾아보아야 한다. 보호자가 화를 내면 파국 반응을 유발해 환자가 더욱 고집스럽고 제멋대로 행동할 수 있다.

고집스럽고
비협조적인 행동

한 며느리는 "아버님은 제가 뭘 하라고 하면 순순히 따르는 법이 없어요."라고 말했다. 한 딸은 "아빠는 제가 옷을 갈아입히려고 할 때마다 이미 갈아입었다고 우기세요. 병원에도 안 가려고 하시고, 저녁을 만들어 드려도 입에도 안 대세요."라고 한탄했다.

가족들은 치매 환자가 고집스럽고 비협조적인 태도를 보이면 일부러 가족들을 힘들게 하려 한다고 의심하기도 한다. 원래부터 고집이 센 사람이 나이가 들면서 성격이 더 고집스러워진 건지, 아니면 치매로 인해 고집을 부리게 된 건지 판단하기가 어렵다. 혹은 천성적으로 다른 사람에 비해 비협조적인 환자들도 있다. 그러나 환자가 보이는 고집스럽고 비협조적인 행동은 어느 정도 치매로 인해 발생하는 경우가 많다.

환자가 마지막으로 목욕을 한 적이 언제인지 기억하지 못할 때는 보호자에게 목욕하라는 말을 들으면 모욕감을 느낄 수 있다. 이는 충분히 이해할 수 있는 행동이다.

환자는 보호자가 시킨 일_{병원 가기, 상 차리기 등}이 무엇인지 잘 이해하지 못할 수 있으며, 그 결과 아무것도 하지 않으려 할 수 있다. 스스로 바보처럼 보일 위험을 감수하기보다는 비협조적인 태도를 취하는 편이 더 안전하다고 느끼는 것이다. 때로는 환자가 "난 이 음식이 싫어."라고 말하더라도, 실제로는 "난 비참해."라는 의미일 수 있다.

> 제일 수월한 길을 택하도록 한다.
> 논쟁을 피하고, 문제를 안전하게 해결할 수 있다면
> 어떤 타협안이든 수용하도록 한다.

환자가 보호자의 요청을 제대로 이해했는지 확인해야 한다. "저녁 식사 냄새가 나죠? 구이 요리 보이세요? 맛있겠죠? 여기 앉으세요. 곧 식사할 거예요."라고 말한다.

때로는 즐거운 일에 초점을 맞추면 도움이 된다. "병원 진료 마치고 커다란 콘 아이스크림 먹으러 가요."

이와 같은 전략이 통하지 않을 때는_{혹은 어떤 방법도 통하지 않을 때는} 환자의 부정적인 태도를 인신공격으로 받아들이기보다는 질병의 일환이라고 여기길 바란다. 혼란이 너무 심한 탓일 뿐, 환자는 보호자의 요리를 고의로 모욕할 의도가 아니었을 수도 있다. 제일 수월한 길을 택하도록 한다. 논쟁을 피하고, 문제를 해결할 수 있다면 어떤 타협안이든 수용하도록 한다.

치매 환자가
돌보미를 모욕하는 행동

가족들이 집에서 치매 환자를 돌봐줄 사람을 구하면, 환자는 화를 내거나 돌보미를 의심하고, 모욕적인 말을 내뱉을 수 있다. 혹은 돌보미를 집에 못 들어오게 하거나 도둑질을 했다고 비난하기도 하며, 심지어 해고하기도 한다. 이런 상황에서는 보호자가 집 밖으로 나가기 불가능해 보일 수 있다. 혹은, 환자가 더는 보호자와 한집에서 함께 살 수 없다는 의미일 수도 있다. 하지만 대부분은 문제를 해결할 방법을 찾을 수 있을 것이다.

돌보미를 거부하는 행동은 다른 행동 증상들과 마찬가지로 환자가 주변 상황을 이해하지 못하거나, 보호자가 설명한 내용을 기억하지 못해 나타난다. 환자는 오로지 집 안에 낯선 사람이 있다는 사실만 인지할 수 있을 뿐이다. 때로는 '돌보미'의 존재 자체를 자신의 독립성이 축소됐다는 의미로 받아들여 부정적으로 반응하기도 한다.

돌보미를 고용하고 해고할 권한자는 보호자라는 사실을 돌보미에게 인지시키도록 한다. 즉, 보호자가 돌보미를 전적으로 믿어야 한다는 의미이다. 가능하면 환자가 아는 사람을 구하거나 환자가 돌보미와 천천히 익숙해지도록 한다. 처음 한두 번은 보호자가 집에 있을 때 돌보미를 부른다. 그러면 점차 환자는 돌보미가 집에 있어도 괜찮다고 생각하게 될 수 있다. 동시에 보호자가 특정 상황에 대처하는 방법을 돌보미에게 가르쳐주고, 돌보미가 치매 환자를 잘 다루는지 평가하는 기회로 삼을 수도 있다. 보호자와 돌보미가 초반의 힘든 시기를 환자와 함께 견뎌주면, 대개 환자는 돌보미의 존재에 적응하게 될 것이다.

돌보미가 치매를 유발하는 질병의 특성을 잘 이해하고 있는지, 파국 반응과 같은 행동을 보일 때 대처하는 방법을 알고 있는지 확인해야 한다_{돌보미 고용은 10장에서 자세히 다루도록 하겠다}. 돌보미를 고용할 때는 환자에게 신뢰를 얻는 데 능숙하고, 환자를 노련하게 다루어 파국 반응을 유발하지 않는 사람을 찾도록 한다. 태생적으로 아이들과 잘 어울리는 사람이 있듯이 본능적으로 치매 환자와 잘 맞는 사람이 있다. 다만, 그런 사람을 찾기가 매우 어렵다. 환자가 처음 고용한 돌보미를 거부한다면 다른 사람을 시도해 보자. 또한, 보호자가 돌보미를 고용하기를 주저하고 있지는 않은지 스스로 자문해 보도록 한다.

> 돌보미를 고용하고 해고할 권한자는 치매 환자가 아니라
> 보호자라는 사실을 돌보미에게 인지시키도록 한다.

돌보미가 환자를 돌보다가 문제가 생겼을 때 보호자와 다른 가족

들, 환자의 주치의에게 연락할 수 있어야 한다. 비상시 연락할 수 있는 전화번호를 알려주도록 한다.

환자에게 돌보미를 소개할 때는 돌보미라는 말 대신, 환자와 '함께 이야기하러 놀러 온' 친구라고 소개하면 좋다. 혹은 새로운 '가사 도우미'라고 둘러대도 괜찮다. 환자가 돌보미를 의심하는 경우, 의사에게 부탁하면 방문자와 함께 있으라는 내용을 담은 메모를 작성하고 서명해 줄 것이다. 마땅한 대안이 없다면 약물을 사용해 환자의 의심을 줄이는 방법을 매우 신중하게 고려해 볼 수 있다.

무엇보다도 보호자가 건강해야 한다. 치매 환자가 돌보미를 반기지 않더라도, 보호자가 환자를 계속해서 잘 돌보기 위해서는 가끔이라도 돌봄에서 벗어나 반드시 휴식을 취해야 한다[10장 참조].

약물로 행동 관리하기

지금까지 행동 증상을 해결하는 데 도움이 되는 다양한 방법을 소개했다. 사실, 약물을 사용하지 않고 행동 증상을 조절하는 방법이 가장 바람직하다. 과거에는 치매 환자의 행동 및 감정 증상을 치료하고자 약물이 과도하게 처방되었다. 하지만 항정신성 약물과 진정제는 여러 가지 심각한 부작용을 수반한다. 특히 항정신성 약물은 치매 환자의 사망 위험을 현저히 증가시키므로 사용에 각별히 주의해야 한다. 따라서 약물은 다른 비약물적 치료를 모두 시도한 후에도 효과가 없고, 환자의 행동이나 증상이 심각한 위험이나 고통을 초래할 가능성이 클 때만 사용해야 한다. 항정신성 약물이나 진정제는 특정 증상을 줄일 목표로 사용했을 때 제일 효과적이며, 특정한 이유가 없거나 일반적인 문제를 해결할 목적으로 투여할 경우에는 아무런 도움이 되지 않는다.

다만, 치매 환자의 행동이 본인이나 타인에게 위험을 가할 소지가 있거나, 우울증 치료를 위해 항우울제를 복용하는 등 특정 약물로 치료해야만 하는 질환을 앓고 있을 때는 다른 접근 방법을 시도하기 전에 약물 치료를 먼저 고려해 볼 수 있다.

약물은 보통 수주나 수개월 등 정해진 기간 내에서만 사용해야 하며 문제가 개선되지 않는 경우 즉시 사용을 중단해야 한다.

치매 환자는 조금 전에 있었던 일도 금세 잊어버린 채
매 순간을 처음부터 다시 시작해야 하는 세상에 살고 있다.

8장

The 36-Hour Day

기분 변화 및
의심 관련 증상

우울증

기억력 문제를 겪는 환자들도 슬프거나 처지고 우울한 기분을 느낄 수 있다. 환자가 기억력이 저하되고 우울할 때는 정확한 진단을 받고 우울증을 치료받는 것이 중요하다. 우울증의 원인이 치매든 아니든, 우울증을 치료하면 기억력 문제가 개선될 수 있다.

치료가 불가한 질병에 걸린 환자가 우울증에 빠졌다면, 만성 질환에 걸렸으니 우울해 마땅하다고 여기기 쉽다. 하지만 알츠하이머병이나 다른 만성 질환을 앓고 있는 모든 사람이 우울증을 겪는 것은 아니다. 하지만 환자 스스로 자신의 문제를 자각하지 못하는 경우가 많다. 병에 걸렸다는 사실에 어느 정도 낙담하는 모습은 자연스럽고 이해할 만하지만, 지나치게 절망하거나 오랫동안 우울해하는 것은 불필요할 뿐만 아니라 정상적인 반응도 아니다. 다행히도 이러한 종류의 우울증은 치료를 통해 호전될 수 있으므로, 환자가 회복 불가한 치매를 앓고 있더라도 기분이 나아질 수 있다.

산체스 부인은 짜증을 잘 내고, 자신의 건강에 대한 불평을 자주 늘어놓았다. "확 죽어 버렸으면 좋겠어."라고 푸념하면서 점점 야위어 갔다. 지금껏 살면서 기쁨을 느꼈던 적이 한 번도 없었던 사람처럼 보였다. 의사는 산체스 부인의 기억력이 심각하게 저하되어 있다며 알츠하이머병에 걸렸다고 진단했다. 더불어 정신건강과 전문의는 산체스 부인이 우울증도 같이 앓고 있다고 판단했다. 약을 먹고 우울증이 치료되고 나자 기분이 한결 나아졌고, 기억력도 덩달아 개선되었다. 야위었던 몸에도 살이 붙기 시작했다. 의사는 이따금 약물을 바꿔가며 산체스 부인의 우울증을 관리했다. 그럼에도 그녀의 기억력은 서서히 저하되어 갔고, 결국 우울증뿐만 아니라 알츠하이머병도 앓고 있다는 사실이 명확해졌다. 우울증을 치료한 덕분에 산체스 부인은 나름 충만한 삶을 살 수 있었고, 가족들도 훨씬 즐거운 마음으로 그녀를 돌볼 수 있었다.

환자가 우울증 증세를 보일 때는 정신건강 전문의에게 평가를 받는 것이 중요하다. 환자의 우울증이 특정 상황에 대한 반응인지 아니면 약물 치료로 효과를 볼 수 있는 종류의 절망감인지 판단한 후, 적절한 방법으로 우울증을 치료해야 한다. 우울증의 징후로는 잦은 울음과 체중 감소, 피로감, 수면 습관의 변화, 자신이 나쁜 짓을 저질러 벌을 받아 마땅하다는 느낌, 의학적으로 확인되지 않은 건강 문제에 대한 집착 등이 있다. 우울증을 겪는 사람은 보통 끼니를 제대로 챙겨 먹지 않아 영양 문제가 발생하여 건강이 더욱 나빠질 수 있다. 또한, 심술궂게 행동하거나 고집을 부리고 적대적인 태도를 보이기도 한다. 환자 스스로 우울하다고 말하기도 하지만, 말하지 않을 수도 있다.

환자가 우울증에 빠졌다면 스스로 '기운을 차리기'는 불가능할 수 있다. 오히려 힘내라는 말을 들으면 환자는 더 큰 좌절과 절망을 느낄 수 있다. 가족들이 자신의 기운을 북돋으려 애쓰는 모습을 보며 어떤 환자들은 가족들이 자신을 이해하지 못한다고 느끼기도 한다.

환자가 우울해하거나 의기소침해하더라도 다른 사람들과 계속해서 어울리게 해야 한다. 환자가 기억력에 문제가 있다면, 혼자서도 성공적으로 수행할 수 있고 환자에게 조금이라도 도움이 되는 일을 제시하여 스스로 성취감을 느끼고 자신감을 유지할 수 있도록 도와줄 수 있다. 작은 실패에도 환자는 크게 좌절할 수 있으므로, 너무 복잡한 일은 피하도록 한다. 일례로 상 차리기를 도와달라고 해도 좋다. 환자가 기운이 없다면 한쪽 부분만 차리게 하고, 환자에게 상 차리기가 너무 복잡하다고 판단되면 접시만 놓아달라고 부탁하도록 한다.

환자가 다수의 사람과 함께 있을 때 불안해하더라도 포기하지 말고 한 번에 한 명씩 친한 사람과 이야기하도록 용기를 북돋아 주길 바란다. 친구를 한 명씩 집으로 초대해 우울한 환자와 눈을 맞추며 이야기를 나누고, 환자가 대화에 참여할 수 있도록 격려해달라고 부탁한다.

환자가 의기소침할 때는 지식이 풍부한 상담사나 성직자, 의사, 정신건강 전문의, 심리학자 등에게 고민을 털어놓게 하면 도움이 될 수 있다. 물론, 이 방법은 환자가 여전히 의사소통을 할 수 있고 지난 일을 어느 정도 기억할 수 있을 때 가능하다. 환자의 고민을 들어줄 전문가는 치매에 대한 전문 지식을 갖추고 있어 환자의 상태에 따라 치료 방법을 조정할 수 있어야 한다.

건강에 대한
불평 늘어놓기

치매 환자가 자신의 건강 문제에 대해 자주 불평한다면, 진지하게 새겨듣고 의사에게 검진을 받아 실제로 몸에 문제가 있는지 확인해야 한다. 늘 불평만 늘어놓는 사람도 병에 걸릴 수 있다는 사실을 잊어서는 안 된다. 환자가 몸이 아프다는 의학적 증거가 없는데도 자꾸 불평하는 경우, 실제로 병에 걸렸을 때도 무시하기 쉽다. 의사가 환자의 몸에 아무런 이상이 없다고 판단하면, 불평의 근본 원인인 우울증을 치료해야 한다. 의사가 환자를 단순히 '건강염려증'이 있는 사람으로 치부하지 않도록 주의해야 한다.

자살

환자가 의기소침하거나 좌절하고 우울해한다면, 자해할 위험이 늘 도사리고 있다. 치매 환자가 자살을 계획하기는 힘들 수 있지만, 자신의 몸을 해칠 가능성이 있으므로 주의해야 한다. 환자가 칼이나 총, 전동 공구, 솔벤트, 약물, 자동차 열쇠 등을 수중에 넣는다면, 이러한 도구를 이용해 자해하거나 자살할 수 있다. 환자가 자살을 시사하는 말을 꺼낸다면 심각하게 받아들이고 의사에게 반드시 알려야 한다.

알코올 및 약물 남용

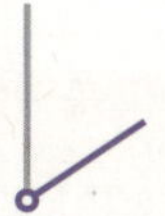

우울증 환자는 슬픈 기분을 떨쳐내고자 술이나 진통제, 진정제 등의 약물에 의존할 수 있다. 그러나 술이나 약물은 오히려 환자를 더 깊은 우울증의 늪으로 밀어 넣을 수 있다. 또한, 치매 환자의 경우 약물로 인해 일상생활 능력이 더욱 저하될 수 있다. 특히 환자가 혼자 살거나 과거에 약물이나 술을 입에 댔던 이력이 있다면 각별히 주의해야 한다.

> 뇌 손상으로 인해 환자가 스스로 술을 제어할 수 없다면
> 보호자가 대신해 주어야 한다.

술을 많이 마시는 사람이 치매에 걸리면 가족들이 환자를 돌보기 힘들 수 있다. 치매 환자는 적은 양의 술에도 건강한 사람보다 더 민감

하게 반응하기 때문에 맥주 한 잔만 마셔도 기능이 현저히 떨어질 수 있다. 치매에 걸리기 전과 똑같은 양의 술을 마시면 몸이 견디지 못할 수도 있다.

환자가 뇌 손상으로 인해 음주와 같은 행동을 스스로 제어하지 못하면, 보호자가 대신해 주어야 할 수 있다. 여기에는 환자가 술을 손에 넣을 수 없도록 조치하는 방법도 포함된다. 술을 없앨 때는 조용하고 단호하게 행동해야 한다. 환자가 보호자에게 불쾌한 행동을 하더라도 인신공격으로 받아들이지 않도록 한다. 상황의 원인을 누군가의 탓으로 돌리는 말을 삼가야 한다. 해야 할 일을 하면서도 환자의 자존감과 존엄성을 지켜줄 방법을 꾸준히 모색하도록 한다. 집 안에서 술을 모조리 치우도록 하고, 남겨두어야 한다면 잠금장치가 있는 곳에 따로 보관해야 한다. 한 가족은 동네 주류 판매점에 부탁해 환자에게 술을 팔지 않도록 조치했다고 한다.

치매 환자가 술이나 약물을 남용하는 경우, 상담사나 의사에게 도움을 구해야 할지도 모른다.

무관심과 무기력

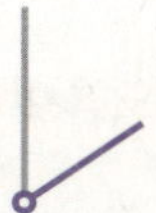

치매에 걸리면 매사에 무관심하고 무기력해지는 경우가 많다. 가만히 앉아 있기만 할 뿐, 아무것도 하고 싶지 않아 한다. 이럴 경우, 화를 잘 내는 사람보다 돌보기가 쉬울 수 있으나 환자의 필요를 외면하지 않도록 주의해야 한다.

무관심이나 무기력은 어떤 일에 대한 의욕을 느끼고 활력을 불러일으키는 뇌 영역이 제 기능을 하지 못할 때 나타난다. 이럴 때는 환자를 최대한 활동적으로 움직이도록 하는 것이 중요하다. 환자가 이리저리 돌아다니며 몸과 머리를 되도록 많이 쓰도록 해야 한다.

치매 환자는 혼자 힘으로 감내하기 힘든 일이 주어 지면 아무것도 하지 않는 식으로 대처할 수도 있다. 이럴 때 계속하라고 강요하면 파국 반응을 일으킬 수 있다. 활동의 수준을 조금 낮춰 환자가 혼자서도 쉽게 잘 해낼 수 있고 스스로 쓸모 있다고 느낄 만한 일을 권유해 보도록 한다. 단순한 일을 시키거나, 함께 산책하면서 흥미로운 풍경을 구경하고, 음악을 틀어주고, 자동차를 타고 바람을 쐬러 나가도 좋다.

환자의 몸을 움직이게 하면 기분 전환에 도움이 되는 경우가 많다. 일단 무언가를 하기 시작하면 매사에 심드렁하던 환자의 태도가 달라질지도 모른다. 오늘은 감자 껍질을 하나밖에 벗기지 못했지만, 내일은 두 개를 벗길 의욕이 생길 수도 있다. 혹은 정원에서 잡초를 뽑고 싶어질지도 모른다. 짧은 시간이라도 호미를 들고 잡초를 뽑으면 환자가 몸을 움직이게 하는 데 도움이 될 것이다. 환자가 활동을 시작한 지 몇 분 만에 그만두더라도 계속하라고 재촉하지 말고, 스스로 해낸 부분에 초점을 맞추어 칭찬해 주도록 한다.

간혹 보호자가 활동을 권유하면 환자가 불안해하거나 화를 낼 수 있다. 이럴 때는 환자가 몸을 움직여야 할 필요성과 스트레스를 받는 정도를 잘 견주어 보고 무엇이 더 중요한지 따져보아야 한다.

감정 기억하기

치매 환자는 실제 벌어졌던 사건보다 그때 느꼈던 감정을 더 오래 기억하고는 한다.

비숍 부인은 며칠째 딸에게 화를 냈지만, 딸의 행동에 그럴만한 이유가 있었다는 사실을 잊어버렸다.

비숍 부인의 사례처럼, 일부 환자들은 께름칙한 느낌을 한번 받으면 계속 반복해서 이야기한다. 이럴 경우, 가족들은 환자가 의심스러운 느낌은 잘도 기억하면서 왜 다른 내용은 하나도 기억하지 못하는지 궁금해한다. 이는 아마도 인간의 뇌에서 감정 기억과 사실 기억을 처리하고 저장하는 영역이 각기 다르기 때문일 것이다. 이유는 알 수 없지만, 치매로 인해 기억력이 손상되더라도 감정 기억은 사실 기억보다 더 오래 유지되는 듯하다.

덕분에 환자들은 종종 주변에서 일어난 실제 사건보다 그때 느꼈던 좋은 감정을 더 오래 기억하기도 한다.

한 여성 치매 환자는 자신이 주간보호센터에서 춤을 추었다고 주장했다. 하지만 그녀는 휠체어 신세를 지고 있었기에, 그녀가 한 말은 주간보호센터에서 즐거웠다는 의미였다.

한 남성은 손주들이 면회를 왔다가 가고 나면 손주들이 왔던 사실을 금세 잊어버렸지만 몇 시간 동안 행복해했다.

분노와 과민성

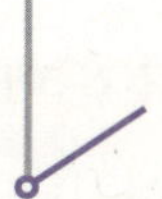

치매를 유발하는 질병을 앓는 환자들은 화를 자주 낸다. 보호자가 도와주려고 할 때 난데없이 화를 내거나 도움의 손길을 거부할 수 있다. 또는 물건을 세게 내려놓고, 보호자를 때리고, 음식을 던지고, 소리를 내지르고, 의심을 일삼을 수도 있다. 환자가 이러한 행동을 보이면 보호자의 기분을 상하게 할 뿐 아니라 가정 내에서도 문제가 될 수 있다. 보호자는 최선을 다해 환자를 돌보려고 노력해도 환자의 모든 적대감이 자신을 향한다고 느낄 수 있으며, 환자가 분노를 표출하다가 자신이나 다른 사람에게 해를 입힐까 봐 걱정될 수 있다. 보호자의 심정도 이해는 가지만, 경험상 환자가 해를 가하는 일은 자주 발생하지 않으며, 만에 하나 발생하더라도 통제가 가능한 경우가 많다.

환자가 분노를 표출하거나 난폭하게 구는 행동은 파국 반응의 일종이며, 다른 파국 반응과 똑같은 방식으로 대처하면 된다^{3장 참조}. 우선,

"

화를 내지 말고 침착하게 대응하도록 한다. 그런 다음, 환자를 다른 곳으로 이동시키거나 환자를 불쾌하게 만드는 요인을 없애도록 한다. 파국 반응을 유발한 사건이 무엇인지 알아내 재발을 방지하거나 최소화하도록 한다.

또한, 치매 환자가 분노할 때는 건강한 사람이 화를 냈을 때와 견주어 해석해서는 안 된다. 치매 환자는 분노를 과도하게 표출하거나 엉뚱한 사람에게 화를 내는 경우가 많다. 따라서 보호자에게 화를 내더라도 보호자 때문에 화가 난 것은 아닐지도 모른다. 대체로 환자의 분노는 주변 상황을 잘못 이해하거나 평소 잘하던 일을 해내지 못한다는 좌절감에서 비롯되었을 가능성이 크다.

존스 씨는 어린 손자를 매우 예뻐했다. 그러던 어느 날, 손자가 발을 헛디뎌 넘어지고 말았다. 엉엉 우는 손자를 본 존스 씨는 난데없이 칼을 집어 들고 고성을 지르기 시작했다. 그러고는 아이 근처에 아무도 다가오지 못하게 막았다. 존스 씨는 누군가가 아이를 공격했다고 생각했다. 즉, 아이가 우는 이유를 잘못 해석하고 과잉 반응을 보인 것이다. 다행히도 아이의 엄마는 무슨 일이 벌어지고 있는지 금세 이해하고 존스 씨에게 말했다. "제가 아이를 보호하는 일을 도와드릴게요." 그러고는 존스 씨에게 할 일을 알려주었다. "여기 문 좀 잡아주세요." 마침내 그녀는 아이를 그러안아 울음을 달랠 수 있었다.

역설적으로 들리겠지만, 치매 환자는 무슨 일이 일어났는지 금방 잊어버리기 때문에 기억력 저하가 환자에게 오히려 도움이 될 때도 있다. 환자가 존스 씨와 같은 행동을 보이면, 환자가 좋아할 만한 것을 함께 하자고 제안하며 관심을 다른 곳으로 돌릴 수 있을 것이다.

윌리엄스 부인이 저녁 식사를 준비하려고만 하면, 시어머니가 쫓아와 화를 내며 심술을 부렸다. 윌리엄스 부인은 매일 저녁 준비 시간마다 시어머니의 관심을 다른 곳으로 돌리기 위해 집 안의 다른 공간에서 단둘이 시간을 보내기 시작했다.

환자가 파국 반응을 겪는 도중에 자신을 도와주려는 사람을 때리는 경우도 이따금 발생한다. 이럴 때도 다른 파국 반응이 일어났을 때와 똑같이 대처해야 한다. 화를 내기보다는 침착하려 노력해야 한다. 가능하면 환자를 힘으로 제압하는 일은 삼가도록 한다.

환자가 분노를 분출하는 횟수가 잦다면, 임상의에게 검진을 받아 환자가 화를 내는 원인을 파악해야 한다. 드물지만, 약물 치료가 필요할 수도 있다.

> 환자가 분노를 표출하거나 난폭하게 굴 때는
> 환자가 좋아할 만한 것을 함께 하자고 제안하며
> 관심을 다른 곳으로 돌리도록 한다.

보호자가 자주 화가 나거나 짜증이 나고, 환자를 자주 때리거나 소리를 지르는 일이 잦다면, 자신과 치매 환자를 위해 반드시 도움을 구해야 한다. 이러한 증상은 보호자가 감당하기에 상황이 너무 벅차다는 의미이다. 치매 환자와 떨어져 혼자만의 시간을 가질 방법을 찾아 정서적 '안정'을 찾아야 한다.

불안, 초조, 안절부절못함

치매 환자는 걱정하거나 불안해하고, 초조해하거나 화를 낼 수 있다. 이로 인해 계속 서성이거나 손을 만지작거릴 수도 있다. 환자가 끊임없이 안절부절못하지 못하면 보호자의 신경을 거슬리게 할 수 있다. 하지만 왜 불안해하는지 물으면 환자는 자신이 속상한 이유를 설명하지 못하거나, 말도 안 되는 이유를 대기도 한다. 다음 사례를 살펴보자.

버거 씨는 분명 무언가에 속이 상해 있었다. 아내가 이유를 알아내려 애써보아도 아빠가 곧 데리러 올 거라는 말만 되풀이했다. 아내가 아빠는 몇 년 전에 이미 돌아가셨다고 말해 주자, 버거 씨는 울면서 같은 곳을 계속해서 왔다 갔다 하기 시작했다.

불안과 초조함은 뇌의 변화로 인해 발생할 수 있으며, 환자가 실제로 느끼는 상실감이나 긴장감에서 비롯될 수도 있다. 환자는 자신이 어디에 있는지, 무엇을 해야 하는지, 익숙한 소지품이 어디에 있는지 알지 못할 때 정서적으로 스트레스를 받게 되고, 이로 인해 끊임없이 불안하다고 느낄 수 있다. 일부 환자는 스스로 실수가 잦다고 생각해 '일을 망칠까 봐' 불안해하기도 한다. 친숙한 환경에 대한 그리움이나 *"집에 가고 싶어."* 과거 속 사람들에 대한 걱정 *"우리 애들은 어디 있죠?"* 또한 불안을 더욱 가중할 수 있다. 보호자가 할 수 있는 일이라고는 환자를 안심시키고, 애정을 표현하고, 주의를 분산시키는 방법뿐일 수 있다. 약물 치료가 가끔 도움이 되기는 하지만, 다른 방법이 모두 실패하고 환자의 불안이 매우 심하며 자주 불안해하는 경우에만 고려해야 한다.

중증 치매 환자도 주변 사람들의 기분에 민감하게 반응한다. 집 안에 긴장감이 감돌면 보호자가 아무리 숨기려 애써도 환자는 집 안의 분위기에 반응을 보일 수 있다. 예컨대 파월 부인은 아들과 사소한 일로 다투었다. 하지만 두 사람 사이의 문제가 해결되자마자 혼란스러운 파월 부인은 갑자기 울음을 터트렸다. '끔찍한 일이 일어날 것 같은 느낌'이 들었기 때문이었다. 이는 아들과의 싸움이 아니라 실제 집 안의 분위기에 대해 파월 부인이 느끼는 감정이었지만, 인지 장애로 인해 감정의 원인을 잘못 해석한 것이었다.

치매 환자는 특정 물건을 잃어버리고 슬퍼하거나 걱정하기도 한다. 이럴 경우, 보호자가 환자의 잃어버린 시계를 가지고 있다고 안심시켜도 도움이 되지 않을 수 있다. 다시 말하지만, 치매 환자는 정확한 감정을 느끼지만 *무언가를 잃어버렸다는 느낌: 기억을 잃었다, 시간을 잃었다, 많은 것을 잃었다 등* 자신이 느끼는 감정을 정확하게 설명하지 못한다. 환자의 감정은 자신이 실제로 경험하는 것을 그대로 반영하므로, 애정을 담아 환자를 안심시키도록 한다. 환자가 표출하는 감정이 사리에 맞지 않다고 설명하며 환자를 설득하려는 시도는 삼가야 한다.

환자에게 무엇 때문에 괴로운지 설명하라고 하거나 환자와 논쟁을 벌이면 "속상할 이유가 전혀 없는걸요." 환자의 기분만 더 상하게 될 수 있다. 다음 사례를 살펴보자.

> 노바크 부인은 매일 오후 2시가 되면 양손을 비비며 주간보호센터를 서성이기 시작했다. 그러고는 직원들에게 볼티모어행 기차를 놓치게 될 거라고 말했다. 직원들은 노바크 부인이 사는 곳은 덴버이고 볼티모어에 갈 일이 없다고 대답했지만, 덴버 부인을 안심시키기는커녕 초조함만 더해질 뿐이었다. 그러다 직원들은 노바크 부인이 집에 어떻게 갈지 걱정하고 있다는 사실을 깨달았고, 집에 안전하게 데려다주겠다고 말하며 그녀를 안심시켰다. 이 말을 들을 때마다 노바크 부인은 진정되었다 직원들은 환자의 감정에 적절히 대응했다.

하지만 불안과 초조가 항상 쉽게 해소되는 것은 아니다. 때로는 환자의 불안한 감정이 불가해한 이유로 나타나기도 한다. 이럴 때는 환자를 위로하고 안심시키며, 환경을 단순화하여 뇌 손상이 환자에게 미치는 영향을 상쇄하는 것이 보호자가 할 수 있는 최선일 수 있다.

치매 환자가 한곳을 서성이고, 물건을 만지작거리고. 보호자의 도움을 거부하고, 가구를 힘껏 밀치고 다니고, 집이나 주간보호센터에서 뛰쳐나가고, 가스레인지를 켜고 수도꼭지를 전부 트는 등의 행동을 한다면 주변 사람들을 긴장하게 만들 수 있다. 환자가 안절부절못하고 민감하게 행동할 경우, 전문가의 도움 없이 가족들끼리 해결하기는 어렵다.

불안은 환자에게 우울증이나 분노 또는 걱정거리가 있다는 증거일 수 있다. 혹은 초조함이나 지루함, 통증, 약물 부작용으로 인해 나타나거나, 치매를 유발하는 질병의 불가해한 영향 때문일 수도 있다. 환자가 불안해할 때는 차분하고 다정한 태도로 대처해야 한다. 환자의 주변에서 일어나는 일을 단순화하고, 환자가 '머리를 과도하게 써야 하는 일'은 되도록 삼가도록 한다. 보호자가 침착하고 온화하게 환자를 대하면, 환자도 차분해지고 온화해질 것이다.

환자의 불안 정도가 심하지 않을 때는 만지작거릴 수 있는 물건을 손에 쥐어주면 도움이 될 수 있다. 혹은, 우편함까지 걸어가서 편지를 가져오게 하는 등 건설적이고 환자가 체력을 소모할 수 있는 일을 시키는 방법도 좋다. 환자가 카페인 음료^{커피, 콜라, 차 등}를 마신다면 카페인이 없는 음료로 바꾸도록 한다.

한 여성 환자는 거의 온종일 안절부절못했다. 시종일관 서성이고 손을 꼼지락거리며 돌아다녔다. 남편은 그녀에게 앉으라는 말을 멈추고, 손에 카드 한 벌을 건넸다. "자, 헬렌. 솔리테어라는 카드 게임 좀 해봐." 아내는 더는 게임을 제대로 하지 못했지만, 평생 솔리테어 카드 게임을 즐겼다는 점을 활용한 것이었다.

때로는 파국 반응이 빈번하게 일어나거나 거의 연속적으로 나타날 때도 과도한 신체 활동이 나타날 수 있다. 혼란과 불필요한 자극, 소음, 주변의 변화를 줄일 방법을 찾아보도록 한다^{파국 반응은 3장, 배회 증상은 7장 참조}.

잘못된 신념, 의심, 편집증 및 환각 증상

치매 환자는 불합리한 이유로 타인을 의심하기도 한다. 다른 사람이 자신의 돈이나 물건, 심지어 그냥 줘도 가져가지 않을 법한 오래된 칫솔 따위를 훔쳐 갔다고 의심하고 비난할 수 있다. 혹은 물건을 잔뜩 모으거나 숨기기도 하고, 이웃에게 도와달라고 소리치거나 경찰에게 신고하기도 한다. 또 배우자가 바람을 피웠다고 몰아세우기도 한다.

치매 환자는 누군가 자신의 물건을 훔쳐 갔다고 믿거나 자신에게 해를 가하려 한다는 확고한 신념을 갖게 될 수 있다. 이러한 생각이 극단으로 치닫게 되면 환자는 두려움에 사로잡혀 보호자의 보살핌과 도움의 손길을 모조리 거부할 수 있다. 때로는 기이하고 괴로운 생각을 떠올리고는 잊어버리지도 않고 사실이라고 굳게 믿기도 한다. 이로 인해 현재 살고 있는 곳이 자신의 집이 아니라고 우기고, 죽은 사람이 살아있다거나 자신을 데리러 오리라 생각하고, 한집에 사는 가족이 낯선 사람이라서 위험하다고 주장할 수 있다. 때로는 자신의 배우자가 진짜가 아니라 누군가가 배우자인 척 사칭하고 있다고 주장하기도 한다.

또한, 실제로 존재하지 않는 것을 듣거나 보거나 느끼거나 냄새를 맡기도 한다. 환자가 환각을 볼 경우, 두려움에 떨거나^{침실에서 낯선 사람을 봤을 때} 반대로 즐거워할 수도 있다^{침대 위에 있는 강아지를 봤을 때}.

환자에게 환각 증상이 나타나면 가족들은 환자의 기이하고 섬뜩한 행동을 정신 이상과 연관을 지어 생각하며 속상해한다. 환자가 환각 증세를 겪지 않을지도 모르지만, 혹시 모를 상황을 대비해 미리 알아 두어야 한다. 치매를 유발하는 질환으로 인해 환각 증세가 나타났다면 뇌 손상이나 치매에 병발한 섬망^{686쪽 참조}이 원인인 경우가 많으며, 다른 정신 질환으로 인해 나타난 증상은 아니다.

오인

환각 증세는 환자가 보고 들은 것을 잘못 이해해서 나타나기도 한다. 어두운 곳에서 눈이 잘 보이지 않으면, 커튼이 흔들리는 모습을 보고 낯선 사람이 서 있다고 착각할 수 있다. 귀가 잘 들리지 않으면, 사람들의 대화 소리를 듣고 자신의 이야기를 하고 있다고 생각할 수 있다. 또한 신발을 엉뚱한 곳에 놓아두고서 집에 도둑이 들어 훔쳐 갔다고 오해하기도 한다.

환자가 상황을 오해했을 때는 환자가 보고 들은 것을
설명해 주도록 한다. 직접적으로 반박하면
파국 반응을 유발할 수 있으므로 삼가도록 한다.

환자가 어두운 곳에서도 정확히 사물을 분간해 내고 소리를 잘 들을 수 있는가? 인지 장애가 있는 환자는 자신의 감각적 한계를 스스로 깨닫지 못할 수 있으므로, 환자가 잘 보고 들을 수 있도록 보호자가 도와주어야 한다. 안경과 보청기에 문제가 없는지 확인하도록 한다. 환자의 방이 어두운 경우, 조명을 밝게 하면 도움이 되는지 살펴본다. 방이 시끄럽거나 반대로 너무 조용하다면 환자가 소리를 분간할 수 있도록 도와 준다_{6장의 '청력 문제' 참조}. 환자가 밤마다 창밖에 누군가가 보인다고 할 때는 커튼을 닫아주면 도움이 될 수 있다.

환자가 상황을 오해했다고 생각되면, 환자가 보고 듣는 것을 보호자가 설명해 주면 도움이 될 수 있다. 예를 들어 "저기 움직이는 물체는 커튼이에요.", "저기 밖에서 나는 소리는 나무 덤불이 창문에 부딪히는 소리예요."라고 말해 주도록 한다. 이는 환자의 의견에 직접적으로 반박하는 말과는 다르다. 가령, "침실에 아무도 없어요.", "누가 몰래 들어온다고 그래요. 가서 잠이나 주무세요."라고 반박하는 말을 하면 파국 반응을 일으킬 수 있으므로 삼가도록 한다.

환자의 청력에 문제가 있는 경우, 환자를 옆에 두고 다른 사람과 환자에 대해 이야기하지 말고 환자에게 직접 말을 걸어 대화에 참여시키면 도움이 될 수 있다. 환자에게 말을 할 때는 환자의 눈을 똑바로 바라보아야 한다. 일부 치매 환자는 청력이 좋지 않더라도 상대방의 표정과 목소리의 어조, 몸짓 등 비언어적 의사소통 방법을 통해 의미를 읽어낼 수 있다. 환자를 대화에 참여시킬 때는 다음과 같이 말하면 된다. "어머니, 존이 요즘 날씨가 끔찍하다고 이야기하네요." "어머니, 존이 그러는데 새로 태어난 손주가 벌써 혼자 일어나 앉는다네요." 환자를 제삼자 다루듯 말하지 않도록 한다. 환자가 '정신이 나갔다.'고 생각한다고 해도 환자를 없는 사람 취급해서는 안 된다. 이는 비인간 적인 행동일 뿐 아니라 환자를 화나게 할 수 있다. 다른 사람들에게도 이러한 행동을 삼가라고 이야기하도록 한다.

때로는 환자의 눈과 귀가 보고 들은 것을 뇌에서 잘못 해석하기도 하며, 일반적으로 환자가 비현실적으로 의심이 많을 때 발생한다. 이 럴 때는 환자에게 정확한 정보를 제공하거나 나중에 꺼내 볼 수 있도 록 메모를 적어 주면 도움이 될 수 있다. 보호자에게 들은 내용을 금방 잊어버리는 경향이 있으므로 같은 정보를 자주 반복해서 말해 주어야 할 것이다.

사람이나 사물을 인지하지 못하는 경우(실인증, Agnosia)

치매를 유발하는 질환을 앓는 환자는 인지 능력이 저하되어 익숙 한 사물이나 친한 사람을 알아보지 못할 수 있다. 이는 환자가 사람이 누군지 기억하지 못하거나 시력에 문제가 있어서가 아니라, 뇌가 받 아들인 정보를 제대로 취합하지 못해 발생한다. 이로 인해 환자는 다 른 사람이 자신의 배우자인 척 연기하고 있다거나 자신의 집이 다른 사람의 집이라고 주장하기도 한다. 이러한 증상을 '실인증^{Agnosia}'이라 고 일컬으며, 고대 그리스어로 '알지 못하거나 인식하지 못한다'는 의 미이다. 환자가 실인증 증세를 보이면, 가족들은 당황스러울 수 있다. 사례를 하나 살펴보자.

크래비츠 부인이 남편에게 물었다. "누구세요? 우리 집에서 뭐 하 는 거예요?"

위 사례는 기억력 문제가 아니다. 크래비츠 부인은 남편을 잊어버린 것이 아니기 때문이다. 사실 남편의 목소리를 듣자마자 크래비츠 부인은 남편인 줄 알아챘지만, 뇌가 눈앞에 보이는 사람이 누구인지 알아내지 못했다. 환자가 보호자를 보고 자신의 배우자라는 사실을 인지하지 못한다면, 먼저 환자를 안심시켜야 한다. "알아. 내가 나이는 좀 들어 보여도 자기 남편이야."라고 말해 주고 논쟁을 삼가도록 한다. 보호자도 가슴은 아프겠지만, 환자의 행동이 보호자를 향한 거부감 때문이 아니라는 사실을 이해하고 스스로 다독이도록 한다환자는 여전히 보호자를 기억하고 있지 않은가. 단지 환자의 뇌가 손상되어 설명할 수 없는 오인이 발생한 것뿐이다.

클라크 씨는 수년 동안 살던 집이 자신의 집이 아니라고 자꾸만 우겨댔다. 자신의 집을 묘사해 보라는 말에 클라크 씨는 정확하게 설명했다. 하지만 딸에게 그가 묘사한 집이 현재 살고 있는 집과 똑같다는 지적을 받자 거짓말하지 말라고 딸을 나무랐다.

클라크 씨는 자신의 집을 잊어버리지 않았다. 하지만 클라크 씨의 뇌가 기억 속 집의 외관과 눈앞에 똑똑히 보이는 모습을 연결 짓지 못해 낯선 장소처럼 보인 것이다.

어떤 환자는 거울 속에 비친 자신의 모습을 알아보지 못하기도 한다. 거울 속에 보이는 자신의 모습을 집 안에 들어온 낯선 사람이라고 오인할 수 있다. 이럴 때는 환자가 안면 실인증거울 속 자신의 모습을 알아보지 못하는 실인증—옮긴이을 겪고 있을 가능성이 크다.

환자에게 추가 정보를 제공하여 도움을 줄 수도 있다. "낯설어 보일 수는 있지만, 여기가 아버지가 사는 집이 맞아요."라고 말해주면 도움이 될 수 있다. 환자가 여전히 목소리를 정확하게 인식할 수 있다면 목소리를 듣고 보호자를 알아볼 수 있을 것이다. 거울이 환자를 계속 불안하게 만든다면 거울을 가리거나 아예 치워버리는 편이 좋다.

"우리 엄마가 날 데리러 올 거예요"

치매를 유발하는 질환에 걸린 환자는 예전에 알던 사람이 이미 죽었다는 사실을 잊을 수 있다. "우리 엄마가 날 데리러 올 거예요."라고 말하거나, 오래전에 사망한 할머니와 조금 전까지 이야기를 나누었다고 말하기도 한다. 이는 할머니가 죽었다는 사실보다 살아있었을 때의 기억이 더 강하게 남아있기 때문인지도 모른다. 혹은 환자의 머릿속에서 과거를 현재라고 생각하기 때문일 수도 있다. 알츠하이머병 환자의 경우, 과거의 기억이 새로운 기억보다 더 오래 유지된다. 그 결과 어린 시절 할머니와 함께했던 기억은 여전히 남아있지만, 할머니가 사망했다는 사실은 비교적 최근의 일이라서 기억하지 못할 수 있다.

환자의 말에 반박하거나 동조하는 대신, 환자가 표현하는 상실감에 공감해 주도록 한다.

치매 환자에게 어머니가 이미 몇 년 전에 돌아가셨다고 솔직하게 말하면 환자는 깊은 상심에 빠질 수 있다. 사람들 대부분은 '진실'을 말하길 원하며, 진실을 말했을 때 상대방이 어떻게 반응하는지 살펴본다. 하지만 불행히도 치매 환자는 여러 번 이야기를 들어도 중요한 정보를 기억하지 못한다. 따라서 환자가 특정 기억에 집중한다면, 아마도 그 기억이 환자에게 중요하기 때문일 것이다. 환자에게 환자의 어머니에 관해 이야기해달라고 하고 예전 사진첩을 함께 꺼내 보며 오래전 가족 이야기를 들려달라고 말해보자. 환자에게 반복적으로 상처 주지 않고 환자의 감정에 적절하게 반응할 수 있을 것이다.

어떤 사람들은 환자가 죽은 사람이 살아있는 듯 행동하면 소름이 끼친다거나 죽은 사람을 본다고 느끼기도 한다. 하지만 이러한 행동은 기억력 저하나 배회, 파국 반응처럼 치매의 증상일 가능성이 크다.

혹은 이 문제는 논쟁할 가치가 없다고 판단하는 사람도 있다.

의심

환자가 의심이 많아지거나 '편집증'적 행동을 보인다면, 먼저 사실에 근거한 의심일 가능성이 있는지 반드시 고려해야 한다. 환자가 원래 의심이 많은 편일 경우 의심에 합당한 이유가 있어도 이를 간과하기 쉽다.

실제로 환자가 누군가에게 피해를 입거나 물건을 강탈당하거나 신체적인 학대나 괴롭힘을 당하고 있을 수 있다. 그러나 일부 환자는 상황에 맞지 않은 의심을 품기도 한다.

편집증과 의심은 누구나 느낄 수 있다. 세상에 의심하지 않는 사람이 어디 있으랴. 오히려 어느 정도의 의심은 생존에 필수적이기도 하다. 어린 시절의 타고난 순진함은 성장하면서 조심스레 건전한 의심으로 바뀌어 간다. 낯선 사람이 사탕을 건넬 때, 판매원이 지나치게 친절할 때, 누군가가 '진짜라기에는 너무 좋은' 제안을 해올 때는 의심하라고 배우지 않는가. 혹은, 인종이 다르거나 타 종교를 믿는 사람을 믿어서는 안 된다는 가르침을 어렸을 때부터 받은 사람들도 있을 것이다. 항상 타인을 의심하는 사람이 있고, 잘 믿는 사람도 있다. 이러한 성향은 치매를 유발하는 질환에 걸리면 더욱 강해질 수도 있다.

헨더슨 씨는 사무실에 돌아오자마자 자신의 지갑이 사라졌다는 사실을 깨달았다. 이번 주에 사라진 지갑만 벌써 세 개째였다. 그녀는 새로 고용한 문서 정리원이 지갑을 훔쳐 갔다고 의심했다.

스타 씨가 밤중에 식당에서 걸어 나오자 10대 세 명이 다가와 버스비가 부족하다며 동전을 달라고 말했다. 그 순간 스타 씨의 심장이 요동치기 시작했다. 세 사람이 자신을 공격하고 물건을 빼앗을 궁리를 하고 있다고 의심했다.

벨로티 부인은 친구에게 세 번이나 전화를 걸어 점심을 함께 먹자고 했다. 하지만 친구는 매번 바쁘다는 핑계를 대며 거절했다. 그녀는 친구가 자신을 피하고 있다며 불안해했다.

위와 같은 상황은 자주 발생한다. 하지만 같은 상황이라도 치매 환자는 건강한 사람과 다르게 반응한다. 치매 환자의 경우, 의심에 휩싸여 논리적으로 판단하지 못하거나 주변 상황을 제대로 이해하지 못할 수 있다.

헨더슨 씨는 지갑을 찾다가 결국 구내식당에 놓고 왔다는 사실이 기억났다. 다행히 계산대에서 보관하고 있어 지갑을 찾을 수 있었다.

치매 환자는 기억력뿐만 아니라 복잡한 문제를 논리적으로 판단하는 능력도 부족하다. 헨더슨 씨가 치매를 앓고 있었다면, 지갑을 찾지 못하고 문서 정리원을 계속 의심했을 것이다.

스타 씨는 문득 자신이 불이 환하게 켜져 있고 사람이 많이 다니는 지역에 있다는 사실을 깨달았다. 공포심을 억누르고 세 명의 10대들에게 동전 몇 푼을 건네주었다. 청소년들은 스타 씨에게 감사를 표하고 버스 정류장으로 내달렸다.

치매 환자는 현실 감각과 감정을 조절하는 능력이 부족하다. 그 결과 공포를 느끼면 과잉 반응을 보이기도 한다. 같은 상황에서 스타 씨가 소리를 질렀다면 10대 청소년들이 도망치고 경찰이 출동하는 등의 상황이 벌어졌을 것이다.

벨로티 부인은 약속을 거절한 친구와도 서로 잘 아는 다른 친구에게 고민을 털어놓았고, 친구가 최근에 몸이 아팠던 탓에 일이 많이 밀려서 사무실에서 점심을 먹는다는 사실을 알게 되었다.

하지만 치매 환자는 자신의 의심을 다른 사람과 논의하여 사실 여부를 파악하고 평가하는 능력이 부족하다.

치매 환자는 조금 전에 있었던 일도 금세 잊어버린 채
매 순간을 처음부터 다시 시작해야 하는 세상에 살고 있다.

치매 환자가 '편집증' 증상을 보인다고 해서 정신에 이상이 생겼다는 의미는 아니다. 치매 환자는 조금 전에 있었던 일도 금세 잊어버린 채 매 순간을 처음부터 다시 시작해야 하는 세상에 살고 있다. 물건이 감쪽같이 사라지고, 방금 들은 설명도 금세 잊어버리며, 대화 내용을 잘 이해하지 못한다. 이러한 세상에서 건전한 의심은 눈덩이처럼 불어나게 된다. 예를 들어 치매 환자는 보호자가 가정 도우미를 고용한 사실을 세세히 설명해 주어도 금세 잊어버린다. 이로 인해 무슨 일이 일어나는지 정확하게 판단할 정보가 없는 환자는 집 안에 있는 도우미를 보면 낯선 사람을 발견했을 때와 똑같이 반응하게 된다. 도우미를 도둑이라고 착각하게 되는 것이다. 방문 간호사를 새로 고용했을 때는 치매 환자가 간호사와 친해질 수 있도록 처음 몇 번은 보호자가 함께 집에 있어 주면 도움이 된다. 치매 환자는 방문 간호사를 '하녀'처럼 부릴 수 있으므로, 방문 간호사에게 보호자의 지시만 따르도록 인지시켜야 한다.

치매 환자는 물건을 숨겨 놓고 어디에 두었는지 잊어버리고는
도둑맞았다고 생각하는 경우가 많다.

환자의 과도한 의심에 대처하기 위해서는 먼저 환자가 자신의 행동을 통제할 수 없다는 사실을 이해해야 한다. 또한 환자에게 따지고 들거나 의심이 진실인지를 두고 언쟁을 벌이면 상황만 악화시킬 뿐이

다. "물건을 다락방에 가져다 두었다고 스무 번도 넘게 말했잖아. 누가 훔쳐 간 게 아니라니까."라고 말하지 않도록 한다. 물건을 어디에 두었는지 다음과 같이 목록을 작성하는 방법도 좋다. '2인용 안락의자: 사촌 메리에게 줌, 삼나무 장롱: 앤의 다락방에 보관'.

환자가 "내 틀니 훔쳐 갔지?"라고 물으면, "틀니를 누가 훔쳐 갔다고 그래? 당신이 또 잃어버린 게지."라고 대답하지 말고 "나랑 같이 찾아보자."라고 말하도록 한다. 잃어버린 물건을 찾기만 하면 문제가 해결되는 경우가 많다. 물건을 찾지 못하더라도 함께 찾으려 노력하는 모습만으로 환자는 보호자가 자신의 마음을 이해해 주었다고 느낄 것이다. 환자는 물건을 어디에 놓아두었는지 기억하지 못하고, 자신의 틀니를 훔쳐 갈 사람이 아무도 없다는 사실을 논리적으로 판단하지 못하기 때문에 물건을 제자리에 두지 않았을 때 도난당했다고 느끼게 된다.

치매 환자를 돌보는 아들은 어머니가 열쇠를 떼어내 숨기지 못하도록 열쇠를 게시판에 단단히 고정해 두었다. 어머니가 가구를 훔쳐 갔다고 비난할 때마다 아들은 부드러운 목소리로 이렇게 대답했다. "어머니 물건은 다락방에 잘 보관해 두었어요. 여기 다락방 열쇠를 드릴 테니, 가서 직접 확인해 보세요."

환자가 의심할 때는 주의를 다른 곳으로 돌려보자. 잃어버린 물건을 함께 찾아보거나 자동차를 타고 바람을 쐬러 가자고 제안하는 등 다른 활동을 권해 볼 수 있다. 때로는 환자가 불평하는 진짜 이유를 찾아내 상실감이나 혼란에 공감하고 안심시켜 주는 방법도 도움이 될 수 있다.

다른 사람의 집이나 노인 생활 시설, 요양원 등으로 이사하기 위해 많은 물건을 처분했다면, 환자는 자신의 물건이 도난당했다고 생각할 수 있다. 보호자가 환자의 재정을 대신 관리하게 되었을 때도 자신의 돈을 훔쳐 갔다고 비난할 수 있다. 이럴 때는 반복해서 설명하거나 목록을 만들어 주면 도움이 될 수 있으나, 환자는 보호자의 설명을 이해하지 못하거나 금방 잊어버리기 때문에 실제로는 별로 도움이 되지 않을 때가 많다. 보호자가 최선을 다해 환자를 돌보고 있을 때 비난의 말을 들으면 마음이 상할 수 있다. 하지만 환자의 비난은 부분적으로 크나큰 상실감과 혼란, 괴로움을 표현하는 경우가 많다. 또한 환자의 비난에 보호자는 매우 괴롭더라도 실제로 누구에게 해를 끼치는 행동은 아니다. 뇌 손상으로 인한 행동이라는 점을 이해한다면 마음이 조금 편해질 것이다.

억울하게 누명을 쓰면 누구든 분노가 치밀 것이다. 환자가 주변 사람을 근거 없이 비난하면 돌보미와 가족, 이웃, 친구 등과 관계가 나빠질 수 있으며, 결국 보호자는 필요한 지원과 도움을 얻을 기회를 잃게 될 수 있다. 환자가 정당한 이유 없이 다른 사람을 의심했다는 사실이 확실할 경우, 보호자는 당사자를 의심하지 않는다고 본인의 의사를 명확하게 밝히고, 환자가 현실을 정확하게 판단하지 못해 다른 사람들을 의심한다는 점을 설명해야 한다. 이때 보호자는 비난을 받은 당사자를 신뢰하고 있다는 사실을 분명하게 드러내야 하며, 치매 환자의 비난을 무시할 수 있을 만큼 강하게 피력해야 한다. 때로는 이 책처럼 뇌 손상이 환자의 행동에 어떤 영향을 미치는지 설명하는 자료를 다른 사람들에게 공유하는 방법도 도움이 된다. 하지만 문제는 치매 환자가 겉으로 멀쩡해 보이고 말도 잘하는 것처럼 보인다는 점이다. 그 결과, 환자의 비난이 스스로 통제할 수 없는 행동에서 비롯된 것처럼 보이지 않기 때문에 다른 사람들은 환자의 상태를 제대로 인식하지 못할 수 있다.

> 환자가 근거 없는 비난을 일삼을 때는
> 비난을 받은 당사자에게 '환자의 의심은 병으로 인한 증상이며,
> 보호자는 당사자를 의심하지 않는다'라는 사실을
> 명확하게 전달하도록 한다.

어떤 의심은 기억력 문제나 현실을 정확하게 판단하는 능력의 상실로는 설명할 수 없다. 이러한 의심은 질병이 진행됨에 따라 나타나는 증상일 수 있다. 근거 없는 의심이 커져 다른 사람을 해치거나, 치매 환자의 고통이 심각해서 보호자의 안심과 공감 또는 다른 활동으로도 완화되지 않을 때는 소량의 약물이 필요할 수 있다. 치료를 받으면 보호자의 삶이 조금 더 편해질 뿐만 아니라 환자도 의심으로 인한 불안과 두려움에서 벗어날 수 있다.

물건을 숨기는 행동

치매 환자가 혼란스럽고 물건들이 감쪽같이 사라지는 세상에서 산다는 점을 고려하면, 중요한 물건을 안전한 장소에 숨기려는 환자의 행동도 충분히 이해가 갈 것이다. 건강한 사람과 차이점이 하나 있다면 치매 환자는 안전한 장소가 어디인지 훨씬 자주 잊어버린다는 사실이다. 물건을 숨기는 행동은 의심에서 비롯되는 경우가 많다. 이러

한 행동은 그 자체로 많은 문제를 야기하므로 7장에서 따로 다루도록 하겠다.

망상과 환각 증상

망상은 한 사람이 확고하게 믿는 거짓된 신념을 의미한다. 망상이 있는 환자는 타인을 의심하거나 "마피아가 날 쫓고 있어.", "네가 내 돈을 훔쳐 갔잖아." 스스로 자책하기도 한다 "난 나쁜 사람이야.", "내 속은 썩어가고 있고 난 지금 끔찍한 병을 퍼뜨리고 있어.". 망상의 특성을 알면 의사가 환자의 문제를 진단하는 데 도움이 될 수 있다. 가령 자책 망상은 우울증 환자에게서 흔히 나타난다. 하지만 뇌졸중이나 알츠하이머병과 같은 특정 질병으로 인해 뇌가 손상된 환자가 망상 증상을 보이면 뇌 조직 손상이 원인으로 여겨진다. 보호자는 환자가 근거 없는 생각은 잘 기억하면서 정작 중요한 정보는 잊어버리면 속이 상할 수밖에 없다.

망상은 현실을 잘못 해석해 발생할 때도 있고, 과거의 기억과 관련되어 있을 때도 있다 주의: 환자가 이상한 소리를 한다고 해서 무조건 망상은 아니다.

환각은 환자에게는 현실처럼 느껴지지만, 다른 사람들은 경험할 수 없는 것들을 감각적으로 경험하는 현상을 말한다. 환청을 듣거나 환시를 보는 증상이 제일 흔하지만, 다른 사람은 경험하지 못하는 환촉을 느끼고, 환미를 맛보고, 환후를 맡는 경우도 종종 발생한다.

싱어 부인은 이따금 자신의 침대에서 잠들어 있는 개의 환영을 보고는 했다. 그럴 때마다 딸에게 전화를 걸어 "얼른 와서 내 침대 위에서 개 좀 끌어내."라고 말했다.

데이비스 씨는 노인 복지관의 바닥 위에서 조그만 사람들을 보았다. 거기에 정신이 팔려 복지관 활동에도 참여하지 않고 바닥에 앉아 그들을 관찰하고는 했다.

에크먼 부인은 창밖에서 도둑들이 집안으로 침입을 시도하며 그녀를 해칠 궁리를 하는 말소리를 들었다. 경찰에 여러 번 신고했고, 결국 '미친 여자'라는 소리를 듣게 되었다.

본 씨는 음식에서 독극물 맛이 난다고 생각했다. 그 후부터 식사를 거부했고, 살이 너무 많이 빠져 결국 병원에 입원하고 말았다.

환각 증상은 발열이나 인후통과 같이 다양한 원인으로 인해 발생할 수 있다. 특정 약물이나 일부 질병은 건강한 사람들에게도 환각을 유발할 수 있다. 환자가 환각 증상을 보인다면, 발열과 인후통과 마찬가지로 병의 원인부터 파악해야 한다. 노령층에서 환각 증상이 나타났다고 해서 무조건 치매를 유발하는 질환 때문이라고 단정해서는 안 된다. 환각을 일으키는 원인은 다양하며, 대부분은 치료가 가능하다. 그중 하나가 섬망으로 인한 환각이다. 그동안 잘 생활해 오던 환자에게 갑자기 환각이나 망상 증상이 나타났다면, 치매와는 무관할 가능성이 크다. 의사가 환각이나 망상 증세를 경시하지 않도록 주의해야 한다. 이 책에서는 치매뿐만 아니라 다른 원인으로 환각이 나타난 환자들의 경험들도 함께 소개하고자 한다.

환자가 환각이나 망상 증상을 보인다면, 환자를 더 흥분시키지 않도록 조심하며 차분하게 대응해야 한다. 보호자가 문제를 해결하고 있으니 다 괜찮을 거라고 말하며 환자를 안심시키도록 한다. 응급 상황은 아니지만, 시간 여유가 있다면 최대한 빨리 의사에게 진단을 받아야 한다. 환각 증상으로 인해 치매 환자가 괴로워할 경우, 약물을 사용하면 환자의 괴로움을 덜고 보호자의 삶도 한결 편해질 수 있다. 하지만 약물 치료는 심각한 부작용이 뒤따르므로, 비약물적 치료가 전혀 듣지 않고 환자가 매우 괴로워하며 다른 사람에게 해를 끼칠 위험이 있을 때만 고려해야 한다.

환자가 경험하는 환각이 진짜가 아니라고 말하거나, 환자에게 직접적으로 따져 묻거나, 언쟁을 벌이지 않도록 한다. 이는 환자를 더욱 흥분하게 만들뿐이다. 환자가 경험하는 환각이 환자에게는 현실처럼 느껴진다는 사실을 기억하길 바란다. 환자의 말에 동의하거나 부정하지 않아도 되며, 환자의 말을 묵묵히 경청하거나 두루뭉술하게 대답하도록 한다. 예를 들면, "저한테는 목소리가 들리지는 않지만, 많이 무서우시겠어요."라고 말할 수 있다. 이는 환자의 말에 동의하는 것과 다르다. 때로는 환자의 주의를 다른 곳으로 돌리면 환각을 잊기도 한다. "주방에 가서 따뜻한 우유 한 잔 드릴게요."라고 말하도록 한다. 이후 환자가 방으로 다시 돌아오면 침대에서 잠든 개가 더는 보이지 않을 수 있다. 이 방법을 통해 불필요한 갈등을 피할 수 있을 것이다.

> 환각 증상은 발열이나 인후통과 같이
> 다양한 원인으로 인해 발생할 수 있다.

또한, 신체적 접촉을 통해 환자를 안정시킬 수도 있다. 단, 보호자가 힘으로 환자를 제압하거나 해치려 한다고 느끼게 하지 않도록 주의해야 한다. "많이 혼란스러우시죠? 제가 손을 잡아 드리면^{또는 안아 드리}^면 도움이 될까요?"라고 먼저 물어보도록 한다.

　한 여성 환자는 자신의 침대에 뱀이 있다고 주장했다. 직원들은 가방 하나를 들고 환자의 방으로 들어가 뱀을 잡았다고 말했다. 직원들이 환자에게 거짓말을 했다고 느껴질 수 있겠지만, 결과적으로 환자의 불안은 사라졌고 불필요한 논쟁도 피할 수 있었다.

무료함

치매를 유발하는 질병이 진행될수록 환자가 할 수 있는 일은 현저히 줄어든다. 과거를 기억하거나 미래를 예측하는 일이 불가능해지므로, 환자는 장래를 구상하기는커녕 목욕과 같은 간단한 일도 계획할 수 없게 된다. 또한, 많은 치매 환자는 텔레비전을 보더라도 내용을 이해하지 못한다. 보호자나 요양원 직원이 바삐 일하는 동안 환자는 하릴없이 가만히 앉아 아무 생각 없이 멍하니 시간을 보낼 수 있다.

> 안절부절못하고, 배회하고, '집'으로 가려고 하고,
> 반복적인 동작을 하고, 같은 질문을 수없이 되풀이하고,
> 몸을 긁고, 자위하는 등의 행동은
> 공허한 시간을 채우려는 노력에서 시작될 수 있다.

안절부절못하고, 배회하고, '집'에 가려고 하고, 반복적인 동작을 하고, 같은 질문을 수없이 되풀이하고, 몸을 긁고, 자위하는 등의 행동은 이러한 공허함을 채우려는 노력에서 시작될 수 있다. 반면, 보호자의 하루는 너무나도 바쁘다. 이미 많은 부담을 지고 있는 보호자가 환자의 오락 활동까지 책임지기는 무리라고 생각한다. 하지만 환자가 활동적으로 지내는 것이 중요하므로, 가능하면 주간 보호 센터나 다른 가족, 친구들, 유급 도우미 등을 활용하기를 권한다.

보호자나 다른 누군가가 치매 환자와 활동을 시작할 때는 환자에게 유익하되 과도한 스트레스를 주지 않는 활동을 제공해야 한다. 활동을 진행할 때는 혼란스러운 환자의 속도에 맞추도록 한다. 활동 시간이 치매 환자의 능력을 평가하는 시험대가 되어서는 안 되며, 환자가 성공적으로 해낼 수 있는 일을 계획하도록 한다. 완벽한 성공보다는 환자의 즐거움을 우선시해야 한다. 환자가 안절부절못하거나 짜증을 낸다면 바로 중단하도록 한다.

보호자 대신 환자를 돌봐줄 도우미는 치매 환자와 친분이 있고,
환자의 일과를 잘 알고 있는 사람이 제일 이상적이다.

9장

보호자가
아플 때를 대비한
특별 조치들

누구든지 병에 걸리고 사고를 당할 수 있다. 특히 만성 질환자를 돌보느라 심신이 지치고 스트레스를 많이 받으면 질병에 걸리거나 사고를 당할 위험이 증가한다. 게다가 치매 환자를 돌보는 배우자는 더는 어린 나이가 아니므로 다른 질병에 걸릴 가능성이 크다.

환자를 돌보는 보호자가 몸을 다치거나 병에 걸리면, 기억력이 저하되어 혼란스러운 환자는 어떻게 될까? 보호자가 환자를 돌볼 수 없을 때를 대비해 계획을 미리 세워두는 것이 중요하다. 계획을 실제로 실행에 옮길 필요가 없을지도 모르지만, 환자는 치매로 인해 자신에게 제일 이로운 방식으로 행동하지 못하기 때문에 보호자는 자신과 환자를 보호할 수 있는 대비책을 마련해 두어야 한다. 우선, 보호자의 건강 상태를 잘 알고 있어서 보호자가 아플 때 도움을 받을 수 있고, 위급한 상황에서도 빠르게 연락할 수 있는 의사가 필요하다. 또한, 보호자의 건강에 여러 문제가 발생할 가능성에도 대비해야 한다. 보호자에게 심장마비나 뇌졸중, 낙상 후 골절 등 갑자기 심각한 문제가 발생했을 때, 비교적 덜 급작스러운 문제이지만 보호자가 병에 걸려 입원하거나 수술을 받아야 할 때, 독감에 걸리거나 몸이 아파 집에서 며칠 쉬어야 할 때 어떻게 할 것인지 미리 계획을 세워두어야 한다.

> 환자를 돌보는 보호자가 몸을 다치거나 병에 걸리면,
> 기억력이 저하되어 혼란스러운 환자는 어떻게 될까?

브레이디 부인은 갑자기 가슴에 통증을 느꼈고, 이럴 때는 가만히 누워있어야 한다는 사실을 알고 있었다. 치매 환자인 남편에게 이웃

사람을 데려오라고 말했지만, 남편은 계속 아내의 팔을 잡아당기며 소리를 질러댈 뿐이었다. 겨우 핸드폰에 손이 닿아 119에 신고했다. 하지만 구급 대원들이 집에 들어오려 하자 남편이 막아섰다.

치매 환자는 일상생활에 문제가 없어 보일지라도 당황하게 되면 평소에 잘하던 일들을 하지 못할 수 있다. 보호자가 갑자기 아파서 스스로 도움을 요청하지 못하는 상황이 발생했을 때 치매 환자는 혼란스럽고 당황한 나머지 보호자를 위해 도움을 요청하지 못할 가능성이 크다. 되레 상황을 잘못 이해하고 도움을 요청하려는 보호자를 방해할지도 모른다.

도움을 요청하는 방법

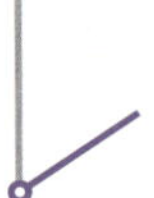

　도움을 요청하는 방법은 여러 가지가 있다. 먼저 종이에 '응급 상황 발생 시 119에 신고하기.'라고 써서 모든 유선 전화기 옆에 붙여두도록 한다. 그러나 치매 환자가 평소보다 스트레스가 심한 응급 상황에 적절히 대응하리라 확신해서는 안 된다.

　우선, 개인용 보안 경보기를 구매하는 방법이 있다. 팔이나 목에 작은 장치를 착용하고 응급 시 버튼을 누르면 보안 서비스 담당자와 연결된다. 담당자에게 상황을 설명하면 필요한 도움을 요청해 줄 것이다. 다양한 제조 업체에서 개인용 보안 경보기를 판매하며, 기기 구매비와 매달 서비스 요금을 내야 한다. 비용이 그리 비싼 편은 아니며, 이 장치가 보호자와 환자의 생명을 구할 수 있다. 샤워실에서도 사용할 수 있는 제품을 고르도록 한다.

　함께 있는 사람이 치매 환자라는 메모를 지갑에 가지고 다니도록 한다. 즉각적으로 환자에게 필요한 사항, 비상 상황 시 환자를 돌봐줄 사람의 전화번호와 이름, 보호자와 환자가 앓고 있는 병의 이름과 현재 복용 중인 약의 종류 등을 적어 항시 지참하도록 한다. 또한, 응급 상황 시 구급대원이 쉽게 찾을 수 있도록 사본을 만들어 냉장고에도 붙여두도록 한다. 정보는 항상 최신 상태로 유지해야 한다 수정이 필요할 때, 새 메모를 만들 시간이 있을 때까지 기다리지 말고 손으로라도 고쳐 쓰도록 한다.

또한, 핸드폰을 항상 휴대하고 다니도록 한다. 도움이 필요한 상황이 발생하면 바로 연락할 수 있도록 연락처 목록을 최신 상태로 유지해야 한다.

많은 지역사회에서는 노인들에게 하루에 한 번씩 전화를 걸어 건강 상태를 확인하는 프로그램을 운영하고 있다. 도움을 받기까지 시간이 다소 오래 걸릴 수는 있겠으나 아무 도움도 받지 않는 것보다는 낫다.

> 보호자 대신 환자를 돌봐줄 도우미는 치매 환자와 친분이 있고,
> 환자의 일과를 잘 알고 있는 사람이 제일 이상적이다.

위급한 일이 생겼을 때 연락을 취할 사람에게 집 열쇠를 미리 하나 주도록 한다. 치매 환자가 흥분해 혼란스러운 상태가 되면 문을 아무에게도 열어주지 않을지도 모른다.

보호자가 병원에 입원하거나 집에서 며칠 쉬어야 할 때를 대비해 치매 환자를 돌볼 계획을 사전에 꼼꼼하게 세워두어야 한다. 변화가 생기면 환자가 혼란스러울 수 있으므로 최소화하도록 한다. 보호자 대신 환자를 돌봐줄 도우미는 치매 환자와 친분이 있고, 환자의 일과

를 잘 알고 있는 사람이 좋다. 단기적인 도움을 구하는 방법에 대해서는 10장을 참고하길 바란다. 보호자의 주치의와 환자의 주치의, 약사, 보호자의 변호사, 가까운 친지들의 이름과 전화번호를 적어 구급 대원이 쉽게 찾을 수 있는 장소에 놓아두도록 한다.

일부 가족들은 '대처법 노트'를 만들어 다른 사람이 알아야 할 사항들을 적어두기도 한다. 가령, '칸 의사 선생님(전화번호: 773-555-8787), 조지는 점심 식사 한 시간 전에 분홍색 알약을 한 알 복용합니다. 오렌지 주스와 함께 주면 잘 먹습니다. 가스레인지를 켜려면 토스터 뒤에 숨겨진 스위치를 돌리면 됩니다. 조지는 저녁 식사 시간만 되면 집 안을 배회하는 경향이 있으니 잘 지켜봐 주세요."라고 적으면 된다. 또 어떤 가족들은 지시사항을 적은 '돌봄 지침서'를 만들어 모든 가족 구성원이나 비상시 연락망에 이름이 올라가 있는 친구들에게 나누어준다고 한다. 지침서에는 식사와 약물, 활동 등 환자의 돌봄에 필요한 주요 정보들과 필요할 때 연락할 사람들, 전문 간병인의 전화번호를 적도록 한다.

보호자가 사망할 경우

가족 중 누군가가 치매를 유발하는 질병을 앓고 있다면, 보호자는 본인이 사망한 후에도 환자가 계속 돌봄을 받을 수 있도록 미리 대비해야 한다. 실행에 옮길 가능성이 거의 없을지라도 치매 환자를 위해 반드시 계획을 마련해 두어야 한다.

가족 중 누군가가 자기 자신을 돌볼 능력이 없을 때, 환자가 보호자의 사망 후에도 지속해서 돌봄을 받을 수 있도록 유언장을 준비해야 한다. 신뢰할 수 있는 변호사를 선임해 유언장과 기타 법적 서류들을 작성하도록 한다. 유언장이 존재하지 않거나 유효하지 않은 경우, 사망한 사람의 재산을 상속인들에게 어떻게 분배할지를 결정하는 법이 존재한다. 하지만 법에서 정한 분배 방식이 보호자의 의향과 같지 않을 수 있다. 재산 분할 등과 같은 일반적인 사안 외에도 다음 질문에 대한 답을 생각해 보고 적절한 준비를 해두어야 한다[14장 참조].

장례식 준비는 어디까지 되어 있으며 누가 담당할 것인가? 장의사를 미리 선택하여 보호자가 원하는 장례 방식과 비용을 서면으로 남겨 둘 수 있다. 모든 비용은 대개 선납이 가능하고, 지불한 서비스의 목록을 명시한 증명서를 받을 수 있다_{믿을 수 있는 가족 구성원이나 법정 대리인, 친구에게 증명서의 사본을 제공하여 장례를 치를 때 혼선이 빚어지지 않도록 한다}. 장례식을 미리 계획하는 일은 섬뜩하다기보다는 오히려 배려심 있고 책임감 있는 행동이다. 본인이 원하는 방식으로 장례를 치르고 슬픔에 잠긴 가족들의 노고를 덜어줄 수 있지 않은가. 장례식은 비용이 많이 들 수 있지만, 사전에 계획을 세우면 본인이 원하는 방식으로 돈을 쓸 수 있다.

> 모든 가족 구성원은 환자에게 어떤 문제가 있으며,
> 어떤 계획이 세워져 있는지 알고 있어야 한다.

치매 환자를 돌보기 위해 즉각적으로 필요한 조치에는 무엇이 있으며, 이러한 조치를 책임지고 도맡을 사람이 누구인가? 보호자의 사망 직후 환자를 다정하게 잘 보살펴 줄 사람이 필요하다.

환자를 돌볼 사람이 환자의 정확한 진단명과 주치의에 대해 잘 알고 있는가? 환자를 편안하게 해줄 방법들을 최대한 많이 알고 있는가?

환자의 돌봄을 위해 어떤 재정적 준비가 마련되어 있으며, 돈은 누가 관리할 것인가? 환자가 자신의 재정 관리를 하지 못하는 순간이 오면 환자의 돌봄을 책임질 사람이 필요하다. 이는 매우 중요한 결정이므로 법원이나 판사에게 맡기지 말고, 신뢰할 수 있는 사람을 미리 지정해 두는 편이 좋다. 법원으로 결정권이 넘어갈 경우, 많은 시간과 비용이 소요된다.

때로는 치매에 걸린 배우자를 수년간 혼자 돌보면서도 자식들에게 짐이 되지 않으려고 치매 이야기를 하지 않는 사람들도 있다.

한 딸의 이야기이다. "엄마가 아픈 줄 몰랐어요. 아빠가 너무 잘 숨겼거든요. 그러다 아빠가 갑자기 심장마비로 돌아가셨고, 그제야 엄마의 상태를 모두 알게 되었죠. 아빠가 돌아가신 데다가 엄마가 치매에 걸렸다는 사실까지 한꺼번에 알고 나자 정말 충격이 이만저만이 아니었어요. 아빠가 진작에 말씀해 주셨다면 이 정도로 힘들지는 않았을 거예요. 그 당시 우리는 치매에 대해 아는 것이 하나도 없었어요. 아빠는 이미 알고 계셨을 사실들을 전부 우리 스스로 알아내야 해서 너무나도 힘들었어요."

위 사례는 다른 가족 구성원들을 '보호'하려는 시도가 얼마나 해로운지를 잘 보여준다. 모든 가족 구성원이 환자에게 어떤 문제가 있으며, 어떤 계획이 세워져 있는지 알고 있어야 한다.

보호자가 사망한 후 환자를 돌볼 사람을 위해 자산 목록을 서면으로 간략하게 정리해 두면 좋다. 유언장과 부동산 증서, 주식, 장지 구매 증서, 환자의 치료에 필요한 정보 등을 기재하고, 신뢰할 수 있는 사람에게 해당 문서를 보관한 장소를 알려주도록 한다.

혼자만의 시간을 가지며 휴식을 취하고
한결 나아진 기분으로 돌아오면
환자를 가능한 한 오랫동안 집에서 돌볼 힘이 생길 것이다.

10장

The 36-Hour Day

외부의
도움 받기

보호자가 치매 환자를 돌보는 책임에서 벗어나 혼자만의 시간을 갖는 것이 중요하다는 사실은 이 책의 전반에 걸쳐 수없이 강조해 왔다. 이를 위해서는 추가적인 도움이 필요할 수 있다. 낮에 혼자 있는 치매 환자의 식사를 챙겨주거나 목욕을 시켜주고, 보호자가 쇼핑하거나 휴식을 취할 동안 환자를 돌봐주고, 집안일을 도와주거나 고민을 상담할 사람이 필요할 수도 있다.

하루에 몇 시간만 환자와 함께 있어 줄 사람을 구해야 하거나 보호자가 휴가를 가거나 병원 치료를 받는 동안 며칠 정도 환자가 머물 장소가 필요할 수 있다. 혹은 언제가 될지는 몰라도, 환자가 보호자와 떨어져 시간을 보내며 다른 친구들을 사귈 수 있는 장소를 알아봐야 할 수도 있다. 이처럼 보호자가 돌봄에서 벗어나 휴식을 취할 수 있도록 돕는 외부 지원을 '단기 돌봄^{respite}'이라고 부른다. 이번 장에서는 보호자가 이용할 수 있는 단기 돌봄 서비스의 종류를 소개하고, 후반부에서는 서비스를 사용 중에 직면할 수 있는 문제들을 살펴보도록 하겠다.

친구와 이웃에게
도움받기

보호자는 주변 사람들에게 지지받고 있다고 느낄 때 환자를 돌보는 어려움을 더 잘 극복해 낸다. 보호자가 돌봄 부담을 오롯이 혼자 짊어지고 있다고 느끼지 않는 것이 매우 중요하다. 사람들 대부분은 제일 먼저 가족이나 친구, 이웃에게 도움이나 지원을 요청한다. 종종 도움의 손길을 먼저 내미는 사람들도 있지만, 보호자가 직접 부탁해야 할 때도 있다.

때로는 다른 가족 구성원들이 보호자의 의견에 반대 의사를 표하거나 도움 요청을 거절할 수 있다. 이로 인해 보호자는 가족들에게 필요한 도움을 요청하기가 꺼려질 수 있다. 가족 간의 의견 대립을 해결하고 도움을 요청하는 법에 대해서는 11장에서 자세히 다루도록 하겠다.

반면, 주변 사람들이 기꺼이 도움을 손길을 내미는 경우도 많다. 이웃이 보호자의 집에 잠깐 들러 치매 환자를 확인해 주거나, 약사가 환자의 처방전을 관리해 줄 수 있다. 또한, 보호자가 낙담했을 때는 목사나 신부, 이맘, 랍비가 이야기를 들어주고, 비상 상황이 생기면 친구가 대신 치매 환자의 곁을 지켜주기도 한다. 이러한 도움은 보호자에게 매우 중요한 자원이므로 계획을 세울 때 고려하도록 한다.

친구와 이웃에게 도움을 받거나 요청할 때는 어느 정도가 적당할까? 사람들 대부분은 도움을 주기를 좋아하지만 무리하게 요구하면 결국 사이가 틀어질 수 있다.

친구나 이웃에게 도움을 요청할 때는 상대방이 불편하지 않도록 보호자가 신경 쓸 부분이 몇 가지 있다. 예컨대 지나치게 힘들어하는 모습을 보면 불편해하는 사람들 앞에서는 자신의 고통을 과하게 드러내지 않도록 주의해야 한다. 심적 고충은 보호자에 대해 잘 모르는 사람보다는 친한 친구에게 털어놓으면 훨씬 잘 들어줄 것이다.

사람들 대부분이 알츠하이머병에 대해 들어본 적이 있겠지만, 치매 환자의 행동을 이해하려면 더 많은 정보가 필요하다. 환자가 이상한 행동을 하는 이유가 뇌 손상 때문이며, 고의적이거나 위험하지 않다는 점을 잘 설명해 주도록 한다.

때로는 치매 환자와 '함께 앉아' 있거나 이야기를 나눌 때 불편함을 느끼거나 무엇을 해야 할지 몰라서 꺼리는 사람들도 있다. 이럴 때는 환자와 함께할 수 있는 일을 구체적으로 제시해 주면 도움이 될 수 있다. 가령 가만히 앉아 대화만 나누기보다는 밖에 나가 산책을 하면 더 좋아한다거나 옛 추억 이야기를 나누면 더 재미있을 거라고 귀띔해 줄 수 있다. 또한, 치매 환자가 짜증을 내거나 안절부절못할 때 대응하는 방법도 일러주도록 한다. 치매안심센터에서는 이러한 교육의 일환으로 일반인 대상의 '치매 파트너' 사업을 운영하고 있다.

사람들에게 도움을 요청할 때는 상대방이 시간을 조율할 수 있도록 미리 여유 있게 알리도록 한다. 도움을 준 사람에게 감사를 표하고, 상대방이 해준 일이 마음에 들지 않더라도 불평하지 않도록 한다.

또한, 다른 사람에게 불편을 초래하지 않는 일만 부탁하도록 한다. 가령 가까이 사는 이웃에게 '잠깐 집에 들러' 치매 환자를 확인해달라고 부탁해도 괜찮을 수 있지만, 멀리 사는 친구에게 부탁하면 먼 거리를 운전해서 와야 해 언짢아할 수 있다.

정보와 서비스 찾기

가족들 대부분은 어느 시점이 되면 정보를 얻고 결정을 내리고 환자의 장기적인 치료 계획을 세우기 위해 외부 도움을 찾아 나선다. 또한, 환자를 돌보는 일상에서 벗어날 시간이 필요할 때도 있다. 많은 가족이 도움이 필요할 때 도움을 얻을 방법을 찾아내고, 전문가의 큰 도움 없이도 문제를 스스로 해결한다.

하지만 환자를 돌보는 일이 매우 힘든 만큼, 돌봄의 부담을 덜어주는 서비스를 찾을 때 어려움을 겪는 사람들이 많다.

치매 환자를 돌보는 일은 매우 힘들다.
많은 가족이 친구나 가족, 다른 사람에게 도움을 받아야 한다.

돌봄 서비스의 종류

재가복지서비스

많은 가족은 전문 인력이 집으로 찾아와 환자를 돌보는 일을 도와주는 재가복지서비스를 이용한다. 가사 도우미는 집안일과 요리, 빨래, 장보기 등 보호자의 할 일을 도와주며, 재가요양보호사 또는 생활지원사는 치매 환자를 위해 옷 입기와 목욕하기, 식사하기, 화장실 가기 등을 도와준다. 치매 환자를 돌보는 가족들은 유료 말벗 서비스를 이용하거나 도우미를 고용하는 경우가 제일 많다. 도우미는 보호자 대신 환자를 지켜보고 식사를 도와주며, 목욕을 시켜 주기도 한다. 또한 도우미 중에는 전문 교육을 받은 사람들도 있어 치매 환자가 타인과 소통하고 의미 있는 활동에 참여하도록 도와줄 수 있다.

방문 간호 업체와 재택의료센터는 간호사와 사회복지사, 치료사 등의 전문 인력을 가정으로 파견해 환자를 검진하고 치료를 제공한다.

예를 들어, 간호사는 환자의 상태를 관찰하고, 카테터를 교체하고, 주사를 놓아줄 수 있다. 언어 치료사는 뇌졸중을 겪은 환자가 언어 능력을 회복하도록 도와주며, 물리 치료사는 환자의 운동을 도울 수 있다.

재가 돌봄

재가 돌봄은 많은 가족이 제일 선호하는 방법이며 치매 환자가 아프거나 집 밖으로 나갈 수 없을 때 도움이 된다. 보호자는 환자에게 외부 도움이 필요하다는 사실을 받아들이기 고통스러울 수 있으며 다른 사람을 집 안에 들이기가 꺼려질 수 있다. 하지만 재가 돌봄은 보호자에게 필요한 휴식을 제공하고 치매 환자는 집으로 찾아온 재가요양보호사를 친구처럼 느끼고 함께 시간을 보내기를 즐거워하는 경우가 많다.

재가요양보호사는 정부나 지자체에서 엄격하게 관리되지 않는 경우가 많으며, 면허가 필요한 직업도 아니다한국의 경우 국가시험을 통해 요양보호사 자격증을 취득해야 종사가 가능한 직업이다—옮긴이. 따라서 모든 결정은 보호자 스스로 내려야 한다. 서비스의 질은 업체와 개별 요양보호사에 따라 천차만별이므로 한 개 이상의 업체에 문의한 후 비용을 비교하도록 한다. 하지만 제일 저렴한 업체가 최고의 서비스를 제공하는 것은 아니다. 재가요양보호사가 치매에 대해 어떤 교육을 받았는지, 업체가 보험에 가입되어 있는지 물어보도록 한다. 또 환자가 거주하는 지역에서 시행하는 규제와 면허 자격이 어떻게 되는지 알아보도록 한다.

환자를 돌볼 보호사는 한 사람이 꾸준히 와야 한다. 업체가 기존의 보호사를 다른 사람으로 대체하는 상황에 대해 물어보도록 한다. 보호사가 나타나지 않을 경우, 업체에서 경고를 몇 번까지 주는가? 재가요양보호사가 마지막 순간에 돌연 잠적해 버릴 가능성이 있다. 따라서 보호사가 오지 않거나 다른 사람이 나타날 경우를 대비해 '차선책'을 마련해 두어야 한다. 급하게 도움을 요청해도 보호사 대신 환자를 돌봐줄 수 있는 가족이나 이웃이 있는가?

재가요양보호사가 운전해서 환자를 병원이나 다른 장소에 데려가야 한다면 잘 수행할 수 있는지 확인해야 한다. 요양보호사가 차 안에서 치매 환자를 잘 다룰 수 있는가? 보호자가 차 안에서 환자를 통제할 수 없다면, 요양보호사도 마찬가지다. 환자를 병원에 데려갈 때 요양보호사가 동행하면 도움을 받을 수 있을 것이다.

재가요양보호사에게 치매에 대해 가르쳐주고, 환자에게 어떤 도움이 필요한지 자세히 설명하도록 한다. 또한 환자를 흥분시키는 요소들과 진정시키는 방법을 알려주면 보호사가 환자를 돌보는 데 도움이 될 것이다. 환자에게 메모를 남겨 '앨리스'가 방문할 예정이며, 금방 돌아오겠다고 알리도록 한다. 또한, 돌봄 제공자에게 최종 결정과 지시를 내리고, 하루 일정을 계획하는 권한자는 보호자라는 사실을 명확히 전달하도록 한다. 보호사를 해고할 권한 또한 환자가 아니라 보호자에게 있다는 점을 알려야 한다 치매 환자가 보호사를 '해고'하더라도 보호자에게 확인해야 한다.

재가요양보호사에게 환자를 맡길 때, 처음 몇 번은 보호자가 집에 함께 있으면서 요양보호사가 해야 할 일을 직접 보여주면 좋다. 환자가 보호사를 거부할 때도 보호자가 같이 있으면서 환자를 부드럽게 안심시키면 도움이 된다.

재가요양보호사가 돌봄 업무 외에 집안일까지 해주기를 기대하지 않아야 한다. 보호사는 치매 환자를 돌보고 함께 어울리는 일에만 전념해야 한다. 보호사가 가사 도우미 역할까지 맡는 조건으로 고용했더라도 주 업무는 환자를 돌보는 일이라는 사실을 인지시키도록 한다.

> 재가요양보호사를 고용하고 해고할 권한은
> 보호자에게만 있다는 사실을 명확히 전달하도록 한다.

요양보호사가 출근했을 때와 퇴근하기 전에 이야기를 나누며 그날 있었던 일에 대해 물어 보도록 한다. 정보 공유는 치매 환자가 그날 일어난 일을 제대로 설명하지 못할 때 매우 중요하다.

일부 가정에서는 베이비 모니터나 원격 비디오카메라 등과 같은 장비들을 사용하여 집에서 무슨 일이 일어나고 있는지 감시하기도 한다. 이럴 때는 재가요양보호사에게 본인이 감시받고 있다는 사실을 반드시 알려야 한다.

재가요양보호사의 수입은 그리 많지 않은 편이므로 예의 있게 대하도록 한다. 바로 잡을 일이 있을 때는 친절하게 이야기하도록 하고, 문제가 생겼을 때는 업체에 이야기하면 해결되는 경우가 많다.

주간보호센터

주간보호센터는 하루 중 일정 시간 동안 체계적인 단체 오락 활동을 제공한다. 환자들은 점심 식사와 함께 운동이나 공예, 토론, 음악 등 다양한 활동을 즐길 수 있다. 프로그램은 주 1회에서 5회까지 다양하게 운영되며, 일부 프로그램은 주말이나 저녁에도 이용할 수 있다.

센터에 따라 신체장애가 있는 사람과 치매 환자를 모두 수용하는 프로그램을 제공하기도 하고, 치매 환자에 특화된 프로그램을 운영하기도 한다. 장애 정도가 심한 사람을 수용하는 센터에서 치매 환자에게 맞춘 활동들을 더 많이 제공할 가능성이 크다. 많은 프로그램이 치매 환자들과 다른 질환을 앓는 환자들을 함께 수용하며, 모두에게 효과적인 활동을 제공한다. 직원들의 능력과 프로그램의 철학이 주간 보호 프로그램의 질을 결정한다.

> 직원들의 능력과 프로그램의 철학이
> 주간 보호 프로그램의 질을 결정한다.

주간보호센터는 치매를 돌보는 가족들이 도움을 얻기 제일 좋은 곳이다. 보호자가 급히 도움이 필요할 때 단기 돌봄을 제공할 뿐만 아니라 환자에게도 유익한 경우가 많다. 사람들 대부분은 친구들을 만나거나 혼자만의 시간을 보내며 일상에서 얻는 스트레스를 해소하지만, 치매 환자는 이러한 기회를 얻지 못한다. 보호자와 매일 함께 있어야 하며, 치매에 걸렸더라도 여전히 친구를 사귀고 혼자만의 시간을 갖고 싶어 할 수 있다. 이처럼 강제적으로 누군가와 항상 함께 있어야만 하는 상황은 보호자뿐만 아니라 치매 환자에게도 힘들 수 있다.

치매 환자는 매번 실패를 경험하고 본인의 무능함을 마주한다. 그러나 스스로 밥을 먹거나 옷을 입지 못하게 된 후에도 대부분은 음악을 듣고, 웃고, 친구를 만나는 등 간단한 활동을 여전히 즐길 수 있다. 뇌가 손상되어 보호자에게 친구 이야기를 하지 못할 뿐, 주간보호센터에서 새 친구를 사귀기도 한다. 센터에서 일하는 직원들에 따르면, 프로그램에 참여한 환자들이 웃음을 되찾고, 편안한 모습을 보이며, 활동을 즐긴다고 한다. 프로그램을 선택할 때는 환자가 작은 일들을 성공적으로 해내며 자존감을 높여줄 수 있는 프로그램이 좋다. 이를 통해 환자는 본인이 능숙하게 할 수 있는 활동들을 하며 공허한 시간을 채울 수 있다. 일부 프로그램은 치매 환자에게 소통의 기회나 자극을 충분히 제공하지 못하지만, 보호자에게 환자와 떨어져 쉴 수 있는 시간을 제공하는 중요한 역할을 할 수 있다.

일부 프로그램은 주간 보호와 재가 서비스를 모두 제공하며, 보호자의 필요에 따라 유연하게 전환할 수 있다.

> 치매 환자들은 뇌가 심각하게 손상된 후에도
> 음악을 듣고, 웃고, 친구를 만나는 등
> 간단한 활동을 여전히 즐길 수 있다.

일부 주간 보호 프로그램은 심각한 행동 문제가 있는 환자들을 수용하지 않는다. 또한 실금 증상이 있거나 혼자 힘으로 걷지 못하는 환자도 받지 않을 수 있다. 하지만 일부 치매 전문 프로그램은 중증 장애가 있는 사람들도 수용하기도 한다. 또한, 일부 주간 보호 센터는 정신 질환자나 발달 장애인을 전문으로 하거나 인지 장애가 없는 노약자만 받는다. 반면, 활동을 거의 제공하지 않는 센터도 있으므로, 프로그램이 환자에게 적절한 서비스를 제공할 수 있는지 확인하도록 한다.

주간보호센터를 이용할 때 가장 큰 장애물은 교통편이다. 센터까지 오가려면 많은 시간과 비용이 소요된다. 보호자가 직접 데려다줘야 하는 곳도 있지만, 일부 센터는 자체 차량을 이용해 환자를 직접 데리러 오거나, 지역 내 대중교통이나 택시 등과 계약을 맺어 이동을 지원하기도 한다. 교통 지원을 받을 경우, 센터까지 이동하는 동안 환자를 충분히 보살펴 주는지 반드시 확인하도록 한다.

환자가 요양원이나 노인 생활 시설에 들어가야 할 상태가 돼서야 최후의 수단으로 주간보호센터나 재가 서비스를 이용하는 가족들이 많다. 하지만 이는 잘못된 생각이라고 생각한다. 단기 돌봄 프로그램은 환자가 새로운 프로그램에 잘 적응하고 즐길만한 능력이 남아있을 때, 가능한 한 빨리 시작해야 빨리 적응하고 혜택을 누릴 수 있으며, 보호자도 지치지 않고 환자를 계속 돌볼 힘을 얻을 수 있다.

> 재가요양보호사가 그다지 도움이 되지 않는다고 느껴질지라도,
> 단기 돌봄은 보호자에게 꼭 필요하다.

재가 돌봄 서비스나 주간 보호 프로그램이 보호자와 똑같은 수준의 돌봄을 제공하리라 기대할 수는 없어도, 환자에게 적절한 돌봄을 제공하는지 확인하고 싶을 것이다. 돌봄의 질이 걱정된다면, 해당 프로그램에 대해 지역 노인복지관에 문의해 보기를 바란다. 혹은 주간보호센터에 불시에 '잠깐 들르는' 방법도 있다. 그러나 환자가 센터에서 가만히 앉아서 텔레비전만 보더라도 단기 돌봄은 보호자에게 꼭 필요하다.

단기 돌봄 서비스

단기 돌봄이란 보호자가 휴가를 가거나 병원 치료를 받거나 휴식

을 취하는 동안, 요양원과 노인 원호 생활 시설, 하숙집 등과 같은 보호 시설에서 치매 환자를 단기간^{주말, 일주일, 또는 몇 주} 맡아주는 서비스를 말한다. 단기 돌봄이라는 개념이 생소할 수 있겠지만, 한 번쯤 시도해 보길 권한다. 단기 돌봄 서비스를 이용해 본 보호자들은 매우 만족스러워한다.

> 다른 지원 프로그램들과 마찬가지로, 단기 돌봄 서비스도
> 가족들이 한계에 이르기 전에 이용해야 효과를 볼 수 있다.

정부나 보험사는 단기 돌봄 서비스를 거의 지원하지 않는다. 또한, 일부 보호자는 환자를 돌보는 책임을 잠시라도 내려놓으면 다시 감당하기 어려울 것 같아 서비스를 이용하기를 꺼린다. 단기 돌봄 서비스를 이용할 때는 환자의 체류 기간에 대해 시설과 가족 간에 명확한 협의가 필요하다. 다른 지원 프로그램들과 마찬가지로, 단기 돌봄 서비스도 가족들이 한계에 이르기 전에 이용해야 효과적이다.

단기 돌봄 서비스를 선택할 때는 시설이나 한 번에 한두 명의 환자만 돌보는 개인과 직접 협상해야 할 수도 있다. 단기 돌봄 서비스는 정부의 감독 밖에 있는 경우가 많으므로, 서비스 제공자가 치매 환자를 잘 돌볼 수 있는지, 친절하고 상냥한 사람인지 반드시 확인해야 한다. 치매 환자는 새로운 환경에서 스트레스를 받을 수 있으므로 단기 돌봄을 제공하는 시설에는 환자 개개인에게 관심을 기울일 수 있도록 숙련된 직원이 충분히 상주해 있어야 한다.

최근에는 치매 환자와 가족들을 위해 다양한 단기 돌봄 프로그램이 개발되었다. 치매 환자뿐만 아니라 보호자를 위한 서비스를 제공

하기도 하고, 단순히 '돌봄'을 제공하는 데 그치지 않고 치매 환자에게 긍정적인 경험을 선사하도록 고안된 프로그램도 있다. 지역 내 치매 지원 프로그램이나 치매안심센터에 문의하면 다양한 프로그램에 대한 정보를 얻을 수 있을 것이다.

재가 복지, 주간 보호, 단기 돌봄 서비스 준비하기

마음에 드는 프로그램을 찾아 아래의 사항을 준비해 보자. 우선, 서비스 제공자가 치매의 특성을 잘 이해하고 있으며 문제 행동에 잘 대처할 수 있는지 확인해야 한다. 돌봄 제공자가 꼭 알아야 할 사항이 있다면 서면으로 작성해 전달하도록 한다. 화장실을 가거나 식사를 할 때 어느 정도의 도움이 필요한가? 점심으로 어떤 음식을 좋아하는가? 환자가 짜증이 났다는 신호는 무엇이며 어떻게 대처해야 하는가? 특별한 도움이 필요한 부분이 있는가?

돌봄 제공자가 보호자와 다른 가족 구성원, 주치의와 연락할 방법을 알고 있는지 확인하고, 고용과 해고의 권한은 보호자에게만 있다는 사실을 확실히 하도록 한다.

치매 환자가 질환을 앓고 있다면 돌봄 제공자가 이러한 복잡한 건강 문제에 대처할 능력이 있는지 신중하게 따져봐야 한다.

환자가 돌봄 서비스를
거부할 때

가족들은 대개 치매 환자가 돌봄 서비스를 무조건 거부하리라 생각한다. 하지만 정작 환자들은 주간보호센터에서 즐겁게 지내거나 돌봄 서비스 제공자를 반기는 모습을 보여 주변 사람들을 깜짝 놀라게 하고는 한다. 환자에게 주간보호센터에 가고 싶은지 물어보지 않도록 한다. 환자는 보호자가 묻는 말을 이해하지 못해 "아니."라고 대답할 공산이 크다. 어떤 환자들은 주간보호센터에서 즐거운 시간을 보내면서도 매번 가기 싫다고 말하기도 한다. 이는 환자가 스스로 즐거움을 느꼈다는 사실을 인지하지 못하거나 이미 잊어버렸기 때문인 경우가 많다. 따라서 기쁜 마음으로 환자를 계속 주간보호센터에 데려가길 바란다.

집으로 와서 환자를 돌봐줄 사람을 고용할 경우, 환자는 돌보미나 가사 도우미에게 화를 내거나 의심하고, 모욕적인 말을 내뱉을 수 있다. 혹은 집에 못 들어오게 하거나 도둑질을 했다고 비난하거나, 심지어 해고하기도 한다. 또는, 환자가 주간보호센터에 가지 않겠다고 버티거나 갈 때만 되면 소란을 피우는 탓에 결국 보호자가 제풀에 지쳐 포기할 때도 있다.

치매 환자는 집 안에 있는 돌보미를 침입자라고 생각할 수 있으며, 주간보호센터에 처음 가면 길을 잃었거나 버려졌다고 느낄 수 있다. 따라서 환자가 하는 말은 객관적인 사실이 아니라 이러한 감정들을 반영하기도 한다.

> 환자들은 주간보호센터에서 즐겁게 지내거나
> 돌봄 서비스 제공자를 반기는 모습을 보여
> 주변 사람들을 깜짝 놀라게 한다.

적응할 시간이 필요하다는 점도 염두에 두길 바란다. 치매 환자는 변화에 적응하는 속도가 느리므로 새로운 프로그램에 익숙해지기까지 몇 주가 걸릴지도 모른다. 보호자가 이미 지친 상태라면 환자를 주간보호센터에 보내려고 씨름하는 일 자체가 소모적으로 느껴질 수 있다. 혹은 휴식을 취하려고 억지로 환자를 시설에 보낸다는 생각에 죄책감이 들 수도 있다. 하지만 프로그램을 중도에 포기하지 말고 끝까지 도전해 보길 바란다. 초기 적응 단계만 잘 넘기면 환자도 새로운 일과에 금방 적응할 것이다.

보호자의 말 한마디가 큰 차이를 만들 수 있다. 단기 돌봄 서비스를 환자가 좋아할 만한 활동으로 표현하도록 한다. 재가 요양 보호사를 집에 놀러 온 친구라고 소개하고, 치매 환자가 좋아하는 일 중에서 보호사와 함께할 수 있는 활동을 찾아보도록 한다. 가령 산책하기, 반려견 털 손질해 주기, ^{규칙을 무시한 채} 체커 게임 하기, 브라우니 만들기 등을 함께할 수 있다. 주간보호센터라는 단어 대신 환자가 편하게 받아들일 수 있도록 '동호회' 등으로 바꿔 부르는 방법도 좋다.

> 주간 보호 프로그램이나 재가 방문 서비스를
> 중도에 포기하지 말고 끝까지 도전해 보길 바란다.

환자의 인지 장애가 경미하다면, 주간 보호 센터에서 '자원봉사자'로 활동하기를 선호할 수 있으며, 센터 대부분에서 이러한 활동을 지원한다. 환자는 자신보다 장애가 더 심한 사람들을 '도와'주면서 스스로 뿌듯함을 느낄 수 있고, 새로운 환경에 적응한다거나 잘해야 한다는 부담을 줄일 수 있다.

치매 환자에게 쪽지를 써 주는 방법도 좋다. 환자가 왜 주간보호센터에 있는지^{또는 재가요양보호사가 왜 집에 있는지}, 보호자가 언제 돌아오는지, 보호자가 데리러 갈 때까지 센터에서 기다리라는 내용을 포함하도록 한다. 그런 다음, 쪽지에 서명하고 환자나 돌봄 제공자에게 주도록 한다. 이 방법이 통하지 않는다면, 의사에게 '처방전'을 작성한 다음 서명해 달라고 부탁해 보아도 좋다. 환자가 불안해할 때마다 돌봄 제공자가 환자에게 처방전을 읽어주면 도움이 될 것이다.

일부 가족들은 핸드폰이나 태블릿 PC, 컴퓨터를 이용해 보호자가 환자를 돌보는 모습을 짧은 동영상으로 찍어두기도 한다. 특히 돌봄 제공자가 환자의 옷을 입히고 식사를 도와줘야 할 때 동영상을 참고하면 큰 도움이 된다. 환자의 옷을 입힐 때 어느 쪽 팔부터 끼우는지 등 보호자가 환자를 어떤 순서로 도와주는지를 보여줄 수 있다. 동영상과 함께 지시 사항을 적은 메모도 함께 남겨도 좋다.

주간보호센터 직원과 재가요양보호사에 따르면, 환자들은 다음과 같은 경우에 적응을 더 잘한다고 한다.

- 치매 환자는 낯선 환경에 오래 노출되면 지칠 수 있으므로 첫 방문은 되도록 짧게 한다.
- 재가 요양 보호사가 집으로 방문할 때 처음 몇 번은 보호자가 함께 있어 주면, 환자가 요양보호사를 아는 사람이라고 받아들이는 데 도움이 될 수 있다. 대부분의 주간보호센터는 처음 한두 번은 보호자가 환자와 함께 있어 주길 권하지만, 간혹 보호자가 센터에 머무르지 않기를 선호하는 곳도 있다. 치매 환자 대다수는 보호자가 함께 있기만 해도 큰 위안을 얻는다. 하지만 일부 환자들은 자신을 믿지 못하고 불안해하는 보호자에게서 떨어져 있을 때 적응을 더 잘하기도 한다.
- 환자가 주간보호센터 프로그램을 시작하기 전에 센터 직원이 직접 집으로 방문케 한다.

치매 환자에게는 매 방문이 새로 시작하는 것과 같다는 점을 명심하길 바란다. 하지만 대부분은 새로운 일과에 서서히 적응한다. 주간보호센터에 가거나 재가 요양 보호사가 집으로 오는 횟수를 늘리면 환자가 익숙해지는 데 도움이 될 수 있다.

일부 보호자들은 환자를 준비시키기가 너무 힘들어서 주간 보호센터에 보낼 가치가 없다고 생각한다. 이럴 때는 친구나 이웃 등에게 도움을 요청하도록 한다. 또한 일찌감치 준비를 시작하도록 한다. 서두르는 느낌이 들면 환자의 화만 더 돋울 뿐이다.

간혹 주간보호센터를 다녀와서 배우자에게 "우리 남편또는 아내은 주간보호센터에 있어요."라고 말하는 환자들도 있다. 이런 말을 들으면 배우자는 당혹스러울 수밖에 없다. 하지만 치매 환자는 "남편" 또는 "아내"라는 단어를 다른 의미로 사용했을 가능성이 크다. "친구"라고 말하고 싶었지만, 단어가 생각나지 않아서 제일 비슷한 의미를 가진 단어로 남편이나 아내를 떠올렸을 수 있다. 따라서 그런 표현이 반드시 남녀 사이의 사랑을 의미하는 것은 아니다.

또한, 치매 환자는 "그 여자가 날 때렸어.", "센터에서 먹을 걸 아무것도 안 줘.", "뚱뚱한 남자가 내 지갑을 훔쳐 갔어." 등의 말을 할 수도 있다. 이럴 때는 센터 직원에게 자초지종을 확인해 보아야 한다. 다만, 치매 환자가 상황을 오해했거나, 기억을 잘못했거나, 자기 생각을 정확하게 표현하지 못할 가능성을 염두에 두어야 한다. 또는 점심을 먹은 사실이나 지갑을 놓아둔 곳을 잊어버렸을 가능성도 있다.

환자에게 "오늘은 뭐 했어?"라고 물으면 "아무것도 안 했어."라고 대답할 수 있다. "그럼, 재미는 있었어?"라고 다시 물으면 "아니."라고 답할 수도 있다. 환자가 이런 식으로 대답할 경우, 주간보호센터에서 있었던 일을 기억하지 못한다는 의미일 수 있다. 질문을 계속해서 환자를 곤란하게 만들지 말고 환자가 그날 어떤 활동을 즐겼는지 직원에게 물어보도록 한다.

치매 환자가 주간보호센터에 가기 싫다고혹은 재가 요양 보호사가 집에 오지 않았으면 좋겠다고 말하더라도 곧이곧대로 받아들이지 않도록 한다. 이럴 때는 보호자가 제안한 내용을 이해하지 못했을 가능성이 크다.

또는 이전에 갔던 기억을 완전히 잊어버렸을 수도 있다. 따라서 환자와 언쟁하지 말고 환자를 안심시켜 주는 편이 좋다. 환자가 잘 해낼 수 있고 좋아하는 일이며, 직원들이 친절하게 도와줄 거라고 말해주고, 보호자가 데리러 갈 거라고 알려주도록 한다.

치매 환자 중 소수는 주간 보호나 재가 돌봄 서비스에 적응하지 못한다. 이럴 때는 다른 곳을 계속 시도해 보면, 치매 환자를 잘 다루는 사람을 찾을 수 있을 것이다. 또한, 환자가 적응하지 못하는 이유가 보호자의 태도 때문은 아닌지 생각해 보길 바란다. 지금 당장 단기 돌봄 서비스를 이용하기 힘들다고 생각한다면, 몇 주나 몇 달 후에 다시 시도해 보도록 한다. 그때는 환자의 상태가 달라져 프로그램에 쉽게 적응할 수 있을지도 모른다.

단기 돌봄 서비스 이용에 대한 보호자의 감정

주간보호센터에 방문하는 첫날, 많은 가족이 좌절을 경험한다.

윌슨 씨의 사례를 들어보자. "주간보호센터를 둘러보러 갔을 때였어요. 병원에서 굉장히 좋은 곳이라고 소개해 줬거든요. 하지만 정작 가보고 나니 앨리스를 보낼 수 없다는 생각이 들더군요. 전부 늙고 아픈 사람들뿐이었어요. 쇼핑백을 질질 끌고 돌아다니며 중얼거리는 사람도 있고, 침을 질질 흘리는 사람도 있었죠. 의자에 앉아 식판을 앞에 둔 채로 졸고 있는 사람들도 여럿이었어요."

장애가 있거나 나이가 많은 다른 사람을 보고 있으면 괴로울 수 있다. 가족들이 치매 환자를 바라보는 시선은 과거의 모습에 대한 기억으로 미화되어 있기 때문이다. 시설에서는 집에서처럼 환자 개개인에게 맞춘 돌봄을 제공하지 못한다고 느끼거나 보호자 외에는 아무도 환자를 감당할 수 없다고 생각할 수 있다.

한편, 재가요양보호사를 집에 들이기를 꺼리는 가족들도 있다. 낯선 사람이 집 안에 있기를 원치 않거나 보호사가 정직한 사람인지 걱정될 수 있다. 혹은 어질러진 집을 남에게 보여주고 싶지 않을 수도 있다. 또한, 많은 이들이 "저와 우리 가족은 사생활을 중요하게 여깁니다. 저희 일은 저희가 알아서 해결하죠. 정부의 도움 따위는 필요 없어요."라고 생각하기도 한다.

미국의 가정 대부분이 허약한 노인을 보살피고 있으며, 그중 75~85퍼센트는 가족이 직접 돌본다. 치매를 유발하는 질병은 특히 환자의 가족들에게 큰 부담을 안겨준다.

| 미국 가정의 75~85퍼센트는 가족이 직접 허약한 노인을 돌본다. |

치매는 뇌와 정신 모두에 영향을 미치는 질병이다. 따라서 가족들은 환자와 유대와 교감이 끊긴 데서 오는 슬픔, 옷을 입히고 밥을 먹이고 화장실을 데려가는 등의 일상적인 돌봄 업무, 치매로 인한 행동 문제에 직면하게 된다. 질병은 수년간 지속되고, 보호자는 한순간도 환자를 혼자 둘 수 없다. 많은 보호자가 힘겹게 버티며 하루하루를 간신히 살아가고 있다.

보호자가 아플 때는 다른 보호자들처럼 환자의 돌봄을 다른 사람에게 맡겨야만 한다. 환자를 잘 돌보려면 보호자도 자신을 스스로 잘 돌봐야 한다. 피곤하거나 우울하면 환자에게 짜증을 내기 쉬우며, 환자는 보호자의 괴로운 감정을 대번에 읽고 어쩔 수 없이 평소보다 심하게 칭얼대거나 배회하거나 말대꾸를 하게 된다. 이럴 경우, 많은 보호자가 약물로 해결하려 한다. 앞서 언급했듯이 약물은 부작용은 심각하지만 효과는 그리 탁월하지 않으며, 자칫 환자의 혼란만 가중될 수 있다. 환자를 너무 재촉하거나 짜증을 내고, 때리고 있지는 않은지 곰곰이 생각해 보길 바란다.

혼자만의 시간을 가지며 휴식을 취하고
한결 나아진 기분으로 돌아오면
환자를 가능한 한 오랫동안 집에서 돌볼 힘이 생길 것이다.

보호자의 지친 심신을 치료할 최고의 처방은 다른 가족들과 고민을 나누고 환자와 잠시 떨어져 시간을 보내는 것이다. 혼자만을 위한 시간을 가지며 휴식을 취하고 한결 나아진 기분으로 돌아오면 환자를 계속 돌볼 힘이 생길 것이다.

주간보호센터에 있는 입소자들이 환자보다 장애 정도가 심해 보일 경우, 환자는 오히려 자신의 장애가 눈에 띄지 않고 다른 사람을 도와줄 수 있어 편안함을 느낄 수 있다. 또한, 재가요양보호사는 평판을 제대로 알아보았다면 정직한 사람일 가능성이 크다. 업체를 통해 고용했다면 보증보험에 가입되어 있는지 확인하도록 한다. 재가요양보호사는 집 안의 청결 상태를 크게 신경 쓰지 않는다고 말한다.

치매 환자를 돌보는 다른 가족과 이야기를 나누어 보길 바란다. 다들 처음에는 단기 돌봄 서비스를 이용하기를 꺼렸으나 서로 떨어져 있는 시간이 환자와 보호자 모두에게 도움이 된다고 조언할 것이다. 또한, 돌봄 전문가들도 치매 환자를 돌볼 때 어려움을 겪는다는 사실

을 알고 나면 보호자가 자신의 노력을 긍정적으로 바라보는 데 도움
이 된다고 한다.

재가요양보호사가 핸드폰으로 동영상만 보거나 주간보호센터에
온 환자들이 대부분의 시간을 앉아서 보내는 것처럼 보일 경우, 단기
돌봄 서비스가 보호자의 마음에 들지 않을 수 있다. 그렇더라도 계속
이어가길 바란다. 보호자가 돌봄에서 잠시 벗어나 주기적으로 휴식을
취해야 심신이 지치지 않고 환자를 계속해서 돌볼 수 있다.

일부 재가요양보호사들은 자신이 환자를 돌보는 동안 보호자에게
집 밖으로 나가라고 권한다. 이는 잠시라도 보호자가 환자와 떨어져
시간을 보내길 바라기 때문이다. 집 안에 머물면서 요양보호사와 이
야기를 나누거나 환자를 돕고 싶겠지만, 장기적으로 볼 때 잠시 밖으
로 나가 바람을 쐬는 편이 보호자에게 더 유익하다. 동네를 거닐거나
브릿지 카드 게임을 하거나 이웃을 방문하는 것만으로도 장기적으로
환자를 돌볼 힘을 얻을 수 있다. 집에 있고 싶다면, 환자와 떨어져 다
른 방에서 휴식을 취하도록 한다.

정보 찾기

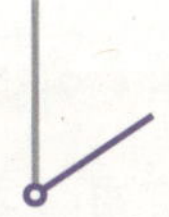

일부 도시와 마을에는 치매 환자가 받을 수 있는 서비스에 대한 정보와 제공처를 알아볼 수 있는 장소가 마련되어 있다. 하지만 제공되는 정보가 최신이 아니거나 완벽하지 않은 경우가 많다. 그 결과 보호자는 끈기를 가지고 여러 개인이나 단체에 직접 문의해야 한다. 정보를 찾는 과정은 길고 지루할 수 있으며, 보호자가 치매 환자를 도맡아 돌보고 있다면 직접 정보를 찾아 헤매기가 힘들 수 있다. 또한 치매 환자를 두고 전화만 걸고 있을 수도 없다. 혼자서 감당하기 벅차다면 돌봄 서비스에 대해 알아보는 일을 다른 가족 구성원이나 친한 친구에게 부탁해 보길 바란다. 만약 가족 중 다른 사람이 환자를 주로 돌보고 있다면, 돌봄 서비스를 받을 수 있는 곳을 대신 찾아봐 주겠다고 제안해 볼 수 있다.

정보를 알아보기 전에 보호자와 환자가 어떤 도움이 필요한지 먼저 생각해 보도록 한다.

- 재정 계획을 세우는 데 도움이 필요한가?
- 치매나 환자의 진단에 대한 정보가 더 필요한가?
- 환자를 주간보호센터에 보내거나 재가 돌봄 서비스를 받을 생각이 있는가?
- 환자를 주간보호센터에 보내려면 교통편이 필요한가?
- 목욕과 같은 특정 업무를 도와줄 사람이 필요한가?
- 일주일에 한 번 저녁에 휴식이 필요한가? 아니면 운전을 할 수 있는 낮 동안에 외출하기를 원하는가?
- 함께 대화를 나눌 상대가 필요한가?
- 환자에게 어떤 도움이 필요한가 환자가 불안해하거나 배회하고 실금 증상이 있다면, 돌봄 제공자가 환자의 문제에 혼자서 대처할 줄 알아야 한다?
- 환자가 걸을 때 도움이 필요한가? 아니면 침대에 누운 상태에서 간호를 받아야 하는가?

돌봄 서비스 제공자에게 물어볼 질문을 종이에 정리한 다음에 전화를 걸도록 하고, 대화 내용과 상대방의 이름을 메모하도록 한다. 추가 정보가 필요해 다시 전화할 때, 메모해 둔 내용을 참고하면 큰 도움이 될 것이다. 전화를 받은 사람이 제대로 답변하지 못할 경우, 답변을 알고 있는 사람과 연결해달라고 요청하도록 한다. 상대방이 답변을 회피할 때도 다른 사람을 바꿔 달라고 한다.

제일 먼저 치매 지원 기관이나 치매안심센터에 연락해 보길 바란다. 전화번호는 공식 웹사이트에서 찾을 수 있다. 대부분의 지부에는 전문적인 지식을 갖춘 직원이 상주하고 있으며, 환자가 거주하는 지역에서 치매 환자가 이용할 수 있는 양질의 프로그램을 소개해 줄 것이다. 보호자의 상황을 잘 이해하는 직원_{대개 직원의 가족도 치매를 앓고 있는 경우} 이 이야기를 듣고 필요한 서비스를 추천해줄 것이다. 일반적으로 지부에서는 프로그램의 품질에 대한 공식적인 평가를 하지 않지만, 종종 프로그램에 대한 다른 가족들의 의견을 알려주기도 한다.

또한 각 지역의 노인복지관에 문의해 볼 수 있다. 정부나 지자체에서 지원하는 노인복지관은 지역마다 이름이 다르지만, 보통 인터넷에서 지역 정부 기관의 목록을 찾아보거나 '노인' 또는 '고령자'를 검색하면 찾을 수 있다. 일부 노인복지관에서는 전문 인력이 상주하고 있어 보호자가 필요한 도움을 찾을 수 있도록 도와준다. 또한, 치매 환자를 전문으로 하거나, 재가 돌봄 서비스 등을 제공하는 곳도 있고, 주간보호센터까지 교통편을 제공하는 곳도 있다. 노인복지관 직원들은 대부분 치매에 대해 박식하며 환자에게 효과적인 프로그램을 추천해 주지만, 추천하는 서비스의 질에 대해서는 잘 알지 못할 수 있다.

주간보호센터의 직원은 해당 지역 내에서 이용 가능한 서비스에 대해 잘 알고 있다. 주간보호센터를 이용할 마음이 없더라도 전화를 걸어 보면 좋다. 치매안심센터나 치매 정보 센터의 직원들도 치매 환자에게 도움이 될 만한 정보를 알고 있을 것이다. 이외에도 지역 보건소나 노인 평가 프로그램, 노인 복지관, 사회복지 기관, 가족 서비스_{천주교, 루터교, 유대인 가족 서비스들} 등을 통하면 정보를 얻고 적절한 서비스를 소개받을 수 있다. 이 중에는 도움이 되는 곳도 있지만, 전혀 도움이 되지 않는 곳도 있을 것이다. 혹은 기관의 직원이 지역 서비스에 대해 잘 모를 수도 있다. 일부 지역에서는 각각의 기관에서 치매 환자에게 탁월한 주간보호센터나 재가 돌봄 서비스를 제공하는 반면, 치매 환자와 가족들을 위한 서비스가 전무한 지역도 있다.

보호자에게 필요한 서비스를 찾지 못할 가능성도 있다. 안타깝게도 치매 환자의 가족이 필요한 서비스가 항상 이용 가능한 것은 아니다. 따라서 필요한 서비스를 찾지 못했다고 해서 자책하지 않길 바란다. 기관에 따라 대기자가 많거나 특정 질환이나 장애가 있는 사람만 수용하기도 하고, 가격이 너무 비싼 곳도 있다.

어쩌면 지금 당장 이용할 수 있는 서비스를 택해야 할지도 모른다. 이상적이지는 않을 수 있겠으나, 혼자서 감당하려 애쓰기보다는 조금이라도 도움을 받는 편이 나을 수 있다.

때로는 가족들끼리 도움을 주고받기도 한다. 교환 방식은 간단할 수도, 복잡할 수도 있다. 기본적으로 두세 가족이 번갈아 가며 환자를 돌본다. 먼저 일주일에 한 번 날을 정해 오후에 두 명의 환자를 돌보고, 다음 주 오후가 되면 다른 사람에게 환자를 맡기고 외출을 하는 식이다. 이 방법은 불안이나 배회 증상이 없는 환자에게 제일 효과적이며, 환자들은 다른 사람과 상호작용하며 즐거움을 느낄 수 있다. 도움을 주고받는 가족끼리 '규칙'을 명확하게 확립해 두어야 한다.

여러 가족이 모임을 구성한 다음, 치매 환자를 돌볼 사람을 한두 명 정도 뽑아 교육하는 방법도 있다. 뽑힌 사람들은 매일 시간을 배분해 여러 가족의 환자를 돌보는 일에 전념하게 된다.

혹은 가족 구성원이나 친구, 이웃, 보호자가 속해 있는 종교 단체의 일원에게 도움을 받을 수도 있다. 중앙치매센터에서는 보호자가 잠시 휴식을 취하는 동안 치매 환자를 안심하고 맡길 수 있도록 일반인을 대상으로 '치매 파트너' 사업을 운영한다. 어떤 가족들은 광고나 수소

문을 통해 단기 돌봄 제공자를 구하기도 한다. 전문 기술은 부족하지만 일자리를 구하고 있는 노년층 중에서 찾아보면 도움이 될 것이다. 또는 대학생을 고려해 보아도 좋다. 온화하고 친절하며 자신의 조부모를 돌본 경험이 있는 학생들을 구해보도록 한다.

돌봄 서비스 비용 지불하기

먼저 환자가 장기요양보험에 가입되어 있는지 확인해 보도록 한다. 등급에 따라 요양원만 지원할 수도 있고, 재가 돌봄과 주간보호센터, 호스피스, 재택 간호 서비스까지 지원할 수도 있다.

주간보호센터와 재가 돌봄 서비스의 비용은 천차만별이다. 일반적으로 정부나 민간에서 지원금을 받는지에 따라 서비스의 비용이 달라진다. 정부는 중산층 가족에게 주간보호센터나 재가 돌봄 서비스의 비용을 지원하지 않으며, 메디케어도 장기 요양 비용을 보장하지 않는다 한국에는 국민건강공단에서 시행하는 노인장기요양보험제도가 있다. 사회 보험의 한 종류로, 상황에 따라 상이하나 재가급여와 시설급여를 모두 보장한다. 아래의 메디케어 관련 내용들은 미국의 상황에 해당하는 것이므로, 참고용으로만 활용하기를 바란다—옮긴이.

방문 간호사나 재가 돌봄 서비스 제공자는 방문 간호업체를 통해서도 고용할 수 있다. 업체를 이용할 경우, 서비스 제공자가 책임보험에 가입되어 있는지, 무단으로 결근하면 다른 사람으로 대체할 수 있는지 알아보도록 한다. 또 치매 환자 돌봄과 관련하여 교육을 얼마나 받았는지, 경력은 어느 정도 쌓았는지도 확인해야 한다. 반드시 치매 환자와 소통할 수 있는 사람이어야 한다는 점을 강조하도록 한다.

보호자가 재가 돌봄 서비스나 동행 서비스를 제공하는 사람을 직접 찾아서 고용할 경우, 에이전시보다 비용이 저렴하다는 장점이 있다. 그러나 적절한 사람을 찾기까지 상당한 시간이 소요될 수 있으며 예측이 불가하다는 단점이 있다. 일부 가족들은 인터넷이나 지역 신문에 구인광고를 올리기도 하고, 재가 돌봄 서비스 제공자가 직접 인터넷이나 신문, 지역 상점의 게시판에 구직광고를 내기도 한다. 많은 가족은 지인이 고용한 재가 돌봄 서비스 제공자에게 문의하면, 동료 중에 일을 구하고 있는 사람을 소개받을 수 있을 거라고 조언한다.

누군가를 고용할 때는 환자를 돌보는 일과 집 청소를 한 사람에게 모두 맡기지 않도록 한다. 두 가지 일은 보호자도 동시에 하기 힘들며, 집과 치매 환자에 대해 잘 알지 못하는 사람이 잘 해내기란 불가능에 가깝다. 따라서 집 안이 너저분하더라도 환자를 잘 돌봐주는 것만으로 만족해야 할 수 있다. 계약하기 전에 일당과 시간, 자세한 업무 내용에 대해 상의하도록 한다. 특히 대도시권에서는 일당이 상당히 높을 수 있다.

자원봉사자를 교육해 주간보호센터 직원이나 재가요양보호사로 투입하는 프로그램도 있다. 이러한 프로그램은 효과가 좋지만, 부대 비용이 발생한다. 감독 및 교육을 위한 인건비와 교통비, 보험료를 충당하기 위해 치매 환자의 가족들에게 비용을 청구할 수도 있다.

하지만 위에 언급한 지원들 모두 극히 제한적이기 때문에, 가족들 상당수가 단기 돌봄 서비스 비용의 일부를 부담해야 한다. 또한 많은 가족이 요양원이나 노인 거주 시설의 막대한 비용에 큰 부담을 느낀다. 이로 인해 환자를 시설에 맡길 일이 생기지 않길 바라지만, 만일의 상황에 대비해 단기 돌봄 서비스에 돈을 쓰기보다는 아껴야 한다고 생각한다. 하지만 메디케이드의 경우, 환자가 개인 자산을 모두 소진한 후에야 요양원 비용을 지원한다. 따라서 배우자의 재산은 그대로 두고 환자의 재산 일부를 단기 돌봄 서비스에 쓰고, 이때 지출한 돈이 환자의 돌봄을 위해 사용했다는 사실을 입증하기 위해 자세한 기록을 남겨 둘 수 있다. 요양원 입소하기 위해 처음 몇 달 치 요양원 비용을 충당할 자금을 넉넉히 남겨 두어야 한다.

단기 돌봄 프로그램에 다양한 질환의 환자들이 섞여 있어도 괜찮을까?

치매 환자만 전문적으로 돌보는 단기 보호 프로그램이 다양한 질환을 앓는 환자들을 함께 돌보는 프로그램보다 더 낫다는 이야기를 들어본 적이 있을 것이다. 가족들은 알츠하이머병에 걸린 늙고 노쇠한 환자가 두부 손상 등의 외상을 입은 젊고 힘센 환자와 함께 지내다 사고가 발생하지 않을까 걱정하기도 한다.

> 주간 보호 프로그램의 질을 가늠할 때는
> 프로그램에 참여하는 환자의 병명보다
> 직원들의 실력이 더욱 중요하다.

신체 기능의 수준과 필요 사항이 비슷한 사람들을 대상으로 하는 프로그램은 환자의 욕구에 맞춰 전문화된 서비스를 제공하기가 더 수월할 수 있다. 하지만 많은 프로그램이 치매 환자와 두부 외상 또는 신체적 장애가 있는 환자를 함께 수용해 성공적으로 운영 중이다. 일부 지역에서는 허약자와 치매 환자가 함께 참여할 수 있는 프로그램도 있다. 이러한 프로그램이 성공을 거두는 까닭은 환자의 병명이 신체 기능의 수준과 필요 사항을 대변하는 것이 아니기 때문이다. 젊고 활동적인 알츠하이머병 환자를 보살피는 일은 늙고 노쇠한 알츠하이머병 환자보다 두부 외상을 입은 사람을 돌볼 때와 더 비슷할 수 있다. 따라서 주간 보호 프로그램의 질을 가늠할 때는 프로그램에 참여하는 환자의 병명보다는 직원들의 실력이 더욱 중요하다.

프로그램을 판단할 때는 환자 개개인에게 돌봄을 잘 제공하는지, 환자가 다른 사람들과 잘 어울릴 수 있는지를 우선으로 삼도록 한다. 치매 환자는 신체장애가 있는 다른 환자를 위해 휠체어를 밀어주거나 쿠키가 든 접시를 건네주며 큰 만족을 느낄 수 있다. 하지만 토론이나 독서, 영화 모임 등을 주로 제공하는 프로그램은 대부분 치매 환자를 고려하지 않고 짜인 활동에 초점에 맞춰져 있다. 환자가 잘 적응하지 못하거나 너무 허약해서 걱정된다면 해당 프로그램 진행자와 먼저 상의하길 바란다. 일부 프로그램은 유연하게 운영되어 환자의 현재 능력에 맞게 활동을 조정해 주기도 한다. 프로그램에 본격적으로 참여하기 전에 환자가 체험 수업을 들어보는 방법이 제일 좋다. 치매 환자가 적응을 너무 잘해서 놀랄지도 모른다.

서비스의 품질 파악하기

치매 환자는 자신이 받는 돌봄 서비스에 대해 잘 설명하지 못할 수 있으므로, 보호자가 직접 나서서 프로그램에서 제공하는 서비스의 질을 확인해야 한다. 프로그램을 소개해 주는 업체들 대부분은 서비스의 질에 대해 믿을만한 정보를 가지고 있지 않다. 이는 정부 기관이라고 해도 마찬가지이며, 한 번도 방문한 적이 없는 업체를 소개하기도 한다. 또한 일부 소개 업체들은 형평성을 위해 품질에 상관없이 모든 프로그램을 공평하게 추천하도록 규정한다. 게다가 병원 사회복지사는 환자를 빨리 배정하라는 병원의 압박을 받는 경우가 많아 상황이 더욱 복잡해진다.

권위 있는 기관에서 추천한 프로그램이라고 해서 무조건 품질이 뛰어나거나, 업계 또는 지자체의 기준에 부합하거나, 최근에 점검을 받았으리라 가정해서는 안 된다.

많은 프로그램의 직원들은 자기가 하는 일이 좋아서 하는 경우가 많기 때문에 대체로 양질의 서비스를 제공한다. 하지만 질이 떨어지는 프로그램도 간혹 있기 마련이며, 서비스의 질을 평가하는 일은 보호자의 몫이다. 프로그램이 인가를 받았는지, 어떤 기관에서 인가를 받았는지, 자발적 기준이나 필수 기준을 잘 준수하는지 항상 확인하도록 한다. 또 마지막으로 점검을 받은 시기가 언제인지 물어보고 검사 결과를 보여달라고 요청하도록 한다.

기본적으로 주간보호센터는 책임보험에 가입되어 있어야 한다. 직원들은 전문가(대개 간호사나 사회복지사)의 감독 아래 일해야 하며, 노인을 안전하게 돌보는 방법과 치매 환자를 돌보는 특별 훈련 교육을 받아야 한다. 또한, 주간보호센터에서 일하는 직원들이 해당 지자체에서 요구하는 기준에 부합하는지, 주간보호센터 직원이나 재가요양보호사가 정부의 인증을 받았는지 해당 기관에 직접 문의하도록 한다. 특히 초반에는 궁금한 내용을 물어보고, 평판을 확인하고, 환자를 어떻게 돌보는지 지켜보아야 한다. 주간보호센터에서 식사 준비와 배회 환자 감시, 화재 시 대피 계획, 제공되는 활동 종류 등에 대해 물어 보도록 한다.

치매 환자는 상황을 오해하거나 오인하는 경우가 많다. 이로 인해 환자가 직원들이 환자를 방임했다거나 제대로 돌봐주지 않았다고 말할 수 있지만, 환자의 말은 사실이 아닐 수 있다. 따라서 환자가 "점심을 안 줬어." 또는 "그 여자가 우릴 감시하고 있어."라고 말한다면, 진위를 신중하게 따져보길 바란다.

메리는 아픈 엄마를 집에서 봐줄 사람을 구했다. 그러던 어느 날,

평소보다 일찍 집에 돌아온 메리는 요양보호사가 엄마를 돌보지 않고 오후 내내 드라마만 보고 있었다는 사실을 발견했다.

다른 사람이 환자를 얼마나 잘 돌보고 있는지 확인하기는 쉽지 않다. 하지만 돌봄 제공자들 대부분은 정직하고 환자를 잘 보살핀다. 무엇보다도 보호자가 휴식 시간을 갖는 것이 중요하므로, 돌봄의 질이 걱정되어 도움을 받기를 주저해서는 안 된다. 하지만 문제가 발생할 수도 있으니 항상 경각심을 가지도록 한다. 돌봄의 질이 염려된다면 거주 지역의 노인복지관이나 행정감찰관에게 프로그램에 대해 문의하도록 한다. 많은 경우, 보호자가 제기한 불평이나 불만 사항을 조사할 것이다.

연구 및 시범 프로그램

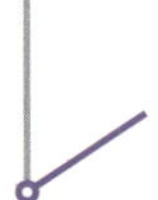

미국의 연방 정부와 일부 주 정부, 일부 대학에서는 알츠하이머 연구 센터와 알츠하이머병 클리닉을 운영하고 있다^{한국의 경우 중앙 치매안심센터에서 치매와 관련한 다양한 교육 프로그램을 운영 중이다. 관련 종사자뿐만 아니라 치매 환자나 환자의 가족들, 그리고 일반인 모두가 들을 수 있는 '치매 파트너' 교육도 구비되어 있다. 온라인으로 손쉽게 들을 수 있고, 간혹 오프라인 강의가 열리기도 하니 시기와 상황에 맞게 판단하여 들어 보기를 바란다—옮긴이}. 그중 일부는 새로운 치료법이 실현 가능한지 확인하기 위해 시범 프로그램에 자금을 지원한다. 일부 센터는 잠재적인 치료법과 예방 방법, 완치 가능성에 관한 연구를 수행하며, 다른 센터는 치매 진단이나 건강 관리, 가족들을 위한 교육 등에 집중한다. 또한, 치매안심센터와 긴밀하게 협력하는 곳도 있지만, 아무 기관과도 연계되어 있지 않거나 다른 치매 지원 프로그램과 연계된 센터도 있다. 또 일부 센터는 서비스를 제공하는 가족들에게만 단기 돌봄 서비스에 대한 정보를 제공하는 반면, 다른 센터는 누구나 요청만 하면 정보를 알려주기도 한다. 이러한 기관들은 근처에 사는 가족들에게 든든한 지원군이다. 센터마다 연구 범위나 예산이 다를 수 있으며, 치매안심센터에 문의하면 관련 정보를 얻을 수 있다.

주 돌봄자는 가족에게 도움과 지지를 받을 때
어려움을 더 잘 헤쳐나간다.

11장

The 36-Hour Day

치매 환자와 가족

치매를 유발하는 만성 질환은 가족 모두에게 큰 부담을 준다. 신체적 노고와 경제적 부담이 뒤따르고, 사랑하는 사람이 예전의 모습을 잃어가는 현실을 받아들여야 한다. 또한 가족 내 관계나 책임이 변화하며, 가족 간에 의견 충돌이 생길 수 있다. 이로 인해 가족들은 감당하기 힘든 부담감이나 좌절, 고립감, 분노, 우울을 느끼게 된다. 그리고 이러한 상황은 수년간 이어진다. 치매 환자와 보호자, 다른 가족 구성원들은 가족이라는 하나의 체계 안에서 밀접하게 연결되어 있다. 가족 중 누군가가 치매를 유발하는 질환에 걸리게 되면, 이 체계에 막대한 영향을 미치게 된다. 만성 질환으로 인해 가족 내에서 발생할 수 있는 변화를 잘 이해하고, 그로 인해 가족들이 느낄 수 있는 감정들을 미리 알아두면 도움이 된다. 때로는 다른 사람들도 같은 어려움을 겪고 있다는 사실을 아는 것만으로 마음이 한결 편해지기도 한다. 또한 현재 상황을 명확히 이해하면 개선할 방법을 찾는 데 큰 도움이 될 것이다.

가족들 대부분은 늙고 병든 가족 구성원을 가능한 한 오래 집에서 직접 돌본다. 미국인 대다수가 노인을 방임하거나 요양원에 '유기'한다는 속설은 사실이 아니다. 연구에 따르면, 성인이 된 자녀들 대부분은 떨어져 사는 부모님이나 나이 든 친척들이 잘 지내는지 주기적으로 확인하거나 직접 돌보고 있다고 한다. 가족들은 대개 외부에 도움을 요청하기 전에 아픈 가족 구성원을 최선을 다해 돌보며, 스스로 희생을 감수하기도 한다. 물론, 아픈 사람을 직접 돌보지 않는 가족들도 존재한다. 그중에는 질병이나 기타 문제로 인해 병간호를 할 수 없는 사람도 있고, 단순히 원하지 않는 사람도 있다. 반대로 돌봐줄 가족이 없는 노인들도 있다. 하지만 가족들 대부분은 늙고 병든 가족 구성원을 잘 돌보기 위해 고군분투하고 있다.

> 가족들 대부분은 늙고 병든 가족 구성원을
> 가능한 한 오래 집에서 직접 돌본다.

가족들 대부분은 치매 환자를 함께 돌보면서 서로 협력하고 사이가 더욱 돈독해진다고 말한다. 하지만 간혹 압박감으로 인해 가족 간에 갈등이 생기거나 오래 묵은 불화가 다시 불거지기도 한다. 몇 가지 사례를 살펴보자.

히긴스 씨는 불만을 토로했다. "가족 간에 합의를 볼 수가 없습니다. 저는 어머니를 집에서 모시고 싶지만, 여동생은 요양원에 보내길 원해요. 심지어 어머니의 상태에 대해서도 서로 의견이 엇갈린다니까요."

테이트 부인은 이렇게 말했다. "오빠는 전화도 안 하고 엄마 얘기를 일절 하지 않으려고 해요. 결국 엄마를 돌보는 일은 오롯이 제 책임이에요."

게다가 치매 환자를 돌보다 보면 보호자는 지치고 힘들 수 있다.

프리드 부인은 다음과 같이 한탄했다. "너무 우울해서 눈물이 막 흘러요. 그러다 걱정에 사로잡혀 뜬눈으로 밤을 지새우기 일쑤예요. 궁지에 몰린 기분이에요."

가족이 점점 쇠약해지는 모습을 옆에서 지켜보는 일은 고통스러울 수 있다. 11장에서는 치매 환자의 가족 내에서 발생하는 문제를 살펴보고, 12장에서는 보호자가 느낄 수 있는 감정들에 대해 알아보도록 하겠다.

때로는 환자의 장애가 심각한데도 보호자와 가족, 친구들이 인지하지 못하는 경우도 종종 있다. 이로 인해 환자가 혼자 살게 두거나 운전을 그만둬야 할 시기가 지난 후에도 운전을 계속하도록 내버려 두기도 한다. 치매에 대해 잘 아는 의사에게 환자를 데려가 뇌 손상 정도를 정확하게 평가받으면, 가족들이 환자를 돌보며 겪는 어려움에 대처하는 데 도움이 될 것이다.

치매 환자를 돌보는 매 순간이 불행으로 가득한 것만은 아니다. 실제로 보호자 중 상당수가 어려운 상황에 대처하는 방법을 하나씩 배워나가며 뿌듯함을 느낀다. 또한 많은 가족이 치매 환자를 함께 돌보며 서로의 소중함을 한 번 더 깨닫는다고 증언한다. 치매 환자가 주변 세상을 즐길 수 있도록 도와주며 보호자 또한 소소한 일상을 함께 나누는 즐거움을 새삼 느끼게 될지도 모른다. 고양이와 놀아주거나 꽃을 감상하는 순간들의 소중함을 다시 발견하게 될 수 있다. 혹은 자신과 타인에 대한 신뢰가 커지거나 신앙심이 깊어지는 사람들도 있다. 치매를 유발하는 질병 대부분은 서서히 진행되므로, 진단을 받은 후에도 가족들은 환자와 여러 해 동안 좋은 시간을 함께 보낼 수 있다.

모랄레스 부인의 말을 들어보자. "힘들기도 하지만, 개인적으로는 여러모로 좋은 점도 많았어요. 남편이 도맡아 해오던 일을 저 혼자서도 해낼 수 있다는 자신감이 생겼고, 남편이 아프기 시작하면서 아이들과 더 가까워졌거든요."

　이 책은 치매 환자를 돌보는 가족들의 문제 해결 돕고자 집필된 까닭에 주로 부정적인 감정과 어려움에 대해 다루고 있다. 가족들이 겪는 일상의 한쪽 측면만을 강조하고 있다는 점을 잘 알고 있다.

　보호자와 가족들의 경험하는 문제와 느끼는 감정은 서로 밀접하게 연결되어 영향을 주고받는다. 하지만 이해를 돕고자 개별적으로 나누어 설명하고자 한다.

역할 변화

가족 중 한 사람이 병에 걸리면, 가족 구성원 간의 역할과 책임, 기대치도 변하게 된다.

한 여성은 "재정 관리가 제일 힘들어요. 결혼하고 35년 동안 재정 관리는 남편이 도맡아 해왔거든요. 계좌를 관리하고 공과금을 납부하는 법을 배워야 하는데 막막하네요."라고 말했다.

한 남편은 "빨래방에서 여자 속옷을 빨 때마다 쩔쩔매요."라며 신세 한탄을 했다.

한 아들은 "저희 아버지는 늘 권위적이었어요. 그런 아버지께 운전을 그만두라고 어떻게 말씀드려야 하죠?"라며 고충을 털어놓았다.

한 딸은 "오빠는 왜 엄마를 돌보지도 않고 도와주지도 않는 걸까요?"라고 불만을 토로했다.

역할과 책임은 엄연히 다른 개념이며, 가족 내에서 각자의 '역할'이 보호자와 다른 가족 구성원들에게 어떤 의미를 지니는지 인식하는 것이 중요하다. 책임이란 가족 구성원 각자가 맡은 일을 의미한다. 반면 역할은 내가 누구인지, 남들 눈에 어떻게 보이는지, 사람들이 나에게 기대하는 것이 무엇인지 등을 포괄한다. 즉, 역할이란 한 사람이 가족 내에서 차지하는 위치를 의미한다_{예를 들어 가장, 중재자, '모두가 의지하는 사람' 등}. 이러한 역할은 오랜 세월에 걸쳐 확립되며 명확하게 설명하기 어려운 경우가 많다. 일반적으로 가족 내에서 맡은 일이 역할을 상징한다. 앞서 언급한 사례는 가족 구성원들이 새로운 일_{빨래하기, 계좌 관리 등}을 배울 때 발생하는 문제와 가정 내 역할_{재정 관리자, 주부, 가장 등}이 변화하면서 겪는 문제를 모두 묘사하고 있다.

매일 치매 환자와 보호자 본인, 가족들을 보살피면서 재정 관리나 빨래하기 등 새로운 일을 배우기란 쉽지 않다. 하지만 가족 내 역할이 바뀔 경우, 새로운 역할을 받아들이고 적응하기가 훨씬 힘들다. 가족 내에서 각자의 책임이 달라지고 다른 가족 구성원들의 역할과 기대치 또한 달라진다는 사실을 이해하면, 가족 내에서 발생할 수 있는 문제와 서로의 심정을 헤아리는 데 도움이 될 것이다. 살면서 역할 변화에 잘 대처한 경험이 다들 있으므로, 그때의 경험을 떠올려 보면 새로운 역할에 적응하는 데 도움이 될 것이다.

환자의 치매가 심해질수록 가족 내에 여러 역할이 바뀌게 된다. 다음 네 가지 예를 살펴보자.

1. 남편과 아내 중 한 명이 치매에 걸리면 부부 관계에 변화가 생긴
   다. 이러한 변화로 인해 슬프고 고통스러울 수 있지만, 오히려 관
   계가 더 좋아지기도 한다.

존과 메리 더글러스가 결혼한 지 41년째 되던 해, 메리가 치매에 걸렸다. 메리는 집안의 가장이었고, 생활비 대부분을 메리의 수입으로 충당했으며, 중요한 결정을 내릴 때는 메리의 의견을 따르는 경우가 많았다. 작가인 존은 늘 아내에게 의지해 살아왔다. 그러다 메리가 치매에 걸리고 나자 존은 부부의 재산이 얼마인지, 어떤 보험에 가입했는지, 심지어는 가계부를 어떻게 쓰는지도 모른다는 사실을 깨달았다. 이윽고 청구서가 연체되기 시작했고, 존이 메리에게 어떻게 된 일인지 물어보자 메리는 버럭 화를 냈다.

존은 결혼기념일을 맞아 작은 칠면조 요리를 준비했다. 그간 있었던 일을 잊고 조용히 둘만의 시간을 보내고 싶었다. 그런데 존이 촛불을 켜는 순간, 메리는 겁에 질린 채 존이 집을 불태우려 한다고 소리를 지르기 시작했다. 존은 메리를 진정시키고자 촛불을 끄고 얼른 부엌으로 치웠다. 그러자 메리는 존이 자기를 버렸다며 엉엉 울기 시작했고, 존은 황급히 집 밖으로 나가버렸다. 결국 두 사람 모두 저녁을 먹을 기분이 아니었다.

결혼기념일을 예전처럼 기념하지 못하게 되자 존은 한계에 다다른 느낌이 들었다. 메리가 더는 기념일을 함께 축하할 수 없으며, 부부의 재정을 관리할 수 없다는 생각이 들자 갑자기 커다란 상실감과 압도감이 한순간에 밀려왔다. 결혼 생활 내내 존은 문제가 생길 때마다 메리에게 의지해 왔다. 하지만 이제 메리가 해오던 일들을 처리하

는 법을 배우는 것도 모자라 치매에 걸린 아내까지 돌보아야 했다.

새로운 기술을 배우고 책임을 짊어지게 되면 많은 힘과 노력을 기울여야 한다. 즉, 이미 하고 있는 일 외에 또 다른 일이 추가된다는 의미이다. 그렇다 보니 새로운 일을 배우고 싶지 않을 수 있다. 빨래를 한 번도 해 본 적이 없는 사람들은 빨래하는 법을 배우고 싶지 않아 한다. 실제로 잔뜩 쪼그라든 스웨터와 분홍색으로 물든 수건을 마주한 후에야 빨간 스웨터와 흰색 수건을 함께 빨면 안 된다는 사실을 깨닫게 된 사람들도 많을 것이다. 재정 관리를 해 본 적이 없는 배우자는 돈 관리가 어렵다고 느끼고 심각한 실수를 할까 봐 두려울 수 있다.

배우자가 맡아왔던 일을 직접 해야 한다는 사실뿐만 아니라, 배우자가 더는 그 역할을 감당할 수 없다는 현실은 지금까지 일어난 모든 슬픈 변화를 상징한다. 일례로, 존은 결혼기념일을 예전처럼 함께 축하할 수 없게 되자 존은 관계에서 자신의 역할을 상실했다고 생각했다.

> 기분이 나쁘고 피곤할 때는 새로운 기술을 배우기 힘들다.
> 가능하다면, 충분히 휴식을 취하고
> 스트레스를 받지 않은 상태에서 시도하길 바란다.

배우자는 문제를 함께 해결하던 파트너를 잃었으며, 앞으로는 모든 문제를 혼자서 해결해나가야 한다는 현실을 서서히 자각하게 된다. 존은 결혼기념일을 계기로 메리가 가족 내 의사 결정권자로서 중요한 결정을 내리는 역할을 더는 할 수 없게 되었다는 사실을 깨달았다. 예순의 나이에 갑자기 누구의 도움도 없이 홀로 살아가야 하는 상황에 부닥친 셈이다. 항상 아내에게 떠넘겨 왔던 일들을 혼자서 감당해야 했기에 큰 부담을 느낄 수밖에 없었지만, 한편으로는 새로운 기술을 습득하면서 점차 성취감을 느끼게 되었다. 존은 다음과 같이 말했다. "늘 피하기만 했던 일들을 혼자서 척척 처리하는 제 모습에 저도 깜짝 놀랐어요. 힘들기는 했지만, 한편으로는 새로운 일을 혼자서도 잘 해낼 수 있다는 사실을 알게 되어 뿌듯했어요."

때로는 역할이 바뀐 것도 모자라 새로운 업무까지 배워야 하는 상황이 버겁다고 느껴지기도 할 것이다. 기분이 나쁘고 피곤할 때는 새로운 기술을 배우기 힘들다. 이럴 때는 역할 변화로 인해 발생할 수 있는 어려움을 이해하고 새로 떠맡은 책임을 수행하기 위해 현실적인 조언이 필요할 수 있다.

집안일을 대신해야 하는 경우, 차근차근 하나씩 배우면 되는 경우가 많다. 하지만 음식을 태우거나 빨래를 잘못해 옷을 망쳐 좌절하고 싶지 않다면, 조언을 구하도록 한다. 주중에 직장에 다니면서도 직접 요리해 먹는 사람들은 저마다 음식을 맛있고 빠르게 만드는 비법을 가지고 있다. 혼자 사는 사람을 위한 요리책이나 인터넷을 찾아보면 유용한 조리법을 발견할 수 있을 것이다.

스턴스 부인이 말하길, "남편이 더는 돈 관리를 할 수 없는 상태라는 걸 잘 알아요. 하지만 신용 카드와 현금카드를 모조리 없애자니 남자의 마지막 자존심까지 빼앗는 느낌이에요. 꼭 해야만 하는 일이라는 건 잘 알지만, 말처럼 쉽지 않네요."라고 했다.

사랑하는 사람에게서 독립의 상징을 빼앗기란 쉽지 않다. 더군다나 배우자가 돈 관리에 익숙하지 않다면 더욱 어려울 수 있다.

계좌를 관리하거나 공과금을 내본 경험이 한 번도 없다면 재정 관리라는 새로운 임무가 벅차게 느껴질 수 있다. 하지만 가계의 재정 관리는 수학을 싫어하는 사람에게도 그리 어려운 일은 아니다. 일부 은행이나 연금 관련 기관에 가면 직원들에게 무료로 재정 상담을 받을 수 있으며, 여러 웹사이트에서 예산과 지출을 관리하는 법을 배울 수도 있다. 치매 환자가 인터넷으로 공과금을 내는 경우, 가족 구성원이나 친구에게 방법을 알려달라고 부탁하도록 한다. 때로는 새로운 일을 처리하는 방법을 배우는 것보다 사랑하는 사람이 더는 그 일을 할 수 없다는 현실을 받아들이기 더욱 힘든 법이다.

은행이나 변호사의 도움을 받으면, 치매 환자와 보호자의 자산과 부채 목록을 작성할 수 있다. 치매 환자가 재정 상태를 아무와도 공유하지 않고 혼자서 관리하다가 치매가 걸린 후에 하나도 기억하지 못하는 경우도 종종 발생한다. 이럴 때 도움을 청할 방법에 대해서는 14장에서 설명하도록 하겠다.

운전을 못하거나 좋아하지 않는데도 운전을 해야만 하는 상황이라면, 성인을 대상으로 하는 운전 교육 과정을 찾아보길 바란다. 경찰이나 미국은퇴자협회에 문의하여 고령자를 위한 운전 교육 과정과 방어 운전 프로그램에 대해 알아볼 수 있다. 운전을 편안하게 할 수 있다면 삶이 훨씬 윤택해질 것이다.

2. 부모가 치매에 걸리면 자녀들의 관계에 종종 변화가 생긴다. 성인 자녀가 부모를 책임지고 돌봐야 할 때 발생하는 변화를 대개 '역할 전환role reversal'이라고 부른다. 하지만 역할과 책임의 변화

라고 표현하는 편이 더 적확하다고 생각한다. 성인이 된 아들이나 딸은 시간이 지날수록 부모의 책임을 더 많이 떠맡게 되지만, 서로의 역할은 여전히 부모와 자식으로 남아있기 때문이다. 가족 간의 역할과 책임에 변화가 생기면 힘들 수 있다. 성인이 된 자녀는 사랑하고 존경하는 부모가 쇠약해지는 모습을 보며 큰 슬픔을 느끼기도 한다. 부모에게서 무언가를 '빼앗는다.'는 생각에 죄책감을 느낄 수도 있다.

루소 부인의 사례를 들어보자. "엄마한테 더는 혼자 살면 안 된다는 말을 꺼낼 수가 없어요. 말씀드려야 한다는 건 잘 알지만, 매번 엄마한테 얘기하려고 할 때마다 마치 나쁜 짓을 저지른 버릇없는 애가 된 느낌이 들어요."

정도의 차이는 있지만, 많은 사람이 성인이 되어 독립적으로 살아가고 가정을 꾸렸더라도 여전히 부모는 부모이고 자신은 자녀라고 생각한다. 일부 가정에서는 자녀가 스스로 성숙한 성인이 되었다고 느끼는 시기가 지난 후에도 여전히 자녀를 어린아이처럼 대하기도 한다.

모든 자녀가 부모와 사이가 좋은 것은 아니다. 자녀가 성인이 되었는데도 계속 부모에게 어린아이 취급을 받으면 불행과 갈등이 잦을 수밖에 없다. 그러다 부모가 치매에 걸리고 나면 부모가 일부러 까다롭게 굴면서 자신을 조종하고 있으며, 부모의 손에서 벗어날 수 없다고 생각할 수 있다. 이용당했다는 생각에 화가 나면서도 동시에 죄책감을 느낄 수도 있다.

치매 환자와 함께 상의하고, 대화하고, 경청하는 등의 행동으로
여전히 환자를 존중한다는 마음을 보여주길 바란다.

보호자는 환자가 까다롭게 군다고 생각할 수 있지만, 환자의 입장은 다를 수 있다. '아주 조금만 도움'을 받으면 독립성을 유지하며 계속 혼자 살 수 있다고 생각하기 때문이다. 환자는 자신의 쇠약함을 스스로 인지하게 될수록 부모로서의 역할을 유지하는 것이 상실에 대응하는 유일한 방법처럼 느끼기도 한다.

성인이 된 자녀는 어머니를 목욕시키거나 아버지의 속옷을 갈아입히는 등 부모를 신체적으로 보살필 때 당혹감을 느끼고는 한다. 이럴 때는 부모의 존엄성을 지켜주면서 도와줄 방법을 찾아보도록 한다.

3. 치매 환자 또한 가족 내에서 자신의 역할 변화에 적응해야 한다. 즉, 독립성이나 책임, 가장의 역할 중 일부를 포기해야 한다는 의미이며, 이러한 변화를 받아들이는 일은 힘들 수 있다. 치매 환자는 자신의 능력이 쇠퇴하고 있다는 사실을 깨달으면서 좌절하거나 우울해하기도 한다. 때로는 이러한 변화에 적응하지 못하거나 자신의 쇠퇴를 받아들이지 못하기도 한다.

환자가 과거에 가족 내에서 맡았던 역할과 환자의 성격은 치매가 진행될수록 가족들이 환자에게 접근하는 방식에 영향을 미친다. 환자가 예전에 하던 일들을 더는 할 수 없게 되더라도 여전히 중요한 가족 구성원으로서 역할을 할 수 있도록 도울 수 있다. 환자와 함께 상의하고 대화하고, 경청하며 환자가 혼란스러워 보일 경우에도 마찬가지다 환자가 존중받고 있다는 사실을 행동으로 보여주길 바란다.

4. 치매 환자의 책임이 변화함에 따라 가족 구성원들이 서로에게
   가지는 기대치와 역할도 바뀌게 된다. 가족 간의 관계와 기대치
   는 오랜 시간 동안 형성된 가족 내의 역할에 따라 결정된다. 여
   기에 변화가 생기게 되면 가족 간에 갈등이나 오해가 생길 수 있
   으며, 서로에 대한 기대치가 달라질 수 있다. 반대로, 변화에 적
   응하고 문제를 해결하는 과정에서 오랫동안 소원했던 관계가 회
   복되고 더욱 돈독해지기도 한다.

가족 간의 갈등
이해하기

이튼 부인의 사연을 들어보자. "엄마는 늘 오빠만 좋아했어요. 하지만 지금 오빠는 엄마와 거의 연을 끊다시피 해서 코빼기도 안 보여요. 자연스레 엄마를 돌보는 일은 언니와 제가 떠맡게 됐죠. 그런데 언니가 형부와 이혼을 하느니 마느니 하는 상황이라, 언니에게 엄마를 오래 맡겨둘 수가 없어요. 결국 거의 저 혼자 엄마를 돌보다시피 해요."

파텔 씨의 말이다. "아들이 아내를 양로원에 보내자고 해요. 30년 동안 부부로 지내 온 사람한테 할 수 있는 짓이 아니라고 누누이 말해도 아들은 이해하지 못해요." 아들의 말을 들어보자. "아버지는 현실을 직시하지 못하고 계세요. 그렇게 큰 이층집에서 아버지 혼자서 어머니를 돌본다는 게 말이 돼요? 어머니가 계단에서 넘어지는

건 시간문제예요. 더군다나 아버지는 심장병도 앓고 있는데, 심장에
'심' 자도 못 꺼내게 하세요."

베인 씨의 사연을 들어보자. "처남은 제가 아내를 좀 더 활동적으
로 움직이게 하면 상태가 나아질 거라며 훈수를 둬요. 그러면서 아내
가 심술 맞게 굴 때마다 꼬박꼬박 말대꾸를 하라고 하는데, 그러면
상황을 더 악화시킬 뿐이라는 사실을 저는 알죠. 처남은 아내와 함께
살지도 않아요. 혼자 아파트에 살면서 비난만 일삼을 뿐이죠."

윌슨 씨는 이렇게 말했다. "존은 초기 치매를 앓고 있어요. 저희 두
사람은 동성결혼이 합법이 되었을 때 결혼을 해서 13년 동안 부부로
지내고 있죠. 존은 제 목숨보다도 더 소중한 사람이에요. 저희끼리는
알콩달콩 잘 사는데, 존의 부모님이 문제입니다. 우리가 동거하기 시
작하자마자 존과 연을 끊으셨다가 요즘엔 하루가 멀다 하고 찾아오
세요. 존이 치매에 걸렸다는 사실을 받아들이지 못하시고, 자꾸 게이
가 아니라고 말해요. 그러면 존은 불같이 화를 내고 소리를 지르며
울음을 터트립니다."

책임 분담

치매 환자를 돌보는 책임은 가족 구성원들 사이에서 공평하게 분
담되지 않는 경우가 많다. 이튼 부인처럼 치매 환자를 돌보는 일을 보
호자 한 사람이 전부 떠맡고 있을 수 있다. 돌봄의 책임을 공평하게 나
누기 어려운 이유는 여러 가지가 있다. 일부 가족 구성원이 환자와 멀
리 떨어져 살거나 건강이나 재정 형편이 좋지 않을 수도 있고, 자녀나

결혼 생활에 문제가 있어 부모까지 돌볼 여력이 없을 수도 있다.

때로는 누가 환자를 돌봐야 좋은지 깊게 생각해 보지 않고 고정관념을 따르기도 한다. 그중 하나가 '당연히' 딸^{또는 며느리}이 아픈 사람을 돌봐야 한다는 것이다. 하지만 딸이나 며느리가 어린아이를 키우거나 직장에 다니고 있거나 혼자서 아이를 키우고 있다면, 이미 많은 부담을 안고 있어 치매 환자까지 돌보기가 불가능할 수 있다.

가족 내 확립된 역할과 책임, 서로에 대한 기대치는 치매 환자를 돌볼 책임을 분배할 때 은연중에 큰 영향을 끼친다. 다음 예를 살펴보자.

"엄마가 절 키워주셨으니, 이제 제가 돌봐드려야 마땅하죠."

"참 좋은 아내였어요. 아내도 저에게 똑같이 해줬을 겁니다."

"남편은 늦은 나이에 저와 재혼했어요. 전 부인과 낳은 자녀들과 저는 남편을 돌볼 책임을 어떻게 나눠야 하나요?"

"아버지는 늘 저에게 엄격하셨어요. 제가 열 살 때 어머니를 버리셨고, 자신이 죽으면 전 재산을 어떤 기관에 기부하시겠대요. 그런 아버지를 제가 어디까지 책임져야 하는 겁니까?"

때때로 가족들이 서로에게 가지는 기대는 논리적이지 않거나, 현실적이고 공정한 방식에 기반하지 않을 수 있다. 가족들 사이에 오랫동안 불화나 원망, 갈등이 존재해 왔다면, 치매 환자로 인해 갈등의 골이 더욱 깊어질 수도 있다.

간혹 가족 구성원들은 환자가 병에 걸렸다는 현실을 받아들이기 힘들어서 충분히 도와주지 못하기도 한다. 또는, 치매에 걸린 환자를 마주하기 힘들어하는 사람들도 있다. 사랑하는 사람이 쇠약해지는 모습을 옆에서 지켜보는 일은 매우 고통스럽다. 실제로 환자를 돌보지 않는 가족 구성원 중에는 날로 쇠약해지는 환자의 모습을 마주하기가 너무 슬퍼서 방문하지 않는 사람들도 있다. 하지만 다른 가족들 눈에 치매 환자를 외면하는 것처럼 비추어질 수 있다.

대개 가족 중 한 명이 환자를 거의 도맡아 보살핀다. 이때 환자의 돌봄을 책임진 사람이 다른 가족들에게 상황의 심각성을 공유하지 않는 경우가 있다. 이는 다른 가족 구성원들에게 부담을 지우고 싶지 않거나 도움을 원치 않기 때문일 수 있다.

뉴먼 씨는 다음과 같이 말했다. "아들들에게 전화하기가 망설여집니다. 언제든 도와주겠다고 했지만, 일과 가정이 있는 아이들이니까요."

킹 부인은 이렇게 말했다. "딸이랑은 통화하고 싶지 않아요. 매번 제가 뭘 잘못하고 있다고 잔소리를 늘어놓거든요."

종종 보호자와 다른 가족 구성원 간에 문제 해결 방안을 두고 의견 충돌이 생길 수 있다. 이는 다른 가족 구성원들이 치매 환자의 상태가 어떠한지, 환자가 왜 그런 행동을 하는지, 앞으로 어떤 일이 일어날지 이해하지 못하기 때문에 발생하는 경우가 많다.

다른 가족 구성원들은 치매 환자와 일상생활을 함께 하지 않기 때문에 실제로 치매 환자를 돌보는 일상이 어떤지 알지 못할 수 있다. 이로 인해 비판적이거나 매정한 발언을 일삼기도 한다. 밖에서 지켜만 보는 사람들은 매일 쉼 없이 환자를 돌보는 일이 얼마나 힘든지 이해하지 못한다. 또한, 보호자가 직접 말하지 않으면 보호자의 기분이 어떤지 헤아리지 못하는 경우가 허다하다.

> 궁극적으로 주간 보호나 재가 돌봄 서비스를 이용하거나
> 요양 시설에 보낼지를 결정하는 사람은
> 환자를 돌보는 보호자여야 하며,
> 모든 가족 구성원은 이 사실을 받아들여야 한다.

때로는 보호자가 외부 도움을 받으려 할 때 다른 가족 구성원이 반대하는 상황이 생길 수 있다. 이럴 때는 반대하는 가족 구성원에게 보호자가 휴식을 취하는 동안 치매 환자를 대신 봐 달라고 부탁하도록 한다. 만약 타지에 살고 있어 직접 환자를 봐주지 못할 경우, 보호자의 상황을 직접 경험해볼 수 있도록 거주지역 내 치매 가족 모임에 참석하거나 치매 환자를 위한 프로그램에서 자원봉사를 해 보라고 권유해 보도록 한다. 하지만 궁극적으로 주간 보호나 재가 돌봄 서비스를 이용하거나 요양 시설에 보낼지를 결정하는 사람은 환자를 돌보는 보호자여야 하며, 모든 가족 구성원은 이 사실을 받아들여야 한다. 이용 가능한 외부 도움의 종류와 비용에 대한 정보를 모두에게 꾸준히 공유한다면 오해가 생길 소지가 줄어들 것이다.

보호자의 결혼 생활

　부모나 시부모, 혹은 처부모가 치매에 걸린 경우, 보호자의 결혼 생활에 어떤 영향을 미칠지 고려해 보아야 한다. 행복한 결혼 생활을 유지하기란 어려운 일이다. 더욱이 치매 환자를 돌봐야 한다면 안 그래도 어려운 일이 더욱 힘들어질 수 있다. 치매 환자를 돌보기 시작하면 경제적으로 부담이 커질 뿐만 아니라 부부간에 대화와 사랑을 나누고 함께 외출할 시간이 줄어들 수 있다. 시댁이나 처가 식구들과 자주 부대끼며 충돌이 잦아지고, 심신이 피곤해지거나, 아이들에게 소홀해질 수 있다. 또한, 부부의 삶 속에 불편하고 비협조적이며 까다로워 보이는 치매 환자를 포함해야 한다는 의미일 수도 있다.

　환자의 치매가 진행되는 모습을 곁에서 지켜보는 것만으로도 고통스러울 수 있다. 시부모나 처부모를 보면서 '내 배우자도 나중에 저렇게 될까?' 하고 걱정스러운 마음이 드는 것도 어찌 보면 당연하다. 똑같은 일을 또 겪어야 한다고 생각하면 두려움이 앞설 것이다.

자녀는 치매에 걸린 부모를 돌봐야 하는 책임, 형제자매^{혹은 치매에 걸리}^{지 않은 부모}의 기대, 본인의 배우자와 아이들의 요구와 필요 사이에서 갈등하기 쉽다. 그 과정에서 느끼는 좌절감이나 피로감을 가장 사랑하고 신뢰하는 사람인 배우자와 자녀에게 전가하기 쉽다.

치매 환자의 배우자도 보호자를 힘들게 할 수 있다. 병에 걸리거나 화를 내고 비판적인 태도를 보일 수도 있고, 심지어 치매에 걸린 배우자를 버리기도 한다.

이러한 문제들은 보호자의 결혼 생활에 문제를 일으킬 수 있으므로, 가능하면 돌봄에 연관된 사람들이 다 함께 논의해야 한다. 때로는 보호자의 가족 구성원이나 배우자가 각자 자신의 가족과 함께 해결 방안을 모색하는 편이 더 쉬울 수 있다.

행복한 부부 관계는 스트레스와 어려움 속에서도 한동안 지속될 수는 있으나, 반드시 부부가 서로를 위해서 시간과 노력을 기울여야 한다. 대화를 나누고, 함께 여행을 가고, 평소처럼 함께 즐기며 관계를 지속해 나가길 바란다.

> 치매 환자와 환자를 돌보는 배우자가 서로를 위해서
> 시간과 노력을 기울이는 것이 중요하다.
> 대화를 나누고, 함께 여행을 가고, 평소처럼 함께 즐기며
> 관계를 지속해 나가길 바란다.

역할 변화와
가족 갈등에 대처하기

가족 간에 의견이 맞지 않거나 돌봄 책임을 한 사람에게만 지우게 되면, 보호자는 더욱 힘들어진다. 만성 질환자를 돌보는 일은 혼자서 감당하기에는 너무 벅차다. 따라서 보호자는 주변 사람들의 도움을 받아야 한다. 끊임없는 돌봄에서 잠시 '숨을 돌릴 시간'을 주고, 격려와 지지를 보내며, 일손을 거들어 주고, 경제적 부담을 덜어줄 사람들이 필요하다.

가족들이 충분히 도와주지 않거나 비난을 일삼을 때 불만을 속에만 쌓아두지 않길 바란다. 가족 내 상황을 개선해야 할 경우, 보호자가 주도적으로 나서 변화를 끌어내야 할 수 있다. 하지만 가족 간에 의견이 맞지 않거나 오랜 갈등이 존재할 때는 보호자가 나서서 상황을 개선하기가 어려울 수 있다.

치매를 유발하는 만성질환으로 인해 가족 구성원 간에 역할이 바뀌면서 복잡하고 힘든 상황이 초래되었다면, 어떻게 해결해야 할까? 먼저, 가족 관계의 한 부분이라고 생각하고 받아들이도록 한다. 가족 내 역할은 복잡하고 겉으로 드러나지 않거나 인지되지 않는 경우가 많으며, 역할이 바뀌면 고통스러울 수 있다는 점을 이해하면, 당혹스럽고 압도되는 듯한 느낌을 조금이나마 덜 수 있을 것이다. 어떤 일은 가족 내에서 중요한 역할을 상징할 수 있으며, 특정 문제가 아니라 역할 변화가 고통을 야기한다는 점을 명심하기를 바란다.

치매에 대해 최대한 많은 정보를 얻기를 바란다. 가족 구성원들의 치매에 대한 믿음은 환자를 돌보는 방식과 가족 간의 갈등 여부에 큰 영향을 미친다.

치매 환자가 포기해야 하는 책임이나 일들도 있지만, 여전히 유지할 수 있는 역할도 있다는 사실을 기억하도록 한다. 메리의 사례를 예로 들자면, 메리는 치매로 인해 촛불을 켜고 저녁 식사를 하거나 의사 결정을 내릴 수는 없지만, 존이 사랑하고 존경하는 아내로서의 역할은 유지할 수 있다. 또한, 촛불을 켜지만 않는다면 결혼기념일을 함께 축하하는 일도 계속할 수 있을 것이다.

치매 환자가 혼자서 해낼 수 있는 일과 하기 어려운 일이 무엇인지 파악하도록 한다. 보호자는 치매 환자가 최대한 자율성과 독립성을 유지할 수 있기를 바라지만, 환자의 능력을 뛰어넘는 기대는 환자를 좌절하거나 불행하게 만들 수 있다. 환자의 능력에 대한 기대치는 다른 사람들이 설정하기도 하지만, 환자 본인이 직접 정하기도 한다. 환자가 혼자서 해내지 못하는 일이 있다면, 일을 단순화하여 일부만이라도 수행할 수 있게 도와주도록 한다.

역할 변화는 단발성 사건이 아니라 장기적으로 지속되는 과정이라는 점을 인지하길 바란다. 치매가 진행됨에 따라 보호자는 끊임없이 새로운 책임을 맡아야 할 수도 있다. 그때마다 슬픔과 압도감을 다시 경험하게 될 것이다. 이는 만성 질환자를 돌볼 때 겪게 되는 애도 과정의 일부이다.

보호자의 상황을 다른 가족들에게 이야기해 보길 바란다. 가족 자조 모임에 참여하면 서로의 상황을 공유할 수 있다는 이점이 있다. 다른 가족들도 역할 변화로 인해 어려움을 겪고 있다는 사실을 알고 나면 큰 위안을 얻을 수 있을 것이다. 때로는 힘든 상황을 웃어넘겨 보도록 하자. 저녁 식사를 태우거나 칠면조 요리를 엉망진창으로 잘랐더라도 웃을 거리를 찾아보도록 한다. 치매 환자를 돌보는 가족들이 모이면 이러한 경험을 공유하며 함께 울고 웃고는 한다.

서로 도울 수 있는 방법을 찾아보도록 한다. 가령, 아내가 치매에 걸린 부모를 돌보는 상황이라면, 남편은 집안일과 빨래, 간단한 목공일 등 평소 해 보지 않은 일을 도와주어야 할 수 있다. 혹은 아내가 잠시 외출하는 동안 남편이 부모를 봐주어야 할지도 모른다. 부부가 서로에게서 사랑과 격려를 받는 것이 중요하다. 또한 다른 가족 구성원들과 문제를 해결할 때도 남편의 도움이 필요할지도 모른다.

치매 환자를 돌보는 일이 감당하기 어려울 정도로 힘든 순간이 찾아올지도 모른다. 이 점을 염두에 두고, 그 순간이 왔을 때를 대비해 대책을 마련해 두어야 한다. 보호자는 환자의 돌봄에 관한 의사결정자로서 스스로 주 돌봄자로서의 역할을 포기하기는 결정을 내려야 할지도 모른다.

가족회의

가족회의는 가족이 해결책을 찾고 계획을 세울 때 제일 효과적인 방법이다. 필요한 경우, 상담사나 의사의 도움을 받아 가족회의를 열어 문제에 관해 이야기를 나누고 향후 계획을 짜길 바란다. 함께 모여 논의하면, 각자 시간적으로나 재정적으로 얼마나 기여할 것인지 명확하게 정할 수 있을 것이다.

가족회의를 처음 시작할 때는 다음과 같은 기본 규칙을 정하도록 한다. 첫째, 모든 사람결정으로 인해 영향을 받을 자녀 포함이 회의에 함께 참석해야 한다. 둘째, 모든 사람에게 발언할 기회가 주어져야 하며 말하는 중간에 끼어들지 않아야 한다. 셋째, 다른 사람의 말에 동의하지 않더라도 다른 사람의 말 경청해야 한다.

가족 구성원 간에 환자의 상태나 치료 방법에 대해 이견이 있을 때는 환자가 앓는 질병에 대한 인쇄물과 인터넷에서 내려받은 자료를 이 책과 함께 제공하도록 한다. 혹은 의사와 면담을 주선하는 방법도 좋다. 정확한 정보를 알면 가족 구성원들 간의 갈등이 놀라울 정도로 줄어든다.

> **정확한 정보를 알면**
> **가족 구성원들 간의 갈등이 놀라울 정도로 줄어든다.**

가족회의 시 다음과 같은 문제에 관해 함께 논의해 보도록 한다. 문제가 무엇인가? 현재 각자 어떤 일을 맡고 있는가? 해야 할 일이 무엇이며, 그 일을 할 수 있는 사람이 누구인가? 서로 어떻게 도울 수 있는가? 이러한 변화가 각 구성원에게 어떤 의미가 있는가? 또한, 현실적인 문제에 대해서도 논의해야 한다. 누가 환자를 24시간 도맡아 돌볼 것인가? 환자의 돌봄을 도맡게 되면 사생활을 포기해야 하는가? 집으로 친구를 초대하거나 휴가를 갈 수도 없다는 뜻인가? 치매 환자를 돌보느라 정신이 없는 부모님을 위해 아이들이 이전보다 어른스럽게 행동하길 기대하는가? 치매 환자를 노인 거주 시설이나 요양원에 입소시키는 결정은 누가 내릴 것인가? 치매 환자의 재산은 누가 관리할 것인가?

치매 환자와 환자의 배우자가 아들이나 딸의 집으로 이사해야 하는 경우, 환자의 건강한 배우자는 가족 내에서 어떤 역할을 맡을 것인가? 손주를 돌보는 책임을 맡을 것인가? 식사를 준비할 때는 부모와 자녀가 함께 주방을 사용할 것인가? 여러 세대가 한집에 살게 되면 풍요로울 수도 있지만, 갈등이 생길 수도 있다. 의견 차이가 생길만한 부분을 생각해 보고 미리 상의한다면, 함께 생활하기가 한결 편해질 것이다.

가족 간에 갈등이 발생할 소지가 있는 현실적인 문제들에 대해서도 논의해야 한다. 가족이 아픈 상황에서 재산이나 상속 문제를 거론하는 것 자체가 몰상식하게 느껴질 수 있다. 하지만 재정 문제는 매우 중요하며, 누가 유산을 물려받을 것인지에 대한 문제는 환자의 돌봄을 책임질 사람을 결정할 때 겉으로 드러나지 않는 경우가 많지만 중요한 요소가 될 수 있다. 또한, 가족 간 갈등의 근본적인 원인이 돈이나 유산 문제일 때도 있다. 따라서 가족끼리 금전 문제를 터놓고 이야기하길 바란다. 다음 질문에 스스로 답해보자.

- 가족 구성원 모두가 환자의 재산과 유산이 얼마인지 알고 있는가? 이 질문에 한 아들은 이렇게 답했다. "아버지는 20년 전에 산 주식을 보유하고 있고, 집도 자가이고, 사회 보장 연금도 받아요.

그러니 노후를 꽤 편안하게 즐기고 계실 거예요." 하지만 놀랍게도 아버지를 돌보고 있는 아들의 대답은 사뭇 달랐다. "아버지 댁에 지붕과 난로를 새것으로 바꿔야 하고, 오래전에 산 석유 회사 주식은 종이 쪼가리나 다름없어요. 그나마 연금으로 나오는 돈 덕분에 근근이 먹고 사세요. 그래서 아버지 약값은 제가 다 부담하고 있습니다."

- 유언장이 있는가? 가족 중에 자신의 유산상속분이 너무 적다고 생각하는 사람이 있는가? 돈이나 부동산, 소유물 등 유산을 유독 탐내는 사람이 있는가? 모두 생각보다 빈번히 발생하는 문제들이다. 이럴 때는 가족끼리 공개적으로 논의하여 해결하는 편이 제일 좋다. 서로 마음속에 품고 있던 불만들로 인해 환자를 돌보는 문제를 둘러싼 갈등이 불거지는 경우가 많다.

- 치매 환자를 돌보는 데 드는 비용이 얼마인가? 그 비용을 누가 부담하고 있는가? 집에서 환자를 돌볼 경우, '추가로' 들어가는 비용들이 많다. 환자를 위한 특별식과 약물, 보안용 잠금장치, 돌보미, 이동 수단, 환자가 지낼 1층 방의 침대와 옷장, 화장실용 손잡이 등을 구매하는 비용이 소요된다. 또한, 보호자가 환자를 돌보기 위해 일을 그만두었다면, 그로 인한 기회비용도 따져보아야 한다.

- 치매 환자를 요양원이나 원호 생활 시설에 보낼 때 돈이 얼마나 드는지 가족 모두가 알고 있는가? 법적으로 그 비용을 부담해야 하는 사람이 누구인가? 때때로 딸이 "엄마가 아빠를 요양원에 보낼 때가 됐어."라고 말하면서도 요양원에 입소하는 동시에 상당한 재정적 부담이 뒤따른다는 사실은 모르는 경우가 많다.

● 가족 중에 과거에 부모에게 재정적으로 불공평하게 지원을 받았다고 생각하는 사람이 있는가? 다음 사례를 살펴보자.

> "아빠가 오빠 대학 등록금도 다 내주고 집 계약금까지 대주셨는데, 정작 오빠는 아빠를 못 모시겠대요. 결국 제가 아빠를 돌보고 있고, 돌봄 비용도 저 혼자 부담해요."

때때로 "우리 가족이 다 같이 모여서 그런 문제를 상의할 리가 없어요. 오빠는 전화로도 그런 얘기는 하지 않으려고 하는걸요. 설사 한자리에 모인다고 해도 서로 싸우기만 할 거예요."라고 말하는 가족들도 있다. 만약 보호자도 이와 같은 상황이라면 좌절감을 느낄지도 모른다. 가족의 도움이 절실히 필요하지만, 가족이 도와주지 않을 것 같다는 생각에 궁지에 몰린 기분이 들 수도 있다. 가족들이 문제를 해결하고 공평한 합의점을 도출하기 위해서는 상담사나 종교 지도자, 사회복지사 등 외부 전문가들의 도움이 필요한 경우가 많다 564쪽 참조.

상담사에게 도움을 요청할 경우, 객관적인 입장에서 가족들의 이야기를 듣고 판단할 수 있다는 장점이 있다. 또한, 가족들끼리 이야기를 나누다가 케케묵은 일로 말싸움을 벌이지 않고 현재의 쟁점에만 집중하도록 도와준다. 간호사나 의사, 사회복지사, 상담사가 보호자를 대신해 문제 해결을 위해 가족회의가 필요하다고 가족들을 설득할 수도 있다. 때로는 가족법 전문 변호사가 도움이 되기도 한다. 변호사의 도움을 받기로 했다면, 가족을 상대로 소송을 제기하도록 부추기는 사람보다는 가족 간의 갈등 해결에 관심을 보이는 사람을 선택하도록 한다. 가족 간에 문제가 있어서 제삼자에게 도움을 요청할 경우,

제삼자가 누구의 편도 들지 않기로 합의한 후에 대화를 시작하도록 한다.

> 가족회의의 기본 규칙 세 가지는 모두 회의에 참석하고,
> 말하는 중간에 끼어들지 않고
> 모든 사람에게 발언할 기회가 주어져야 하며,
> 다른 사람의 말 경청해야 한다는 것이다.
> 상담사는 가족들의 이야기를 객관적으로 듣는 동시에
> 가족들이 케케묵은 일로 말싸움을 벌이지 않고
> 현재의 쟁점에만 집중하도록 도와준다.

보호자에게는 가족이 필요하다. 지금이야말로 치매 환자를 위해 해묵은 갈등을 내려놓기 좋은 시기이다. 모든 문제에 대해 합의점을 찾을 수는 없더라도 논의를 통해 한두 가지 사안에 대해서는 합의할 수 있을 것이다. 이로 인해 모두가 탄력을 받아 다음 회의 때는 논의하기가 훨씬 수월해질 것이다.

치매 환자와
멀리 떨어진 타지에 사는 경우

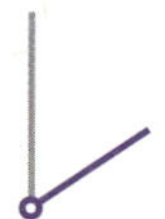

"아버지께서 어머니를 돌보고 계세요. 문제는 두 분이 1,600킬로미터 떨어진 곳에 살고 계셔서 제가 찾아뵙기가 너무 힘이 듭니다. 아버지께서 상황이 얼마나 심각한지 자세히 이야기하지 않는 느낌이에요. 너무 먼 곳에 떨어져 사니까 할 수 있는 게 아무것도 없고 죄책감마저 듭니다."

"전 그저 며느리일 뿐이라 의견을 보탤 수가 없어요. 시어머니께서 아직 진단도 제대로 받지 못했어요. 예전부터 치료를 받아온 의사에게 매번 진료를 보시거든요. 시어머니께 다른 문제가 있는 건 아닌지 너무 걱정돼요. 제 생각을 말씀드릴 때마다 두 분 모두 들은 척도 안 하세요."

치매 환자를 돌보는 주 돌봄자와 치매 환자와 멀리 떨어져 살면, 특수한 문제가 발생한다. 환자를 걱정하는 마음은 가까이 사는 사람들과 똑같지만, 타지에 살기 때문에 좌절감과 무력감을 느끼는 경우가 많다. 실제로 환자에게 무슨 일이 일어나고 있는 건 아닌지 걱정하거나 주 돌봄자가 제대로 된 진단을 받은 게 맞는지, 환자를 돌보는 방법이 잘못된 건 아닌지 의문을 품기도 한다. 또한 가족이 필요로 할 때 곁에 있어 주지 못해 죄책감을 느끼기도 한다.

치매 환자를 자주 보지 못하는 경우, 처음에는 환자의 상태가 심각하다는 사실을 인식하고 받아들이기가 힘들 수 있다. 멀리 사는 가족이 방문했을 때 환자가 들뜨거나 흥분하면 치매 초기에 발생하는 미묘한 문제들이 눈에 띄지 않을 수 있기 때문에 환자의 상태를 파악하기 어려울 수 있다. 그러다 나중에 환자가 쇠약해진 모습을 마주하게 되면, 큰 충격을 받아 마음이 아플 수 있다.

타지에 사는 가족 구성원이 치매 환자를 위해 할 수 있는 최선은 주 돌봄자에게 아낌없는 지지를 보내주는 것이다. 치매를 유발하는 질환은 대개 수년에서 수십 년에 걸쳐 지속된다. 따라서 장기적으로 가족끼리 협력해야 한다. 처음에는 주 돌봄인이 타지에 사는 가족 구성원의 제안을 거절하더라도 나중에는 받아들일지도 모른다.

주 돌봄자에게 휴식을 취할 시간을 마련해 주도록 한다. 치매 환자를 집으로 초대해 몇 주 데리고 있거나, 주 돌봄자가 휴가를 가는 동안 환자의 집으로 가서 환자를 대신 돌봐줄 방법을 생각해 보도록 한다. 치매 환자가 낯선 집에서 지내게 되면 당황할 수 있지만, 치매 초기에는 환자와 주 돌봄자 모두에게 '휴가'를 온 듯한 느낌을 줄 수 있다.

치매 환자와 멀리 떨어져 산다면 자신의 모습을 담은 동영상을 보내 환자와 연락을 유지하고, 돌보미를 고용해 주 돌봄자가 휴식을 취할 수 있도록 도와주고, 매주 편지를 보내거나 매일 같은 시간에 전화를 걸어 보길 바란다. 통화는 서로 '안부' 인사만 건넨 후 1분 내로 끝내도록 한다. 환자와 오랜 시간 통화를 할 수 있으리라 기대하지 않는 편이 좋다.

주 돌봄자가 아닐 때는 어떤 도움을 줄 수 있을까?

미국 가정들은 나이 든 가족을 버리지도 않고, 서로를 외면하지도 않는다. 서로 의견 충돌이 있더라도 대부분은 갈등을 다소간 해결하고 장기적으로 협력한다.

가족 구성원이 주 돌봄자를 위해 할 수 있는 일은 많다. 매일 전화를 걸어 안부를 물어보거나 일주일에 한 번 정도는 외출할 수 있도록 돌보미를 구해주고, 어려운 일이 생겼을 때 급히 달려와 줄 사람을 알아봐 줄 수 있다. 혹은 그저 주 돌봄자에게 위로만 건네주어도 좋다.

주 돌봄자와 자주 연락하며 지내고, 필요할 때 언제든지 연락할 방법을 마련해 두도록 한다. 이렇게 하면 주 돌봄자가 도움이 필요한 순간을 더 쉽게 알아차릴 수 있을 것이다. 주 돌봄자는 가족 구성원들에게 지지를 받고 있다고 느낄 때 스트레스를 덜 받고 환자를 더 잘 돌볼 힘을 얻는다. 많은 도움을 받는 것도 중요하지만, 보호자가 정서적으로 충분히 지지받고 있다고 느낄수록 어려움을 더 잘 헤쳐 나갈 수 있다.

비판을 삼가도록 한다. 비난이 건설적인 변화로 이어지는 경우는 드물다. 비판받기를 좋아하는 사람은 아무도 없으며, 많은 사람이 비판을 들으면 무시하는 경향이 있다. 꼭 말을 해야겠다면, 근거 있는 비판인지 먼저 확인하도록 한다. 환자와 가까이 살지 않을 경우, 문제를 완벽하게 이해하지 못할 가능성이 있다.

주 돌봄자는 가족에게 도움과 지지를 받을 때
어려움을 더 잘 헤쳐나간다.

최종 결정을 내리는 사람은 주 돌봄자라는 사실을 명심하길 바란다. 가족 구성원들이 도움과 조언을 건넬 수는 있지만, 외부 도움을 받을지 아니면 혼자서 환자를 돌볼지 등의 결정은 매일 환자를 돌보는 사람이 내려야 한다.

주 돌봄자를 위해 도움을 구하는 일을 대신 알아봐 주도록 한다. 주 돌봄자는 환자를 돌보는 일만으로 벅차기 때문에 돌보미나 주간 보호 프로그램, 더 나은 병원, 보조 장비, 본인을 위한 도움을 찾아볼 여유가 없는 경우가 많다. 단기 돌봄 서비스는 전화나 인터넷 검색만으로도 쉽게 찾을 수 있다. 도움을 찾는 역할을 도맡되, 주 돌봄자에게 단기 돌봄 서비스를 권할 때는 지지적이고 부드러운 말투로 이야기하도록 한다.

정보를 얻도록 한다. 치매라는 질병을 이해하고 주 돌봄자가 겪을 고충을 파악하고 있어야 효과적으로 도움을 줄 수 있다. 치매를 유발하는 질환을 다루는 훌륭한 책들은 물론, 치매 환자를 돌보는 방법에 초점을 맞춘 웹사이트와 블로그도 많다. 혹은 지역 내 치매 가족을 위한 자조 모임에 참석해 보아도 좋다. 모임에서 치매 환자와 멀리 떨어져 사는 가족들을 만날 수도 있고, 치매 환자를 돌보는 사람에게 타지에 사는 가족 구성원이 제일 도움이 됐던 적이 언제인지 물어볼 수도 있다. 문제를 외면하려는 유혹에 빠지지 않도록 주의해야 한다. 치매는 고통스러운 질병이기 때문에 온 가족이 힘을 합쳐야 한다.

환자의 주치의나 환자를 진료한 의료인에게 연락을 취해보도록 한다. 도와줄 용의를 보인다면, 궁금한 사항에 대해 직접 문의하도록 한다2장 참조. 진단이나 평가가 적절하게 되었는지, 혹은 질병의 경과가 어떻게 되는지 궁금하다면, 치매 환자를 진료한 전문 의료인에게 물어보는 편이 좋다.

치매 환자가 하던 일을 맡아서 하도록 한다. 잔디를 자르고, 자동차를 정비소에 맡기고, 집에서 만든 음식을 가져다준다.

주 돌봄자에게 휴식을 취할 시간을 마련해 주도록 한다. 주 돌봄자가 잠시라도 돌봄 책임에서 벗어날 수 있도록 주말이나 일주일, 며칠 동안 치매 환자를 대신 보살펴 준다. 치매 지원 지부에 문의하면, 돌봄을 시작하기 전에 알아야 할 기본 사항에 대해 알려줄 것이다. 주 돌봄자에게 휴식을 취할 시간을 제공할 뿐 아니라 치매 환자와 더욱 가까워질 기회가 될 것이다. 환자와 함께 산책하거나 저녁 외식을 하고, 반려견과 같이 놀아주거나 쇼핑을 가는 등 치료 효과가 있고 재미있는 활동을 함께 하도록 한다.

직접 도와주기 힘들다면 외부의 도움을 구하도록 한다. 돌보미나 주간 보호 센터를 알아볼 수도 있고, 장보기나 정원 관리, 정보를 찾아줄 사람을 고용해 주는 방법도 좋다.

돌봄 업무와
보호자의 직업

많은 보호자가 정규직 또는 시간제로 일하면서 치매 환자를 돌보고 있다. 하지만 병간호와 일을 병행하려면 보호자는 엄청난 부담을 느낄 수 있다. 때로는 문제가 생길 때마다 휴가를 내야 하고, 환자를 혼자 두면 위험할 수 있다는 사실을 알면서도 다른 방법이 없어서 혼자 두고 출근을 해야 한다. 주간 보호 센터를 이용하거나 신뢰할 수 있는 돌보미가 있는 경우에도 추가적인 문제나 어려움에 봉착한다. 일례로 치매 환자가 한밤중에 자지 않고 돌아다닌다면 보호자는 충분한 수면을 취할 수 없게 된다.

온종일 환자를 돌보기 위해 직장을 그만둘 생각이라면, 그전에 다양한 선택지를 신중하게 고려해 보길 바란다. 많은 보호자가 일을 그만둔 후에 스트레스와 우울감이 심해졌다고 토로한다. 온종일 환자를 돌보기 시작하면 환자의 성가신 행동을 끊임없이 견뎌내야 하며,

주기적으로 집을 나서 출근할 때와 달리 집에만 갇혀 고립되어 지내야 할 수 있다. 또한 직장을 그만두면 대개 재정적으로 상당한 손실이 발생한다. 경력이 단절되고 직장에서 현재의 위치를 유지하지 못하게 될 가능성이 있다. 몇 년 동안 환자를 돌본 후 직장에 복귀하기 힘들 수 있다. 공석이 생긴다는 보장도 없을뿐더러 연공서열이나 복지혜택을 잃게 될지도 모른다.

> 온종일 환자를 돌보기 위해 직장을 그만둘 생각이라면,
> 그전에 다양한 선택지를 신중하게 고려해 보길 바란다.

직장을 그만두기 전에 다른 선택지가 없는지 고용주와 먼저 상의하길 바란다. 근무 시간을 유연하게 조정할 수 있는지, 재택근무가 가능한지, 업무를 분담할 수 있는지, 가족 문제로 휴직할 수 있는지 물어보도록 한다. 가족 의료 휴가법한국에는 가족돌봄휴직제도가 있다. 해당 제도를 사용할 조건에 해당하는지 고용주나 사업장 담당자와 상의해 보기를 바란다—옮긴이은 특정 기준을 충족하는 고용인에게 휴가를 의무화하고 있다. 아울러 무급 휴직이나 유급 휴직이 가능한지도 알아보도록 한다. 일부 자녀들은 치매 환자를 원호 생활 시설이나 요양원에 보내는 방법이 본인과 환자 모두를 위해 현명한 선택이라고 여긴다.

보호자의 자녀들

집에 자녀가 있으면, 특수한 문제가 발생할 수 있다. 아이들도 치매 환자와 관계를 맺고 있으며, 겉으로 표현하지 않더라도 치매라는 질병과 가족 내 역할 변화에 대해 복잡한 감정을 느낀다. 많은 부모가 치매 환자와 함께 지내면 아이들에게 어떤 영향을 미칠지 걱정한다. 부모나 조부모의 '이상한' 행동을 아이들에게 설명할 방법을 찾기란 매우 어렵다. 때로는 아이들이 치매 환자에게 바람직하지 않은 행동을 배우게 될까 봐 걱정하기도 한다.

> **치매 환자에게 일어나는 일을**
> **아이들에게 설명해 주면 도움이 될 수 있다.**

아이들은 대개 가족 내에서 벌어지는 상황을 잘 파악한다. 관찰력이 매우 뛰어나서 숨기려고 다분히 애쓰더라도 무언가 잘못되었다는 사실을 귀신같이 알아챈다. 다행히 아이들의 회복력은 놀라울 정도로 뛰어나다. 치매를 유발하는 질환을 앓는 사람에게 어떤 일이 일어나는지 아이들이 이해할 수 있는 언어로 솔직하게 설명해 주면 나이가 어리더라도 도움이 될 수 있다. 무엇보다도 아이들이 느끼는 두려움을 줄여줄 수 있다. 치매는 독감처럼 '감염'되는 질병이 아니며, 아이들이나 부모에게 옮지 않는다고 말하며 아이들을 안심시키도록 한다. 아이들은 집안에서 일어나는 일들이 자기 탓이라고 생각할 수 있으므로, 아이들의 행동이 질병의 원인이 아니라고 직접 이야기해 주도록 한다.

한 아버지가 말린 콩 한 더미를 식탁 위에 올려놓았다. 그런 다음, 더미에서 콩 몇 알을 치우며 어린 아들에게 할아버지의 병에 관해 설명하기 시작했다. "할아버지는 병에 걸려서 이상하게 행동하시는 거야. 하지만 다른 사람에게 옮는 병은 아니야. 우리는 할아버지처럼 되지 않을 거야. 다리가 부러졌을 때랑 똑같다고 생각하면 돼. 할아버지는 뇌를 조금 다치셨어. 그래서 우리가 한 말을 금세 잊어버리시는 거야. 뇌를 조금 다쳐서 밥 먹을 때 수저를 사용하는 법도 기억하지 못하셔. 하지만 이 부분 있지. 사랑을 담당하는 이 부분은 다치지 않으셔서 그대로 남아있단다."

제일 좋은 방법은 가족 내에서 일어나는 일에 아이들을 적극적으로 참여시키고, 아이들이 도울 수 있는 방법을 찾도록 하는 것이다. 어린아이들은 대개 치매 환자와 잘 소통하며, 특별한 애정 관계를 형성하기도 한다. 아이들이 마음껏 질문하고 감정을 솔직하게 표현할 수 있는 분위기를 조성하도록 한다. 아이들도 슬픔을 느낀다. 하지만 치매 환자의 어린아이 같은 행동을 보며 어른들처럼 슬퍼하지 않고 함께 즐거운 시간을 보낼 수 있다. 보호자가 치매를 잘 이해할수록 아이들에게 더 쉽게 설명할 수 있다.

친구들이 부모나 조부모를 '괴상하다.'라고 놀릴 때 어떻게 대처해야 하는지 아이들에게 미리 알려주도록 한다. 아이들이 치매 환자의 적절치 못한 행동을 따라 할 수 있지만, 보호자가 크게 문제 삼지 않고 아이들이 사랑과 관심을 충분히 받고 있다면 따라 하는 행위를 오래지 않아 멈출 것이다. 부모나 조부모는 병을 앓고 있어서 자신의 행동을 통제할 수 없지만, 아이들은 스스로 행동을 통제할 수 있고 마땅히 통제할 줄 알아야 한다는 점을 아이들에게 명확하게 설명하도록 한다 여러 번 반복해야 할지도 모른다. 아이들이 친구들에게 어떻게 설명해야 하는지도 알려주도록 한다.

> 어린아이들은 대개 치매 환자와 잘 소통하며,
> 특별한 애정 관계를 형성하기도 한다.

10대 아이들은 환자의 이유를 알 수 없는 이상한 행동에 겁을 먹을 수 있다. 때로는 자신이 한 행동이나 하려던 행동 때문에 환자의 상태가 더 나빠질까 봐 걱정하기도 한다. 아이들의 걱정에 관해 이야기를 나누고 아이들을 안심시켜 주도록 한다.

10세부터 16세 사이의 자녀를 둔 한 가족은 자신의 경험을 바탕으로 하여 몇 가지 의견을 공유해 주었다.

- 아이가 무슨 생각을 하는지 다 안다고 착각해서는 안 된다.
- 어린아이들도 동정과 슬픔, 연민을 느낄 수 있다.
- 아이들에게 현재 상황을 자주 설명해 주도록 한다.
- 치매 환자가 요양원에 입소한 후에도 돌봄의 여파는 오랫동안 지속된다. 이후에도 아이들과 함께 모여 대화하는 시간을 꾸준히 갖도록 한다.
- 모든 아이를 환자의 돌봄에 똑같이 참여시키도록 노력한다. 너무 많은 책임을 지게 돼서 부담스러워하거나, 반대로 돌봄에 참여시키지 않아 소외된 느낌을 받을 수 있다. 환자를 돌보는 일을 함께 하면 아이들이 책임감을 기르는 데도 도움이 된다.
- 치매 환자와 제일 가까운 사이인 부모는 아이들의 기분을 잘 헤아려 주어야 하며, 자신의 슬픔이나 괴로움이 아이들에게 영향을 미칠 수도 있다는 점을 인지해야 한다. 때로는 부모가 자신의 힘든 상황에만 너무 몰두한 나머지 아이들에게 소홀해질 수 있다.

집에 아이들이 있을 때 제일 큰 문제는 보호자의 시간과 체력이 치매 환자와 아이들에게 나뉘어 어느 쪽에도 충분하지 않다는 것이다. 이러한 이중고를 극복하기 위해서는 나머지 가족 구성원들과 지역사회에서 제공하는 지원 등 가능한 모든 도움을 받아야 하며, 신체적·정서적 활력을 재충전할 시간이 필요하다. '어린애' 같고 요구사항이 많은 치매 환자와 아이들 사이에서 누구를 방치할지를 두고 갈등하게 될 수 있다.

환자의 상태가 나빠질수록 보호자의 고민도 커질 수 있다. 치매 환자는 점점 쇠약해져 더 많은 보살핌을 필요로 할 수 있으며, 상태가 심각해져 아이들이 집에서 편안함을 느끼지 못하는 상황이 발생할 수도 있다. 혹은 보호자의 체력이나 정신력이 고갈되어 어린아이나 청소년 자녀, 치매 환자의 욕구를 모두 충족시켜 주지 못할지도 모른다. 이러한 상황에서 생활하는 아이들은 치매 환자로 인해 고통을 겪을 수 있다.

아이들에게 더 나은 가정환경을 조성하기 위해 치매 환자를 장기 요양 시설에 맡기는 고통스러운 결정을 내려야 할지도 모른다. 만약 이러한 결정을 내려야 하는 상황에 처한다면, 환자의 요양원 입소에 대해 아이들에게 충분히 설명하길 바란다. 또한, 환자가 요양원에 입소하고 나면 각자에게 어떤 영향을 미칠지 이야기해 보도록 한다. 예를 들면, "영화를 보러 갈 돈을 줄어들겠지만, 아빠가 밤새 소리를 지르는 일은 없을 거야.", "만약 이사하면 전학을 가야 하겠지만, 친구들을 집에 데려올 수 있을 거야."라고 말할 수 있다. 환자를 요양원에 보내는 결정이 전적으로 아이들 때문이라고 생각하게 만들지 않도록 한다. 가족 모두의 최선을 위해 내린 결정이었다는 사실을 아이들에게 알려주도록 한다.

> 나머지 가족 구성원들의 도움, 지역사회에서 제공하는 지원,
> 신체적·정서적 활력을 재충전할 시간 등
> 최대한 많은 도움이 필요할 것이다.

환자를 요양원에 보내야 할 때는 의사나 성직자, 상담사의 도움을 받는 방법도 좋다. 가족들이 혼자가 아니라는 생각이 들면 결정을 내리기 더 쉬워질 것이다.

10대 자녀

청소년은 치매 환자의 '이상한' 행동을 부끄러워하고 친구를 집에 데려오기 꺼릴 수 있다. 또한, 부모에게 많은 요구를 하는 치매 환자의 모습에 화를 내고, 환자가 자신을 기억하지 못할 때 상처를 받기도 한다. 반면, 청소년은 인정이 많고 지원을 아끼지 않으며, 책임감이 강하고 이타적이기도 하다. 순수한 박애주의적 면모와 친절함을 가지고 있어 힘을 북돋우고 도움이 될 때가 많다. 따라서 청소년 자녀는 복잡한 감정을 느낄 것이 분명하다. 보호자와 마찬가지로, 사랑하는 사람이 급격하게 바뀌어 가는 모습을 보며 슬픔을 느끼기도 하지만, 동시에 분노나 당혹감을 느끼기도 한다. 이처럼 복잡 미묘한 감정은 다양한 행동으로 표출되어 다른 가족 구성원들을 당황케 만들 수 있다. 10대 시절은 가정에 문제가 있든 없든 본래 힘든 시기 아닌가. 하지만 성인 상당수가 10대 시절을 돌이켜보면 가족 문제를 공유하는 것이 성숙한 어른으로 성장하는 데 큰 도움이 되었다고 회고한다.

청소년 자녀가 치매라는 질병의 특성과 현재 상황을 잘 이해하고 있는지 확인해야 한다. 무슨 일이 일어나고 있는지 자녀에게 솔직하게 말해주도록 한다. 부드러운 말투로 설명해 주면 도움이 될 것이다. 아이들을 보호하려는 시도가 실제로 아이들에게 도움이 되는 경우는 거의 없다. 가족회의나 자조 모임, 의사와의 면담에 청소년 자녀를 데리고 가서 상황을 제대로 이해할 수 있게 도와주도록 한다.

치매 환자와 떨어져 보호자와 자녀가 함께할 수 있는 시간을 마련하도록 한다. 보호자가 신체적으로나 정신적으로 너무 지치지 않은 상태일 때, 자녀와 함께 시간을 보내며 좋은 관계를 유지하고 아이의 관심사가 무엇인지 귀 기울여 들어주도록 한다. 환자의 병과 환자를 돌보는 상황과는 별개로 아이들에게도 자신만의 삶이 있다는 점을 명심하길 바란다. 치매 환자와 떨어져 친구들과 함께할 수 있는 자신만의 공간을 마련해주도록 한다.

보호자는 감당해야 할 일이 너무 많기 때문에 인내심을 잃거나 감정적으로 격해질 수도 있다. 누누이 말하지만, 보호자가 돌봄 책임에서 벗어나 휴식을 취해야 자녀들을 참을성 있게 돌볼 수 있다.

조부모가 이사를 들어와 함께 사는 경우, 조부모와 부모는 집안의 규칙을 누가 정하고 아이들의 훈육을 누가 맡을지 명확히 해야 한다. 조부모가 치매에 걸렸다면, 자녀에게 환자의 상태를 미리 알려주어 갈등을 피하도록 한다. 청소년 자녀가 "할머니가 나는 연애하면 안 된대."라거나 "할아버지가 텔레비전 끄라고 했어."라고 말할 수 있다. 이럴 때 어떻게 대처할지 미리 생각해 두면, 부모와 자녀가 더 쉽게 대응할 수 있을 것이다.

> 치매에 걸린 조부모가 이사를 들어와 함께 사는 경우,
> 집안의 규칙을 누가 정하고 아이들의 훈육을 누가 맡는지
> 자녀에게 명확히 말해야 한다.

청소년의 부모 중 한 명이 치매에 걸린 경우, 청소년 자녀는 인생에서 매우 중요한 시기에 부모 중 한 명을 잃게 된다. 동시에 부모의 질병과 끊이지 않는 문제들을 마주해야 한다. 만약 치매에 걸리지 않은 부모가 슬픔에 사로잡힌 채 환자의 돌봄에만 집중한다면 자녀는 부모를 모두 잃었다고 느낄 수 있다.

이러한 상황에서 보호자는 혼자서는 감당하기 힘든 어려움을 맞닥

뜨리게 된다. 자신의 정신 건강과 신체 건강을 유지하고 자녀를 계속 보살필 수 있도록 외부의 도움을 받아야 한다. 청소년은 부모가 아닌 사람들에게 자신의 어려움을 털어놓기 편하다고 느끼므로, 친척이나 선생님, 체육 선생님에게 '특별한 친구' 역할을 맡아달라고 부탁해 보도록 한다.

어린이와 청소년을 위한 치매 관련 책과 웹사이트도 있다. 자녀에게 책을 선물하기 전에 부모가 반드시 먼저 읽어보아야 한다.

애도는 소중한 사람을 잃는 데서 오는 복합적인 감정이다.
이는 정상적인 감정 반응이다.
보호자는 치매 환자가 살아있을 때도 애도를 경험할 수 있다.

12장

치매 환자를 돌보는 일이 가족들의 감정에 미치는 영향

가족들은 치매 환자를 돌보면서 수많은 감정을 경험한다고 말한다. 슬프고, 좌절하며, 외로운 기분을 느낀다. 또한, 분노와 죄책감, 무력감, 피로, 우울감을 느끼기도 한다. 반면, 희망과 만족감을 느끼고, 사랑하는 가족들과 더 가까워졌다고 말하는 사람들도 있다. 만성 질환과 싸우는 현실 속에서 정서적 고통을 겪는 것은 지극히 자연스러운 반응이다. 치매 환자를 돌보는 가족들은 자신의 감정에 압도되어 힘들어하기도 한다.

인간의 감정은 복잡하며, 사람마다 다른 감정을 느낀다. 따라서 이번 장에서는 감정을 지나치게 단순화하거나 간단한 해법을 제시하지 않으려 노력했다. 가족들이 다양한 감정을 느끼는 현상이 자연스러운 일이라는 점을 상기하고자 한다.

감정 반응

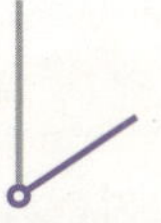

　사람들은 저마다의 방식으로 감정을 다스린다. 모든 감정을 강렬하게 느끼는 사람도 있지만, 그렇지 않은 사람들도 있다. 또한, 일부 사람들은 특정 감정을 절대 용납할 수 없다고 생각하여 절대 느껴서는 안 된다고 느끼거나, 감정을 느끼더라도 누구도 이해할 수 없을 것이라고 여긴다. 이로 인해 심리적인 고립감을 경험하기도 한다.

　어떤 사람들은 복합적인 감정을 경험하기도 한다. 환자를 사랑하지만 미워하기도 하고, 집에서 돌보고 싶다가도 요양 시설에 보내고 싶은 마음이 혼재할 수 있다. 이처럼 상반된 감정을 동시에 느끼는 일이 논리적이지 않아 보일 수 있지만, 꽤 흔히 일어난다. 사람들은 대개 자신이 복합적인 감정을 느낀다는 사실을 자각하지 못한다.

　때때로 사람들은 강한 감정을 느끼는 것을 두려워한다. 이는 격한 감정이 불편하게 느껴지기 때문일 수도 있고, 성급한 행동을 하게 될까 봐 두렵기 때문일 수도 있다. 혹은 다른 사람들 눈에 이상하게 보일까 봐 걱정되기 때문일 수 있다. 하지만 강한 감정에 두려움을 느끼는 일은 매우 흔하며, 누구나 한 번쯤은 비슷한 반응을 경험하게 될 것이다.

감정을 다루는 방법에 대한 '정답'은 없다고 생각한다. 다만, 자신의 감정을 인식하고 왜 그런 감정을 느끼는지 이해하는 것이 중요하다. 감정은 판단에 영향을 미치기 때문이다. 자각되지 못하거나 인정받지 못한 감정은 자신도 모르는 새 불가해한 방식으로 결정에 영향을 미친다. 따라서 자신이 느끼는 감정을 자각하고 다른 사람 앞에서 인정하는 것이 중요하다. 하지만 어떤 감정을 언제 어디서 표현하고 그 감정에 따라 행동을 할지 말지 직접 선택할 수 있다.

> 사람들은 복합적인 감정을 빈번히 느끼지만,
> 그 사실을 스스로 인지하지 못하는 경우가 많다.

사람들은 종종 감정을 표출하지 않고 계속 쌓아두면 '스트레스 관련' 질환이 생길까 봐 걱정한다. 보호자가 치매 환자의 행동에 자주 화가 나지만, 소리를 지르면 행동이 심해질 뿐이라는 사실을 알기에 참기로 했다고 가정해 보자. 편두통이나 고혈압, 발진이 생기게 될까? 감정을 억누르면 건강에 해롭다고 널리 알려져 있으나 이를 뒷받침하는 근거는 거의 없다. 하지만 두통이나 고혈압, 불안과 같은 질환은 다양한 원인으로 인해 나타나기 때문에 도움이 될 만한 조치가 있는지 주치의에게 문의하도록 한다. 일례로 운동과 휴식, 명상, 요가 등이 도움이 될 수 있다. 가족들이 치매 환자의 짜증스러운 행동이 질병 때문에 나타나는 증상이라는 점을 인지하고 받아들이면, 좌절감과 분노를 덜 느끼고 환자를 더 잘 돌볼 수 있다.

이번 절을 읽는 동안, 개인이나 가족마다 느끼는 감정이 다르다는 점을 명심하길 바란다. 이번 장에서는 분노나 좌절, 피로, 슬픔 등을 겪고 있는 가족 구성원들을 돕기 위해 여러 감정을 다루고자 한다. 하지만 이러한 감정들을 느끼지 않을 가능성도 있으므로, 이 절의 전체를 읽기보다는 도움이 될 만한 부분만 찾아서 참조하길 바란다.

분노

보호자가 좌절과 분노를 느끼는 것은 자연스러운 현상이다. 하필이면 왜 나에게 이런 일이 일어난 건지, 왜 내가 환자를 도맡아 돌봐야 하는지, 가족들은 왜 아무도 도와주지 않는지, 치매 환자는 왜 이렇게 짜증 나는 행동을 하는지, 이 상황에서 벗어날 방법이 정말 없는지 등을 생각하면 화가 치밀어 오를 수 있다.

일부 치매 환자는 도저히 참을 수 없고 짜증이 극에 달하는 행동을 보이기도 한다. 이런 상황에서는 당연히 화가 날 수 있으며, 때로는 소리를 지르거나 언쟁을 벌이기도 할 것이다.

팔롬보 부인은 남편에게 화를 내면 안 된다고 생각했다. 두 사람은 행복한 결혼 생활을 유지해 왔고, 남편이 치매 때문에 자신의 행동을 통제할 수 없다는 사실을 잘 알고 있었기 때문이었다. 팔롬보 부인의 사연은 이러했다. "며느리네 집에 저녁을 먹으러 갔을 때였어요. 사실 며느리와 사이가 썩 좋지는 않았어요. 그리고 며느리는 조의 상태가 어떤지 잘 이해하지 못하는 것 같았죠. 한날은 며느리네 집에 들어서자마자 조가 주위를 둘러보더니 '집에 가자.' 하는 거예요. 저녁을 먹고 가야 한다고 설명해 주려 했는데, 조가 대뜸 한다는 말이 '난 여기가 늘 마음에 안 들었어. 집에 가자.'였죠.

겨우 식탁에 다 같이 앉았지만, 긴장감이 감돌았어요. 조는 입을 꾹 닫고 앉아서 모자도 벗으려 하지 않았죠. 저녁 식사가 끝나자마자 또 집에 가자고 했어요. 그러자 며느리가 주방 문을 쾅 닫고 들어가더니 요란하게 설거지를 하기 시작했죠. 아들이 저와 조를 서재로 데리고 들어갔는데, 조는 큰소리로 계속 외쳐댔죠. '며느리가 우릴 독살하기 전에 얼른 도망가야 해.'

아들이 저한테 그러더군요. 조가 제 인생을 망치고 있다고요. 그러지 않고서야 이런 식으로 행동할 이유가 없대요. 병 때문일 리가 없다며, 나이가 들어서 성격이 고약해진 거라고 했어요. 그러면서 저더러 무슨 조치라도 해야 한다고 말했죠.

결국은 집에 가려고 차에 탔는데, 조가 집으로 오는 내내 여느 때처럼 제 운전에 대해 잔소리를 하는 거예요. 그러더니 집에 도착하자마자 몇 시냐고 묻더라고요. 그래서 '조, 제발 입 좀 다물고 가서 텔레비전이나 봐.'라고 말했어요. 그러자 조가 '왜 나랑 대화를 안 하려고 해?'라고 묻는 거예요. 그 말에 화가 나서 소리를 버럭 지르고 말았어요. 그리고 계속 소리를 질러댔죠."

평소 참을성이 매우 많은 사람도 위와 같은 상황에 처하면 짜증이 날 것이다. 이러한 일들은 늘 보호자가 제일 피곤할 순간에만 일어나는 듯하다. 아주 사소한 일에 불같이 화가 나는 것처럼 보이지만, 이러한 사소한 일들이 매일 조금씩 쌓여 결국 폭발하게 된다.

잭슨 부인은 이렇게 말했다. "엄마와는 늘 사이가 안 좋았어요. 그런데 엄마가 우리 집에서 함께 살기 시작한 이후로는 정말 끔찍했어요. 엄마가 한밤중에 일어나더니, 뜬금없이 짐을 싸기 시작하는 거예요.

잠에서 깨서 엄마한테 말했죠. '엄마, 지금 한밤중이야.' 여기가 엄마가 사는 곳이라고 설명하려다 말고, 문득 지금 잠을 못 자면 내일 일할 때 지장이 생길 거라는 생각이 번쩍 들었어요.

엄마는 계속 집에 가야 한다고 우기고, 저는 여기가 엄마 집이라고 설명하고, 매일 새벽 2시만 되면 이런 말다툼이 시작된답니다."

치매 환자는 어떤 일을 능숙하게 해내면서도 겉보기에 똑같아 보이는 다른 일은 전혀 하지 못하는 것처럼 보일 때가 있다. 혹은 다른 사람이 시키면 잘만 하던 일을 보호자가 시키면 하지 않기도 한다. 치매 환자가 할 수 있는데도 안 하는 것처럼 보이거나 일부러 보호자의 '성미를 건드리려고' 말을 듣지 않는다고 생각되면 화가 날 수 있다. 다음 예를 살펴보자.

그레이엄 부인은 다음과 같이 말했다. "어머니는 언니네 집에서는 식기세척기도 사용할 줄 알고 밥상도 곧잘 차려요. 그런데 우리 집에서는 아무것도 안 하려고 하고, 잔뜩 어질러 놓기만 해요. 자꾸 그러니까 제가 일하느라 집에 오면 피곤하다는 걸 알고 일부러 그러는 것 같다는 생각이 들어요."

치매 환자를 도맡아 돌보는 보호자는 다른 가족 구성원들이 충분히 도와주지 않고 여기거나 비판만 일삼는다고 느낄 수 있다. 혹은 자주 방문하지 않는다고 생각하기도 한다. 이러한 감정이 쌓이면 엄청난 분노로 이어질 수 있다.

때때로 의사나 다른 전문가들에게도 짜증이 날 수 있다. 정당한 이유가 있어서 분노를 느낄 때도 있지만, 의사나 전문가들이 최선을 다하고 있다는 사실을 뻔히 알면서도 그냥 화가 치밀어 오를 때도 있다.

신앙을 믿는 사람들은 신이 왜 자신에게 이런 고통을 주는지 의문을 가지기도 한다. 신에게 분노를 느끼면서 자신이 끔찍한 죄를 짓고 있다고 여기거나 신앙심을 잃어버린 것 같아 두려워하기도 한다. 이러한 감정들 때문에 보호자가 가장 필요로 하는 순간에 신앙이 주는 힘과 위안을 얻지 못하게 될 수 있다. 하지만 이러한 의문을 품는 것 또한 신앙생활의 한 부분이다.

한 목사가 한 말이다. "하나님이 저에게 왜 이런 시련을 안겨주시는지 도무지 이해할 수가 없습니다. 완벽하지는 않았어도 늘 최선을 다하며 살아왔습니다. 그리고 전 아내를 사랑하거든요. 그러다 보면 저는 하나님께 의문을 품을 자격이 없다는 생각이 불쑥 들어요. 저에게 가장 힘든 부분이 바로 이겁니다. 하나님을 의심하는 것도 다 제가 나약하기 때문이겠죠."

신에게 분노한 사실에 죄책감을 느끼지 않기를 바란다. 신에게 분노를 느끼거나 어떻게 이런 시련을 허락할 수 있는지 의문을 품는 행위를 심도 있고 의미 있게 다룬 문헌들이 많이 있다. 다른 많은 이들도 이러한 질문들로 고뇌했다는 증거이다. 이런 문제로 고민하고 있다면 목사나 신부, 이맘, 랍비에게 솔직하게 이야기해 보면 위안을 얻을 수 있을 것이다.

치매를 유발하는 질환으로 인해 겪는 어려움이나 상실에 직면했을 때 분노를 느끼는 것은 인간 본연의 반응이라는 점을 명심하길 바란다.

> 치매를 유발하는 질환으로 인해 겪는 어려움이나
> 상실에 직면했을 때 분노를 느끼는 것은 인간 본연의 반응이다.

하지만 보호자의 분노를 치매 환자에게 표출하면 환자의 행동이 악화하는 경우가 많다. 환자는 치매로 인해 보호자의 분노에 이성적으로 대응하지 못할 수 있다. 보호자가 겪는 문제나 좌절감을 해결할 방법을 찾으면, 환자의 행동이 개선될 수 있다.

분노를 다루는 첫 번째 단계는 치매 환자에게 현실적으로 기대할 수 있는 것이 무엇이며, 환자의 뇌에서 어떤 변화가 일어나 짜증스러운 행동을 유발하는지 파악하는 것이다. 환자가 스스로 행동을 통제할 수 있는지 확실하지 않다면, 의사나 전문 의료진에게 진료를 받아보도록 한다. 다음 예를 살펴보자.

한 작업 치료사는 그레이엄 부인의 언니네 집에 방문해 어머니가 치매에 걸리기 전에 사용했던 식기세척기를 지금도 그대로 사용하고 있다는 사실을 발견했다. 하지만 그레이엄 부인은 새 제품으로 바꾸었고, 어머니는 뇌 손상으로 인해 간단한 기술조차 배울 수 없었기 때문에 새 식기세척기의 사용법을 익힐 수 없었다.

환자의 짜증스러운 행동은 생활환경이나 일상을 바꾸는 방법으로도 잠재울 수 있다. 하지만 불쾌한 행동이 치매로 인한 증상이며 환자가 통제할 수 없다는 사실을 아는 것만으로 마음이 한결 편해질 것이다.

보호자가 화가 난 이유가 환자의 행동 때문인지, 아니면 환자 때문인지 생각해 보면 도움이 될 수 있다. 환자는 병 때문에 자신의 행동을 멈출 수 없는 경우가 많다. 환자의 행동에 짜증이 날 수는 있지만, 보호자를 인신공격하려는 의도로 한 행동은 아니다. 환자는 치매를 유발하는 질환으로 인해 자신의 행동이 다른 사람에게 어떤 영향을 미치는지 이해하지 못하기 때문에 고의로 불쾌한 행동을 하기란 불가능하다. 팔롬보 부인의 남편은 고의로 가족들을 모욕하려던 의도가 아니라 치매로 인해 그렇게 행동했던 것이다.

때로는 다른 가족들과 전문 돌봄 제공자들도 똑같은 문제를 겪고 있다는 사실을 알면 도움이 된다.

커츠 부인의 사연을 들어보자. "썩 내키지는 않았지만, 남편을 주간 보호 센터에 맡기게 됐어요. 그런데 남편의 끊임없는 질문에 숙련된 전문가들도 화를 낸다는 사실을 알고 나자 큰 도움이 되었어요. 저만 그런 게 아니더라고요."

치매 환자를 돌보는 가족들은 다른 가족들과 경험을 공유하면 불만을 해소하고 위안을 얻을 수 있다고 말한다. 이러한 감정적 지원은 자조 모임에서 참여할 때 얻을 수 있는 이점 중 하나이다.

보호자가 화가 난 이유가 환자의 행동 때문인지,
아니면 환자 때문인지 생각해 보면 도움이 될 수 있다.

때로는 불만을 해소할 다른 방법을 찾아보면 도움이 될 수 있다. 누군가와 대화를 나누고, 옷장을 정리하고, 장작을 패는 등 과거에 스트레스를 풀 때 도움이 됐던 방법들을 시도해 보길 바란다. 격렬한 운동이나 긴 산책, 친구와 전화로 수다 떨기, 마음 챙김 시간 갖기, 몇 분 동안이라도 푹 쉬기 등이 도움이 될 수 있다.

당혹감

치매 환자의 행동 증상은 당혹스러운 경우가 많아서 낯선 사람들은 환자가 왜 그런 행동을 하는지 이해하지 못할 수 있다.

> 한 남편은 이렇게 말했다. "아내가 식료품점 안을 돌아다니면서 어린애처럼 선반에서 물건들을 자꾸 꺼냈어요. 그런 아내를 사람들이 빤히 쳐다봤죠."

> 한 딸은 다음과 같이 말했다. "엄마는 목욕시키려고 할 때마다 창문을 열고 도와달라고 소리쳐요. 이웃 사람들에게 뭐라고 말해야 하죠?"

위와 같은 상황을 겪으면 당혹스럽지만, 다른 가족들과 경험담을 공유하면 당혹감이 많이 줄어들 것이다. 가족들은 자조 모임에서 서로 당혹스러웠던 경험을 나누며 웃음을 터뜨리기도 한다.

이웃에게 환자의 상태를 설명하면 양해를 구하는 데 도움이 된다. 이웃들은 이미 치매를 앓는 사람을 알고 있을 수도 있다. 알츠하이머병에 대한 인식이 높아지는 추세이지만, 여전히 치매에 대한 오해들이 많이 존재한다. 이웃들에게 치매와 치매로 인한 행동들을 설명해 주면, 치매에 대해 올바른 인식을 재고하는 데 도움이 된다.

간혹 눈치가 없는 사람들은 무례한 질문을 던지기도 한다. "저 사람 왜 저래요?", "저 사람한테 무슨 문제가 있는 거 아녜요?"라고 물어보면, "왜 물어보시는 거죠?"라고 간단하게 대답하는 편이 제일 좋다.

한 용기 있는 남편의 말이다. "전 아직도 아내를 데리고 외식을 합니다. 저는 요리하는 걸 싫어하고, 아내는 외식을 좋아하거든요. 사람들의 시선 따위는 신경 쓰지 않습니다. 우리는 항상 외식을 즐겼고, 지금도 마찬가지입니다."

어떤 가족들은 자신들의 문제를 '가족끼리' 해결하고 싶어 한다. 이런 방법이 효과적일 수도 있겠지만, 친구와 이웃이 가족 내에 문제가 있다는 사실을 이미 알고 있는 경우가 많다. 따라서 문제가 무엇인지 알리면 도움과 응원을 받을 수 있을 것이다. 치매 환자를 돌보는 일은 엄청난 부담이 뒤따르기 때문에 혼자서는 감당하기 불가능하다. 무엇보다도 치매 환자와 관련된 부정적인 인식은 반드시 사라져야 한다.

무기력감

치매를 유발하는 만성 질환을 마주한 가족들은 흔히 무기력감이나 나약함, 의욕 저하를 느낀다. 이러한 감정은 대개 치매를 유발하는 질병에 대해 잘 알고 있는 의사나 전문 의료인들을 찾지 못할 때 더욱 심해진다. 하지만 치매 환자와 가족들은 무력감을 극복하는 데 도움이 되는 자원들을 많이 보유하고 있다. 치매를 완전히 치료할 수는 없지만,

무력감에서 벗어날 수는 있다. 치매 환자와 가족들의 삶을 개선할 방법은 여러 가지가 있다. 다음과 같은 방법들부터 시작해 보도록 하자.

- 모든 상황을 한꺼번에 바라보면 실제보다 더 심각해 보이는 경우가 많다. 작은 것에 집중하여 조금씩 바꿔나가도록 한다.
- 한 번에 하루씩만 목표로 한다.
- 질병에 대한 정보를 얻도록 한다. 다른 사람들이 문제를 어떻게 해결했는지 찾아서 읽어보고 이야기를 나누도록 한다.
- 비슷한 문제를 겪고 있는 가족들과 대화를 나누어 본다. 인터넷 채팅방이나 포럼에 가면 다른 가족들의 문제들을 읽을 수 있고 내 경험을 공유할 수 있다. 치매안심센터는 정기적인 자조 모임을 운영한다.
- 정보를 교환하고, 연구를 지원하고, 다른 사람들과 적극적으로 교류하도록 한다.
- 몇 시간만이라도 돌봄 책임에서 벗어나 휴식을 취하도록 한다.
- 의사나 사회복지사, 심리학자, 성직자에게 자신의 감정에 대해 상담하도록 한다.

죄책감

가족들은 죄책감을 많이 느낀다. 과거에 치매 환자에게 했던 행동들, 치매 환자의 이상한 행동을 부끄러워했던 경험, 환자에게 화를 냈던 일, 돌봄을 책임지지 않고 싶은 바람, 환자를 요양원에 입소시키려고 고민했던 기억 등 사소하거나 중요한 여러 이유로 인해 죄책감을 느낀다. 다음 사례를 살펴보자.

"우리 엄마의 병 때문에 제 결혼 생활이 엉망이 됐어요. 어머니를 용서할 수 없습니다."

"딕에게 너무 성질이 나서 그만 뺨을 때려버렸지 뭐예요. 딕이 치매에 걸려서 스스로 통제할 수 없다는 사실을 잘 알면서 왜 그랬을까요."

거의 모든 시간을 함께 보내던 배우자가 치매에 걸린 경우, 보호자는 치매 환자와 떨어져 친구들과 시간을 보내면서 죄책감을 느낄 수 있다.

때로는 정확한 이유도 모른 채 막연한 죄책감을 느끼기도 한다. 또한 치매 환자가 말이나 행동으로 보호자에게 죄책감을 느끼게 만든다고 생각하기도 한다. 가령, 치매 환자가 "절대로 요양원에 보내지 않는다고 약속해.", "나를 사랑한다면 그런 식으로 대하진 않겠지."라고 말하면, 보호자는 죄책감을 느낄 수 있다.

보호자는 치매 환자의 독립성을 빼앗을 때도 죄책감을 느낄 수 있다. 환자가 운전을 그만두게 하거나 혼자 살지 못하도록 제한하는 일은 가족에게 매우 힘들 수 있다. 환자를 돌보는 보호자는 아프기 전에는 스스로 결정을 내릴 수 있었던 환자를 대신해 모든 결정을 내려야 하기 때문에 죄책감을 느낄 수 있다.

환자를 요양원이나 노인 거주 시설에 보내야 할 때가 왔다고 느낄 때도 죄책감이 들 수 있다. 더불어 보호자가 유산 받을 돈을 요양원 비용으로 써야 한다면, 더 큰 분노를 느낄 수 있다. 많은 가족이 비슷한 어려움을 겪고 있지만, 그렇다고 해서 결정을 내리기가 쉬워지는 것은 아니다.

> **보호자들이 죄책감을 느끼는 경우는 흔하며,**
> **여러 가지 원인이 존재한다.**

늘 싫어하던 가족 구성원이 치매에 걸리면 죄책감을 느낄 수 있다.

"전 늘 엄마를 미워했어요. 그런데 엄마가 이런 끔찍한 병에 걸리시고 나니, 할 수 있을 때 조금 더 잘 지낼걸, 하고 후회가 돼요."

때때로 가족들은 환자가 치매에 걸린 이유가 자신이 한 행동이나 하지 않은 행동 때문인지 궁금해한다. 보호자는 치매 환자의 상태가 악화하면 죄책감을 느끼기도 한다. 환자와 시간을 조금 더 보내거나 조금 더 활동적으로 지내게 했다면 더 나빠지지 않았으리라 생각할 수 있다. 또는 수술이나 입원이 병을 악화시킨 '원인'이라고 여기기도 한다.

죄책감이 문제가 되는 이유는 보호자가 죄책감을 제대로 인식하지 못하면 향후 치매 환자와 가족을 위해 명확한 결정을 내리고 올바른 선택을 하는 데 방해가 될 수 있기 때문이다. 하지만 스스로 인식하기만 하면, 죄책감은 당황스럽거나 감당하기 어려운 감정이 아니다.

우선, 죄책감이 문제가 된다는 사실을 인정해야 한다. 죄책감이 보호자의 결정에 영향을 미치기 시작했다면 문제가 된다. 따라서 자신이 죄책감의 영향을 받고 있다는 생각이 든다면 결정을 내려야 한다. 죄책감이라는 덫에 빠져 허우적대기만 할 것인가? 아니면 "과거는 과거일 뿐이야."라고 외치며 앞으로 나아갈 것인가? 어머니를 미워하는 감정이나 치매 환자에게 소리를 지른 상황을 되돌릴 방법은 존재하지 않는다. 하지만 죄책감은 과거를 받아들이는 대신 되돌릴 방법만 계속 찾게 만든다. 현재를 위해 최선이 무엇인지를 고려하여 결정을 내리고 계획을 세워야 한다. 다음 사례를 살펴보자.

덴프시 부인은 어머니를 좋아했던 적이 한 번도 없었다. 성인이 되자마자 집을 나와 독립했고, 특별한 날이 아니면 전화도 걸지 않았다. 그러다 어머니가 치매에 걸렸고, 덴프시 부인은 어머니를 자기 집으로 데려와 함께 살기로 했다. 혼란스러운 어머니는 가족의 삶에 지장을 주기 시작했다. 밤마다 온 가족을 잠에서 깨우고, 아이들을 힘들게 하고, 덴프시 부인을 지치게 만들었다. 의사가 어머니를 요양원에 보내라고 권하자 덴프시 부인은 더욱 괴로워졌다. 모두에게 더 나은 선택이라는 사실을 알면서도 어머니를 요양원에 보내자는 결정을 내리지 못했다.

보호자가 환자와의 관계에서 죄책감을 느끼는데도 이를 인정하지 않을 경우, 죄책감은 보호자의 행동에 부정적인 영향을 미칠 수 있다. 만성 질환을 앓고 있는 사람을 돌보게 되었다면, 그때가 환자에게 보호자가 싫어하는 부분이 있다는 사실을 솔직하게 인정하기 좋은 기회일 수 있다. 그런 다음에 환자를 싫어하는 감정에 영향을 받지 않으면서 환자를 존중하며 돌볼 수 있을지 결정하면 된다. 누군가를 좋아하거나 사랑하는 감정은 우리 스스로 통제할 수 없으며, 때로는 아무 이유 없이 정이 가지 않는 사람들도 있다. 하지만 그런 사람들을 어떻게 대할지는 우리 스스로 결정할 수 있다. 뎀프시 부인은 어머니를 미워해 왔으며, 그로 인해 자신이 죄책감을 느꼈다는 사실을 받아들이고 나자, 자신의 감정은 무시한 채 '옳은 일'을 하려고 애써왔다는 사실을 깨닫게 되었다. 그제야 뎀프시 부인은 선의의 노력이 실패했으며 어머니를 요양원에 입소시킬 준비를 하는 편이 모두에게 최선이라는 사실을 인정할 수 있다.

치매 환자가 "절대로 요양원에 보내지 않는다고 약속해."와 같은 말을 할 때는 환자가 합리적인 결정을 내릴 수 없는 상태라는 점을 명심하길 바란다. 이럴 때는 죄책감에 휩쓸리기보다는 책임감에 기반하여 최선의 결정을 내리고 행동해야 한다.

죄책감이 항상 중대한 문제로 인해 생기는 것은 아니다. 때로는 아주 사소한 일에서도 죄책감을 느낄 수 있다. 가령 치매 환자에게 짜증을 내거나 몸이 피곤해서 환자에게 화를 냈을 때도 죄책감이 들 수 있다. 이럴 때는 "미안해."라고 말하면 긴장된 분위기를 해소하고 서로의 기분이 풀어지는 경우가 많다. 또한, 치매 환자는 기억력 장애가 있어서 보호자가 화를 냈던 사실을 보호자보다 훨씬 빨리 잊어버릴 가능성이 크다.

혹시라도 환자가 치매에 걸리거나 증상이 심해진 이유가 자기 탓은 아닌지 걱정된다면, 치매에 대해 최대한 많이 알아보고, 의사와 환자의 질병에 대해 상의하도록 한다.

알츠하이머병은 진행성 질환이다. 따라서 보호자와 의사가 병의 진행을 막을 수 없다. 치매를 일으키는 다른 질환들 역시 진행을 막거나 고치기란 불가능하다. 하지만 환자를 활동적으로 지내게 하면 병의 진행 속도를 늦출 수는 없어도 남아있는 능력을 사용할 수 있도록 도와줄 수 있다.

환자가 다른 질병을 앓거나 입원한 후에 치매가 시작되었다고 생각할 수 있지만, 자세히 생각해 보면 수개월이나 수년 전에 초기 증상이 발현되었을 가능성이 크다.

자신을 위해서 혼자만의 시간을 가질 때 죄책감이 든다면, 보호자가 돌봄에서 벗어나 의미 있고 충만한 삶을 영위해야 치매 환자를 잘 돌볼 수 있다는 점을 명심하도록 한다. 휴식을 취하고 친구들과 함께 하는 시간이 보호자가 힘을 낼 수 있는 버팀목이 되어 줄 것이다.

죄책감 때문에 결정을 냉철하게 내리지 못한다고 느껴진다면, 이해심 많은 상담사나 친한 친구, 가족 구성원, 다른 가족들에게 전부 털어놓으면 결정을 내리는 데 도움이 될 수 있다. 사람들 대부분이 비슷한 경험이 있다는 사실을 알게 되면, 보호자를 끊임없이 괴롭혀 왔던 죄책감이 사소하게 느껴질 것이다. 최선을 다했는데도 여전히 죄책감에 시달릴 때는 우울증의 증상일 수 있다. 보호자가 우울증을 겪는 상황과 대처 방법에 대해서는 이번 장의 뒷부분에서 논하도록 하겠다.

> 죄책감 때문에 결정을 냉철하게 내리지 못한다고 느껴진다면,
> 이해심 많은 상담사나 친한 친구,
> 가족 구성원, 다른 가족들과 이야기해 보길 바란다.

웃음과 사랑, 기쁨

치매를 유발하는 질환에 걸렸다고 해서 환자가 사랑이나 기쁨을 느끼거나 웃음을 즐기는 능력을 일순간에 잃는 것은 아니다. 또한, 보호자의 삶이 피로와 좌절, 슬픔으로 점철된 듯 보일지라도 행복한 감

정을 느낄 능력마저 사라진 것은 아니다. 행복은 어려운 상황과는 전혀 어울리지 않는 듯하지만, 실제로는 예기치 못한 순간에 행복이 찾아오기도 한다. 의료 선교 수녀회의 미리엄 테레즈 윈터 수녀가 쓴 노래 가사가 이를 잘 보여준다.

창문에 맺힌 빗방울을 보았네
기쁨은 빗방울 같아요
웃음이 내 아픔을 가로질러
사라졌다가 다시 찾아오네
기쁨은 빗방울 같아요

웃음은 선물처럼 찾아와 어려움 속에서도 제정신을 유지할 수 있도록 도와준다. 치매 환자의 실수를 보고 웃음이 터졌다고 하더라도 죄책감을 느끼지 않아도 된다. 치매 환자는 무엇이 웃긴지 잘 모르면서 덩달아 웃을지도 모른다.

다행히도 사랑은 지적 능력과는 아무런 관계가 없다. 치매 환자에게 사랑과 애정을 표현할 방법들에 집중하길 바란다.

책임을 다하면 기쁨이 샘솟는다. 연구 결과, 많은 사람이 어려운 상황 속에서도 아픈 가족을 돌보면서 사랑을 표현하고 책임을 다할 수 있어 기분이 좋았다고 한다.

분노와 좌절감, 피로감은 사랑과 만족이라는 긍정적인 감정과 뒤섞여 있는 경우가 많다. 치매와 같은 질환을 앓게 되면 힘들고 고통스러운 시기를 겪는 와중에도 사랑과 기쁨의 순간이 왕왕 찾아온다는 점을 고려하면 이는 놀랄 일이 아니다.

애도

환자의 질병이 진행되고 환자가 점점 변해갈수록, 보호자는 소중했던 동반자와 관계를 상실하게 될 수 있다. '예전의 모습'을 떠올리며 애도에 잠길지도 모른다. 슬퍼하고 낙담하여 사소한 일에도 울컥해서 눈물이 흐를 수도 있다. 마음속 깊은 곳에서 눈물이나 슬픔이 솟구치는 듯한 느낌을 받을지도 모른다. 이러한 감정은 종종 왔다가 사라지기 때문에 보호자는 슬픔과 희망 사이를 오가게 된다. 슬픔은 우울감이나 피로감과 뒤섞여 있는 경우가 많다. 슬픔과 우울감, 피로감은 애도 과정에서 나타나는 자연스러운 감정들이다.

흔히 애도는 죽음 이후에 느끼는 감정이라고 생각하기 쉽다. 하지만 애도는 상실을 겪을 때 자연스레 나타나는 감정 반응이다. 따라서 사랑하는 사람이 만성 질환에 걸렸다면 자연스레 애도를 겪게 된다.

죽음에서 오는 애도는 처음에는 감당하기 힘들다가도 시간이 지남에 따라 서서히 줄어들기도 한다. 하지만 만성 질환과 관련된 애도는 끝없이 계속된다. 보호자는 환자의 상태가 나아질 것이라는 희망과 호전될 수 없다는 슬픔 사이를 끊임없이 오갈 수 있다. 적응했다고 느끼는 순간 환자의 상태가 나빠져 또다시 슬픔을 경험하는 일이 하염없이 반복될 수 있다. 죽음에서 오든 치매 환자를 돌보며 느끼든, 애도는 소중한 사람이 고유한 특성을 잃어간다는 데서 오는 복합적인 감정이다.

> 애도는 소중한 사람을 잃는 데서 오는 복합적인 감정이다.
> 이는 정상적인 감정 반응이다.
> 보호자는 치매 환자가 살아있을 때도 애도를 경험할 수 있다.

많은 가족이 치매가 진행되면서 환자가 고통받는 모습을 지켜봐야 하기 때문에 사랑하는 사람을 잃은 슬픔이 더욱 깊어진다고 말한다.

가르시아 부인은 이렇게 말했다. "어떤 때는 남편이 죽어서 이 모든 것이 끝났으면 좋겠다는 생각이 들어요. 남편이 매일 조금씩 죽어가는 느낌이거든요. 남편에게 새로운 증상이 나타나면 처음에는 견딜 수 없을 듯한 기분이 들어요. 그러다가 간신히 적응하고 나면, 또 다른 증상이 나타나죠. 그러면서도 계속 새로운 의사와 새로운 치료법이 나타나 기적을 찾아오기를 기대해요. 이 감정의 쳇바퀴를 계속 돌고 있는 기분이 들어서 점점 지쳐가고 있어요."

치매가 서서히 진행되면서 나타나는 변화 중 일부는 유독 고통스럽게 느껴질 수 있다. 사람마다 그 사람을 상징적으로 나타내는 고유한 특성이 있다. "모든 결정은 아내가 내렸어요." 또는 "참 다정한 분이셨죠." 등을 예로 들 수 있다. 이러한 고유한 특성이 변하면 보호자는 슬픔을 느끼지만, 주변 사람들은 상황을 잘 모르기 때문에 보호자의 감정을 이해하지 못할 수 있다. 치매 환자가 말을 하지 못하거나 들은 말을 이해하지 못하게 되면, 가족들은 환자와의 친밀함을 상실했다고 느끼게 된다.

부부 중 한 사람이 치매로 인해 예전의 모습을 잃은 후에도 부부 관계는 지속되며, 이로 인해 특수한 문제가 발생한다. 이에 대해서는 '혼자가 된 배우자'에서 설명하도록 하겠다.

보호자를 힘들게 하는 문제는 또 있다. 죽음을 슬퍼하는 애도는 사람들에게 이해를 받고 인정받을 수 있지만, 치매 환자를 돌보며 느끼는 애도는 친구와 이웃에게 오해를 사는 경우가 많다. 특히 환자의 상태가 겉으로 멀쩡해 보일 때는 주변 사람들이 오해하는 경우가 많다. 치매 환자를 돌보는 보호자의 상실은 배우자가 죽었을 때와 달리 눈으로 확인하기 어렵기 때문에 주변 사람들은 보호자에게 "남편이 살아있다는 것에 감사해야지.", "꾹 참고 버텨봐." 따위의 말을 건네기도 한다.

애도의 고통을 없애줄 마법의 약은 존재하지 않는다. 하지만 치매가 초래한 비극 속에서 살아가는 다른 사람들과 슬픔을 나누면 애도의 고통이 다소 완화된다는 사실을 깨닫게 될 것이다. 애도로 인한 아픔과 슬픔을 혼자서만 간직하고, 타인에게 부담을 주지 않아야 한다고 생각할지도 모른다. 하지만 친구나 신앙 공동체의 구성원, 자조 모임 참가자, 가족 구성원과 감정을 공유하면, 위안을 받을 수 있을 뿐만 아니라 치매 환자를 계속해서 돌볼 힘을 얻을 수 있을 것이다.

우울감

우울감은 슬픔과 좌절이 뒤섞인 감정이며, 애도와 분노, 걱정과 구분하기 어려울 때가 많다. 만성 질환자를 돌보는 가족들은 매일, 매주 슬픔과 우울, 좌절, 실의에 빠진다. 또한, 때때로 매사에 무관심하고 무기력해지기도 한다. 우울한 사람들은 불안하고 초조해지거나 짜증을 내기도 하며, 식욕 저하와 불면증에 시달리기도 한다. 우울감을 겪으면 고통스럽다. 우울감을 느끼는 사람은 비참함을 느끼면서도 슬픈 감정에서 벗어나기를 원한다.

치매를 유발하는 질환은 서서히 진행되어 감정적 소모가 크고 우울한 기분을 느끼게 한다. 때로는 상담을 받으면 우울증을 완화하는 데 도움이 될 수 있다. 하지만 상담을 받는다고 해서 우울감을 유발하는 상황 자체를 바꿀 수는 없으며, 보호자가 우울증에 잘 대처하도록 도와줄 수 있을 뿐이다. 많은 가족이 자조 모임에 참여해 다른 가족들과 경험과 감정을 공유하면 우울감을 떨쳐내는 데 도움이 된다고 말한다. 또한, 치매 환자와 떨어져 취미 활동을 하거나 좋아하는 사람들과 함께 시간을 보내는 방법도 도움이 된다고 한다. 휴식을 충분히 취하지 못하면 피로가 쌓여 의욕이 더욱 저하될 수 있다. 이럴 때는 외부의 도움을 받아 휴식을 취하면 기운이 날 수 있다. 하지만 휴식을 취한 후에도 의욕 저하와 우울감은 여전히 남아 있을 수 있으며, 이는 정상적인 현상이다.

반면, 장기적인 돌봄으로 인한 좌절감이나 우울감이 정상 수준 이상을 넘어가거나 다른 양상을 띨 때도 있다. 보호자 본인이나 가족 구성원에게 이 장에서 언급된 감정 반응이 하나라도 나타난다면, 의사에게 찾아가 도움을 받거나 상담사에게 의뢰해달라고 요청해야 한다. 전문의나 상담사들에게 큰 도움을 받을 수 있을 것이다.

때때로 보호자들은 술이나 진정제, 수면제에 의존하여 하루하루를 버텨나간다. 하지만 술이나 약물은 피로와 우울증을 가중하여 그나마 남아있던 기운마저 앗아갈 수 있다. 만약 이러한 상황을 겪고 있다면, 보호자뿐만 아니라 다른 많은 돌봄 제공자들이 같은 경험을 했다는 사실을 알아두길 바란다. 하지만 무엇보다도 지금 바로 도움을 구하는 것이 중요하다13장 참조.

고립감과 외로움

때때로 보호자들은 돌봄으로 인한 스트레스를 혼자서 감당하고 있다는 생각에 사로잡힌다. 한 아내는 이 감정을 '절망감'이라고 표현하며, "환자를 돌보며 느끼는 외로움을 글로 써 보세요."라고 제안했다. 모든 순간을 공유하던 사람이 더는 의미 있는 대화를 할 수 없는 상태가 되면, 보호자는 온전히 혼자라는 느낌을 받을 수 있다.

외로움은 참으로 비참한 감정이다. 인간은 모두 개별적인 존재이며, 한 개인이 느끼는 감정을 진정으로 이해할 수 있는 사람은 아무도 없다. 외로움은 치매 환자를 돌보며 흔히 겪게 되는 감정이다. 가족 구성원들과 친구, 치매 환자의 가족들과 꾸준히 교류하면 외로움을 덜 수 있다. 서로의 경험을 공유하다 보면 외로움을 겪는 사람이 혼자만은 아니라는 사실을 깨달을 수 있을 것이다. 치매 환자의 빈자리를 메울 사람은 결코 없다고 느낄 수 있지만, 친구들과 가족들이 사랑과 지지를 보내주고 있다는 사실을 점차 알게 될 것이다.

걱정

세상에 걱정 하나 없는 사람이 어디 있으랴? 걱정거리들을 늘어놓자면 이 책의 여러 장을 채우고도 모자라겠지만, 애써 나열하지 않아도 이미 알고 있을 것이다. 때로는 걱정거리가 매우 심각한 문제에 관한 것일 수도 있다. 치매 환자를 돌보는 가족들에게 걱정은 삶의 일부이다. 우울하고 피로한 상태에서 걱정까지 겹치면 우울증과 피로가 더욱 심각해질 수 있다. 사람마다 걱정에 대처하는 방식이 상이하다. 어떤 이들은 심각한 걱정거리도 가볍게 넘기는 반면, 다른 이들은 사소한 문제 하나에도 끝없이 걱정한다. 사람들 대부분은 그 중간쯤에 속하며, 밤잠 설치며 걱정한들 몸만 더 피곤해질 뿐 문제를 해결해주지 않는다는 사실도 익히 알고 있다. 어느 정도의 걱정은 자연스러운 일이지만, 걱정이 너무 많다면 문제를 해결할 방법을 찾아야 한다.

한 여성은 심각하고 두려운 상황에 직면하자 걱정을 잠재우기 위해 다음과 같은 방법을 시도했다. "현재 일어날 수 있는 최악의 상황이 무엇인지 저 자신에게 물어봅니다. 빈털터리가 되어 길거리에 나앉을 수도 있겠죠. 하지만 주변 사람들이 저희 가족이 굶어 죽거나 노숙자가 되게 내버려 두지는 않으리라 믿어요. 최악의 상황을 마주하고 나면 걱정이 덜해지는 것 같아요."

희망과 현실의 경계에서

환자의 질병과 씨름하다 보면, 온갖 치료법을 찾아 헤매며 희망을 좇다가도 때로는 좌절이나 패배감에 휩싸일 수 있다. 의사가 전하는 나쁜 소식을 받아들이지 못해 다른 의사들의 소견을 묻느라 막대한 비용을 탕진하거나, 환자에게 문제가 생겼다는 사실을 부인하기도 한다. 심지어는 웃기지도 않은 일에 혼자 낄낄대거나 우스꽝스러운 행동을 하는 자신을 발견할지도 모른다. 하지만 좌절이나 패배감은 대개 우리가 원하지 않는 일을 받아들이려 애쓰는 과정에서 느끼는 자연스러운 감정이다.

당연하게도, 보호자가 환자에게 생긴 문제들을 부정하면환자가 운전하거나 혼자 살면 안 되는 상태인데도 그대로 내버려 두는 등 치매 환자를 위험을 빠뜨릴 수 있다. 여러 의사에게 의견을 구할 경우, 아무런 성과도 없이 지치기만 하고 큰 비용을 부담하게 될 수 있다. 그러나 주치의 외에 다른 의사에게 2차 소견을 받아보는 편이 현명할 때도 있다.

치매 환자를 돌보는 가족들이 희망과 좌절을 동시에 경험하는 일은 매우 흔하다. 하지만 전문가들에게 치매에 대해 상반되는 정보를 듣게 되면 문제가 복잡해진다.

가족들 대부분은 희망과 현실 사이에서 균형을 찾으려 노력한다. 균형을 찾으려면 어떻게 해야 할까?

우선, 과학적 연구에서 획기적인 성과가 나오기까지는 아주 오랜 시간이 걸릴 수도 있고, 가까운 미래에 이루어질 수도 있다. 기적이 일어날 수도 있지만 매우 드물다.

여러 의사를 찾아다니는 이유가 더 좋은 소식을 듣기 위해서는 아닌지 곰곰이 생각해 보길 바란다. 보호자의 행동이 치매 환자의 상황을 더욱 힘들게 하거나 심지어 안전에 위험을 초래하고 있다면, 현재 보호자의 행동에 대해 다시 생각해 보아야 한다. 환자의 장애를 못 본 체하고 있지는 않은가? 환자가 운전과 요리를 계속하고 혼자 살고 있어 스스로 위험한 상황에 노출되어 있지는 않은가?

보호자가 신뢰할 수 있는 의사나 기억력 클리닉에 환자를 맡기도록 한다. 치매에 정통하고 최신 연구 동향을 파악하고 있는지 확인해야 한다. 과학적으로 입증되지 않은 '치료법'은 피하도록 한다. 뉴스에 나오는 내용은 과장되거나 세부 정보가 부족할 수 있다는 점을 유념하길 바란다.

치매 환자를
학대하는 경우

"가끔은 정말 참을 수가 없어요. 아내 때문에 정말 괴롭습니다. 쉴 새 없이 잔소리 해대고, 똑같은 말을 계속 반복하고는 했어요. 그러면 저는 아내를 의자에 묶어두고 산책을 나가고는 했어요. 속이 상하기는 했지만, 견딜 수가 없었습니다."

"어머니는 피가 날 때까지 한 곳을 긁고는 하셨어요. 의사는 어머니가 그럴 때마다 가족들이 못 하게 말려야 한다고 했죠. 모든 방법을 시도해 보았지만, 소용이 없었어요. 그러다 한날은 순간 욱해서 어머니를 붙잡고 흔들며 소리를 질러버렸어요. 어머니는 저를 가만히 바라보시다 펑펑 울기 시작했어요."

"지금껏 아내를 때린 적은 한 번도 없습니다만 아내에게 너무 화가 나서 못되게 굴고는 했습니다. 아내가 말을 안 들으면 요양원에 보내 버리겠다고 협박하기도 했어요. 그러면 아내는 눈물을 터트리고는 했죠. 아내도 어쩔 수 없다는 걸 알면서도 제가 왜 그랬는지 모르겠어요."

환자를 돌보는 일은 매우 힘들기 때문에 좌절감을 느낄 수밖에 없다. 보호자는 감당하기 힘든 부담을 견뎌내야 한다. 그러다 보니 환자를 때리거나 손찌검하거나 소리를 지른 적이 있을 수도 있다. 다시는 똑같은 짓을 하지 않으리라 다짐해 놓고 같은 행동을 되풀이했을지도 모른다.

> 화를 내는 행위는 경고 신호이다.
> 환자를 때리거나 밀치고,
> 몸을 붙잡고 흔들거나 묶어 두는 등의 행위는
> 보호자가 한계에 이르렀다는 증거이다.
> 이런 일이 한 번이라도 일어난 적이 있다면,
> 외부의 도움을 구해 환자를 돌보는 부담을 덜어야 한다.

화를 내는 행위 자체가 잘못된 것은 아니다. 그러나 자주 화를 낸다면 보호자에게 외부의 도움이 필요하다는 신호이다. 분노는 보호자들이 흔히 느끼는 감정이며, 치매 환자에게 소리를 지르는 일 또한 빈번히 일어난다. 하지만 이는 보호자에게 불만이 쌓여가고 있다는 경고 신호이다. 또한, 환자를 때리거나 밀치고, 몸을 붙잡고 흔들거나 묶어 두는 등의 행위는 보호자가 한계에 이르렀으며 도움이 필요하다는 증거이다. 이런 일이 단 한 번만 일어났다고 해도 위험 신호로 받아들여야 한다. 주기적으로 환자와 떨어져 있을 시간이 필요할 수 있다. 혹은 답답한 마음을 털어놓을 대화 상대가 필요할 수도 있다. 온종일 환자를 돌봐줄 사람을 구하거나, 노인 원호 생활 시설이나 요양원에 보내야 할지도 모른다. 화가 나서 후회할 만한 행동을 한다면, 필요한 도움을 요청해야 한다. 아무것도 하지 않고 혼자서 환자를 계속 돌보는 행위는 학대이다.

가까운 지역에 있는 치매안심센터 등의 치매 지원 기관에 연락해 보도록 한다. 전화를 받는 사람과 자조 모임을 이끄는 사람들 대부분은 비슷한 문제를 많이 들어보았거나 직접 겪어 본 적이 있을 것이다. 보호자의 상황에 귀 기울여 들어주고 돌보미나 외부 도움을 구할 수 있도록 도와줄 것이다[10장 참조].

모든 사람이 온종일 환자를 잘 돌볼 수 있는 것은 아니다. 평소 싫어했거나 자신을 학대했던 사람을 돌봐야 한다면 마음이 복잡할 수 있다. 때로는 환자의 신체적 돌봄을 매일 책임지는 일을 다른 사람에게 맡겨야 한다는 사실을 인정하는 일이 보호자가 환자를 위해 제일 책임감 있게 할 수 있는 행동일 수 있다.

신체적 반응

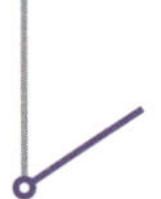

피로

치매 환자를 돌보는 보호자는 온종일 힘들게 일하고 밤에도 휴식을 충분히 취하지 못하기 때문에 자주 피로감을 느낀다. 몸이 피곤해서 우울감이 더 심해지기도 하지만, 우울감으로 인해 더 피곤해지기도 한다. 이로 인해 치매 환자를 돌보는 보호자들은 지속적인 피로감에 시달리는 문제를 겪게 된다.

피로를 덜 수 있도록 작은 일부터 찾아 실천해 보길 바란다. 다음 사례를 살펴보자.

레빈 부인의 사연을 들어보자. "남편은 한밤중에 일어나서 모자를 쓰고 소파에 멍하니 앉아 있어요. 예전에는 남편을 다시 재우려고 애를 쓰다가 녹초가 되고는 했었죠. 그런데 지금은 소파에 앉아 있게 내버려 둬요. 잠옷 차림으로 모자를 쓰겠다고 해도 신경 쓰지 않습니다. 걱정하지도 않고요. 전에는 창문은 1년 두 번, 부엌은 매주 청소해야 한다고 생각했었지만, 지금은 그러지 않아요. 청소할 힘을 다른 곳에다 써야 하니까요."

보호자의 건강을 지키기 위해서는 치매 환자가 밤중에 깨지 않고 잠을 잘 자거나, 만약 깨어 있더라도 안전한 상태를 유지해야 한다[이 문제에 대해서는 7장에서 자세히 다루었다]. 보호자가 온종일 환자를 돌보고 밤에도 자주 깨어 있다면 심한 피로로 인해 건강을 해칠 수 있으며, 그러한 일상을 언제까지나 지속할 수는 없다. 휴식을 충분히 취하기 힘들다는 사실을 잘 알지만, 자신의 한계를 인식해야만 한다. 보호자가 완전히 지쳐 소진되지 않도록 도와줄 방법들을 이 책의 전반에 걸쳐 제시하고자 한다.

> 보호자가 온종일 환자를 돌보고 밤에도 자주 깨어 있다면
> 심한 피로로 인해 건강이 나빠질 수 있으며,
> 그러한 일상을 언제까지나 지속할 수는 없다.

질병

우울하고 피로하면 질병에 걸리기 쉽다. 좌절하고 지친 사람들은 그렇지 않은 사람들보다 더 자주 병에 걸린다. 반대로 몸이 좋지 않은 사람들 또한 쉽게 지치고 좌절한다. 또한 환자의 돌봄을 전적으로 책임지고 있는 보호자가 아프면 심각한 문제가 될 수 있다. 보호자가 독감에 걸리면 환자를 누가 돌볼 것인가? 보호자가 돌봐야 하지 않겠는

가. 지쳐 쓰러지지 않길 바라며 피곤한 몸을 이끌고 계속 환자를 돌볼 수밖에 없을 것이다.

우리의 몸과 마음은 서로 밀접하게 연결되어 있어 서로에게 큰 영향을 미친다. 몸과 마음이 한데 모여 온전한 사람을 이루며, 몸과 마음을 잘 보살피면 무적은 아니더라도 질병에 덜 걸릴 수 있다.

피로를 풀고 충분한 휴식을 취하기 위해 최선을 다하길 바란다. 또한 균형 잡힌 식사를 하고, 운동을 충분히 하도록 한다.

휴가를 보내거나 돌봄 책임에서 잠시 벗어날 수 있는 시간을 마련하도록 한다.

술이나 약물, 과식으로 자신의 몸을 혹사하지 않도록 한다. 좋은 의사에게 정기적으로 검진을 받아 고혈압이나 빈혈, 암 등의 숨겨진 건강 문제가 있는지 확인하도록 한다.

다른 심각한 문제가 없는 상황에서도 건강을 유지하기 위해 최선을 다하지 않는 사람들이 많다. 만성 질환자를 돌볼 때는 시간과 체력, 돈이 부족하기 때문에 제일 먼저 자기 자신을 희생하는 경우가 많다. 하지만 보호자는 본인을 위해서, 그리고 무엇보다도 치매 환자를 위해서라도 자신의 건강을 유지하기 위해 최선을 다해야 한다.

성생활

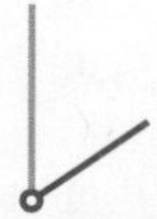

만성 질환과 경제적 문제 등 시급한 걱정거리가 많은 상황에서 자신의 성생활을 고민한다면 이기적으로 비춰질 수 있다. 하지만 인간이라면 누구나 평생 사랑과 신체접촉이 필요하며, 성생활 또한 인간의 본성에 속한다. 따라서 성생활은 충분히 고려할 만한 가치가 있다. 부부 중 한 사람이 치매에 걸리면 성생활에 문제가 생길 수도 있지만, 여전히 부부가 함께 즐길 수 있는 활동으로 남을 때도 있다. 이 절은 성생활에 문제가 있는 부부를 위해 쓰였다. 따라서 앞으로 겪게 될 문제라고 생각하며 읽지 않길 바란다.

배우자가 치매에 걸렸을 경우

오늘날에도 많은 의사를 포함한 사람들 대부분이 성에 관해 이야기하기를 불편해한다. 특히 노인이나 장애인의 성은 더욱 불편하게 여겨진다. 이러한 당혹감과 인간의 성에 대한 잘못된 인식이 합쳐지면, 치매 환자의 배우자나 동반자를 고립시키고 침묵하게 만든다. 성생활에 관한 수많은 기사는 전혀 도움이 되지 않으며, 친구들과 논의하기도 힘들 수 있다. 용기를 내 의사나 간호사에게 물어보아도 재빨리 화제를 바꿀지도 모른다.

하지만 성생활 문제도 다른 문제들과 마찬가지로 보호자 스스로 문제를 인정하고 이해심 있는 사람과 이야기를 나누면 대부분 쉽게 해결할 수 있다.

치매 환자의 배우자는 부부 관계의 많은 부분이 급격하게 바뀐 상황에서 성생활을 즐기기가 불가능하다고 느낄 수 있다. 실제로 많은 이들이 부부 관계가 좋아야 성생활이 가능하다고 여기기 때문에 더는 대화할 수 없는 사람과는 사랑을 나누지 못할 수 있다. 너무나 많이 바뀌어 버린 사람과 성생활을 즐긴다는 것 자체가 도덕적으로 '옳지' 않다고 느낄 수도 있다.

치매 환자를 돌보는 일이 너무 버거워서 지치고 우울할 때는 섹스에 완전히 무관심해질 수 있다. 때로는 치매 환자가 우울하고 침울해서 섹스에 흥미를 잃기도 한다. 환자가 정확한 진단을 받기 전에 이런 행동을 보인다면, 보호자는 부부 관계에 문제가 생겼다고 착각할 수 있다.

자신이 신체적으로 보살펴 주어야 하는 사람과 사랑을 나누기가 불편할 수 있다.

때로는 뇌 손상으로 인해 환자의 성적 행동이 배우자가 받아들이거나 감당하기 힘든 방식으로 바뀔 수도 있다. 환자는 기억력이 몇 분 정도밖에 되지 않더라도 여전히 성관계를 할 수 있고 원할 수도 있지만, 끝나자마자 곧바로 잊어버리기 때문에 배우자나 동반자를 마음 아프게 하거나 외롭게 만들 수 있다. 이러한 일이 몇 번 반복되면 보호자는 성생활을 아예 끝내고 싶어질 수 있다.

온종일 돌봐주고 난 후 환자에게 "당신 누구야? 내 침대에서 뭐 하는 거야?"라는 말을 들을 수도 있다. 이런 일을 당하면 가슴이 미어질지도 모른다.

치매에 걸리기 전에는 부드럽고 배려심이 많았던 사람이 기억력 손상으로 인해 섹스 전 짜릿한 전희를 잊게 될 수도 있다. 이 또한 배우자에게 실망스러운 일이 아닐 수 없다.

> 성생활 문제는 보호자 스스로 문제를 인정하고
> 이해심 있는 사람과 이야기를 나누면
> 대부분 쉽게 해결할 수 있다.

간혹 뇌 손상이나 뇌 질환으로 인해 환자가 성적인 생각에 사로잡히거나 섹스를 계속 요구할 수 있다. 이는 전두측두엽 치매 환자에게 가장 흔하게 나타난다[17장 참조]. 여러모로 많은 돌봄이 필요한 환자가 섹스를 자주 요구하면 배우자는 상당히 고통스러울 수 있다. 드물지만, 이런 문제가 발생하면 치료하기가 매우 어렵다. 약물은 대부분 환자를 진정시키는 역할만 할 뿐이라 거의 도움이 되지 않는다. 문제가 지속된다면, 환자를 집이 아닌 다른 곳에 맡기는 방법을 고려해야 한다. 치매 환자의 성적 행동이 변했을 때는 뇌 손상이나 뇌 질환과 관련이 있을 가능성이 크며, 환자가 스스로 통제할 수 없다. 환자가 부부 관계를 해치고자 의도적으로 하는 행동이 아니다.

종종 사람들은 성행위 자체가 아니라 서로를 어루만지고 끌어안는 애정 행위를 제일 그리워한다. 때로는 건강한 배우자가 현실적인 이유로 다른 방에서 잠을 자는 방법을 택하기도 한다. 또한, 예전에는 애정을 잘 표현하던 사람이 치매에 걸린 후에 배우자의 애정 표현을 받아주지 않는 경우도 있다.

비숍 씨는 다음과 같이 말했다. "저희는 잘 때도 항상 꼭 끌어안고 자고는 했어요. 그런데 지금은 몸 위에 팔만 얹어도 아내가 몸을 움찔한다니까요."

성생활 문제를 어떻게 해결해야 할까? 앞서 살펴본 많은 문제와 마찬가지로 쉬운 해결책은 존재하지 않는다.

우선, 환자의 주치의에게 뇌 손상의 특성과 뇌 손상이 성생활과 다른 행동에 미치는 영향을 물어보고 이해해야 한다. 성생활 문제로 도움을 구할 경우, 상담사가 자격을 갖춘 사람인지 반드시 확인하도록 한다. 성생활은 민감한 문제이기 때문에 일부 상담사는 이야기하기를 꺼리거나 부적절한 조언을 건네기도 한다. 상담사를 구할 때는 장애가 있는 사람의 성 문제를 다루어 본 경험이 있고, 치매의 특성에 대해 명확히 이해하고 있는 사람을 선택하도록 한다. 또한 노인이나 장애인의 성생활을 본인 스스로 어떻게 생각하는지도 잘 인지하고 있어야 한다. 여러 가족과 성생활에 대해 이야기를 나눠본 경험이 풍부해 보호자가 하는 말에 놀라거나 충격을 받지 않을 훌륭한 상담사들이 많이 있다. 반면, 성 상담자인 체하지만 실제로는 무신경한 경우도 많으므로 주의하도록 한다.

치매에 걸린 부모와 함께 사는 경우

지금까지는 배우자가 치매를 유발하는 질환에 걸렸을 때 발생하는 문제에 대해 논의하였다. 하지만 배우자가 있는 상황에서 치매에 걸린 부모와 함께 살게 될 때도 보호자의 성생활에 큰 문제가 생길 수 있으며, 전반적인 부부 관계에도 영향을 미칠 수 있다. 보호자가 너무 피곤해서 사랑을 나누지 못할 수도 있고, 저녁에 함께 외식하러 나갈 시간이 없어서 사랑을 나누기 전의 설렘을 잃게 될 수도 있다. 혹은, 부모가 밤에 집안을 돌아다니며 물건을 두들기거나 보호자의 방문을 두드리고 소리를 지를 수도 있다. 애써 재운 환자가 아주 작은 소음에도 깨어날 가능성도 있다. 너무 피곤해서 신경 쓸 여유가 없어진 탓에 성관계를 빨리 끝내려고 하거나 아예 성관계를 갖지 않게 될지도 모른다.

부부 관계가 돈독해지기 위해서는 함께 대화를 나누고 협동하며 문제를 해결하고 사랑을 나누어야 한다. 부부 사이가 끈끈하면 성생활을 잠시 제쳐두어도 어느 정도는 버틸 수 있지만, 오랫동안 미루면 부부 관계에 부정적인 영향을 미칠 수 있다. 부부 관계를 원만하게 유지하기 위해 시간과 노력을 기울여야 한다. 두 사람 모두 지치지 않은 때에 부부끼리 은밀하게 사랑을 나눌 방법을 찾아야 한다.

미래

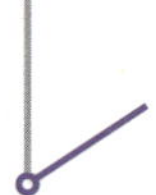

미래를 계획하는 일은 매우 중요하다. 치매 환자의 상태는 앞으로 계속해서 나빠질 것이며, 이러한 변화들에 최대한 미리 대비해 둔다면 고통을 덜 수 있다.

어떤 부부들은 남편과 아내가 모두 건강할 때 미래에 대해 미리 의논한다. 배우자와 미래 계획을 미리 세워두면 나중에 배우자를 위해 결정을 내려야 할 때 마음이 조금 편할 것이다. 치매에 걸린 환자와 함께 미래 계획을 세우고 재산을 어떻게 물려주고 싶은지에 대해 이야기를 나누면, 환자가 여전히 자신의 삶을 살고 있으며, 남은 삶에 대한 주도권을 어느 정도 쥐고 있다고 느끼게 해줄 수 있다. 반면, 미래에 발생할 문제에 대해 생각하고 싶지 않은 이들도 있으므로 강요해서는 안 된다.

가족 중에는 가족 구성원들끼리 모여 한 번에 조금씩이라도 미래에 대해 논하고 싶어 하는 사람도 있고, 반대로 미래에 대해 생각하는 것만으로도 고통스러워하는 사람이 있을 수 있다. 이런 경우, 보호자 혼자서 미래 계획을 세워야 할 수 있다.

미래를 계획할 때는 아래 사항들을 고려하도록 한다.

- 병이 진행되어 신체적 장애가 점차 심해지면 환자는 어떤 상태가 될 것인가?
- 어떤 돌봄이 필요한가?
- 냉정하게 따져 보호자가 언제까지 환자를 돌볼 수 있을 것인가?
- 보호자가 감정적으로 고갈될 시점이 언제쯤인가?
- 보호자가 책임져야 할 다른 문제들은 무엇인가?
- 보호자가 배우자나 아이들, 직업 등 다른 곳에 시간과 체력을 쏟아야 하는가?
- 환자를 돌보는 일이 결혼 생활이나 성장기 아이들, 경력에 어떤 영향을 미칠 것인가?
- 도움을 받을 수 있는 곳이 있는가?
- 다른 가족 구성원들은 얼마나 도와줄 수 있는가?
- 환자의 돌봄에 필요한 비용은 어떻게 충당할 것인가?
- 돌봄 비용을 제하고 나면 생활비로 쓸 수 있는 돈이 얼마나 남는가? 보호자와 환자의 수입이 정해져 있는 경우, 미래를 위한 재정 계획을 세우는 것이 중요하다. 중증 환자를 돌보려면 돈이 많이 들 수 있다[15장 참조].
- 환자의 돌봄과 관련하여 법적으로 어떤 준비를 해 두었는가?
- 보호자가 사는 곳이 치매 환자를 돌보기 힘든 환경은 아닌가[집에 계

시간이 흐르면서 보호자도 변할 수 있다. 어떤 면에서는 환자가 치매에 걸리기 전과는 다른 사람이 되어 있을지도 모른다. 환자를 돌보느라 친구와 취미를 포기했을 수도 있고, 치매를 받아들이는 법을 배우는 과정에서 자신의 철학이나 생각이 달라졌을 수도 있다. 미래에는 무슨 일이 일어날까? 미래에 어떻게 대비해야 할까?

혼자가 된 배우자

치매 환자의 배우자는 자신의 미래와 부부 관계의 변화에 어떻게 대처할지에 대해 고민한다. 이러한 고민에 '올바른' 해결책은 존재하지 않는다. 모든 사람의 상황이 저마다 다르므로, 누군가에는 적절했던 방법이 다른 누군가에는 적절치 않을 수도 있다. 따라서 무엇이 옳은 결정인지는 오로지 보호자만이 내릴 수 있다. 결정을 내려야 할 때 고려할 수 있는 요소들을 몇 가지 소개하고자 한다.

배우자는 자신의 결혼 상태가 변했다고 느낀다. 때때로 자신이 결혼한 상태도 아니고 부부끼리 많은 것을 함께 하거나 대화를 나눌 수도 없고, 이전과 같은 방식으로 서로 의지할 수도 없으므로 독신도 아니라고 생각한다.

> 혼자가 되고 나면
> 자신만의 관심사와 친구가 필요하게 될 것이다.

부부는 종종 친구들과 점점 멀어지는 것을 느끼게 된다. 이런 일이 일어나면 치매에 걸리지 않은 배우자가 특히 힘들어한다. '부부'끼리 친구로 지낼 경우, 네 명이 함께 우정을 쌓아왔기 때문에 한 사람이 빠지면 자연스레 멀어지게 된다. 배우자를 떼어놓고 만나야 하거나 배우자를 돌봐야 하는 상황에서 새로운 친구를 사귀기는 쉽지 않다. 혹은 혼자서 새로운 친구를 사귀고 싶지 않을 수도 있다.

배우자는 언젠가는 치매 환자가 없는 미래를 맞이하게 될 수 있다. 실제로 치매를 유발하는 질환에 걸리면 환자의 수명이 단축된다는 통계도 있다. 따라서 치매에 걸린 배우자가 먼저 세상을 떠나거나 상태가 나빠져서 요양원에 입소해야 할 가능성이 크다. 혼자가 될 때를 대비하여 자신만의 관심사와 친구를 만들어 두어야 한다.

한 남편은 치매 환자와 함께 사는 삶에 관한 이야기를 쓰려고 노력 중이라고 하며, 다음과 같이 말했다. "글을 쓰다 보니 저 자신의 쇠락에 관한 이야기라는 사실을 깨달았어요. 아내를 돌보느라 직장을 그만두었고, 취미 생활을 누릴 시간도 없어졌어요. 그리고 점차 친구들도 만나지 않게 되었죠."

환자의 병이 점점 진행되고 더 많은 보살핌이 필요해질수록 보호자는 환자를 돌보기 위해 자신의 삶을 더 많이 포기해야 한다. 친구들을 잃고 취미 활동을 즐길 시간도 사라지고 나면, 결국 심각한 장애가 있는 환자와 단둘이 남겨지게 될 수 있다.

환자의 상태가 심각해져 요양원에 들어가거나 사망하게 되면 보호자는 어떻게 될까? 혼자 고립된 채 관심사도 없이 외롭게 지쳐 점점 '쇠락'하게 될까? 오랜 돌봄 생활 동안 보호자를 지지해 주고 돌봄 책임에서 잠시 벗어나게 해 줄 친구와 취미가 필요하다. 보호자가 혼자 남겨진 후에는 친구와 취미가 더욱 필요하게 될 것이다.

치매 환자를 노인 생활 시설이나 요양원에 입소시키고 나면 보호자는 환자를 돌보는 일상에서 벗어나 자유 시간을 가질 수 있기 마련이다. 그러나 환자를 시설에 보냈다는 생각에 이전과 똑같은 부담과 괴로움을 느낄 수 있다. 이럴 때는 요양원에서 보내는 시간을 적당히 제한하고, 적응 기간이 필요할 수 있다는 점을 유념하길 바란다. 또한 취미를 다시 시작하고 친구들에게 연락을 취할 계획을 세우도록 한다 ^{15장 참조}.

배우자가 있는데도 혼자라고 느끼는 문제도 발생한다. 일반적으로 치매가 진행될수록 배우자 간의 관계도 변하게 된다. 많은 보호자는 두 사람의 관계를 여전히 중요하게 여기고, 관계가 변한 상태에서도 계속 배우자에게 헌신한다. 반면, 다른 사람과 관계를 맺는 보호자들도 있다.

한 남편은 "아내는 계속해서 돌보겠지만, 다른 사람을 만나기 시작했어요. 아내는 제가 결혼했던 사람이 아닙니다."라고 말했다.

한 아내는 "정말 힘들게 내린 결정이었어요. 죄책감을 견디기가 제일 힘들었어요."라고 말했다.

또 다른 남편은 "저에게는 아내를 돌보고 약속을 지키는 일이 무엇보다도 중요해요. 물론 아내가 예전 같지는 않지만, 그 또한 결혼 생활의 일부인 걸요. 도전이라고 생각하려 합니다."라고 말했다.

때로는 보호자가 치매 환자를 돌보면서 다른 사람과 사랑에 빠지기도 한다. 만약 이런 일이 벌어진다면, 보호자는 자신의 신념과 가치관이 걸린 어려운 결정에 직면하게 된다. 어쩌면 보호자가 '옳다'고 느끼는 쪽이 '올바른' 결정일지도 모른다. 가까운 사람들과 이 문제에 대해 논의하고 싶은 마음이 들 수도 있다. 이럴 때는 자녀들이나 시댁 또는 처가 식구들이 큰 도움을 주는 경우가 많다.

모든 결혼 생활이 행복하기만 할 수는 없다. 부부 사이가 좋지 않아서 이혼을 고려하던 중에 배우자가 치매에 걸리면 결정을 내리기가 어려워질 수 있다. 좋은 상담사를 찾아가면 복잡한 심경을 정리하도록 도와줄 것이다.

만약 새로운 연애나 이혼, 재혼을 고민하는 상황을 맞닥뜨리게 되더라도 혼자가 아니라는 사실을 잊지 말기를 바란다. 많은 이들이 비슷한 문제를 겪고도 잘 해결했다.

환자의 사망

보호자는 자신이 돌보던 환자가 사망하면 복합적인 감정을 느낀다. 환자의 고통과 자신의 책임이 끝났다는 사실에 안도감이 들면서도 슬픔이 밀려올 수 있다. 치매 환자가 사망한 후에 '마땅히' 느껴야 할 감정은 존재하지 않는다. 오래전에 눈물도 이미 말라버려서 안도감을 느끼는 사람이 있는 반면, 애도의 슬픔에서 헤어 나오지 못하는 사람도 있다.

믿을 수 있는 사람에게 자신의 감정을 털어놓으면 도움이 될 수 있다. 때로는 자신의 감정이나 생각을 밖으로 소리 내어 말하면 명확해지는 경우가 많다. 시간이 흐르면서 감정에 변화가 생긴다면, 그 또한 자연스러운 현상이다.

수년 동안 자신의 시간과 정신을 환자의 돌봄에만 쏟은 경우, 보호자는 환자가 세상을 떠나고 난 후 막막함을 느낄 수 있다. 아마도 친구들과 연락이 끊기고, 직장이나 취미를 포기한 상태일 수도 있다. 오랫동안 짊어졌던 책임을 내려놓아야 한다는 현실에 안도감과 슬픔을 동시에 느낄 수 있다.

한 아내는 눈물 어린 목소리로 이렇게 말했다. "이제 제가 집에 없을 때 저에게 연락할 방법을 사람들에게도 말해 주지 않아도 돼요."

보호자의 기분은 환자의 행동에 영향을 미친다.
보호자가 서두르고 긴장하거나 짜증을 내면,
환자는 보호자의 감정을 감지할 수 있다.

13장

The 36-Hour Day

보호자를 위한 자기 돌봄

The 36-Hour Day

　　　　　　　　치매 환자의 행복은 전적으로 보호자의
행복에 달려있다. 따라서 보호자가 체력과 정신력을 소진하지 않도록
자신을 돌보는 방법을 찾는 것이 무엇보다도 중요하다.

　치매 환자를 돌보다 보면 슬프고 좌절하고 실망하거나, 궁지에 몰
린 듯한 느낌을 받을 수 있다. 또한, 피곤함이나 부담감에 시달리기도
한다. 피로의 원인은 여러 가지가 있지만, 대부분은 휴식을 충분히 취
하지 못하기 때문이다. 치매 환자를 돌보다 보면 보호자는 편하게 쉬
고, 친구를 만나고, 혼자만의 시간을 보내는 등 자신의 욕구를 뒷전으
로 미룰 수 있다. 특히 가족이나 직장, 자녀까지 책임지고 있을 때는
자신의 필요를 소홀히 했을 가능성이 크다.

　환자를 온종일 돌보고 있지 않더라도 자신을 위한 시간이 거의 없
을 수 있다. 일주일에 며칠 퇴근 후 원호 생활 시설이나 요양원에 면회
하러 가야 하거나, 전일제 돌보미가 쉬는 주말에 환자를 돌봐야 할 수
있다. 어떤 형태로든 돌봄 책임을 지고 있다면, 보호자는 때때로 불안
과 슬픔, 좌절감을 느낄 것이다. 이 책의 전반에 걸쳐 치매 환자의 까
다롭고 짜증스러운 행동을 개선하는 방법을 소개하였다. 환자의 행동
증상을 해결하면 보호자에게 상당한 도움이 되지만, 모든 증상을 없
애기는 불가능하므로 보호자는 환자의 행동에 짜증이 날 수 있다. 이
를 견뎌내려면 휴식을 충분히 취하고, 때로는 환자와 떨어져 시간을
보내야 할 것이다.

보호자의 기분은 환자의 행동에 영향을 미친다.
보호자가 서두르고 긴장하거나 짜증을 내면,
환자는 보호자의 감정을 감지할 수 있다.

앞서 환자의 행동 증상은 뇌 손상과 환경 간의 상호 작용으로 인해 발생한다고 강조해 왔다. 환경 요인의 하나가 바로 보호자의 기분이다. 보호자가 서두르고 긴장하거나 짜증을 내면, 환자는 보호자의 감정을 감지하고 더 불안해하거나 짜증을 내고, 더 굼뜨게 움직이고, 짜증스러운 행동을 보이기 시작할 수 있다. 반대로, 보호자가 휴식을 취하고 기분이 나아지면 환자도 더 기분이 좋아져 돌보기가 한결 수월해질 수 있다.

환자를 잘 돌보려면 스스로 잘 보살펴야 한다. 그러기 위해서는 충분한 휴식을 취하고 치매 환자와 떨어져 시간을 보내야 한다. 함께 어울리고, 고민을 털어놓고, 웃을 수 있는 친구도 필요하다. 또한, 좌절감을 극복하고 가족 간의 의견 불일치를 해결하기 위해 추가적인 도움이 필요할 수도 있다. 치매 환자를 위한 자조 모임에 참여하여 서로의 고민을 나누며 새로운 친구를 사귀고, 치매 환자를 위한 지원을 더 많이 확보하고자 옹호 활동을 하면 도움이 될 것이다.

돌봄에서 벗어나 휴식 취하기

"알츠하이머병에서 벗어날 수만 있다면……." 머리 부인이 말을 이었다. "알츠하이머병에 대해 생각할 필요가 없는 곳으로 잠시라도 떠날 수만 있다면 좋을 텐데."

보호자가 24시간 내내 만성 질환자를 돌보는 일상에서 벗어나 정기적으로 시간을 갖는 것은 보호자와 치매 환자 모두를 위해 꼭 필요하다. 반드시 휴식을 취하고 자신만을 위한 일을 할 시간을 가져야 한다. 아무런 방해 없이 가만히 앉아서 텔레비전을 보거나 밤새 깨지 않고 숙면을 취해도 좋다. 일주일에 한 번씩 외출하거나 휴가를 떠나도 좋다. 휴식은 대단히 중요하다. 치매 환자를 지속해서 돌보다 보면 신체적으로나 감정적으로나 매우 지칠 수 있으며, 정신적 부담에 짓눌려 무너져 버릴지도 모른다.

| 휴식을 취하고 자신만을 위한 일을 하는 것은 대단히 중요하다. |

도움의 손길을 내어주고, 함께 이야기를 나누고, 고충을 털어놓을 사람이 반드시 있어야 한다. 자신을 보살필 방법을 찾기가 힘들다는 사실을 잘 알고 있다. 친구들이 이해심이 부족하거나, 가족들이 도와주려 하지 않거나, 치매 환자에게 떨어져 시간을 보내기가 불가능할 수도 있다. 또는 환자가 보호자가 아닌 다른 사람과 있기를 거부하거나, 도와줄 사람을 고용할 형편이 되지 않을 수 있다. 자신의 필요를 충족시킬 방법을 찾으려면 노력을 쏟고 독창성을 발휘해야 하지만, 휴식은 매우 중요하므로 반드시 방법을 찾아야 한다.

휴식을 취할 방법을 찾기가 어렵다면, 단기적으로 도움을 얻을 수 있는 방편들을 짜깁기해 보도록 한다. 다음 예를 살펴보자.

쿡 씨는 주간 보호 센터에서 요금 할인을 받았는데도 아내를 일주일에 두 번만 보낼 수 있었다. 다른 주에 사는 아들이 하루치 비용을 내주기로 해서 일주일에 세 번 보내기로 했다. 아내와 오랫동안 친구로 지내 온 이웃은 센터에 가는 날 아침에 와서 아내의 옷을 갈아입히는 것을 도와주기로 했다.

짜깁기한 계획이 보호자의 마음에 썩 들지 않더라도 어느 정도 타협하고 받아들여야 한다. 다른 사람이 제공하는 돌봄은 보호자가 기대하는 수준과 다를 수 있다. 이러한 변화로 인해 환자가 화를 낼 수 있다. 또한 가족 구성원에게 환자를 돌봐달라고 부탁하면 불평을 할 수도 있고, 돌봄 비용이 경제적으로 부담될 수 있다. 하지만 끈기 있게 도움을 구하고 도움을 받을 여러 방법을 조합하며 타협해 나가야 한다.

보호자가 치매 환자를 지속해서 돌보려면 돌봄 책임에서 잠시 벗어나 반드시 휴식을 취해야 한다.

머리 부인은 이렇게 말했다. "남편이 은퇴하면 프랑스에 가려고 오래전부터 계획했었어요. 남편이 갈 수 없다는 사실을 알고 난 후에 저 혼자 프랑스로 떠나기로 했습니다. 남편은 아들에게 맡기고, 혼자 가려니 겁이 나서 단체 여행을 갔어요. 남편도 제가 혼자서라도 가기를 원했을 거예요. 프랑스에서 돌아왔을 때 저는 휴식을 충분히 취한 상태였기 때문에 앞으로 무슨 일이 다가오든 맞설 준비가 되어 있었죠."

자신에게 선물하기

가끔은 '기분 전환'을 해 보면 어떨까? 이따금 자기 자신을 위해 사치를 부리는 것도 스트레스를 푸는 데 도움이 된다. 어떤 사람들은 자신을 위해 잡지나 새 원피스와 같은 '선물'을 사기도 한다. 헤드폰을 쓰고 교향곡을 듣거나 야구 경기를 시청하고, 야외로 나가 석양을 감상하고, 좋아하는 식당에 가서 음식을 포장해 오는 방법도 좋다.

친구

친구들은 종종 아낌없는 위로와 격려, 도움을 준다. 좋은 친구들에게 격려를 받으면 힘든 시기를 견디는 데 큰 힘이 된다. 친구와 지인들과 관계를 유지하는 것이 중요하다는 사실을 잊지 말길 바란다. 혼자서만 친구들을 만나거나 우정을 쌓는다고 환자에게 죄책감을 느끼지 않도록 한다.

치매 환자가 꽤 합리적으로 이야기하고, 인지 기능이 저하된 사실이 겉으로 티 나지 않게 잘 숨기더라도 이름을 기억하지 못하거나 대화를 제대로 따라오지 못할 수 있다. 많은 치매 환자는 자신의 의사를 표현하거나 타인의 말을 이해하는 능력을 잃은 후에도 사람들과 기본적인 대화를 나누는 능력은 오랫동안 유지한다. 환자가 이름이나 대화 내용을 잘 잊어버리더라도 예의 없이 행동하는 것이 아니라 통제 불가한 증상이라는 점을 친구에게 설명해 주도록 한다.

오랜 친구들에게 환자의 병환을 알리기가 고통스러울 수 있다. 특히 멀리 살아서 치매로 인해 환자가 점차 변해가는 모습을 보지 못한 친구라면 더욱 힘들 수 있다. 어떤 가족들은 멀리 사는 친구들에게 크리스마스카드나 연하장을 보내 환자의 질병을 진솔하게 전하기도 한다.

고립 피하기

고립감을 느낄 때는 어떻게 해야 할까? 새로운 친구를 사귀려면 체력과 노력이 필요하지만, 보호자는 몸이 피곤하고 의욕이 없을 수 있다. 하지만 친구는 매우 중요하므로 필요한 노력을 반드시 기울여야 한다. 먼저 자신을 위해 작은 도움을 얻는 것부터 시작해 보도록 한다. 그러면 다른 도움을 구할 방법을 찾고 힘을 얻는 데 도움이 될 것이다. 가까운 곳에 있는 치매 지원 단체의 지부에 전화하거나, 자조 모임에 참여하거나, 직접 모임을 개설해 보아도 좋다. 교회나 성당, 사찰 등 자신이 믿는 종교 기관에 꾸준히 나가거나, 발길을 끊었다면 다시 나가보길 바란다. 종교 지도자에게 위로와 지원을 얻을 수 있고, 신앙 공동체에서 새로운 친구를 사귈 수 있을 것이다. 종교 단체는 여러 지원을 제공하므로 실질적인 도움을 받을 수 있을 것이다.

돌봄에서 벗어나 혼자만의 시간을 보낼 때는 다른 사람과 함께 어울릴 수 있는 활동을 하길 바란다. 취미 생활을 즐기거나 토론 모임에 참석해 보도록 한다. 관심사가 비슷한 사람들과 함께하는 활동에 참여하면 새로운 친구를 쉽게 사귈 수 있다.

> 관심사가 비슷한 사람들과 함께하는 활동에 참여하면
> 새로운 친구를 쉽게 사귈 수 있다.

치매 환자를 돌보고 있거나 돌본 경험이 있는 사람들과 친구가 될 수도 있다. 혹은, 남편이나 아내를 먼저 떠나보낸 사람들이 보호자의 힘듦을 이해해 주고, 서로 특별한 유대감을 공유하게 될 수도 있다.

치매 환자를 돌보는 일 이외에 다른 일을 할 시간이나 기운을 내기가 어렵다는 사실을 잘 알고 있다. 환자를 돌보느라 바쁠 때는 일부 활동을 잠시 '뒷전'으로 미뤄둘 수도 있다. 하지만 완전히 그만두지 않는 것이 매우 중요하다. 환자를 매일 돌보던 책임에서 벗어나는 때가 오게 되면, 친구와 활동이 필요할 것이다.

"저는 프리메이슨의 집회소에 가기를 좋아해요. 지금도 한 달에 한 번씩 꼭 간답니다. 앨리스가 요양원에 가야 할 때가 오면, 크리스마스 때 열리는 자선 행사에서 자원봉사도 할 생각입니다. 제 친구들도 많이들 하거든요."

"저는 바이올린을 연주해요. 더는 사중주단과 연주할 수 없지만,

단원들과 계속 연락하며 연습도 조금씩 하고 있어요. 시간이 더 생기면, 지역 교향악단에 입단하고 싶어요.”

지역 내 알츠하이머병 단체에 가입하거나 가치 있는 일에 자원봉사를 하는 등 새로운 활동에 참여해 보아도 좋다. 새로운 관심사를 찾기가 어려울 수 있지만, 노력을 쏟을만한 가치가 있다.

“제가 은퇴할 때쯤 아내가 알츠하이머병에 걸렸어요. 온종일 아내만 돌보다 문득 운동을 해야겠다는 생각이 들어서 노인 운동모임에 가입했습니다. 아내가 주간 보호 센터에 가는 날에 맞춰 운동을 하러 가요.”

필요한 도움 찾기

피로와 좌절, 분노, 슬픔, 절망, 죄책감, 양가감정 등은 만성 질환자를 돌볼 때 자연스레 느낄 수 있는 감정들이다. 이러한 감정이 너무 강렬하고 끊임없이 지속되는 것처럼 느껴질 수 있다. 어깨에 짊어진 부담이 너무 버거울 수 있다. 때로는 상황이 감당할 수 있는 수준을 넘어 혼자 힘으로 통제할 수 없게 될 수도 있다. 이럴 때는 전문가의 도움을 받는 편이 좋다.

경고 신호 인식하기

스콧 부인은 이렇게 말했다. "제가 술을 너무 많이 마시는 듯해서 걱정이에요. 예전에는 저녁에 집에 돌아오면 존이랑 같이 칵테일을 한 잔씩 마시고는 했거든요. 물론 존은 이제 술을 마시지 않아요. 하지만 저는 예전처럼 칵테일을 한 잔 마시고, 또 마시거나 자기 전에 모든 사람은 제각기 다르며, 문제에 대처하는 방식 또한 저마다 다르다. 누군가에게 건강한 대응 방식이 다른 사람에게는 위험할 수도 있다. 자신에게 다음 질문을 던져보길 바란다. 기분이 울적하고 우울해서 일상생활을 하기가 힘든가? 걱정하느라 밤잠을 설치는가? 스트레스로 인해 체중이 줄고 있는가? 늘 압도감에 시달리는가? 고립감을 느끼고 문제를 혼자서 해결해야 한다고 생각하는가? 우울증이나 의욕 상실은 만성 질환자를 돌보는 가족들이 일반적으로 겪는 감정들이지만, 위 질문 중 하나라도 '그렇다'라고 답했다면 전문가의 도움을 받아 감정을 다스려야 한다.

술을 너무 많이 마시지는 않는가? 사람마다 알코올에 대한 내성이 다를 수는 있지만, 음주가 자신의 삶에 어떤 영향을 미치는지 곰곰이 생각해 보아야 한다. 술 때문에 가족이나 친구들의 관계, 직장, 삶의 다른 부분에 지장이 있는가? 술이 건강에 악영향을 미치는가? 환자를 제대로 돌보기 힘들 정도로 술을 많이 마시는가? 직장 동료나 다른 사람들이 내 일을 '대신' 해준 적이 있는가? 이 질문 중 하나라도 '그렇다'라고 답했다면 과음하고 있다는 뜻이다. 의사나 간호사에게 전문가를 소개받아 평가를 받아보길 바란다. 알코올 중독자를 위한 자조 모임을 찾아 참여해 봐도 좋다. 때때로 모임에 참석할 수 있도록 이동 수단이나 '돌보미'를 찾아 주는 등 실용적인 문제를 해결하는 데 도움을 주기도 한다. 모임에 전화를 걸어 보호자의 특수한 상황을 설명하고 도움을 요청하길 바란다.

매일 약물에 의존하며 버티고 있지는 않은가? 진정제와 진통제, 수

면제는 의사의 감독하에 신중하게 복용해야 하며, 장기간 투약은 삼가야 한다. 또한 각성제를 기운을 차릴 목적으로 사용해서는 안 된다. 현재 진정제나 수면제, 진통제, 각성제를 정기적으로 복용하고 있다면, 의사와 상의해 약을 끊거나 치료 프로그램을 소개받도록 한다. 이러한 약물은 중독성이 있을 수 있으며, 갑자기 끊게 되면 생명이 위험할 수 있다. 따라서 약물을 중단할 때는 반드시 의사의 지시에 따라야 한다.

만약 삶에서 오는 스트레스를 견디기 위해 술이나 대마초, 진통제 등의 약물에 의존하고 있다면, 이는 혼자만의 문제가 아니다. 이미 수천 명의 평범한 사람들이 같은 상황을 겪고 있다. 치매 환자를 돌보는 스트레스 때문에 사용하기 시작해 지금은 하나 또는 여러 약물에 의존하고 있을 수 있다. 수치심을 느낄 필요는 없지만, 지금 당장 도움을 받아야 한다.

매일 커피와 차, 카페인이 함유된 탄산음료를 과하게 마시고 있지는 않은가? 암페타민이나 각성제 남용에 비하면 훨씬 양호하지만, 카페인을 과다하게 섭취하면 신체에 무리를 주고 스트레스 관리 능력이 떨어질 수 있다.

자주 소리를 지르거나 울지는 않는가?

치매 환자에게 화를 내는 일이 잦은가? 환자를 때리지는 않는가? 친구나 가족들에게 돌봄 문제를 이야기하고 나면 화가 더 치밀거나 좌절감이 몰려오는가? 친구나 가족, 의사, 직장 동료 등 다수의 사람에게 짜증을 내는 일이 잦은가?

어느 정도 소리를 지르고 울어야 지나치다고 생각하는가? 절대 울어서는 안 된다고 생각하는 사람도 있지만, 울음이 '스트레스를 해소하기 좋은 방법'이라고 여기는 사람도 있다. 감정 상태가 비정상적이라면, 이미 스스로 알고 있을 가능성이 크다.

까다롭게 구는 치매 환자를 돌보다 보면 자연스레 분노하고 좌절하게 된다. 하지만 치매 환자에게 화풀이하거나 분노가 다른 사람과의 관계에도 영향을 미치는 경우, 치매 환자의 행동이 악화하거나 다른 사람들과 사이가 멀어질 수 있으므로 분노를 조절할 방법을 찾아야 한다.

자살을 생각해 본 적이 있는가?

캐머런 씨는 다음과 같이 말했다. "총을 사서 아내를 죽인 다음 자살할 생각을 해 본 적이 있어요."

감당하기 힘들거나 무기력하고 혼자라고 느끼면 자살 생각이 떠오를 수 있다. 또한 도저히 견딜 수 없는 상황에서 벗어날 수 없다고 느끼거나, 삶을 가치 있게 해주는 것들을 완전히 잃었다고 생각할 때 자살을 고려하게 된다. 현재 자신이 처한 상황이 절망적이라서 자신이나 다른 사람이 결코 해결할 수 없다고 느낄 때, 자살이 유일한 대안처럼 보일 수 있다. 눈앞의 현실은 견디기 힘들고 막막하고, 미래 또한 어둡고 암울하며 공허하고 무의해 보일 수 있다.

자살을 시도했던 한 가족 구성원은 이렇게 말했다. "돌이켜 보면 제가 그때 왜 그런 생각을 했는지 모르겠어요. 힘들긴 했지만, 죽지 않아 다행이라고 생각합니다. 그때는 제 머릿속이 너무 혼란스러웠던 것 같아요."

우리는 상황을 실제보다 더 부정적으로 인식하는 경향이 있다. 자신의 상황이 절망적이라고 느낀다면, 상황을 다른 시각으로 바라볼 수 있고 대화를 나눌 수 있는 친구나 전문가^{상담사, 심리학자, 정신과 등}를 찾아보도록 한다.

스스로 상황을 통제할 수 없거나 한계에 다다랐다고 생각하는가? 몸에서 과도한 스트레스를 받고 있다는 신호를 보내고 있지는 않은가? 불안이나 초조함, 두려움을 자주 느끼는가? 자신의 상황을 이해해 줄 수 있는 사람과 이야기만 나누어도 도움이 되리라 생각하는가? 이 질문 중 하나라도 '그렇다'라고 대답했다면, 혼자서 무거운 짐을 짊어진 채 충분한 도움을 받지 못하고 있다는 뜻일 수 있다. 가능한 한 빨리 전문가의 도움을 구하길 바란다. 만약 자살을 생각하고 있다면, 자살 예방 상담 전화인 109번^{109번은 보건복지부에서 운영하는 자살 예방 상담 전화번호로, 24시간 운영 중이다―옮긴이}으로 연락하거나 가까운 응급실을 찾아가길 바란다.

상담받기

보호자는 까다롭고 다루기 힘든 환자에게 벗어나 시간을 보내거나 환자를 돌보는 데 더 많은 도움이 필요할 수 있다. 하지만 도움을 구하거나 자신을 위한 시간을 찾을 방법이 소원해 보일 수 있다. 어쩌면 자신이 처한 상황에서 한 발짝도 벗어날 수 없다고 생각할 수도 있다. 이럴 때는 전문가와 상담하면 부담을 조금이나마 덜 수 있다. 상담사와 함께 한 번에 한 문제씩 차근차근 해결해나갈 수 있을 것이다. 상담사는 문제에 직접적으로 개입되어 있지 않기 때문에 보호자가 미처 생각하지 못한 해결책을 제시해 줄 수 있다. 또한, 보호자가 절망감을 느끼기 시작할 때 의지할 수 있는 사람이 있다고 느끼게 될 것이다. 친구나 가족도 도움이 될 수 있으나 상황에 직접적으로 연관되어 있어 객관적으로 바라보지 못할 가능성이 크다.

상담을 꼭 받아야 할까? '도움'이 필요한 상황인가? 상담을 받는 사람들은 '아프거나', ' 미쳤거나', '신경증'을 앓는 환자가 아니다. 대다수는 건강한 사람들이며, 살면서 마주하는 문제들에 대처하기 힘들 때 상담사를 찾아간다. 혹은 더는 견디기 힘들거나, 좌절감을 느끼거나, 한 가지 문제를 골똘히 생각해 보아도 해결책을 찾을 수 없다고 느끼기도 한다. 이럴 경우, 자신의 감정과 문제를 터놓고 이야기하면 해결책을 찾는 데 도움이 될 수 있다.

> 좋은 상담사는 사람들이 의욕을 잃은 상태에서 벗어나지 못하거나
> 한 가지 문제를 골똘히 생각해 보아도 해결책을 찾지 못할 때
> 도움을 줄 수 있다.

사람들 대부분은 일상적인 상황에서는 상담이 필요하지 않다고 생각한다. 하지만 때때로 치매로 어려움을 겪는 가족들에게는 상담이 큰 도움이 된다. 상담은 토론 모임 참가자나 객관적인 친구, 사회복지사, 간호사, 성직자, 심리학자, 의사 등에게 받을 수 있다.

다른 사람에게 도움을 요청할 때는 처음이 제일 어려운 법이다. 보호자는 똑같은 생각만 반복하기 때문에 혼자서 결정을 내리기 힘든 경우가 많다.

"돌보미를 못 구해서 집에서 한 발자국도 못 나간다니까요. 남편은 저 말고는 집 안에 들어오는 사람들에게 다 못되게 굴어요. 상담

을 받고 싶어도 그럴 형편도 안 되고요. 집에서 한 발자국도 못 나가니까 일을 할 수가 없잖아요. 애초에 상담사가 도와줄 수 있는 문제도 아닌걸요.”

이러한 반복적인 사고는 보호자가 처한 상황에서 비롯된 것일 수 있지만, 좌절한 상태에서 문제를 바라보기 때문일 수도 있다. 좋은 상담사는 감정적인 개입 없이 문제를 여러 단계로 나누어 쉽게 다룰 수 있도록 도와줄 것이다. 상담사의 도움과 지원을 받으면, 사람들 대부분은 한 번에 조금씩 문제를 개선해 나갈 수 있다.

때때로 사람들은 상담을 받으러 가는 것 자체가 자신이 나약하거나 무능하다는 증거라고 생각한다. 하지만 치매 환자를 돌보는 부담의 정도를 고려하면, 보호자는 받을 수 있는 도움은 모두 받아야 한다. 상담을 받는 행위가 보호자의 강인함을 나타내는 지표는 아니다.

사람들이 상담을 피하는 또 다른 이유는 상담사가 자신의 어린 시절을 파헤치며 ‘분석’하려 한다고 생각하기 때문이다. 하지만 ‘지금 이 순간에’ 시급한 문제에 집중하여 현실적인 해결책을 찾도록 도와주는 상담사들도 많다. 또한, 좌절감 등의 감정을 다스리도록 도움을 주거나, 스스로 문제를 해결하는 데 필요한 기술을 배우도록 도와주는 상담사들도 있다. 상담사를 선택한 다음 상담사가 어떤 방법을 선호하는지 미리 알아보길 바란다. 상담을 받기로 결정 내렸다면, 시간이나 비용, 치매에 대한 지식 등을 고려하여 상담사를 선택하도록 한다.

정신의학과 의사는 말 그대로 의사이기 때문에 약물을 처방할 수 있다. 또한, 심리적 문제로 인해 발생하는 신체 질환에 대해서도 해박하다. 정신건강과 관련하여 특수 교육을 받은전문 간호사들도 상담을 제공할 수 있다. 심리학자와 사회복지사, 정신과 간호사, 기타 전문가 중에서 치료 또는 상담에 능한 사람들에게 상담을 받아보아도 좋다. 치매에 대해 잘 알고 있고, 비용이 적당하며, 편안한 느낌을 주는 사람을 선택하도록 한다.

상담사와 같은 전문가와의 관계에 대해 우려되는 점이 있다면 직접 이야기하도록 한다. 비용이 걱정되거나, 전문가의 치료 방식이 마음에 들지 않거나, 보호자가 한 말을 가족들에게 전하는지 궁금하다면, 전문가에게 단도직입적으로 솔직하게 물어보아야 한다.

> 상담을 받으러 가는 것은
> 나약함이나 무능함의 증거가 아니다.
> 치매 환자를 돌보는 데 있어
> 받을 수 있는 모든 도움을 받는 것이 좋다.

상담사는 여러 가지 경로를 통해 찾을 수 있다. 먼저, 지역 지매 지원 단체의 직원이나 참가자에게 물어보도록 한다. 평소 친분이 있고 신뢰할 수 있는 종교 지도자나 의사가 있다면, 상담을 받을 수 있는지 물어보거나 괜찮은 상담사를 소개해달라고 부탁해볼 수 있다. 친구가 상담을 받아 본 적이 있다면, 상담사가 마음에 들었는지 물어보아도 좋다. 치매 가족을 위한 자조 모임에 나가면서 또 다른 도움을 찾고 있다면, 같은 모임의 회원에게 상담을 받아본 적이 있는지 물어볼 수도 있다.

다른 사람에게 추천을 받는 방식으로 상담사를 구하지 못하는 경우, 유대인 가족 서비스나 천주교 자선 단체, 목회 상담 협회 등과 같은 종교 관련 단체나 지역사회 정신보건센터에서 상담 또는 소개를 받을 수 있다_{이러한 단체들은 대부분 종교에 상관없이 모든 사람에게 상담을 제공한다}.

모든 상담사가 똑같은 실력을 갖추고 있거나 치매에 대해 잘 알고 있는 것은 아니다. 다른 서비스를 이용할 때와 마찬가지로 상담사 또한 신중하게 선택해야 하며, 상담사 자격증이 있는지 꼭 물어보도록 한다. 일정 시간이 지난 후에도 상담사가 도움이 되지 않는다고 생각되면, 이에 대해 논의한 후 다른 상담사를 찾는 방법도 고려해 보길 바란다.

다른 가족과 교류하기: 치매안심센터 및 유사 단체

자조 모임

"저는 자조 모임에 나갈 생각은 추호도 없었어요. 그런데 엄마 때문에 정말 미쳐버릴 것 같아서 결국 모임에 나가게 됐죠. 그날, 강연자에게 위임장 이야기를 처음 들었어요. 그전까지는 제가 엄마 재산을 관리하려면 엄마에게 위임장을 받아야 한다는 사실을 몰랐어요. 그러고 나서 커피를 마시다가 여자 세 명과 이야기를 나누었답니다. 그중 한 명이 자기 엄마가 은식기를 자꾸 옷장에 숨겨놔서 너무 짜증이 났는데, 어느 날 문득 은식기를 어디에 보관하는지가 무슨 대수냐 싶더래요. 그전까지 그런 일은 저 혼자만 겪는 줄 알았거든요. 저희 어머니 이야기를 해주자 모두가 제 상황을 이해하더군요."

"보통 자조 모임에 나가면 남자보다 여자가 더 많아요. 저는 여자들만 바글바글한 모임에는 가고 싶지 않았어요. 그런데 모임에서 장모님과 함께 사는 남자를 한 명 만났는데, 제 심정을 정말 잘 이해해줬어요. 자조 모임에 나간 덕분에 제 결혼 생활을 지킬 수 있었죠."

수천 명의 가족 구성원이 위 사례와 같은 경험을 했으며, 자조 모임에 나오는 사람들은 서로를 잘 이해한다. 많은 자조 모임이 존재하고, 정기적으로 만나며 정보를 공유한다. 연사를 초청해 강연을 듣거나 동영상을 시청한 다음 커피를 마시며 서로 어울리는 시간을 갖기도 한다. 모임은 대개 전문가나 치매 환자를 돌보는 가족 중 한 명이 진행한다.

자조 모임에는 성인 남녀, 청소년, 배우자, 환자와 멀리 떨어져 사는 가족 구성원, 직장인, 육체노동자, 은퇴자 등 각계각층의 사람들이 참석한다. 일부 자조 모임은 치매 환자의 아이들을 위한 도움을 제공한다. 또한, 초기 치매 환자들을 위해 특별히 설립된 자조 모임도 있다.

> 자조 모임에 나오는 사람들은
> 비슷한 일을 겪었기 때문에 서로를 잘 이해한다.

치매를 유발하는 질환은 모든 집단과 인종의 사람들에게 영향을 미친다. 자조 모임에 참석하는 사람들은 서로 다른 배경을 가지고 있더라도 슬픔과 피로, 환자의 행동 증상, 제한적인 지원 서비스 등 비슷한 어려움을 겪는다. 민족이나 인종을 불문하고 모든 사람은 사랑하는 가족을 돌보기 위해 최선을 다하며, 보편적인 문제들을 경험한다.

자조 모임을 개설할 때는 치매안심센터나 노인복지관에서 도움을 받을 수 있다. 하지만 지역사회의 특별한 요구에 충족할 수 있도록 모임을 가질 시간과 장소, 구성 방법, 진행자의 역할 등을 세세히 알려주어야 한다.

핑곗거리

몸이 힘들고 지칠 때는 자조 모임에 참여하지 않을 핑곗거리를 찾게 된다. 체력이 달린다거나 낯선 사람들로 북적이는 방에 들어가고 싶지 않다는 등의 이유를 댄다. 많은 가족이 자조 모임에 가지 않는 이유를 공유해 주었으며, 그에 대한 답변을 제시하고자 한다.

저는 단체 활동을 좋아하지 않아요. 이러한 핑곗거리에 많은 가족은 이전에 어떤 종류의 모임에도 참석해 본 적이 없더라도 '어쨌든 가보라.'고 조언한다. 치매는 매우 고통스럽고 오랜 기간 지속되기 때문에 일반적인 대처 방법만으로는 충분치 않을 수 있다. 따라서 대처 방법에 대한 조언이 필요할 수 있으며, 다른 사람들이 비슷한 문제를 겪고 있다는 이야기를 듣는 것만으로도 다시 힘을 낼 수 있다. 자조 모임에서는 누구에게도 이야기하라고 '강요'하지 않는다.

치매 환자를 두고 나갈 수가 없어요. 피로는 무기력증으로 이어질 수 있다. 돌보미를 찾느라 힘을 들이거나 환자가 반발하는 상황을 감내할 바에는 그저 집에 있는 편이 더 낫다고 느끼게 된다. 자조 모임을 운영하는 단체에 연락하여 돌보미를 구해줄 수 있는지 물어보고, 치매 환자도 참여할 수 있는 프로그램을 개설해 달라고 요청해 보길 바란다. 또는 친구나 친척에게 환자를 몇 시간만 봐달라고 부탁해 볼 수도 있다. 치매 환자가 반발한다면 돌보미에게 처음 몇 번은 보호자가 집에 있을 때 와달라고 요청해 보도록 한다. 때로는 환자의 반발을 무시하는 편이 나을 수 있다.

낯선 사람들과 대화를 잘하지 못하더라도 자조 모임에 참석하는 사람들은 보호자와 비슷한 어려움을 겪고 있으므로 금세 친해질 수 있을 것이다. 수줍음이 많은 편이라면, 처음 몇 번은 가만히 듣기만 해도 괜찮다.

밤에 운전을 못한다면 주간 모임이 있는지 알아보도록 한다. 야간 모임밖에 없다면, 모임을 이끄는 사람에게 혹시 데리러 와 줄 수 있는 사람이 있는지 물어보도록 한다. 교통편은 큰 걸림돌이지만, 이로 인해 필요한 도움을 받기를 포기한다면 현재 보호자가 우울증과 피로에 시달리고 있다는 뜻이다. 마음만 먹는다면 교통편을 해결할 방법은 찾을 수 있다. 혹은 이용 가능한 온라인 모임이나 채팅방이 있는지 물어보도록 한다.

일부 자조 모임은 보호자에게 맞지 않을 수 있다. 가령, 다른 참석자들은 모두 집에서 환자를 돌보고 있는 반면에 보호자만 환자를 요양원에 맡겨 두었다면 소외감을 느낄 수 있다.

모든 사람이 자조 모임이 필요한 것은 아니다. 자조 모임에서 얻을 수 있는 도움이 없어도 잘 견뎌내는 사람들도 있고, 전문가와 단둘이서 이야기하기를 선호하는 사람들도 있다. 자조 모임에 참석할 필요가 없다고 판단하기 전에 몇 번 정도 시도해 보길 바란다.

치매 환자를 위한
용호 활동

알츠하이머병과 다른 유형의 치매는 널리 알려져 있으며, 치료법과 예방책을 찾기 위한 연구가 활발히 진행 중이다. 하지만 여전히 해결해야 할 과제가 많이 남아있다. 치매 연구와 치료를 지원하는 공공 자금이 증가하는 추세이지만 여전히 한참 부족하다. 많은 지역의 치매 지원 단체와 상담 전화, 자조 모임은 일손이 부족하여 대부분 업무를 소수의 성실한 자원봉사자들에게 의존하고 있다. 많은 장기 요양 시설과 프로그램은 치매 환자의 필요를 충족시키지 못한다.

가족들은 치매라는 끔찍한 질병에 맞서 싸우기 위해 용호 활동에 참여하라고 권한다. 보호자도 언젠가 여기에 동참하고 싶어질 수 있다. 보호자가 참여할 수 있는 방법들을 소개하겠다.

- 연구 프로젝트에 참여하기 18장 참조

- 치매 지원 단체 지부에서 전화를 받거나 업무 거들기
- 재능 기부하기. 자원봉사자들이 운영하는 소규모 주간 보호 센터의 장부를 정리할 수 있는가? 어려움을 겪고 있는 보호자를 위해 배관을 고쳐줄 수 있는가?
- 자조 모임 이끌기. 모임을 훌륭하게 이끄는 사람 중에는 환자를 직접 돌보는 보호자가 많다.
- 도움이 필요한 보호자들을 찾아 연락 취하기. 소수자 단체에 속해 있다면, 사람들에게 연락하여 도움을 받을 방법을 알려줄 수 있다.
- 자선 모금 행사에 참여하기. 적은 금액이라도 큰 변화를 만들 수 있다. 모금 활동에는 다양한 기술이 필요하며, 이에 대한 서적들이 많이 나와 있다.
- 지역 내 선출직 공무원이나 기관장에게 치매에 대한 정보 제공하기. 국회 의원이나 신문사에 편지 쓰기.
- 거주 지역에 주간 보호 센터나 재가 돌봄 프로그램을 설립하기 위한 운동에 앞장서기. 치매 환자를 위한 단기 돌봄 프로그램은 대부분 도움이 필요한 가족들이 힘써 개설되었다.
- 혼자 사는 치매 환자나 시골에 사는 가족을 지원하는 등 지역사회에서 필요한 특정 지원 옹호하기

가족들은 치매라는 끔찍한 질병에 맞서 싸우기 위해
옹호 활동에 참여하라고 권한다.
보호자도 언젠가 여기에 동참하고 싶어질 수 있다.

　　이외에도 해야 할 일은 많으므로, 보호자의 재능과 시간에 맞는 자원봉사 자리와 업무를 찾을 수 있을 것이다. 치매 지원 단체에서는 흥미로운 일들이 많이 벌어진다. 다른 사람들과 협력하고, 다른 단체에서 어떤 노력을 기울이고 있는지 배워두면 처음부터 시작하느라 애쓰지 않아도 된다. 정보에 정통한 보호자는 치매로 인해 고통받는 환자들을 위해 세상을 바꿀 수 있는 밑거름이다.

법적 조치는 스스로 결정을 내리지 못하는 상태가 되기 전
건강할 때 미리 해두어야 한다.

14장

The 36-Hour Day

재정 문제와
법적 문제

The 36-Hour Day

치매 환자를 돌보는 과정에서 발생할 수 있는 재정 문제와 법적 문제는 깊이 다루지 않고자 한다. 이에 대한 논의는 이 책의 목적과 주제를 벗어난다. 그러나 보호자가 고려할 주요 내용에 대해서는 간략하게 서술하고자 한다. 재정 문제와 법적 문제에 대해서는 전문가에게 자문해야 할 수 있다. 노인 법률 전문 변호사는 치매 환자의 재산을 보호하고 개인적 업무를 처리하는 일을 전문으로 한다.

보호자의
재정 상태 평가하기

만성 질환자를 돌보려면 비용이 상당히 많이 든다. 하지만 노인은 고정 수입으로 생활하고 있을 수 있으며, 실질 소득은 물가 상승으로 인해 계속 줄어들 수밖에 없다. 현재 재정 상황을 점검하고 앞으로 발생할 수 있는 돌봄 비용 증가를 고려하여 장기적인 재정 계획을 세워야 한다. 초기 치매 환자들도 계획을 세우는 데 참여할 수 있다. 배우자의 경우, 이때 내리는 결정이 배우자의 재정적 미래에도 영향을 줄 수 있다. 장기적인 재정 계획을 세울 때는 질병의 특성과 보호자의 기대치 등 다양한 요소들을 고려해야 한다.

동거 관계에 있는 경우, 이른 시일 내에 변호사와 상담하길 바란다. 동거인의 권리와 관련된 법률은 지역마다 다르므로 지역에 따라 방문 권한이나 의사 결정권 등 많은 권한을 제한하는 법률과 정책이 존재할 수 있다. 가능하면 환자가 법적으로 결정을 내릴 능력이 있을 때 조처를 해야 한다.

재정 문제와 법적 문제와 관련하여 전문가에게 자문하도록 한다.
노인 법률 전문 변호사는 치매 환자의 재산을 보호하고
개인적 업무를 처리하는 일을 전문으로 한다.

노인 주거 시설이나 요양원의 비용에 대해서는 15장에서 자세히 다루도록 하겠다. 환자가 요양원에 입소할 가능성이 있다면 미리 준비하도록 한다. 계획을 미리 세워 놓으면 돈을 절약하고 고통을 줄일 수 있다. 수익이 많든 적든, 환자의 재정적 미래를 미리 계획하는 것이 제일 중요하다.

향후 발생 가능한 비용

분실 소득

- 치매 환자가 직장을 그만두어야 하는가?
- 일을 할 수 있는 사람이 치매 환자를 돌보느라 집에 있어야 하는가?
- 치매 환자가 퇴직금이나 장애 수당을 받지 못하는가?
- 환자의 수익이 고정되어 있어 물가가 상승하면 실질 구매력이 감소하는가?

주거비

- 치매 환자와 보호자가 계단이 없거나, 시설에 가깝거나, 관리하기 쉬운 집으로 이사해야 하는가? 치매 환자가 보호자의 집으로 들어와 함께 살 예정이라면, 환자가 지낼 방을 개조하기 위해 비

용이 소요될 수 있다.

- 치매 환자가 노인주거복지시설이나 위탁 보호 시설, 노인 원호 생활 시설, 전문 요양 시설 등에 입소할 예정인가?

- 집을 개조해야 하는가새로운 잠금장치, 난간, 안전장치, 휠체어 경사로 등?

의료비

- 다음 사항이 필요한가?

  - 방문 간호사

  - 의사

  - 의료 보험

  - 의학적 평가

  - 물리 치료사

  - 작업 치료사

  - 약물

  - 의료 장비와 의료 기구병원 침대, 특수 의자, 휠체어 등

  - 돌봄에 필요한 일회용품성인용 기저귀, 방수 패드, 계란판 모양의 패드, 바셀린, 휴지, 면봉 등

외부 도움이나 단기 돌봄 서비스 이용 비용

- 다음 사항이 필요한가?

  - 청소 도우미

  - 환자를 지켜봐 줄 사람

  - 환자를 돌봐줄 도우미

  - 주간 보호 센터

식비

- 식료품과 외식, 배달에 얼마나 쓰는가?

교통비

- 보호자가 운전할 수 없을 때 대신 운전해 줄 사람이 있는가?
- 택시나 차량 공유, 운전기사가 필요한가?

세금

법무 관련 수수료

기타 비용

- 착용하기 쉬운 의류와 신분 증명 팔찌, 안전이나 편의를 위한 장치들을 구매하거나 환자의 배회 관리를 위해 집안을 개조해야 하는가?

요양원비

- 기본비용 이외에도 성인용 기저귀와 세탁, 의약품, 일회용품, 치료, 머리 손질 등의 비용을 추가로 내야 할 수 있다.

노인 거주 시설 이용비

미래 자산

치매 환자의 자산

치매 환자의 자산과 금융 소득을 파악하도록 한다. 연금과 퇴직 연금 계좌, 사회 보장 소득, 저축, 뮤추얼 펀드, 주식, 부동산, 자동차, 장기 요양 보험, 기타 잠재 소득원 또는 자본 등이 있는지 알아보도록 한다. 어떤 사람들은 자신의 재정 상태를 비밀로 하려는 경향이 있다. 이장의 끝부분에 환자가 보유하고 있을 자산의 종류와 관련 문서를 찾을 수 있는 곳들을 정리해 두었다.

환자의 배우자와 자녀, 친척의 자산

가족 구성원의 재정적 권리와 책임에 관한 법률 중에서도 특히 요양원 이용에 적용되는 법률은 상당히 복잡하다. 이럴 때는 치매 지원 단체에 연락해 해당 분야의 전문가를 소개받을 수도 있다. 아울러, 가족 구성원들은 서로에 대한 의무감을 가지고 있다. 의무감은 다음과 같은 갈등을 불러온다.

"아빠가 절 대학에 보내주셨어요. 이제는 제가 돌봐드릴 차례예요."

"어머니를 도와주고 싶지만, 제 아들도 대학 진학을 앞두고 있어요. 전 어떻게 해야 할까요?"

"제가 틀니를 해드리면 엄마가 편하게 지내실 수 있을 거예요. 하지만 제 남편은 트럭으로 일을 하는데, 지금 엔진이 고장 나서 고쳐야 해요. 어떻게 해야 할지 모르겠네요."

위 사례의 가족들은 모두 매우 어려운 문제를 안고 있으며, 가족들

간에 돈을 어디에 사용해야 좋을지에 대해 의견이 다를 수 있다. 치매 환자의 가족을 지원하는 공공 프로그램이 거의 없기 때문에 가족들은 경제적으로 어려움을 겪을 수 있다. 특히 환자를 돌보는 건강한 배우자에게 경제적으로 큰 부담이 될 수 있다.

생명 보험

치매 환자가 어떤 생명 보험에 가입되어 있으며, 긴급하게 자금이 필요할 때 활용할 수 있는지 확인하도록 한다. 일부 보험은 피보험자가 장애인이 되면 보험료를 면제해 주기도 하므로 상당한 금액을 절약할 수 있을 것이다.

장기 요양 보험

> 금융 자산을 보호하기 위한 조치를 하기 전에
> 전문 지식이 있는 변호사에게 법률 자문을 구해야 한다.

보험사는 고객이 납입하는 보험료가 보험금으로 지급하는 금액보다 많아야 이익을 볼 수 있다. 따라서 보험금 지급을 최소화하려고 노력한다. 매월 필요한 돌봄 비용에 대해 보험금을 정확하게 환급해 주고 있는지 확인해야 한다.

몇 가지 예외가 있긴 하지만, 배우자 이외의 친인척은 법적으로 치매 환자를 부양할 의무가 없다. 하지만 성인 자녀와 다른 친척이 돌봄 비용을 부담하는 경우가 많다. 금융 자산을 보호하기 위한 조치를 하기 전에 전문 지식이 있는 변호사에게 법률 자문을 구해야 한다.

치매 환자의 자산 찾기

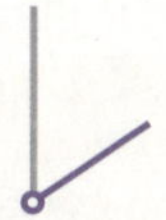

　치매 환자는 자신이 보유한 자산이나 부채를 기억하지 못할 수 있다. 치매에 걸리기 전에 친구에게 자신의 재정 상태를 공유했더라도 치매에 걸리고 나서 자산을 숨기거나 변경했을 수 있다. 또한 자신의 재정 상태를 비밀에 부치거나 기록을 체계적으로 하지 않는 사람들도 있다. 치매에 걸리면 의심하는 증상이 나타날 수 있으므로, 환자는 돈이나 다른 금융 자산을 숨겨두기도 한다. 이럴 경우, 가족들은 치료와 돌봄에 쓸 수 있는 환자의 자산이 얼마나 되는지 알지 못한다.

　환자가 보유하고 있는 자산을 파악하기는 쉽지 않다. 특히, 서류가 마구 섞여 있거나 숨겨져 있다면 더욱 힘들어진다.

　부채는 대개 우편을 통해 저절로 알게 되는 경우가 많다. 일부 업체는 빚이나 요금을 제때 내지 않아도 이해해 줄 공산이 크므로, 청구서를 발견하면 해당 업체에 전화하여 상황을 설명하길 바란다. 그런 다음 납부 시기와 방법을 조율하고 향후 청구서를 보호자 앞으로 발송해달라고 요청하도록 한다.

반면, 자산은 부채보다 훨씬 찾기 어려울 수 있다. 먼저 최근에 발송된 우편물부터 찾아보도록 한다. 책상 위와 책상 서랍, 사무실, 서류를 보관해 둘 만한 장소를 둘러보도록 한다. 침대 밑이나 신발 상자, 옷 주머니, 이전에 쓰던 지갑, 찻주전자 등의 주방용품, 러그 밑, 보석함 등도 살펴보도록 한다. 한 아내는 손주들과 함께 '보물찾기' 놀이를 했다고 한다. 그러자 아이들은 구석진 곳까지 샅샅이 뒤져보았다고 한다. 또한, 은행의 입출금 내역서와 지불이 완료된 수표, 통장, 예금 통장, 저축 통장, 수표책, 열쇠, 주소록, 보험 증서, 영수증, 사업 또는 법적 서신, 지난 5년 동안의 세금 신고 기록을 찾아보도록 한다. 환자가 컴퓨터를 가지고 있다면 비밀번호를 어디에 저장하는지 물어보고, 재정 관리 프로그램이나 금융 기관에서 보낸 이메일, 온라인 구매 내역 등을 확인하도록 한다 부부가 합산하여 소득세를 신고하는 배우자나 환자의 재정 또는 자산 관리에 대한 위임장을 소지한 자는 국세청에서 기록의 사본을 발급받을 수 있다. 위임장은 국세청이 요구하는 기준을 충족하거나 국세청 양식에 따라 작성해야 한다. 앞서 언급한 다양한 단서를 종합하면 환자의 자산을 파악할 수 있다.

자산에는 여러 종류가 있다.

은행 계좌

통장과 입출금 내역, 수표, 예금 통장, 저축 통장, 이자 지급 내역서, 공동명의 계좌를 찾아보도록 한다. 인터넷으로 환자의 계좌를 확인할 수 있다면, 필요한 정보를 바로 얻을 수 있다. 은행은 대부분 본인이 아닌 사람에게 계좌나 대출, 투자 내역을 공개하지 않는다. 하지만 의사나 변호사에게 환자의 질병 특성과 정보 공개를 요청하는 이유를 써달라고 한 다음, 해당 내용을 은행에 제출하면 보호자에게 제한된 정보를 제공해 줄 수도 있다_{환자의 명의로 된 계좌가 있는지 등}. 계좌의 잔액과 거래 내역은 법원에서 지정한 후견인이나 기타 정당한 권한을 가진 사람에게만 공개한다. 하지만 집에서 찾아낸 서류와 메모를 잘 조합해 보면 환자의 자산을 가늠할 수 있는 경우가 많다.

주식 증서, 채권, 양도성 예금 증서, 저축 채권, 뮤추얼 펀드

실물 채권, 주식 중개인이나 뮤추얼 펀드 회사에서 받은 월간 명세서, 쿠폰 이자를 받는 채권, 납부 기한 통지서, 배당금 지급 통지서, 소득세에 신고된 수익, 계좌에서 정기적으로 지출된 금액, 거래 영수증 등을 찾아보도록 한다. 뮤추얼 펀드는 본인 명의로 개설된 계좌이므로, 지불이 완료된 수표나 중개인에게 받은 서신이나 거래 영수증, 구매나 판매 기록을 살펴보도록 한다.

보험 증서(생명 보험, 상해 보험, 건강 보험)

보험 증서는 환자의 자산을 파악할 때 놓치기 쉽다. 생명 보험과 건강 보험은 보험금을 일시금으로 지급하거나 다른 형태의 혜택을 제공한다. 보험료 고지서나 보험 증서, 보험사의 이름이 적힌 지불 완료 수표가 있는지 찾아보도록 한다. 보험사에 전화해 보험에 관한 자세한 정보를 요청하도록 한다. 보험사에 따라 의사나 변호사의 서신이 도착하면 정보를 공개하기도 하고, 법적으로 정보를 열람할 권한이 있다는 증거를 요구하기도 한다. 장기 요양과 관련된 영수증이나 청구서, 환자의 소득세 신고서에 기재된 공제 항목을 찾아보길 바란다.

은행의 안전 금고

열쇠나 청구서, 영수증을 찾아보도록 한다. 환자의 안전 금고를 열려면 법원 명령이 필요하다.

부동산(주택, 토지, 사업체, 공동 소유나 부분 소유하고 있는 임대 부동산)

당좌예금 계좌에 정기적으로 입출금되는 금액, 소득세 신고서에 기재된 손익, 열쇠, 화재 보험료_{집, 창고, 사업체, 트레일러 등}를 찾아보도록 한다. 보험 중개인에게 물어보면 도움을 받을 수 있다. 재산세 평가서가 있는지 살펴보도록 한다. 부동산 소유권은 공공 기록으로 남기 때문에 단서만 찾아낸다면 세무서에 문의해 부동산의 위치를 찾는 데 도움을 받을 수 있다.

세무서나 관공서에 가면 부동산에 가압류가 설정되어 있는지, 또는 주택에 압류 절차가 진행 중인지 확인할 수 있다.

퇴직 수당과 장애 수당

퇴직 수당과 장애 수당도 놓치는 경우가 많다. 환자가 근무했던 모든 직장에 연락해 퇴직 수당이나 장애 수당을 받을 수 있는지 확인해 보도록 한다. 예전 이력서를 찾아 이전에 근무했던 직장이 기재되어 있는지 살펴보고, 혜택과 관련된 서신이 있는지 찾아보도록 한다.

수집품과 금, 장신구, 현금, 보석, 자동차, 골동품, 미술품, 보트, 카메라 장비, 가구 등 양도 가능한 물건

상기 언급된 물건뿐만 아니라 재산 보험 증서에 기재된 귀중품도 함께 찾아보도록 한다. 그중에는 크기가 작아서 숨기기 쉬운 물품들도 있고, 눈에 잘 띄는 곳에 놓여 있으나 너무 익숙해서 놓치기 쉬운 물건들도 있을 것이다.

유언장

환자가 유언장을 작성했거나 신탁을 설정했다면, 자산의 목록이 함께 기재되어 있을 것이다. 유언장을 숨겨두지 않았을 경우, 대개 은행의 안전 금고나 법원에 보관되어 있거나 환자의 변호사가 가지고 있을 수 있다.

신탁 계좌

이자 지급 명세서를 찾아보길 바란다.

개인 대출

출금 내역과 지급 내역, 서신, 이혼 위자료 지급 내역 등을 확인하도록 한다. 가끔 이혼 합의서에 배우자에게 장애가 생길 경우 위자료를 지급하는 조항이 포함되기도 한다.

해외 은행 계좌

이자 지급 명세서와 입출금 내역서를 확인하도록 한다.

유산

치매 환자가 상속할 재산이 있는지 알아보도록 한다.

장지 구매 증서

땅을 구매한 내역이 있는지 찾아보도록 한다.

환자가 프리메이슨과 같은 자선 단체에 소속되어 있다면, 단체에서 환자의 자산을 찾는 일을 도와주기도 한다. 또한 자선 단체를 통해 보험에 가입했을 가능성도 있다.

법적 문제

치매 환자가 더는 스스로 법적·재정적 책임을 지지 못하는 시점이 올 수 있다. 그때가 되면 환자는 자신의 재정을 관리할 수 없거나 자신이 보유한 자산이나 부채를 기억하지 못할 수 있다. 또한, 자신의 자산을 어떻게 처리할지 결정하지 못하거나 자신에게 필요한 치료에 동의를 표하지 못할 수도 있다.

일반적으로 이러한 능력은 한꺼번에 사라지지 않고 서서히 상실된다. 환자는 스스로 돈을 관리하지 못하게 된 후에도 여전히 유언장을 작성하거나 치료에 동의를 표할 수 있다. 하지만 뇌 손상이 심해지면 결국 스스로 중요한 결정을 내리지 못하게 될 가능성이 크다. 그때부터는 다른 사람이 환자의 법적 책임을 대신해야 한다.

환자가 스스로 결정을 내리지 못하는 상태가 되기 전에 법적 조치를 미리 해두어야 한다. 모든 성인은 자기 결정권을 가지고 있다. 즉,

판사가 자기 결정권을 내릴 능력이 없다고 판단하지 않는 이상 누구나 자신의 의사를 결정할 능력이 있다. 유언장을 작성할 능력은 '유언 능력'이라고 불린다. 일반적으로 환자가 유언 능력이 있다고 판단하기 위해서는 유언을 작성하는 시점에 다른 사람의 도움 없이 유언장의 목적을 알고 있어야 하며, 재산을 분배하는 보편적인 방법을 이해하고, 자신이 보유한 자산의 종류와 보류량^{법적으로 '유류분'이라고도 함}을 인지하고 있어야 하며, 자신이 원하는 자산 분배 방식을 명확하게 표현할 수 있어야 한다. 환자의 유언 능력은 변호사가 평가할 수 있지만, 환자의 능력에 조금이라도 의심이 든다면 해당 분야의 전문 변호사에게 평가를 요청해야 한다.

> **법적 조치는 스스로 결정을 내리지 못하는 상태가 되기 전**
> **건강할 때 미리 해두어야 한다.**

나중에 발생할지 모르는 장애^{누구에게나 일어날 수 있다}에 대비하고자 할 때는 스스로 결정할 수 있을 때 계획을 미리 세워두는 방법이 제일 효율적이다. 여기에는 유언장과 위임장을 작성하는 일이 포함된다^{아래 참조}.

어떤 가족들은 환자가 아직 스스로 결정을 내릴 능력이 있어 보일 때 유언장과 관련된 문제를 다루기를 힘들어한다. 때로는 치매 환자가 먼저 거부하기도 한다. 안타깝게도 환자가 의사결정에 참여할 수 없을 때까지 기다릴 경우, 수천 달러의 비용이 들거나 아무도 원치 않는 결정이 내려질 수 있다.

치매 환자는 변호사와 함께 자신이 원하는 계획을 논의해야 한다. 유산 상속 전문 변호사는 환자가 의사결정 능력을 상실했을 때 자신의 의사를 보호할 최적의 방법을 알려줄 수 있다. 하지만 관련 법률이 대단히 복잡하기 때문에 해당 분야의 전문 변호사가 아니라면 적절한 정보를 제공하지 못할 수도 있다.

변호사는 다양한 법률 분야^{형법, 회사법, 이혼법, 민법}를 전문으로 한다. 변호사를 선임하기 전에 변호사의 전문 분야와 수임료를 알 권리가 있다. 변호사가 청구하는 비용과 비용에 포함된 서비스에 대해 사전에 논의하면 서로 간의 오해를 피할 수 있다. 변호사가 해당 법률 분야에 충분한 지식과 경험이 있는지 확인하도록 한다.

환자가 자기 일을 스스로 처리할 수 있으면^{상기 정의에 따라} 유언장 외에도 위임장을 작성하여 배우자나 자녀, 성년인 다른 사람에게 재산을 관리할 권한을 부여할 수 있다. 위임장으로 특정인에게 폭넓은 권한이나 제한된 권한을 부여할 수 있다. 제한적 위임장은 지정된 사람에게 특정 업무^{주택 매각이나 소득세 기록 검토 등}에 대한 권한만 부여한다.

사전연명의료의향서나 연명의료계획서는 회복 가능성이 없는 진행성 만성 질환자나 1~2년 이내에 사망이 예상되는 환자, 말기 환자를 대상으로 한다. 사전연명의료의향서에는 환자에게 연하 곤란, 자가 호흡 불가, 심폐 소생 필요 등 특정 문제가 발생했을 때 어떤 치료를 원하고 원하지 않는지 자세히 나열되어 있다. 일반적으로 전문 의료인이 환자나 환자의 대리인^{법적으로 인정된 대리인이 있는 경우}과 상담한 후 작성한다.

일부 금융 기관은 환자가 의사 결정 능력이 있을 때 기관 자체 양식을 작성하도록 요구하며, 해당 양식은 환자가 의사 결정 능력을 잃은 후에 대리인에게 계좌를 열람할 권한을 부여한다.

위임장은 다른 사람에게 권한을 양도하는 문서이므로, 위임장을 작성할 때는 위임인의 이익을 위해 최선을 다할 사람을 대리인으로 지명해야 한다. 또한 대리인으로 지명된 사람은 위임인을 위해 최선을 다할 법적 책임이 있다. 하지만 간혹 대리인의 권한을 남용하는 사람도 있다. 만약 노년에 발생할 장애에 대비해 미리 계획을 세우고자 한다면 대리인을 신중하게 선택해야 한다.

유언장과 위임장은 환자가 기억력이 나빠지기 시작했지만 스스로 의사 결정을 할 수 있을 때 미리 작성해야 한다. 이러한 조치를 통해 환자는 나중에 상태가 악화하더라도 자신이 바라던 대로 삶을 영위할 수 있으며, 법원이나 법에 따르지 않고 자신이 원하는 대로 재산을 분배할 수 있다. 환자는 위임장을 작성한 후에도 자신의 업무를 계속 처리할 수 있으며, 환자의 상태가 대리인이 권한을 행사해야 할 정도로 상태가 나빠지면 별도의 법적 절차를 거치지 않고 대리인이 치매 환자의 업무를 대신할 수 있다. 대리인은 환자가 죽음을 앞둔 순간에 연명 치료 여부를 결정할 뿐만 아니라 환자의 치료와 관련된 모든 의료 결정을 내리는 역할을 맡게 된다.

때때로 위임장에 서명하기를 꺼리거나, 자신의 바람을 대변할 만한 사람이 없거나, 장애가 너무 심해 위임장을 작성할 수 없는 사람도 있다. 혹은 위임장을 작성할 능력이 되는데도 대리인을 선택하기를 거부하기도 한다. 이럴 경우, 변호사의 도움을 받아 조치를 취해야 할 수도 있다. 현재 환자가 장애로 인해 자신의 자산이나 업무를 제대로 관리하지 못한다면, 재산 관리를 위해 후견 절차 성년후견인 제도를 밟아야 할 수도 있다. 이를 위해서는 변호사가 법원에 신청서를 제출해야 한다. 판사는 심사 후 법적으로 환자에게 자산이나 금융 업무를 스스로 관리할 능력이 있는지를 결정한다. 판사가 재정적인 결정을 내릴 능력이 없다고 판단하면, 법정 후견인을 지정한다.

유언장과 지속적 위임장은

환자가 기억력이 나빠지기 시작했지만

스스로 의사 결정을 할 수 있을 때 미리 작성해야 한다.

이러한 조치를 통해 환자는 나중에 상태가 악화하더라도

자신이 바라던 대로 삶을 영위할 수 있으며,

법원이나 법에 따르지 않고 자신이 원하는 대로

재산을 분배할 수 있다.

부부가 공동으로 주택을 소유하고 있는 경우, 건강한 배우자가 주택을 매각하려면 치매에 걸린 배우자의 위임장이나 후견인이 있어야 한다.

현재 환자가 장애로 인해 자신의 자산이나 업무를

제대로 관리하지 못한다면, 재산 관리를 위해

후견 절차(성년후견인 제도)를 밟아야 할 수도 있다.

때때로 치매 환자가 일상생활이 불가능한 상태가 되어 환자에게 필요한 치료나 요양원 입소에 관한 결정을 다른 사람이 대신 내려야 할 수도 있다. 가족 간에 의견이 일치하지 않는 경우, 법원에 후견인 선임을 요청하는 신청서를 제출해야 한다. 판사는 환자의 후견인을 지정하거나, 환자에게 필요한 치료를 명령하거나, 환자를 병원으로 보내는 명령을 내릴 수 있다.

더 나은 보살핌을 받기 위해 시설로 옮긴 후에도
환자는 여전히 가족의 일원으로 지낼 수 있다.

15장

The 36-Hour Day

장기 요양 준비하기

The 36-Hour Day

∙∙∙ 　　　　때로는 가족들이 필요할 때 도움을 받을 수 있는 서비스가 있더라도 치매 환자를 집에서 돌볼 수 없는 상황이 생기기도 한다. 이럴 경우, 환자가 지낼 다른 주거 시설을 알아볼 수 있다. 여기에는 환자가 최소한의 도움만 받으며 독립적으로 지낼 수 있는 임시 보호 시설과 부부가 함께 살 수 있는 시설, 환자에게 종합적인 돌봄을 제공하는 시설 등이 있다.

　환자를 요양원이나 다른 거주 시설에 입소시키기 적절한 시점은 없으며, 가족들이 환자를 시설에 맡기는 이유 또한 다양하다. 일반적으로 환자에게 가족이 해줄 수 있는 수준 이상의 돌봄이 필요하기 때문인 경우가 제일 흔하다. 또한 보호자가 너무 지쳤거나, 아이들이나 배우자, 직장 등의 이유로 인해 환자를 시설에 맡기기도 한다. 혹은 경제적으로 집에서 환자를 돌볼 여유가 없을 수도 있다. 고령의 자녀나 배우자는 건강이 좋지 않아 더는 환자에게 필요한 돌봄을 충분히 제공하지 못할 수 있다. 외벌이든 맞벌이든 상관없이 가족 중 한 명이 집에 머물면서 환자를 돌보기가 경제적으로 불가능할 수 있다.

　보호자는 환자를 시설에 입소시키는 결정을 너무 오래 미루는 경향이 있다. 하지만 환자가 새로운 환경에 적응할 능력이 남아있고 보호자가 너무 지치기 전에 함께 시설입소에 대해 논의하고 계획을 세우는 편이 좋다.

> 환자가 거주 시설에서 잘 지낸다면,
> 보호자는 돌봄 제공자가 아니라
> 가족으로서 환자와 함께할 시간과 힘을 얻을 수 있다.

환자를 요양원이나 다른 거주 시설에 맡기는 결정은 어려울 수 있으며, 시간이 오래 걸리는 경우가 많다. 가족들은 대개 다른 방법들을 먼저 시도한다. 하지만 치매 환자를 돌보다 보면 결국에는 환자를 시설에 보내는 것이 제일 책임감 있는 선택이라는 사실을 깨닫는 순간이 올 수 있다.

가족들은 배우자나 부모, 형제자매의 필연적인 쇠약을 받아들여야 할 때가 되면 큰 슬픔과 애도의 감정을 느낄 수 있다. 또한, 환자를 노인 주거 시설이나 요양원에 보내고 나면 대개 마음이 복잡해진다. 마침내 결정을 내리고 다른 사람이 돌봄을 맡게 되리라는 사실에 안도감을 느끼면서도, 한편으로는 자신의 짐을 다른 사람에게 떠넘긴다는 생각에 죄책감을 느끼기도 한다. 혹은 다른 선택의 여지가 없다는 사실에 분노를 느끼기도 한다. 특히 치매로 인한 행동 문제를 견딜 수 없어 환자를 시설에 보냈을 때 가족들은 엄청난 죄책감을 느낄 수 있다.

> 치매 환자를 돌보다 보면 결국에는 환자를 시설에 보내는 것이
> 제일 책임감 있는 선택이라는 사실을 깨닫는 순간이 올 수 있다.

많은 이들이 사랑하는 가족을 집에서 돌봐야 한다고 생각하며, 미국 가정에서 나이 든 가족을 보살피기 싫어서 시설에 '버린다.'는 말을 들어본 적이 있을 것이다. 모든 가족이 나이 든 가족을 사랑으로 돌보지는 않지만, 통계적으로 보면 가족들이 노인을 요양원에 버리지 않는다고 한다. 또한, 가족들 대부분은 나이 든 가족을 요양원에 입소시키는 시기를 늦추거나 피하려고 최선을 다하며, 입소 후에도 방치하기는커녕 환자의 새 보금자리에 주기적으로 방문한다고 한다.

우리는 과거에 가족들이 환자를 집에서 돌보던 때를 '좋았던 시절'이라고 생각하는 경향이 있다. 하지만 사실 과거에는 오래 사는 사람들이 많지 않아서 치매에 걸린 가족을 돌봐야 할 부담을 마주할 일이 드물었다. 당시에는 늙고 병들었다고 해도 고작 50~60대였고, 아픈 부모를 돌보는 자녀도 지금보다 훨씬 젊었다. 오늘날에는 병든 70~80대 부모를 돌보는 자녀들의 상당수가 60~70대이다.

환자를 시설에 입소시키는 문제를 두고 가족 간에 의견 충돌이 빈번히 빚어진다. 어떤 사람은 환자를 계속 집에서 돌보기를 원하는 반면, 다른 사람은 환자를 요양원이나 다른 거주 시설에 보낼 때가 되었다고 생각할 수 있다. 이럴 때는 모든 가족 구성원들이 함께 문제를 논의하면 도움이 된다. 보통 가족 구성원들이 모든 정보를 알고 있지 못할 때 오해와 의견 충돌이 심해진다. 가족 구성원들은 다 함께 모여 다음 네 가지 주제에 대해 논의해야 한다. 첫째, 시설에 입소하는 방법이 환자에게 최선인 이유가 무엇인가? 둘째, 장기 요양 시설의 비용이 얼마이며, 그 비용을 어떻게 충당할 것인가? 셋째, 선택한 시설은 어떤 특징이 있는가? 넷째, 환자가 시설에 입소하면 각자의 삶에 어떤 변화가 생기게 되는가?

거주 시설의 종류

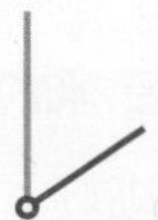

미국 내 많은 지역에 사는 치매 환자는 요양원에 들어가기 전에 집에서 온종일 보호자의 돌봄을 받거나 노인 거주 시설이나 원호 생활 시설에서 지내는 경우가 많다.

여기에는 장단점이 있다. 환자를 집에서 돌보는 경우 환자를 장기적으로 돌보기 위해 여러 지원이 필요하지만, 환자가 익숙한 환경에서 지낼 수 있다는 장점이 있다. 노인 거주 시설은 치매 환자에게 집과 비슷한 느낌을 줄 수 있으며, 집에서보다 더 자유롭게 돌아다닐 수 있고 적절한 활동에 참여할 수 있다. 일부 원호 생활 시설은 치매 전문 부시를 운영하거나 '기억력 치료'를 전문으로 한다. 요양원은 환자가 스스로 돌볼 수 없을 정도로 장애가 심한 환자들에게 필요한 의학적 도움을 제공해 준다.

환자가 장기 요양 시설에 입소하지 않기를 바라더라도, 미리 계획을 세우기를 촉구한다. 집이나 주거 복지 시설, 원호 생활 시설, 요양원 등 어디라도 괜찮다. 환자의 재정 상황을 파악하고, 마음에 드는 시설을 한 곳 이상 골라두도록 한다. 환자를 요양원에 보낼 일이 생기지 않을지도 모르지만, 좋은 요양원을 찾기까지 엄청난 어려움이 따르므로 미리 준비하면 큰 도움이 될 것이다. 실제로 장기 요양의 필요성을 예상하지 못해 재정적으로 손해를 보거나 마음에 들지 않는 요양원에 환자를 입소시키는 가족들이 많다.

치매 환자에게 적합한 시설은 턱없이 부족하다. 우수한 서비스를 제공하는 시설을 찾았다면 대기자 명단에 이름을 미리 올려두도록 한다. (입원 등의 이유로) 환자를 급히 시설에 입소시켜야 할 때까지 미루면, 서비스의 질이 마음에 들지 않더라도 당장 단기간이라도 이용 가능한 시설을 이용해야 할 수 있다. 보호자가 원하는 경우, 언제든지 대기자 신청을 철회할 수 있다.

2019년 기준 미국 내 요양원 이용비는 연평균 10만 달러를 넘어섰다. 원호 생활 시설 비용은 그보다 약간 적은 6만 달러를 기록했다. 현재 이러한 비용을 지원하는 공공 기금은 존재하지 않는다. 따라서 시설 비용은 환자의 소득(연금 등)이나 자산(주택, 저축, 투자금 등), 가족의 도움, 장기 요양 보험(제한적 보장)으로 충당해야 한다. 환자의 자산 보유 여부와 상관없이, 장기 요양 비용을 지불할 방법을 최대한 미리 계획하는 것이 무엇보다도 중요하다(448쪽 참고).

이번 장에서는 보호자가 고려할 수 있는 거주 시설에 대해 간략하게 살펴보고자 한다. 거주 시설에는 은퇴자 마을, 고령자 복지주택, 노인 위탁 가정, 안심 돌봄 가정^{가정 돌봄}, 원호 생활 시설, 기억력 치료 시설, 지속 돌봄 은퇴자 마을, 요양원, 전문 간호 시설, 호스피스 시설 등이 있다. 다양한 형태의 시설을 일컫는 이름이 지자체마다 달라서 다소 혼란스러울 수 있다.

케어 안심 주택은 비교적 최근에 등장했다. 지속 돌봄 은퇴자 마을에서 개발된 방식을 채택하여 입소비와 매월 일정 비용을 내면 평생 환자에게 필요한 돌봄을 제공한다. 환자는 별도의 시설이 아닌 자신의 집에 머물면서 식사에서부터 24시간 돌봄까지 원하는 서비스를 선택해서 받을 수 있다.

은퇴자 마을이나 고령자 복지주택은 독립적으로 생활할 수 있는 사람들을 위해 조성된 곳이다. 치매 환자가 이러한 시설에 홀로 입주할 경우, 다른 사람의 보호나 돌봄이 필요할 때 적절한 보살핌을 받지 못할 수 있다. 경도인지장애가 있는 환자가 살기에는 적합할 수 있다.

공공임대주택은 대기자 명단을 받는 경우가 많으므로 향후 입주할 생각이 있다면 미리 신청해야 한다.

노인 위탁 가정은 치매 환자에게 일정 금액을 받고 가정집의 방 하나를 빌려주며, 때때로 돌봄을 제공하기도 한다. 이상적인 위탁 가정은 환자를 가족처럼 돌보고 지켜보며, 식사와 방을 제공하고, 병원과 사회복지사에게 데려간다. 하지만 위탁 가정은 대부분 치매 환자를 받지 않는다. 치매 환자를 받더라도 식사와 방 이외에는 아무것도 제공하지 않을 수 있다. 일부 성인 위탁 가정은 치매 환자를 전담으로 받으며 훌륭한 돌봄을 제공하기도 하지만 매우 드물다. 또한, 위탁 가정에 환자를 맡기고자 한다면 보호자가 직접 돌봄의 질을 확인해야 한다. 시설의 관리자나 직원이 바뀌거나 환자의 상태가 바뀔 경우, 돌봄의 질이 급격히 떨어질 수 있다.

안심 돌봄 가정^{노인 요양원 혹은 개인 돌봄 시설}은 대개 방과 식사, 보호를 제공하며 다른 도움을 지원하기도 한다. 일부 시설은 치매를 전문으로 하며 훌륭한 서비스를 제공한다. 치매 환자에게 제일 적합한 돌봄을 제공하는 시설은 노인 요양원이다. 다른 시설은 치매 환자와 같은 약자를 이용하거나 느슨한 규정을 악용하려 할 수 있으며, '알츠하이머 전문 시설'이라고 광고하면서 실제로는 부적절하거나 위험한 방식으로 환자를 돌볼 수 있다. 시설에 따라 소수의 환자만 수용하기도 한다. 발달 장애인이나 정신 질환자, 치매 환자 등 특정 환자를 대상으로 하는 경우가 많으므로, 시설을 알아볼 때 어떤 환자를 수용하는지 확인해야 한다. 인터넷을 활용하길 바란다.

> 치매 환자가 잘 지내려면 도움을 주고
> 안심을 시켜 줄 사람이 가까이 있어야 한다.
> 보호자는 장기 요양 시설의 직원과
> 치매 환자를 꾸준히 관찰해야 한다.

시설을 이용하고자 한다면, 해당 시설에서 양질의 돌봄을 제공하는지 보호자가 직접 확인해야 한다. 이용 요금은 시설에 따라 편차가 큰 편이다. 지원금만으로는 양질의 돌봄을 제공하는 시설의 이용비를 충당하기에는 부족할 수 있다.

환자가 복용하는 약이 있거나 건강 상태가 불안정하다면 시설에서 환자에게 필요한 치료를 제공할 수 있는지 확인해야 한다. 직원들이 배회하는 환자를 잘 관리하는가? 음식의 양과 질, 위생 상태, 화재 안전 관리, 전염병 관리, 청결 상태 등을 지자체에서 제대로 감독하지 않을 수 있으므로 보호자가 직접 점검해야 한다. 치매 환자는 화재 경보를 인지하지 못하거나 혼자서 건물 밖으로 나가지 못할 수 있다. 특히 야간에 화재한국 소방법에는 연기 감지기와 화재경보기, 방화벽과 방화문, 소방용 살수 장치가 필수 설치사항으로 규정되어 있다—옮긴이가 발생할 경우, 모든 사람을 건물 밖으로 대피시킬 수 있을 만큼 직원이 충분한가?

치매 환자를 새로운 환경에서 지내게 할 생각이라면, 환자가 잘 적응할 수 있을지 신중하게 평가하고, 시설에서 계속 지내도 괜찮은지 환자의 상태를 계속 관찰하도록 한다. 시설을 꾸준히 관찰하고, 특히 직원이나 관리자가 바뀌었을 때는 더욱 꼼꼼하게 살피도록 한다. 치매 환자는 주변에 도움을 주고 안심을 시켜 줄 사람이 없으면 잘 지내지 못한다.

노인 원호 생활 시설공동 생활 가정은 숙식과 여러 활동을 제공하고, 환자를 감독하며, 옷 입기와 식사, 목욕 등을 도와준다. 일부 시설에서는 간호나 의료 서비스를 제공하지만, 제공하지 않는 곳도 많다. 대부분은 환자가 약을 잘 먹는지 감독하며, 주간에 건물 내에서 의료 서비스를 이용할 수 있는 기관도 있다. 대다수 시설은 환자가 혼자서 걸어 다니지 못하거나 자신을 돌볼 능력이 없으면 받아주지 않는다. 원호 생활 시설은 집과 비슷한 분위기이며, 요양원보다 병원 같은 느낌이 덜하고, 비용도 더 저렴한 편이다. 치매 환자에게 탁월한 시설도 있지만, 그렇지 않은 곳도 있다. 또한, 일부는 치매 환자를 전문적으로 돌보며 '기억력 치료'를 제공한다고 홍보한다.

많은 지자체에 거주 시설에서 제공하는 서비스의 품질을 관리하는 규정이 있지만 대체로 기관마다 상이하다. 또한, 정부나 지자체에서 인증을 받은 시설들도 있다. 하지만 환자가 거주 시설에서 돌봄을 계속해서 잘 받고 있는지 확인하는 책임은 오롯이 보호자에게 있다. 시설에서 지내다가 환자가 걸을 수 없게 되거나, 자주 또는 정기적으로 간호가 필요하거나, 위험한 행동을 한다고 판단되면 환자를 퇴소시킬 수 있다.

생활 돌봄 시설은 지속 돌봄 은퇴자 마을continuing care retirement communities이나 노인 생활 공동체라고 불리기도 하며, 독립생활부터 장기 요양까지 다양한 폭의 서비스를 제공한다. 대부분 기본비용을 내면 한 달에 정해진 횟수만큼 식사를 제공한다. 생활 돌봄 시설은 초기 계약금이나 보증금 외에도 월세를 내야 한다.

은퇴자 마을은 임대로 들어갈 수도 있고, 소유권을 구매할 수도 있다. 소유권을 구매할 경우, 거주자는 입소할 때 아파트 가격을 지불하고 매달 서비스 이용비를 추가로 내야 한다. 여기에는 건물과 부지 관리, 오락 시설, 보안 시설, 상점가까지의 이동 수단 등을 이용하는 비용이 포함되어 있다. 마을에 따라 퇴소 시 보증금을 전액 돌려주는 곳도 있고, 돌려주지 않는 곳도 있다. 또는 거주 기간에 비례하여 일부만 돌려주는 곳도 있다.

환자의 배우자도 환자와 함께 지속 돌봄 은퇴자 마을에 입주할 수 있다. 이 조건을 선택하면, 두 사람이 함께 살면서 배우자가 환자를 계속 돌볼 수 있다. 하지만 일부 시설에서는 지원자를 엄격하게 선별하여 치매 환자는 증상이 경미하더라도 일절 받지 않는다. 비영리로 운영되는 시설도 있지만, 영리 법인이 운영하며 초기 계약금을 투자하여 거주자들의 돌봄 비용보다 더 많은 수익을 창출하고자 하는 시설도 있다.

치매 환자와 함께 지속 돌봄 은퇴자 마을이나 생활 돌봄 시설에 입주하기 전에 신중하게 조사해 보길 바란다. 이러한 시설에 재산을 넣고 난 후에는 취소나 환불받기가 쉽지 않다. 입주 전 미리 물어봐야 할 질문은 다음과 같다.

- 지자체나 업계에서 어떤 인증을 받았는가? 점검을 받고 있는가? 점검은 얼마나 자주 받는가?
- 입주자가 일정 기간 이내에 사망할 경우, 보증금의 일부 또는 전부를 반환하는가? 입주자가 초기 투자금을 통해 자산을 불릴 수 있는가?
- 시설이 파산할 경우, 입주자의 투자금은 어떻게 되는가?
- 거주자가 치매에 걸리면 추가 보증금이나 매달 돈을 더 내야 하는가?
- 월 이용료에는 어떤 서비스와 활동이 포함되는가? 시설에서 제공하는 식사나 활동에 반드시 함께해야 하는가? 음식이나 활동이 마음에 들지 않으면 어떻게 하는가?
- 시설에 원호 생활 시설이 있는가? 입주자가 원호 서비스가 필요할 때 바로 시설로 이동할 수 있을 정도로 방이 충분히 마련되어 있는가?
- 요양 시설을 갖추고 있는가? 요양 시설이 마음에 드는가? 치매 환자도 받아주는가? 직원이 치매 환자를 돌보는 교육을 받았는가? 치매 환자가 요양 시설을 이용하려면 추가금을 내야 하는가? 시설에서 제공하는 요양 서비스에 만족하는가? 장기 요양 시설

을 선택하는 방법에 대해서는 613쪽을 참고하길 바란다.

- 입주자가 치매에 걸리면 퇴소해야 하는가? 입주 당시에는 치매에 걸린 줄 몰랐다가 입주 후에 치매를 진단받으면 퇴소해야 하는가? 어떤 상황에서 입주자나 부부를 퇴소시키는가?

- 치과와 안과 등의 의학적 치료는 어떻게 받을 수 있는가? 시설에 의사가 상주하는가? 모든 거주자가 시설에 상주하는 의사에게 진료를 봐야 하는가? 아니라면, 응급 상황이 발생하면 어떻게 되는가? 병원까지 교통편이 제공되는가? 요양 시설에서 의학적 치료가 필요할 경우에는 어떻게 대처하는가? 시설에서 근무하는 의사가 노인의학에 전문 지식을 갖추고 있으며, 치매 환자에게 필요한 치료에 대해 잘 알고 있는가?

치매 환자와 함께
시설에 들어가기

치매 환자와 함께 살면서 도움을 받을 수 있는 시설에 입소할 때는 몇 가지 고려해야 할 사항이 있다. 치매 환자가 이사를 잘 받아들이도록 돕는 방법들은 4장의 '새 거주지로 이사하기'에서 다루고 있다. 그와 더불어 다음 질문들에 대해서도 생각해 보길 바란다.

- 새로운 거주지의 비용과 이사비, 부동산 매매 수수료, 매각하는 집의 양도소득세 등 이사에 필요한 총비용이 얼마인가?
- 이사하면 보호자가 청소나 관리해야 할 면적이 줄어드는가? 식사 준비나 집 청소 등의 도움이 제공되는가?
- 이사하면 일반병원이나 대학병원, 쇼핑센터, 유원지 등과 가까워지는가?
- 어떤 종류의 교통수단이 필요한가? 시설에서 교통편을 제공하는

경우, 승용차나 승합차, 버스 안에서 치매 환자를 잘 다룰 수 있는가?

- 이사할 경우, 도움을 주던 친구와 가족과 거리상으로 더 가까워지는가, 아니면 멀어지는가?

- 이사할 경우, 환자가 특별 프로그램에 참여하거나 경제적 지원을 받을 자격에 영향_{일부 프로그램은 일정 기간 해당 지역에서 거주하지 않으면 지원 자격이 박탈될 수도 있다}을 미치는가?

- 이사하는 시설의 환경이 치매 환자에게 더 안전한가_{호출 벨, 1층 화장실, 감시, 계단 없는 구조, 낮은 범죄율 등}?

- 보호자의 경제적 상황이나 건강 상태에 변화가 생기면 어떻게 할 것인가?

요양원

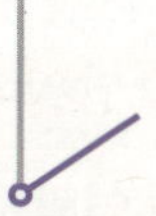

많은 사람이 요양원이라는 단어를 들으면 부정적인 이미지를 떠올리지만, 실제로 요양원은 훌륭한 돌봄을 제공하며 특히 치매 환자에게는 제일 좋은 선택일 수 있다. 전문 요양 시설_{skilled nursing facilities, SNFs}은 질병을 앓고 있어 스스로 식사를 못 하거나 영양보급관을 통해 영양을 공급받아야 하는 환자들을 수용하며, 그보다 장애가 덜한 사람들도 받기도 한다.

요양원에 입소하기 전에 해당 시설에서 어떤 수준의 돌봄을 제공하는지 확인하도록 한다. 또한 환자가 입소한 후 비용 지불 방식이나 돌봄 수준이 바뀌더라도 계속 시설에 머무를 수 있는지도 알아보아야 한다.

환자 대비 직원의 비율을 특히 주의 깊게 보아야 한다. 이 비율은 환자가 필요한 돌봄의 수준을 반영한다. 예컨대, 요양원에 전문적인 돌봄이 필요한 환자가 많을 경우, 돌봄이 필요한 환자의 수가 적은 곳보다 간호 인력이 더 많이 필요할 것이다. 요양원 간호의 대부분은 간호조무사 혹은 요양보호사가 제공하므로, 환자 대비 직원 비율이 높으면 간호조무사가 각 환자에게 더 많은 시간을 할애할 수 있다는 의미이다.

> 환자가 계속해서 돌봄을 잘 받을 수 있도록 하려면,
> 가족들이 요양원에 자주 방문하고
> 직원들과 긴밀히 연락하는 방법이 제일 좋다.

서비스의 품질 평가는 환자의 안전과 관련된 여러 사항을 측정하며, 욕창의 유무나 환자의 거동 능력 변화와 같은 항목들이 평가 요소에 포함된다. 직원의 친절도나 치매 환자 돌봄에 관한 지식, 환자에게 적절한 활동의 종류 등은 평가하지 않는다. 따라서 직원들에게 환자 개개인의 필요에 맞춘 돌봄을 제공할 수 있는지 직접 물어보아야 한다. 실금을 예방하기 위해 환자마다 정해진 일정에 맞춰 화장실을 데려갈 수 있을 만큼 직원이 충분한가? 불안과 우울증은 어떻게 관리하는가? 환자의 통증은 어떻게 관찰하고 관리하는가?

장기 요양 시설은 소유자나 관리자, 직원이 자주 바뀌는 경우가 많으며, 이로 인해 돌봄의 질도 급격하게 바뀔 수 있다. 따라서 환자가 계속해서 돌봄을 잘 받을 수 있도록 하려면, 가족들이 요양원에 자주 방문하고 직원들과 긴밀히 연락하는 방법이 제일 좋다.

장기 요양 시설 찾기

시설을 찾는 과정은 보호자가 사전에 계획을 세워두었는지, 그리고 치매 환자가 집에서 요양원으로 가는지 아니면 병원에서 바로 가는지에 따라 달라진다. 환자가 병원에서 요양원으로 가는 경우, 병원 사회복지사가 곧바로 입소할 수 있는 요양원을 찾도록 도와준다. 병원 사회복지사는 보호자를 도와야 하는 직업적 소명과 환자를 최대한 빨리 퇴원시키라는 병원의 압박 사이에서 늘 갈등한다. 사회복지사는 환자가 퇴원하는 날 자리가 나는 요양원을 알고 있어 추천해 줄 것이다. 하지만 요양원을 평가할 시간은 기껏해야 하루밖에 주어지지 않을 공산이 크며, 하루가 채 가기도 전에 원하던 요양원의 자리를 놓칠 수도 있다. 다만, 병원 사회복지사는 요양원에 직접 방문한 적이 없을 수 있으므로, 복지사의 말만 듣고 요양원이 믿을 수 있으며 양질의 서비스를 제공하리라 생각하지 않길 바란다. 가능하면 복지사에게 소개받은 시설에 직접 방문해 보는 편이 좋다. 시설 선택의 폭이 좁을 수 있으므로 미리 계획을 세워두도록 한다. 당장 자리가 있는 요양원에 먼저 입소하되, 마음에 드는 요양원에 대기를 걸어두도록 한다. 그런 다음, 대기하던 요양원에 자리가 났을 때 입소 여부를 결정할 수 있다.

좋은 시설은 지역사회 내 다른 가족들이나 의사들에게 이미 잘 알려져 있을 수 있다. 의견을 구할 때는 최소한 두 명 이상에게 물어보아야 한다. 친구나 지인 중에 가족을 장기 요양 시설에 입소시킨 사람이 있다면 조언을 구하도록 한다. 좋은 시설을 찾으려면, 직접 시설을 이용해 본 사람에게 추천을 받는 방법이 제일 좋다.

> 좋은 시설을 찾으려면, 직접 시설을 이용해 본 사람에게
> 추천을 받는 방법이 제일 좋다.

환자가 들어갈 만한 시설을 몇 군데 추렸다면, 각 시설의 관리자나 간호 책임자에게 연락해 방문 예약을 하도록 한다. 가능한 많은 시설을 찾아가 보길 바란다. 시설에 직접 방문하기 전에 전화로 기본적으로 물어봐야 할 사항들이 있다. 첫째, 당장 입소해야 할 경우 요양원에 빈자리가 있는지 확인하고, 공석이 없다면 대기자를 받는지 물어보도록 한다. 둘째, 지원금을 사용할 예정이라면 해당 지원금을 요양원에서 받아주는지 문의해야 한다. 요양원에 직접 방문할 때는 자세히 둘러보며 궁금한 점이 있으면 물어보도록 하고, 친구나 가족이 동행하면 좋다. 친구나 가족은 보호자만큼 상황에 감정적으로 개입되어 있지 않아 시설을 관찰하고 결정을 내리는 데 도움을 줄 수 있다. 시간적 여유가 있다면 같은 시설을 두 번 이상 방문하길 권장한다. 처음에 놓쳤던

부분을 두 번째 방문 때 발견하게 될지도 모른다. 많은 가족에 따르면, 처음 요양원에 들어갔을 때 신경 쓰였던 부분들이 시간이 지나면 그다지 중요하지 않게 느껴지는 경우가 많았다고 한다. 시간을 넉넉히 두고 시설에 방문하여 정신이 또렷한 입소자와 직원과 대화를 나누고, 환자가 잘 적응할 수 있을지 상상해 보기를 바란다.

아트 씨는 선헤이븐 요양원을 처음 방문했을 때 좋은 인상을 받았다. 널찍한 로비를 지나 깨끗하고 기다란 복도로 들어서자 방문마다 걸린 입소자들의 이름이 눈에 들어왔다. 직원들은 모두 깨끗한 유니폼을 갖춰 입고 있었고, 볕이 잘 드는 방 안에는 화장실이 딸려있었다. 이후 아버지를 뵈러 요양원에 여러 번 방문한 아트 씨는 로비를 사용하는 입소자가 하나도 없다는 사실을 알게 되었다. 그러다 문득 직원들이 아버지를 친절하게 돌봐주고, 화장실에 가고 싶어 할 때 잘 데려다주는지가 훨씬 더 중요하다는 생각이 들었다. 아버지는 원래 식사를 즐기는 편이었지만, 밍밍하고 미지근한 음식 때문에 우울해했다. 아트 씨는 요양원이 로비에 쓰는 돈을 줄이고 요리사에게 투자했으면 좋겠다고 생각했다. 또한, 아버지는 밤늦게 잠자리에 들어 아침에 늦게 일어나기를 좋아했지만, 시설에서는 모든 입소자가 저녁 8시 30분에 취침에 들고 아침 7시에 기상해야 했다.

시설 비용 지불하기

장기 요양 시설의 이용료는 굉장히 비싸다. 다른 시설을 이용하면 때때로 비용이 덜 들기도 하지만, 여전히 시설에 입소해야 하는 환자가 감당하기 힘들 수 있다. 비용의 출처는 다음과 같다.

- 환자의 개인 소득

- 환자의 자산^{저축, 부동산, 투자금 등}

- 가족들이 보태주는 돈

- 환자의 장기 요양 보험

환자의 개인 소득은 대부분 돌봄 비용으로 사용되지만, 전체 비용을 충당하기에는 부족할 것이다. 따라서 부족한 금액을 충당하기 위해서는 환자가 보유한 자산을 사용해야 할 것이다. 환자에게 자산이 있다면, 세무사나 환자의 중개인에게 연락하여 어떤 자산을 먼저 사용하면 좋을지 조언을 구하고, 자산을 유동 자금으로 전환할 계획을 함께 세우도록 한다.

가족 구성원 중에 환자의 시설 비용을 분담할 여유가 있거나 기꺼이 감당하려는 사람이 있을 수 있다. 가족끼리 이 문제에 대해 허심탄회하게 상의하길 바란다.

어떤 사람들은 병에 걸리기 전에 보험 회사에서 판매하는 장기 요양 보험에 미리 가입하기도 한다. 환자가 가입한 장기 요양 보험 증서가 있는지 찾아보고, 만약 증서가 있다면 꼼꼼히 읽어보길 바란다. 보험에 따라 환자를 집에서 돌보는 비용을 일부 지원하기도 하므로, 보호자가 원한다면 환자를 집에서 계속 볼 수 있을 것이다. 반면, 일부 보험은 특정 종류의 장기 요양 시설을 이용할 때만 비용을 지원하며, 면책 조항이 존재할 수도 있다. 대부분은 장기 요양 시설의 하루 비용 중 일부만 지급한다. 따라서 환자가 장기 요양 보험에 가입되어 있더라도 추가 자금이 필요할 수 있다.

장기 요양 시설을 선택할 때 고려해야 할 사항

지금부터는 환자를 입소시킬 후보지를 방문할 때 물어보면 좋을 질문들에 대해 알아보고자 한다. 이 질문들을 참고하면 시설에서 제공하는 서비스의 질을 평가하는 데 도움이 될 것이다. 시설의 관리자를 만날 때는 시설이 인증을 받았는지, 비용은 얼마인지, 서비스의 질이 지자체의 기준을 충족하는지 등을 물어보아야 한다. 시설에서 제공하는 정보를 곧이곧대로 받아들이지 말고, 이해가 가지 않는 부분이 있으면 주저 없이 물어보길 바란다. 요금 관련 계약서는 서면으로 작성해야 하며, 최종 계약서의 사본을 요구하도록 한다. 직원이 보호자의 질문에 대답하기를 꺼린다면, 환자를 입소시킨 후에도 보호자를 똑같은 태도로 대할 것이다. 시설에 방문할 때 아래 나열한 질문 목록을 지참하기를 바란다.

> 장기 요양 시설을 선택할 때는
> 시설에서 제공하는 정보를 곧이곧대로 받아들이지 말고,
> 이해가 가지 않는 부분이 있으면 주저 없이 물어보길 바란다.

제일 먼저 다음 세 가지 질문은 반드시 물어보도록 한다.

1. 현재 정부에서 허가를 받은 상태인가?
2. 관리자가 면허증을 소지하고 있는가?
3. 화재 안전 규정을 충족하는가? 화재 발생 시 노약자는 대비하기 어렵기 때문에 살수 장치와 방화문이 설치되어 있어야 한다.

위 질문 중 하나라도 '그렇다'라고 대답하지 않는다면, 해당 시설

을 제외해야 한다. 환자가 시설에 입소하기로 합의한 날짜와 환자에게 제공할 서비스가 서면 계약서에 명시되어 있는가? 어떤 상황일 때 환자에게 퇴소를 요구하는가_{건강 악화, 행동 증상, 보행 문제, 실금 등}? 통보를 받은 후 며칠 후에 퇴소해야 하는가? 환자의 상태가 바뀌면_{좋아지거나 나빠지면} 시설에서 환자를 옮기는가? 옮길 경우, 같은 시설 내 다른 장소로 이동하는가?

계약서에 적힌 작은 글씨까지 꼼꼼히 살펴보길 바란다. 이해가 가지 않는 부분은 변호사에게 자문하도록 한다.

시설 방문의 편의성

요양원이 가까운 곳에 있어 보호자가 자주 방문할 수 있는가? 주차 공간이 넉넉하고, 대중교통 이용이 편리한가? 면회 시간이 길고 보호자가 방문하기 편리한 시간대_{시설이 방문 시간을 제한하는 경우, 환자는 가족들이 왜 오지 않는지 궁금해한다}인가? 아이들의 방문을 허용하는가? 입소 초기에 환자의 적응을 돕기 위해 보호자가 시간을 할애할 수 있는가? 방문할 때 마음이 편한가?

일부 시설은 환자가 입소한 후 며칠이나 몇 주 동안 가족의 면회를 제한하거나 자제하라고 강력히 권고한다. 하지만 하나의 정책을 치매 환자 모두에게 동일하게 적용할 수는 없다고 생각한다. 가족들을 보면 흥분해서 입소 후 1~2주 동안 면회를 자제해야 하는 환자들도 있지만, 대부분은 입소 초기부터 가족들이 자주 방문해도 시설에서 잘 지낸다.

비용

기본요금에 어떤 비용들이 포함되는지 정확하게 알고 있는가? 세탁과 텔레비전, 라디오, 의약품, 이발, 실금용 기저귀, 전문 간호, 행동 관리 등 추가로 청구되는 비용의 목록을 요청하도록 한다. 또한 입소자의 개인 자산을 어떻게 관리하는지 물어보아야 한다. 환자가 퇴소할 때 보증금을 돌려받는가? 시설에 맡긴 현금이나 자산을 어떻게 보호하는가? 보호자나 환자에게 영수증을 발행해 주는가? 환자의 계좌에서 돈이 인출될 때마다 서명된 영수증을 발행하여, 보호자가 환자의 인출 내역을 확인할 수 있는가? 입주자가 며칠간 병원에 입원하거나 집에 와서 지낼 경우, 비용은 어떻게 책정되는가? 입원 후 같은 시설로 복귀할 수 있는가?

청결과 안전

방은 깨끗한가? 화장실과 음식을 준비하는 공간도 확인하도록 한다.

시설은 깨끗하면서도 따뜻하고 편안한 분위기여야 한다. 바닥에 왁스를 지나치게 발라 표면이 눈부실 정도로 반짝일 경우, 치매 환자가 혼란을 느낄 수 있으며 광이 나는 바닥이 시설의 청결도를 대변하는 것은 아니다.

화장실과 기타 공간에 손잡이와 난간, 미끄럼 방지 바닥 등의 장치가 설치되어 있어 안전한가? 각 방 사이의 높낮이 차를 줄여 낙상 위험을 최소화했는가?

환자가 불안해하거나 배회할 경우, 어떤 안전 조치를 취하는가? 직원들이 흥분한 환자를 개별적으로 달랠 시간이 있는가? 출입문과 창문은 안전한가 문이 잘 보이지 않게 조치해 두었거나, 잠금장치를 달아두었거나, 환자가 문밖으로 나가면 직원에게 알려주는 알람 시스템이 설치되어 있는가? 신체적으로 허약한 거주자가 힘이 세고 활동적인 치매 환자 때문에 다치지 않도록 적절한 보호 조치를 취하는가? 시설 내 조명이 밝고 가구가 튼튼하며 온도가 쾌적한가?

치매 환자가 능력을 최대한으로 발휘하는 동시에 독립성을 유지하고 안전까지 보장하기는 쉽지 않다. 요양원에서 이 문제를 어떻게 해결하는지 물어보도록 한다. 요양원 정책은 합리적인가? 가령, 불안정하지만 혼자 힘으로 걸으려고 노력하는 환자를 직원들이 어떻게 다루는가?

직원

환자를 개별적으로 돌봐주고, 스스로 무언가를 할 때 인내심 있게 기다려 주기에 충분한 직원이 상주하는지 물어보도록 한다. 직원 수가 많을수록 요양원비가 비쌀 가능성이 크지만, 환자에게 개별적인 도움을 줄 수 있을 정도의 인원이 근무하고 있어야 한다. 직원 한 사람당 몇 명의 환자를 돌보는가? 입소자의 장애 정도를 고려했을 때 적당한 수치인가? 저녁이나 주말에는 몇 명이 근무하는가? 직원과 환자를 감독하는 간호사는 충분한 훈련을 받았는가? 직원들이 환자를 어떻게 다루는지 지켜보길 바란다. 환자가 도움을 요청하면 잘 들어주는가? 환자를 재촉하지는 않는가?

직원들이 친절하고 행복해 보이는가? 직원이 행복해 보이면 시설이 잘 운영되고 있다는 의미이다. 또한, 직원의 만족도가 높으면 돌봄을 받는 환자에게 개인적인 불만을 표출할 가능성이 작다. 지역 내 다른 요양원과 비교하여 직원 이직률이 얼마나 되는지 물어보도록 한다. 좋은 요양원에서 일하는 직원들에 따르면, 직원 이직률이 직원 만족도를 알아보기 제일 좋은 지표라고 한다.

간호조무사 등 간호를 담당한 직원들이 어떤 훈련을 받는지 물어보도록 한다. 간호사와 도우미, 사회복지사, 활동 진행자는 치매 환자를 돌보기 위한 교육을 이수하였는가? 직원들은 치매 환자가 파국 반응을 보이거나 짜증을 내거나 의심 및 배회 증상을 보일 때 대처하는 법을 숙지하고 있어야 한다. 보호자가 환자를 돌보는 법을 말해주면 직원들이 귀담아듣는가?

사회복지사와 활동 진행자가 어떤 전문 교육을 수료했는지 물어보도록 한다. 요양 시설에서 제공되는 돌봄의 질은 사회복지사와 활동 진행자에 따라 크게 달라진다. 두 사람을 직접 만나 치매 환자에게 어느 정도의 시간을 할애하는지 물어보길 바란다. 또한, 돌봄 계획서를 보여달라고 요청하고, 기계적으로 작성했는지 아니면 요양원에서 신경 써야 할 환자의 요구를 반영하고 있는지 확인하도록 한다.

환자에게 심각한 행동 문제가 발생할 때 협진할 수 있는 전문가가 있는가? 해당 전문가는 항정신병 약물을 최소한으로 사용하면서 환자의 전반적인 삶의 질을 높일 수 있는 능력을 갖추고 있는가?

돌봄 및 서비스

환자의 돌봄 계획을 짤 때 어떤 사항들을 고려하는지 물어보도록 한다. 또한, 돌봄 계획을 세울 때 보호자가 참여할 수 있는지, 활동 진행자와 사회복지사가 참여하는지 알아보도록 한다.

요양원에서 환자에 대해 어떤 정보를 알고 싶어 하는가? 환자의 병력과 재정 상태 등과 관련된 질문들 외에도 환자가 좋아하는 것과 싫어하는 것, 습관, 행동 증상을 다루는 법, 환자에게 남아있는 능력 등에 대해서도 물어보는가? 이러한 정보들을 반드시 알고 있어야 환자를 잘 보살필 수 있다.

치매 환자가 활동에 참여하는 시간이 얼마나 되는가? 아무것도 하지 않는 시간이 많다면 시설에서 환자를 제대로 돌보지 않는다는 의미이다. 시설에서 제공하는 활동이 환자의 존엄성을 유지하고 성인에게 적합한 수준인가? 환자가 흥미를 느낄 만한 활동인가? 환자의 상태가 악화한 후에도 계속 참여할 수 있도록 다양한 활동이 제공되는가? 보호자가 활동을 참관할 수 있는가? 활동에 참여하는 입소자들이 호기심을 보이고 만족스러워하는가? 아니면 꾸벅꾸벅 졸거나 방안을 서성이는가? 입소자들이 자신의 능력 범위 내에서 집중하고 몰두할 만한 활동 프로그램이 있는가?

매일 직원의 감독하에 환자들에게 운동을 시키는가? 휠체어를 타거나 침대에 누워 지내는 환자들도 운동이 필요하며, 혼자 걸을 수 있는 환자들은 걸어야 한다. 운동은 치매 환자의 초조함을 덜어 줄 수 있다.

입주자들끼리 어울릴 수 있도록 창의적이고 효과적인 활동이 제공되는가? 텔레비전을 함께 보는 것만으로는 부족하다. 치매 환자는 음악 프로그램과 단체 오락 활동, 요양원에 동물이 방문하거나 상주하는 동물 매개 프로그램, 외출 등 체계적인 프로그램을 통해 대인 활동에 가능한 한 많이 참여해야 한다.

입소자가 물리 치료와 언어 치료, 작업 치료 또는 오락 치료가 필요한 경우, 시설에서 받을 수 있는가?

성직자가 요양원에 정기적으로 방문하고, 입소자들이 종교 행사에 참여할 수 있는가?

입주자가 사복을 입고, 잠금장치가 달린 개인 옷장을 사용할 수 있는가? 환자가 외부인과 편지와 전화를 주고받을 때 사생활이 보장되는가? 입소자가 방문객과 만날 때 사생활이 보호되는가? 배우자나 여러 명의 가족이 환자를 면회할 때 개별 공간이 제공되는가?

신체 억제대 사용에 관한 규정을 문서로 요청하도록 한다. 입소자 중에 조끼나 벨트를 착용하거나 혼자서 빠져나올 수 없는 의자에 앉아 있는 사람이 있는가? 신체 억제대는 다른 방법으로 환자를 통제할 수 없고, 환자가 자해할 위험이 있는 경우에만 사용해야 한다. 경험이 풍부한 직원들은 환자를 결박하지 않고도 배회나 불안 증상에 잘 대처할 수 있다.

> **치매 환자는 체계적인 프로그램을 통해
> 대인 활동에 가능한 한 많이 참여해야 한다.**

게리 의자는 환자를 편안하게 해주기 위해 사용한다. 또한, 움직임을 제한하는 용도로 쓰이기도 하지만, 다른 안전한 대안이 없을 때만 사용해야 한다. 요양원에 게리 의자가 있는 경우, 직원들이 자주 입소자들을 의자에서 꺼내주고, 자세를 바꿔주고, 걷게 하고, 화장실에 데려가는지 확인해야 한다.

환자의 행동 문제를 관리하기 위해 항정신성 약물을 사용해야 하는 경우, 어떤 지침을 따르는지 서면으로 보여달라고 요청해야 한다. 또한 입소자 중에서 항정신성 약물을 먹는 사람이 몇 명인지 물어보도록 한다. 복용자의 비율이 높다면[20퍼센트 이상], 요양원에 근무하는 인력이 턱없이 부족하여 입소자의 행동 증상을 약물이 아닌 다른 방법으로 관리할 수 없다는 의미일 수 있다. 직원들이 입소자의 행동 증상이나 정신 증상을 약물로 조절하기 전에 어떤 조처를 하는가? 입소자가 어떤 증상을 보일 때 약물을 투여하는가^{7장의 '약물로 행동 증상 관리하기' 참조}? 환자가 행동이나 기분, 수면 등을 조절하기 위해 약물을 복용해야 하는 경우, 약물 투여를 시작하기 전에 보호자와 면담을 하는가? 의사가 환자의 상태를 확인하고, 약물 용량을 줄이고, 약물을 중단하려고 시도하기 위해 얼마나 자주 환자를 만나는가? 약물이나 신체 억제대의 사용을 줄이기 위해 요양원에서 어떤 방법을 시도하는가? 환자가 우울증에 걸릴 경우, 우울증을 어떻게 관리하며 정신건강 전문가가 환자의 치료에 참여하는가? 상담 간호사나 정신과 의사, 심리학자가 시설에 상주하며 환자가 심각한 행동 증상이나 우울 증세를 보이는지 점검하는가? 시설에서 행동 증상이나 우울증을 어떻게 다루는가?

환자의 약물을 담당하는 사람이 누구인지 물어보아야 한다. 의학적 치료는 어떻게 진행되는가? 환자의 주치의가 시설로 방문하는가, 아니면 시설에 상주하는 의사가 모든 환자를 진료하는가? 시설에서 근무하는 의사는 입소자들을 얼마나 자주 만나는가? 보호자가 환자의 건강과 관련해 걱정되는 부분이 있을 때 상담을 해주는가? 의사를 미리 만나볼 수 있는가? 노인의학에 대한 교육을 받았는가? 치매 환자는 숙련된 전문 의료인의 세심한 관리가 필요하며, 전문 의료인은 치매에 대해 전문 지식을 갖추고 있어야 한다. 시설에 의사가 상주하고 있지 않다면, 특별 교육을 수료한 간호사나 전담 간호사가 근무하고 있는가? 방문한 시설이 요양원이 아닐 경우, 환자를 병원에 데려가는가? 응급 상황이 발생하면 어떻게 대처하는가? 환자가 급성 질환에 걸리면 병원으로 이송하는 체계가 갖춰져 있는가? 환자가 이송될 병원이 가족들의 마음에 드는가?

환자가 침대에 누워서만 지내거나 심각한 질병을 앓고 있는 경우,

직원들이 해당 문제와 관련해 전문 교육을 받았는가?

실금은 어떻게 관리하는가? 치매 환자가 혼자 힘으로 걸을 수 있다면, 도뇨관을 사용하기보다는 시간을 정해 환자를 화장실에 데려가거나 위생 패드를 깔아주는 방법이 더 좋다. 주위를 둘러보며 휠체어나 침대에 소변 주머니를 매달아 놓은 환자가 얼마나 되는지 살펴보도록 한다.

> 누구나 그렇듯 치매 환자도
> 자신이 어떻게 대우받는지에 매우 민감하다.
> 직원들이 입소자들을 어떻게 대하는지
> 주의 깊게 살펴보도록 한다.

입소자들에게 욕창이 얼마나 자주 생기는지 시설의 직원에게 물어보도록 한다. 욕창이 자주 생긴다면 환자를 제대로 돌보지 않는다는 의미일 수 있다.

누구나 그렇듯 치매 환자도 자신이 어떻게 대우받는지에 매우 민감하다. 직원들이 입소자들을 어떻게 대하는지 주의 깊게 살펴보도록 한다. 입소자들을 어른처럼 대하는가, 아니면 어린애 취급하는가? 입소자가 다가오면 하던 일을 멈추고 주의를 기울이는가? 돌봄을 제공하기 전에 환자에게 인사를 건네는가? 직원들이 처치하기 전에 환자에게 먼저 설명하는가? 환자의 사생활과 존엄성을 존중하는가?

물리적 환경

시설의 내부가 쾌적하고 조명이 밝은가? 가구는 편안한가? 입소자의 소지품이 방안에 잘 보이는 곳에 놓여 있는가? 요양원이 병원 같은 분위기라면, 환자가 생활하기에 좋은 환경이 아닐 수 있다. 치매 환자가 잘 지내려면 무엇보다도 환경이 쾌적하고 직원들이 인내심 있고 친절해야 한다. 또한, 보호자가 방문했을 때 편안함을 느낄 수 있어야 한다.

환자가 편안하게 지낼만한 곳인가? 오래된 가구와 '가정적인' 분위기의 시설을 집처럼 느끼는 환자들도 있는 반면에 현대적인 시설에서 편안함을 느끼는 환자들도 있다. 환자에게 너무 시끄럽고 혼란스러운가? 반대로 너무 조용해서 지루한가? 내향적인 환자에게 혼자만의 시간을 허용하고, 외향적인 사람에게 사회적 활동을 제공하는가?

눈부심이나 소음, 어두운 조명은 치매 환자를 더욱 힘들게 한다. 보호자에게 거슬릴 정도라면, 치매 환자에게 불필요한 스트레스를 유발할 가능성이 크다.

임종 간호 정책

연명 치료에 관한 규정을 살펴보도록 한다. 환자가 선호하는 치료 방식을 서면으로 기술하여 생전 유언장과 사전 의료지시서, 사전연명의료의향서와 함께 진료기록지에 비치하는지 물어보도록 한다. 입소 시점에서 생각하기 고통스러운 주제일 수 있으나 시설에서 의무적으로 알아두어야 할 사항들이다. 또한, 환자가 자신이 원하는 대로 임종 치료와 심폐소생술을 받기 위해 필요한 조치이다.

식사

식사 시간에 시설을 방문하여 보호자가 시식해 볼 수 있는지 물어보도록 한다. 음식이 먹음직스러워 보이는가? 식사의 양은 충분한가? 개인별 맞춤 식단도 제공하는가? 간식은 제공하는가?

음식이 건강에 좋고 맛있어 보이며 노인에게 적합한가? 치매 환자가 식사하는 공간이 작고 조용한가, 아니면 넓고 시끄러운가? 스스로 밥을 먹지 못하는 환자를 직원들이 도와주는가? 그렇다면 치매 환자가 편하게 먹을 수 있는 속도에 맞춰 밥을 먹여 주는가?

직원들이 연하곤란을 겪는 환자를 세심히 지켜보는가? 환자가 도움을 받으면 밥을 먹을 수 있다면, 자발적 식사를 대신해 영양보급관을 장기적으로 사용해서는 안 된다.

권리

입소자 위원회가 있어서 관리자에게 문제나 불만을 제기할 수 있는가? 보호자가 우려 사항이 있을 때 누구에게 보고하는가? 환자의 가족들을 위한 위원회가 있는가?

이상적으로는 모든 시설이 이러한 질문에 긍정적으로 답변할 수 있어야 한다. 하지만 현실에서는 양질의 돌봄을 제공하는 시설을 찾기가 어렵다. 더욱이 치매 환자를 돌보기 까다롭거나 사회 보험 지원에만 의존해야 한다면 이상적인 시설을 찾지 못할 수도 있다. 위에서 언급한 질문들을 참고하면, 보호자에게 제일 중요한 부분과 타협할 수 있는 부분이 무엇인지 판단하는 데 도움이 될 것이다.

거주 생활 시설에 입소하기

보호자의 마음에 드는 시설을 찾고 비용을 충당할 방법이 마련된 후에는 이사할 준비를 해야 한다. 치매 환자가 거처를 옮길 때는 여러 가지 중요한 사항들을 고려해야 한다 4장의 '새 거주지로 이사하기' 참조.

환자가 상황을 이해할 수 있다고 판단되면, 어디로 이사하는지 설명해 주도록 한다. 하지만 환자가 화를 내지만 화가 난 이유를 설명하지 못한다면, 이사와 같은 복잡한 문제를 이해할 능력이 부족하다는 뜻일 가능성이 크다. 이럴 경우, 이사할 날짜가 임박하기 전까지 이사에 대해 논의하지 않는 편이 좋다.

환자가 좋아하고 익숙한 물건 사진, 기념품, 담요 등을 함께 가져가도록 한다. 물건에 이름표를 붙이고, 가능하면 환자가 가져가고 싶은 물건을 직접 고르도록 도와주자. 환자가 화를 내거나 뇌 손상이 심각하더라도 여전히 자신이 삶의 주체이며 여전히 중요한 존재라고 느껴야 한다.

환자가 자신을 시설에 보낸다고 보호자를 비난하더라도 너무 신경 쓰지 말길 바란다. 시설을 언급할 때마다 환자가 화를 낸다면, 계속 이야기를 꺼내봤자 도움이 되지 않는다. 이럴 때는 보호자 혼자서 차분하게 이사를 준비하는 편이 나을 수도 있다. "차를 타고 바람 쐬러 가자."라거나 "친구를 만나러 가자."와 같은 거짓말은 삼가도록 한다. 이럴 경우, 환자가 시설에 적응하기 힘들어할 수 있다.

면회는 시간이 지나면서 점점 나아진다.

입소 후 몇 주 동안 가족들이 자주 방문하면 환자가 시설에 더 잘 적응할 수 있다. 하지만 적응 방식은 사람마다 다르기 때문에 어떤 환자들은 혼자만의 시간을 충분히 가지고 난 후에야 시설에서 제공하는 활동에 참여하기 시작한다. 이럴 때는 환자의 행동을 기준으로 삼도록 한다. 면회 중이나 면회 후 보호자가 떠나려 할 때마다 환자가 고통스러워한다면, 입소 초기에는 방문을 제한하도록 한다. 대부분은 시간이 지날수록 점차 나아지므로, 정기적인 면회는 몇 주 후부터 시작하는 편이 제일 좋다.

환자가 시설에서 계속 불편해하는 경우, 환자가 새로운 환경에서 편안하게 지내지 못하는 이유가 보호자의 긴장과 불안함 때문은 아닌지 생각해 보길 바란다. 환자가 새로운 환경에 적응할 때까지 면회를 자제하기를 권하는 시설은 피하도록 한다. 보호자가 면회를 오지 않으면, 환자는 더 큰 상실감을 느낄 수 있다. 또한, 환자를 시설에 입소시킬 즈음이면 보호자는 지쳐 있을 수 있으며, 환자는 면회를 온 보호자에게 비난을 퍼붓거나 집에 데려가 달라고 간청할 수 있다. 하지만 이러한 말들은 환자가 새로운 환경에서 으레 느끼는 불안과 불만을 표출하기 위해 떠올릴 수 있는 유일한 단어일 수 있다는 사실을 명심하길 바란다. 환자를 안심시켜 주고 애정을 표현하되, 말다툼에 휘말리지 않도록 한다. 환자가 시설에 입소하고 몇 주가 지나면, 방문 시간을 점차 줄여나가도록 한다. 환자에게 힘이 되어 주는 동시에 보호자도 재충전할 수 있는 일정을 찾아보도록 한다.

치매 환자에 관한 정보를 종이에 적어서 시설 직원에게 알려주면 좋다. 환자가 아침과 저녁 중 언제 목욕하기를 선호하는가? 잠자리에 일찍 드는가, 늦게 드는가? 환자가 안부를 궁금해할 만한 사람은 누구인가? 환자의 특정한 말이나 행동이 무엇을 의미하는가? 환자가 자주 하는 행동에 어떻게 대처하는가? 어떻게 위로하면 좋은가? 무엇이 환자를 자극하는가?

시설이 마음에 들지 않거나 직원들이 치매 환자에게 필요한 돌봄을 제공하지 못한다고 느낄 수 있다. 그런데도 마땅한 대안이 없어 환자를 해당 시설에 맡겨야 할 수 있다. 우수한 시설에서 근무하는 책임자의 조언에 따르면, 시설에 불만이 있을 때는 재삼 숙고하고 직원들과 최대한 좋은 관계를 유지하라고 제안한다. 즉, 직원들의 협조를 얻기 위해서 보호자가 어느 정도 타협해야 할지도 모른다. 직원들에게 치매에 대한 정보를 제공하도록 한다.

환자를 병원에서 요양원으로 이송한다면, 요양원을 알아보고 순조로운 이사 계획을 세울 시간이 촉박하거나 하나도 없을 수 있다. 몇 시간이나 며칠 만에 모든 일을 처리하고 나면 기진맥진한 상태일 수 있다. 그렇더라도 환자에게 익숙한 물건들을 미리 준비하고, 환자와 함께 시설에 가도록 노력하길 바란다.

새로운 삶에 적응하기

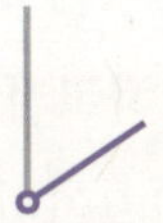

　　요양원이나 다른 거주 생활 시설에 입소하는 환자들 대부분은 커다란 변화를 경험하게 된다. 환자가 새로운 환경에 적응하기 위해서는 시간과 노력이 필요하며, 환자뿐만 아니라 직원들과 가족들 모두에게 고통스러운 과정이 될 수 있다. 환자의 시설 입소가 가족 관계의 단절을 의미하지는 않는다는 점을 기억하길 바란다. 실제로 많은 가족이 환자가 시설에 입소한 후에 관계가 오히려 개선되었다고 말한다. 더 나은 보살핌을 받기 위해 시설로 옮긴 후에도 환자는 여전히 가족의 일원으로 지낼 수 있다. 환자가 새로운 환경에 잘 적응할 수 있도록 보호자가 도와줄 현실적인 방법을 몇 가지 소개하고자 한다. 물론, 적응 과정에서 제일 힘든 부분은 보호자와 환자가 느끼는 감정이라는 사실을 잘 알고 있다.

면회

가족의 면회는 환자에게 매우 중요하다. 환자가 보호자를 알아보지 못하거나 보호자의 방문을 원치 않는 듯 보일지라도, 가족의 정기적인 방문은 환자가 여전히 소중한 가족의 일원이라는 인식을 유지하는 데 도움을 준다. 또한 가족이 자주 방문하면, 직원들이 환자를 더 신경 써서 돌보게 하는 효과도 있다. 간혹 환자들은 면회 후 가족들이 떠날 때가 되면 집에 같이 데려가 달라고 조르거나 울음을 터트리기도 한다. 이러한 상황을 모면하고자 면회 횟수를 줄이고 싶은 마음이 들 수 있다. 하지만 대개 정기적인 면회에서 얻는 긍정적인 효과가 집으로 돌아갈 때 느끼는 불편함을 능가한다. 요양원에 입소한 환자가 슬픔과 분노를 표출하는 것은 자연스러운 일이다.

면회를 온 가족들은 요양원의 분위기나 다른 환자들 때문에 괴로워하기도 한다. 또한, 사랑하는 가족이 쇠약해진 모습을 보며 고통스러워한다. 환자가 치매로 인해 의사소통이 불가하고 들은 말을 이해하지 못하게 되면, 가족들은 면회하러 가서 무엇을 해야 할지 고민하는 경우가 많다. 면회할 때 하면 좋을 활동들을 소개하고자 한다.

먼저, 환자가 새로운 환경에 잘 적응할 수 있도록 도와줄 수 있다. 면회하는 동안, 환자가 시설에서 지내야 하는 이유를 다시 한번 설명하도록 한다 "집에서 지내기에는 너무 아파서 요양원에서 지내야 해요."라고 말할 수 있다. 환자가 글씨를 읽을 수 있다면, 요양원의 일정표를 살펴보고 환자의 일정을 짜주도록 한다. 화장실과 식당, 텔레비전, 전화기가 어디에 있는지 알려주고, 옷장 안에서 물건을 찾는 일을 도와주도록 한다. 환자가 자신의 방문을 잘 알아볼 수 있게 할 방법을 생각해 보고, 환자의 방을 환자의 물건으로 꾸미도록 한다.

다음에 면회 올 날짜를 정확하게 말해 주고, 환자가 기억할 수 있도록 메모로 남겨 두도록 한다. 어떤 가족은 방문할 때마다 좋았던 기억들과 다음에 면회 올 날짜와 시간을 편지로 써 환자에게 주기도 한다. 다음 면회 날짜가 돌아오기 전까지 시설 직원은 가족들이 쓴 편지를 환자와 함께 읽고 가족들이 자주 온다고 말해 주며 환자를 안심시켜 줄 수 있다. 가족끼리 외출할 때 환자도 계속 데려가도록 한다. 환자가 급성 질환에 걸리지 않았다면, 차에 태워 바람을 쐬고, 쇼핑을 하고, 집으로 데려와 저녁을 먹거나 하룻밤 머물기도 하고, 종교 행사에 데려가도록 한다. 환자가 처음에는 시설에 되돌아가기를 거부할 수 있지만, 결국에는 이러한 일상에 익숙해지게 되고, 여전히 가족의 일원이라는 사실을 알게 되어 정서적으로 도움이 될 것이다. 환자가 지나치게 스트레스를 받거나 피곤해하지 않을 만한 활동을 고르도록 한다. 이따금 환자를 시설로 되돌려보내기가 힘든 시기가 찾아올 수 있다. 이럴 때는 환자를 집으로 데려오는 대신 시설로 만나러 가는 편이 좋다.

생일이나 명절 등 가족 행사에 환자를 계속 참여시키도록 한다. 환자가 우울해하거나 혼란스러워하는 상태라고 할지라도 슬픈 일이 있으면 알려주어야 한다.

면회를 가지 않는 날에는 전화 통화를 하면 환자가 가족과 연락을 유지할 수 있으며, 가족들이 환자를 잊지 않았다는 사실을 상기시켜 줄 수 있다. 환자가 보호자에게 전화해야 한다는 사실을 기억하리라 기대하지 말길 바란다. 유선 전화는 점점 사라지는 추세이므로, 환자의 방에 전화기가 없을 수도 있다. 하지만 사무실에는 유선 전화기를 반드시 갖추어야 하므로, 환자가 혼자서 전화를 걸고 받기 힘들 때는 사무실에서 환자가 전화 통화를 할 수 있도록 도와주어야 한다.

예전 사진 앨범이나 다락방에 보관해 둔 오래된 드레스, 과거의 기억을 떠올릴 수 있는 물건을 면회할 때 가져가서 환자가 오래전 기억을 이야기하도록 유도해 보아도 좋다. 매번 같은 이야기를 반복하더라도 꾹 참고 끝까지 들어주도록 한다. 환자의 말에 귀를 기울이고 함께 있어 주기만 해도 환자를 아끼는 보호자의 마음이 전달될 것이다.

> 가능하면 생일이나 명절 등 가족 행사에
> 환자를 계속 참여시키도록 한다.

가족과 이웃, 소문, 지역 스포츠팀에 관해 이야기하도록 한다. 환자가 완벽하게 이해하지 못하더라도 이야기를 듣고 떠드는 시간을 즐길 수 있다. 환자와 보호자가 함께 시간을 보내는 것이 제일 중요하며, 무슨 이야기를 하는지는 그다지 중요하지 않다. 치매 환자는 시사 문제와 같은 특정 주제에 관심이 없을 수도 있다. 환자가 지루해하는 듯하다면 굳이 최신 정보를 알려주려 애쓰지 않기를 바란다.

환자의 불평에 공감해 주도록 한다. 불평을 잘 들어주기만 해도 환자는 큰 위안을 느낄 것이다. 환자는 자신이 이미 말했다는 사실을 기억하지 못하지 못하기 때문에 똑같은 불평을 계속해서 늘어놓을 수 있다. 그렇더라도 성심껏 경청하며 환자의 말에 공감해 주어야 한다. 환자의 불만 사항을 직원에게 말하거나, 조치를 취할지 말지 결정하기 전에 먼저 환자의 말이 사실인지 꼼꼼하게 검토하길 바란다. 환자의 말이 어느 정도 사실일 수 있으나, 환자가 상황을 정확하게 판단하지 못할 가능성도 염두에 두길 바란다.

> 무슨 이야기를 하는지보다 환자와 보호자가
> 함께 시간을 보내는 것이 더 중요하다.

환자가 잘 아는 옛노래를 함께 불러도 좋다. 다른 입소자들이 노래를 듣거나 함께 부르기 위해 모여들더라도 놀라지 말길 바란다. 음악은 서로를 연결해 주는 징검다리와도 같다. 노래 실력 따위는 아무도 신경 쓰지 않을 것이다. 가족이나 아이가 부른 노래를 녹음해 가져가도 좋다.

환자의 인생 이야기를 담아 스크랩북을 만들어 보아도 좋다. 성장 과정과 결혼식, 자녀들, 환자의 직업과 취미 등을 포함할 수 있다. 글자는 크게 쓰고, 사진이나 오려낸 신문 기사, 천 조각, 메달 등으로 장식하도록 한다. 보호자와 환자 모두 한동안 스크랩북을 만드느라 면회 시간을 바쁘게 보낼 수 있을 것이다. 스크랩북을 넘겨보면서 환자가 과거를 회상하도록 도와줄 수 있다. 설령 기억하지 못하더라도 과거를 간직하고 있다는 사실에 안정감을 느낄 수 있을 것이다.

기억 상자를 만들어 보도록 한다. 소중한 기념품이나 예전에 쓰던 주방 도구, 수리공을 위한 각종 너트와 볼트, 재봉사를 위한 실타래 등 환자가 추억을 떠올릴 수 있는 안전한 물건들로 상자를 채우도록 한다. 환자가 상자 안의 물건들을 만지고 정리하면서 즐거워할 수 있도록 흥미를 돋울만한 색상과 무게, 질감, 크기의 물건들을 찾아보도록 한다. 보호자와 직원은 기억 상자를 활용하여 환자가 기억을 떠올리도록 도울 수 있다. 물건에 관한 정보를 함께 적어두도록 한다. "엄마가 다섯 자녀를 위해 사과잼을 만들 때 사용했던 사과 씨 제거기." 혹은 "아빠가 일흔 살까지 춤출 때 신던 신발."이라고 설명할 수 있다.

요양원에 스크랩북이나 기억 상자를 보관할 장소가 없다면, 보호자가 면회할 때 가져가도록 한다. 가족과 함께 시간을 보낼 때 활용하도록 한다.

환자가 지나치게 흥분하지 않도록 주의해야 한다. 보호자가 면회를 오고, 새로운 소식을 전해주고, 대화를 나누면서 환자가 지나치게 흥분하면 파국 반응을 일으킬 수 있다.

환자의 새로운 거주지에 관심을 표하도록 한다. 시설 주변을 함께 돌아보고, 게시판에 붙은 글을 읽어주고, 방을 함께 쓰는 환자나 다른 입소자들, 직원들과 이야기를 나누도록 한다. 함께 산책하면서 환자에게 새를 구경하고 꽃향기를 맡아보라고 권하도록 한다.

환자가 혼자서 일상생활을 잘 해낼 수 있게 도와주도록 한다. 함께 밥을 먹고, 머리를 손질해 주고, 등을 주물러주고, 손을 잡아주고, 운동을 도와주도록 한다. 환자와 함께 먹을 간식거리를 챙겨가도 좋다. 직원에게 맡겨야 하는 음식은 피해야 한다. 환자가 스스로 밥을 먹기 힘들어한다면, 식사 시간에 방문하여 도와주어도 좋다. 다른 입소자가 혼란을 느끼거나 흥분하여 면회를 방해한다면, 부드러운 목소리로 지금은 대화할 수 없다고 단호하게 이야기하도록 한다. 필요한 경우, 환자와 면회할 공간을 따로 마련해달라고 요청하도록 한다. 반대로, 다른 입소자 한두 명을 초대해 간단한 활동을 함께하면 더 좋을 때도 있다.

환자가 아이들이나 반려동물과 함께하기를 좋아하고, 함께해도 파국 반응을 일으키지 않는다면, 면회할 때 아이들^{한 번에 한 명씩}이나 동물반^{드시 사전에 직원에게 문의}을 데려가도 좋다. 환자가 시설에서 지내는 모습을 보면 아이들에게도 도움이 된다. 아이들이 시설에 가면 볼 수 있는 도뇨관이나 수액줄 등의 물건들에 대해 미리 말해주고, 아픈 환자의 신체 기능을 유지하려면 필요한 도구들이라고 설명해 주도록 한다.

> 환자가 혼자서 일상생활을 잘 해낼 수 있게 도와주도록 한다.
> 함께 산책하면서 환자에게 새를 구경하고
> 꽃향기를 맡아보라고 권하도록 한다.

환자의 치매가 심해지면 대화를 나누지 못하거나 보호자를 알아보지 못하고, 말을 걸어도 아무런 반응도 보이지 않을 수 있다. 그럴 경우, 환자에게 무슨 말을 건네야 할지 몰라 난처할 수 있다. 손을 잡아주거나 환자의 등을 쓰다듬어 주고, 얼굴을 어루만져 주거나 노래를 불러주도록 한다. 한 목사의 사례를 들어보자.

"시설에서 지내는 환자들을 방문하면서 되레 제가 성장한 기분입니다. 무언가를 하는 데만 익숙해져서 치매 환자를 위해 제가 해줄 수 있는 일이 아무것도 없다는 사실을 받아들이기까지 오랜 시간이 걸렸습니다. 이제는 무언가를 하거나 말을 건네거나 즐겁게 해주어야 한다고 느끼지 않아요. 그보다 침대맡에 앉아 환자와 함께 있어주는 것이 중요하다는 사실을 깨달았거든요."

시설에서 지내는 치매 말기 환자에게 가족의 이야기를 공유하고 사랑을 표현하기는 쉽지 않다. 하지만 이를 통해 보호자도 위 사례의 목사처럼 자신만의 의미를 찾을 수 있을지도 모른다.

같은 말이나 행동을 반복하면 지루할 수 있지만, 치매 환자는 대개 기억력이 심각하게 손상되어 5분이나 10분 전에 있었던 일조차 기억하지 못한다. 환자가 즐거워했던 활동을 반복하면 보호자는 힘들 수 있겠지만 환자는 기쁨을 느낄 것이다.

보호자의 적응

환자를 요양 시설에 입소시키고 나면, 보호자도 바뀐 생활에 적응해야 한다. 환자와 같은 집에 함께 살던 사람과 특히 환자의 배우자는 적응이 힘들 수 있다. 환자를 시설에 보낼 준비를 하느라 지친 데다가 변화로 인한 슬픔까지 감당해야 할 수 있다. 환자가 이사하고 난 뒤 상실과 애도의 감정이 배가될지도 모른다. 동시에 환자를 어떻게든 집에서 돌보고 싶다고 바라면서도 그럴 수 없다는 사실에 죄책감이 밀려올 수도 있다. 안도감과 슬픔, 죄책감과 분노가 뒤섞인 감정을 느낄지도 모른다. 돌봄이라는 짐을 마침내 내려놓고 아무런 방해 없이 잠을 자고 독서를 할 수 있다는 사실에 안도감을 느끼겠지만, 상황이 개선되어 환자를 계속 돌볼 수 있기를 바라며 아쉬워할 것이다.

가족들은 대개 환자를 보내고 나서 처음 며칠 동안 상실감을 경험한다. 환자를 돌보던 일상이 사라지고 나면, 무엇을 해야 할지 막막할 수 있다. 처음에는 밤새 잠 못 이루고, 텔레비전을 보며 휴식을 취하기가 어색할 수 있다.

환자가 지내는 시설이 집에서 멀리 떨어져 있다면 시설을 오가는 일이 피곤할 수 있다. 또한, 시설 방문 자체가 우울하게 느껴질 수도 있다. 치매 환자는 새로운 환경에 적응하기 전까지 일시적으로 상태가 나빠질 수 있으며, 이로 인해 보호자는 마음이 아플 수 있다. 때로는 요양원의 다른 환자들을 보기만 해도 울적해질 수 있다.

직원들은 여러 환자를 동시에 돌봐야 하므로, 보호자가 원하는 만큼 환자를 세심하게 보살피지 못할 수 있다. 혹은, 다른 일로 시설이나 직원에게 불만이 생길 수 있다. 가족들이 이따금 직원들에게 화가 내는 일은 흔히 일어난다. 요양원이나 직원에게 불만이 있을 때 직접 대면하여 답변을 요구할 권리가 있지만, 보호자의 행동으로 인해 환자가 받는 돌봄의 질이 떨어지거나 불이익을 받아서는 안 된다. 요양원에 사회복지사가 근무하고 있다면 보호자의 불만을 처리해 줄 것이다. 사회복지사가 없는 경우, 요양원의 관리자나 간호 책임자에게 객관적이고 차분하게 불만 사항을 이야기하도록 한다.

> 환자를 장기 요양 시설에 입소시키고 나면
> 애도와 상실감, 죄책감과 분노가 배가될 수 있다.

특히 치매 환자를 집에서 돌보기 어려웠을 경우, 환자를 시설에 맡기고 나면 대개 상황이 개선된다. 환자의 일상적인 돌봄을 다른 사람에게 맡기고 나면, 보호자와 환자 모두 다시 즐겁고 편안하게 지낼 수 있다. 보호자는 환자의 짜증스러운 행동에 시달리며 피곤함에 찌들었던 일상에서 벗어나 오랜만에 환자와 함께하는 시간을 즐길 수 있을지도 모른다.

다른 가족 구성원들이 면회를 오지 않는다면, 요양원에 있는 환자의 모습을 마주하기 힘들거나 환자에게 무슨 말을 건네야 할지 모르기 때문일 가능성이 크다. 이럴 경우, 그 또한 다른 가족 구성원이 애도를 표현하는 방식일 수 있으며, 보호자의 노력으로 바꿀 수 없을 수도 있다는 점을 이해해야 한다. 동시에 보호자가 겪은 감정적 고통과 면회하면서 배운 점을 가족들과 함께 공유하고, 치매 환자에게는 가족의 말이나 행동보다 함께 있어 주는 것이 훨씬 더 중요하다고 이야기해주도록 한다.

반대로, 시설에 오래 머물면서 환자를 도와주는 가족 구성원들도 있다. 시설에 얼마나 머무를지는 면회하는 사람이 직접 결정해야 할 문제이다. 다만, 시설에 오래 머무르는 이유가 자신의 외로움이나 슬픔 때문은 아닌지 자문해 보고, 환자가 새로운 환경에 잘 적응할 수 있도록 방문 시간을 줄이는 편이 나을지 잘 판단해 보길 바란다.

> 다른 가족 구성원들이 면회 오기를 꺼린다면,
> 보호자가 면회하면서 느낀 점을 공유하고
> 환자에게는 가족의 말이나 행동보다
> 함께 있어 주는 것이 더 중요하다고 이야기해 주도록 한다.

시간이 흐를수록 힘든 적응 시기도 서서히 지나가기 마련이다. 또한, 시간이 지나면서 보호자에게도 면회가 규칙적인 일과로 자리를 잡아갈 것이다. 그리고 당연하게도, 보호자는 치매로 인해 너무나 많이 변해 버린 환자와 떨어져 점차 자신만의 삶을 살아가게 될 것이다.

요양원이나 기타 거주 시설에서 문제가 발생했을 때

간혹 요양원에 맡긴 환자에게 심각한 문제가 발생하기도 한다.

로즌 씨는 다음과 같이 말했다. "저희 아버지가 알츠하이머병을 앓고 계셔서 요양원에 모셔야만 했어요. 그러다 상태가 심각해져서 병원으로 이송되었는데, 탈수증 때문이라고 하더군요. 그간 요양원에서 아버지께 수분을 충분히 공급하지 않았던 거예요. 제대로 확인하지 않은 제 탓인 것 같아 죄책감이 들어요. 아버지를 방치하는 시설로 다시 돌려보내서는 안 될 것 같다는 생각이 듭니다."

치매 환자는 병이 말기로 진행될수록 더 많은 돌봄이 필요하다. 로즌 씨는 요양원에 항의해봤자 직원들의 화만 돋우게 되리라 생각할 수 있다. 아버지를 다른 요양원으로 옮기고 싶어도 결국 더 나은 시설이 없거나, 알츠하이머병이 있는 아버지나 지원을 받는 환자를 받아 주는 시설이 없다는 현실을 마주하게 될지도 모른다. 치매 환자를 돌보는 많은 가족이 로즌 씨와 같은 진퇴양난에 빠져 있다.

환자가 요양원에서 돌봄을 제대로 받지 못하는 상황이 발생하지 않기를 바라지만, 만일 문제가 생긴다면 시설에서 어떤 종류의 돌봄을 기대할 수 있는지를 먼저 생각해 보도록 한다. 환자는 시설에서 최대한 건강한 상태를 유지하고, 충분한 음식과 수분을 섭취하며, 명백한 위험에서 보호받고, 청결하고 편안한 환경에서 지내야 한다. 또한, 직원들은 환자의 의사를 충분히 인지하고 합리적인 선에서 최대한 수용해 주어야 한다. 환자는 자신의 장애 수준에 맞는 활동에 참여해야 하며, 무시를 받아서는 안 된다. 직원들은 환자에게 치매 외의 다른 질병이 생기지는 않았는지 늘 주시하고, 약물 부작용이나 상호 작용이 나타나는지 면밀히 관찰해야 한다. 하지만 치매 환자를 돌보다 보면 어려운 문제가 생기기 마련이므로, 시설은 '해도 문제, 안 해도 문제'와 같은 상황에 부닥칠 수 있다. 모든 문제를 해결하거나 모든 질환을 완벽하게 치료할 수 있는 것은 아니다. 가령, 환자를 혼자 걸어 다니도록 하면 심장과 체력, 자신감에 도움이 될 수는 있지만 넘어질 위험이 존재한다. 시설에서 제공하는 돌봄의 위험과 이점에 대해 직원에게 물어보고, 위험과 이점 사이에서 균형을 어떻게 유지하는지 알아보면, 보호자가 어떤 위험을 감수할지 결정하는 데 도움이 될 것이다.

시설에서 돌봄이 제대로 이루어지지 않을 때는 직원이 문제인 경우가 많다. 시설의 직원들은 보호자가 집에서 돌볼 때처럼 환자 한 사람에게만 집중할 수 없다. 하지만 입소자들이 깨끗하고 편안하게 지내고, 식사를 챙기고, 건강 상태를 관찰하지 못할 정도로 일손이 부족하다면 문제가 있다.

환자의 돌봄과 관련하여 우려되는 부분이 있을 때는 시설의 관리자나 간호 책임자, 사회복지사에게 솔직하고 차분하게 이야기하고, 환자가 받는 처우에 관해 설명하도록 한다. 보호자의 말을 듣고 나서 반응이 어떠한가? 솔직하게 이야기해 주어 고마워하며 문제를 해결하겠다고 말하는가? 아니면 변명하거나 무시하는가? 의사나 다른 전문가가 알아야 할 문제라면, 전문가에게 도움을 요청하여 문제를 바로잡도록 한다.

로즌 씨는 전문가에게 도움을 요청해 문제를 해결했다. "병원 의사 선생님이 많이 도와주셨어요. 요양원에 직접 전화해 치매 환자는 탈수가 오기 쉬우니, 아버지가 물을 충분히 마시고 있다고 말하더라도 직원들이 수분 섭취량을 꾸준히 확인해야 한다고 설명하셨어요."

요양원 관계자에게 이야기한 후에도 문제가 해결되지 않으면, 노인전문보호기관에 문의하도록 한다. 해당 기관에서는 문제를 조사하고 보호자를 도와줄 방법을 알고 있을 것이다. 그러나 일반적으로 정부 기관에 알리지 않고 요양원의 관리자와 직원과 협력하여 문제를 말끔히 해결하는 경우가 많다.

때로는 시설 직원이 치매 환자를 어떻게 돌봐야 할지 잘 몰라서 문제가 발생하기도 한다. 치매안심센터는 치매 환자를 돌보는 방법에 대한 교육을 제공한다. 간호사와 관리자, 도우미 등 모든 직급의 직원이 교육을 받도록 권유해야 한다.

요양원이나 기타 거주 시설에서 발생하는 성 관련 문제

때때로 치매 환자는 공공장소에서 옷을 벗거나 자위하거나 시설의 직원이나 입소자에게 치근대기도 한다. 요양원 입소자의 성적 욕구와 행동은 논란의 소지가 있는 문제이다. 요양원에서의 성적 행동은 가정에서의 성적 행동과 큰 차이가 있다. 환자의 성적 행동이 다른 입소자나 직원, 환자의 가족들에게 영향을 미친다면 더는 환자 개인의 문제가 아니다. 또한, 장애가 있는 사람이 성적 자기 결정권을 가질 수 있는지, 혹은 가져야 하는지에 대한 윤리적인 문제도 존재한다.

현대 사회가 섹스 이야기로 가득 차 있는 듯 보이지만, 대체로 젊고 아름다운 사람들의 성생활에만 초점이 맞춰져 있다. 많은 이들이 노인이나 장애인, 치매 환자, 매력적이지 않은 사람의 성에 대해 논하기를 꺼린다. 요양원 직원들도 성적인 문제에 관해 이야기하기 불편해하는 경우가 많다.

만약 환자가 요양원에서 적절치 못한 행동을 했다는 소식을 들으면, 얼핏 보기에 성적으로 보이는 행동 대부분이 방향 감각 상실이나 혼란으로 인한 행동일 수도 있다는 점을 기억하길 바란다. 보호자와 직원이 협력하여 환자가 어디에 있는지, 화장실을 언제 사용할 수 있는지, 옷을 벗을 수 있는 장소가 어디인지 일러주도록 한다. 대개 "아직 잠자리에 드실 시간이 아니에요. 이따가 잠옷으로 갈아입혀 드릴게요."라고 말하면 해결되는 경우가 많다. 주스를 건네는 등 환자의 주의를 다른 데로 돌리는 방법도 도움이 된다.

치매 환자는 다른 입소자와 성적인 관계를 배제한 채 친밀하게 지내기도 한다. 인간이라면 누구나 우정을 나누고자 하며, 치매 환자라고 해서 예외는 아니다. 간혹 요양원에서 환자가 다른 입소자와 같이 잔다는 이야기를 듣게 될 수 있다. 하지만 사람들 대부분이 오랫동안 다른 사람과 침대를 공유하며 친밀감을 나눠왔다는 점을 고려하면 그리 놀랄만한 일도 아니다. 때때로 치매 환자는 자신이 어디에 있고, 누구와 함께 있는지 인지하지 못하기도 한다. 다른 사람의 침대에 누워 있다는 사실을 모르거나, 배우자와 함께 자고 있다고 생각할 수 있다. 원호 생활 시설이나 요양원은 포옹을 나누거나 사랑을 받을 기회가 적어 외로울 수 있다는 점을 기억하길 바란다. 이러한 문제에 대한 보호자의 반응은 보호자의 태도와 가치관, 요양원의 대처 방식에 따라 달라진다.

일부 환자는 자위행위를 한다. 환자가 자신의 방에서 자위행위를 할 경우, 직원들이 무시하고 넘어가는 경우가 많다. 하지만 공공장소에서 하는 경우 환자를 조용히 방으로 데려가야 한다.

남녀 간에 서로에게 호감을 표현하는 행동은 매우 일반적이며 사회적으로도 문제가 되지 않는다. 환자는 장기 요양 시설에서도 자신이 과거에 사회적으로 맡았던 역할을 유지하고 싶어 이성에게 작업을 걸 수 있다. 또한, 이성에게 호감을 표현하며 자신이 더 젊고 매력적이라고 느낀다. 안타깝게도 치매에 걸리면 애정 표현에 서툴러져 환자는 불쾌한 말을 건네거나 적절치 못한 몸짓을 보일 수 있다. 부적절한 성적 발언이나 몸짓은 전두측두엽 치매 환자에게 빈번히 나타나며, 이는 뇌의 전두엽이 손상되어 자신의 행동을 억제하지 못하기 때문에 발생한다.

환자가 성적 발언을 일삼는 경우, 요양원의 직원이 차분하고 친절한 목소리로 환자에게 부적절한 행동이라고 타이르면 개선할 수 있다. 하지만 전혀 나아지지 않는다면, 직원이 환자와 다른 입소자들이 어울리는 모습을 감시할 수 있는 장소로 환자를 옮겨야 할 수도 있다. 또는 환자가 다른 방식으로 자신이 과거에 맡았던 사회적 역할을 다시 경험할 기회를 마련해주어도 좋다.

입소자 간에 성적인 행위를 하는 경우, 법적인 문제가 발생할 수 있다. 성행위는 양측 모두에게 동의할 수 있는 능력이 있어야 하며, 합의 하에 이루어져야 하기 때문이다. 직원이나 가족 중 누구라도 환자의 성행위에 대해 걱정스러운 부분이 있다면, 환자가 성적 의사를 결정할 능력이 있는지 전문가에게 문의하는 편이 바람직하다.

사생활 침해로 보일 수 있지만, 치매 환자는 성적 의사를 결정할 능력이 부족^{부재}할 가능성이 크다. 하지만 환자에게 의사결정 능력이 있다고 판명된 후에도 가족들은 신경이 쓰일 수 있다. 이럴 경우, 시설에 요청해 치매 환자와 가족, 능력 평가 전문가, 시설 관계자 등을 소집하여 문제를 논의하길 바란다.

장기 요양 시설에서 부부가 성관계를 나눌 때도 문제가 발생할 수 있다. 치매 환자가 이의를 제기하지 않는 이상 걱정할 이유가 없다고 생각할 수 있다. 하지만 치매 환자가 괴로워하는 모습을 보인다면, 시설에서는 앞서 언급한 조치를 순서대로 따라야 한다. 환자에게 의붓자녀가 있는 경우, 논쟁이 불거질 가능성이 크다. 성인이라면 누구나 성적 친밀감을 나눌 권리가 있으며, 이는 헌법이 규정하는 사생활 보호권에 속한다. 하지만 인지 장애가 있는 경우, 약자를 보호해야 할 의무가 있다. 관련 당사자가 모두 모여 문제를 논의하고, 모두가 수용할 만한 해결책을 도출하는 방법이 제일 이상적이다. 법적 판단이 필요한 경우는 매우 드물다.

미국 질병통제예방센터는
심장마비와 뇌졸중, 치매의 위험을 줄이기 위해
가능한 모든 사람에게
일주일에 5일, 30분씩 운동을 하라고 권장한다.

16장

The 36-Hour Day

인지 기능 저하를
예방하고
늦추는 방법

최근 여러 연구에서 치매가 발생하는 빈도가 줄어들고 있다고 나타났다. 이러한 고무적인 결과의 원인은 아직 정확하게 밝혀지지 않았으나, 사람들이 알츠하이머병의 발병 위험을 낮추기 위해 취해온 방법들이 긍정적인 영향을 미치기 때문일 가능성이 크다.

치매를 예방하는 방법을 연구하기 위해서는 노화로 인한 인지력 변화와 치매의 초기 증상을 정확히 구분해야 하지만, 두 가지를 구분하기가 쉽지 않다.

> 치매가 발생하는 빈도가 줄어들고 있으며,
> 이는 사람들이 알츠하이머병과 혈관성 치매의
> 발병 위험을 낮추기 위해 취해온 방법들이
> 긍정적인 영향을 미치기 때문일 가능성이 크다.

노화로 인한
일반적인 변화

우선, 이 책의 전반에 걸쳐 강조했듯이 나이가 든다고 해서 모든 사람이 필연적으로 일상 활동을 방해할 정도로 인지 능력이 저하되는 것은 아니다. 실제로 많은 이들이 90대 후반까지 인지 능력을 온전히 유지한 채 살아간다. 오히려 나이가 들수록 지혜와 지식은 풍부해진다.

제인은 종종 주방에 들어가서 무엇을 하려고 했는지 기억이 나지 않아 걱정했다.

흔히 '나이가 들어 깜빡깜빡한다.'라고 일컫는 건망증은 치매의 전조 증상이 아니다.

단어 떠올리기와 정신 운동 속도

단어를 떠올리고 생각을 처리하는 속도가 변하는 현상은 일반적인 노화 또는 '정상적인' 노화로 인해 나타난다. 이러한 변화는 40대부터 시작되지만 대개 60대나 70대에 이르러서야 눈에 띄는 경우가 많다. 나이가 들면 제일 먼저 생각을 처리하는 속도가 느려진다. 뇌에서 정보를 처리하고, 의미를 파악하고, 처리한 내용을 바탕으로 어떻게 행동할지를 결정하는 능력은 예전과 똑같지만, 정보를 처리하는 속도가 느려진다. 이로 인해 노년기에 접어들면 단어와 정보를 떠올리는 데 시간이 오래 걸린다. 따라서 무언가를 기억하거나 결정을 내려야 할 때는 서두르지 말고 천천히 처리하는 편이 제일 좋다.

> 뇌가 정상적으로 노화한 사람은
> 단서를 이용해 정보를 기억해 낸다.
> 하지만 치매 환자는 단서가 있어도
> 기억을 잘 떠올리지 못한다.

이름이나 단어를 떠올리기 어려워지는 현상도 정상적인 노화 과정의 일부이다. 일례로 제인처럼 나이가 들어 깜빡깜빡하는 경험을 할 수 있다. 시간이 지나면 이름이나 생각, 단어가 '불쑥' 떠오르지만, 수 초 내지 수 분이 걸릴 수 있다. 여러 연구에서 '힌트'나 '단서', 선택지주방에 간식이나 요리책을 가지러 갔던 거야?가 주어지면 기억을 떠올리는 어려움이 개선된다는 사실이 여러 차례 확인되었다. 단서를 제공할 때 기억력이 향상된다면, 단어나 이름이 여전히 기억에 남아있으나 기억에 접근하거나 '검색'하기가 어려워졌다는 의미이다. 하지만 알츠하이머병으로 인한 기억력 손상은 영구적이다. 머릿속에서 기억이 '사라지기' 때문에 힌트나 단서를 주어도 크게 개선되지 않는다.

인한 기억력 손상은 영구적이다. 머릿속에서 기억이 '사라지기' 때문에 힌트나 단서를 주어도 크게 개선되지 않는다.

치매 위험 요인

알츠하이머병과 다른 유형의 치매를 예방하거나 진행을 늦추는 한 가지 방법은 치매를 유발하는 위험 요인을 파악하는 것이다. 이번 절에서는 치매 위험 요인을 몇 개의 범주로 묶어 알아보고, 위험 요인을 해결하면 치매 발병 위험이 낮아진다는 증거를 함께 제시하고자 한다.

심혈관계 질환

이상지질혈증_{고콜레스테롤혈증 등}이나 비만이 있거나 중년에 고혈압을 앓는 경우, 알츠하이머병과 혈관성 치매가 발병할 위험이 증가한다. 최근 연구에서 혈압을 정상 수치 범위 내로 낮추면 치매 발병 위험이 감소한다는 사실이 입증되었다. 이상지질혈증이나 비만을 치료하면 알츠하이머병의 발병 위험이 낮아지는 아직 밝혀지지 않았지만, 심장마비나 뇌졸중 위험은 확실히 줄어든다.

| 혈압을 정상 수치 범위 내로 낮추면 치매 발병 위험이 감소한다. |

운동

많은 연구에 따르면 치매에 걸린 사람들은 치매에 걸리지 않은 사람들보다 최근 5~10년 동안 신체 활동이 적었다고 밝혀졌다.

이러한 연구 결과는 신체 운동이 인지 저하를 예방하거나 지연한다는 견해를 간접적으로 뒷받침하지만, 이를 증명하지는 못한다. 또한, 운동량이 적으면 뇌에 변화가 일어나 결과적으로 치매가 발생할 가능성도 있다. 알츠하이머성 뇌 변성을 일으키도록 유전적으로 변형한 동물을 대상으로 한 실험 결과, 운동이 알츠하이머병의 특징인 신경반의 형성을 줄인다는 사실이 드러났다. 이는 운동이 알츠하이머병 예방에 중요한 역할을 한다는 사실을 뒷받침한다. 사람을 대상으로 한 연구에서도 운동이 일반적인 노화로 인한 인지 저하를 줄여준다는 결과가 나왔으나, 치매 예방 효과는 아직 입증되지 않았다.

미국 질병통제예방센터는
심장마비와 뇌졸중, 치매의 위험을 줄이기 위해
가능한 모든 사람에게
일주일에 5일, 30분씩 운동을 하라고 권장한다.

운동이 심장마비와 뇌졸중을 예방하는 데 도움이 된다는 사실은 이미 잘 알려져 있다. 만일 운동이 알츠하이머병의 발병 위험도 낮춘다면, 규칙적인 운동으로 심장마비와 뇌졸중, 알츠하이머병 등 세 가지 질병의 발병을 낮추는 효과를 볼 수 있는 셈이다. 이러한 이유로 미국 질병통제예방센터the Centers for Disease Control and Prevention, CDC는 가능한 모든 사람에게 일주일에 5일, 30분씩 운동을 하라고 권장한다.

의사와 상의하여 운동을 해도 안전한지 확인한 후, 질병 관리 센터의 권장 운동량까지 서서히 늘려가길 바란다. 매일 짧게 걷기만 해도 건강에 유익하다. 또한, 운동은 체중 감량에도 효과가 있다. 과체중은 알츠하이머병의 위험 요인이므로 규칙적으로 운동을 하면 여러 가지 기제를 통해 알츠하이머병을 예방할 수 있다.

사회 활동과 지적 활동

치매에 걸린 사람과 걸리지 않은 사람을 비교한 연구에 따르면, 사회적으로 활동적인 사람이 치매에 걸릴 확률이 낮다고 한다. 하지만 이러한 연구는 신체 활동과 마찬가지로 초기 인지 기능 저하로 인해 사회적 활동이 줄어드는지, 아니면 사회적 활동의 감소가 치매로 이어지는지는 입증하지 못한다. 치매가 시작되면서 사회적 활동과 지적 활동이 줄어들 가능성도 있다.

생쥐의 유전자를 조작해 알츠하이머병에서 관찰되는 신경반을 형성하도록 한 결과, 활동적인 환경에서 자란 쥐는 뇌에서 신경반의 개수가 감소하고, 뇌의 위축이 적었으며MRI로 확인 가능, 기억력 장애가 줄어들었다.

오랫동안 믿어왔던 관념과는 달리, 인간은 죽을 때까지 새로운 뇌세포를 생성한다는 사실이 새로이 밝혀졌다. 새로운 세포는 뇌에서 새로운 기억을 형성하는 데 필수적인 영역인 해마에서 만들어진다. 이러한 흥미로운 발견은 컴퓨터를 기반으로 한 기억력 자극 프로그램의 개발에 박차를 가했다. 장기적 연구에 따르면, 정신 운동을 통해 특정한 인지 검사의 수행 능력을 향상할 수는 있지만, 인지적·사회적 자극 프로그램이 치매 발병 위험을 줄인다는 증거는 아직 발견되지 않았다.

정신적·사회적 자극의 효과를 연구하기 어려운 이유는 알츠하이머병을 유발하는 뇌 변화가 증상이 나타나기 15~20년 전부터 시작되기 때문이다. 즉, 알츠하이머병의 예방은 40~50대에 시작해야 제일 효과적이다. 평생 신체적·정신적·사회적으로 활발하게 활동하는 사람들도 치매에 많이 걸리므로, 이러한 활동들이 치매를 유발하는 유전 요인과 환경 요인을 완전히 상쇄할 수는 없다. 미국식품의약국FDA, Food and Drug Administration은 컴퓨터 프로그램이 치매를 예방한다고 주장한 회사에 벌금을 부과했지만, 정신적·사회적 자극 게임이 재미있다고 느끼고, 경제적으로 부담되지 않는다면 시도해서 손해 볼 것은 없다.

이 외에도 정신적으로 활동적인 상태를 유지할 방법들은 많다. 다양한 활동에 참여한다고 해서 치매를 예방할 수 있는 것은 아니지만, 삶의 질을 향상하는 데는 도움이 될 수 있다. 독서와 여행, 오랫동안 즐겨온 취미 생활은 정신적으로 자극을 주는 활동이다. 건강에 문제가 생겨 참여하기 힘들어지더라도 활동을 조금 수정하여 계속 이어갈 수 있는 경우가 많다. 가령 앙리 마티스는 나이가 들어 건강이 악화해 그림을 그릴 수 없게 되자 색종이를 커다랗게 오려 붙여 예술 작업을 이어갔다. 이러한 대담한 화법으로 창작한 그림들은 그의 가장 아름다운 작품으로 손꼽힌다.

식습관

지중해식 식단을 따르면 치매 발병을 늦춘다는 사실이 여러 연구에서 밝혀졌다. 지중해식 식단의 핵심은 과일과 채소와 함께 올리브유나 카놀라유 등 건강에 좋은 지방을 섭취하고, 붉은 육류는 최대한 자제하되, 일주일에 두 번 생선이나 해산물을 먹는 것이다. 또한, 소금 대신 허브와 향신료를 사용해 음식을 조미하고, 견과류를 챙겨 먹고, 적포도주를 적당히 마신다. 지중해식 식단은 심장마비와 뇌졸중의 위험도 줄여준다.

지중해식 식단을 계획할 때 참고할 수 있는 웹사이트와 요리책이 많이 있다. 새로운 식단을 시작하기 전에 자신이 감당할 수 있는지 먼저 생각해 보아야 한다. 시간이 지나도 식단을 유지할 수 있는가? 시작했다가 며칠이나 몇 주 만에 그만둔다면, 장기적으로 건강에 아무런 효과도 없다.

> ## 지중해식 식단을 따르면 치매 발병을 늦춘다는 사실이
> ## 여러 연구에서 밝혀졌다.

비타민 B12와 엽산, 칼슘, 비타민D, 생선 기름 등은 치매가 발병할 위험을 낮춘다고 홍보되고 있지만, 알츠하이머병을 효과적으로 예방한다는 증거는 없다. 체내에서 비타민을 흡수하지 못하거나 비타민이 결핍되면 악성 빈혈이 발생하여 치매가 발병할 수 있다. 이때 환자에게 비타민 B12를 투여하면 치매를 개선하고 때때로 완전히 회복할 수 있다. 하지만 오늘날 악성 빈혈로 인해 치매가 발병하는 경우는 매우 드물다^{하지만 치매가 새로 발병했을 때는 반드시 확인해야 한다}. 비타민 B1은 기억력 장애를 유발하는 희소 질환인 기억상실^{코르사코프} 증후군의 발병을 예방하는 효과가 있다.

항산화제도 치매를 예방하는 효과가 있다고 홍보되고 있다. 아직 효과가 입증되지는 않았지만, 동물 실험과 세포 배양 연구에서 뇌 손상을 예방하는 효과가 있다는 사실이 밝혀졌다. 블루베리와 같은 과일은 항산화제를 다량 함유하고 있으며, 지중해식 식단에 포함된다.

은행나무와 강황, 인삼은 인지력을 강화하고 치매를 예방하는 효과가 있다고 오래전부터 알려져 왔다. 은행나무에 관한 연구가 많이 진행되었지만, 치매 예방에 유익하다는 증거는 발견되지 않았다. 최근 해파리에서 추출한 형광성 단백질과 코코넛 오일도 치매를 예방하고 치료하는 효과가 있다고 광고되고 있지만, 이러한 주장을 뒷받침할 만큼 잘 설계된 연구는 전무하다.

교육

많은 연구에서 어릴 때부터 교육을 많이 받을수록 치매에 걸릴 확률이 낮아진다고 나타났다. 때때로 이러한 연구는 정신 자극이 치매를 예방할 수 있다는 주장을 뒷받침하기 위해 인용되기도 한다. 하지만 교육 수준이 높을수록 치매 발병률이 낮아지는 상관관계가 조기 교육의 이점 때문인지, 아니면 교육을 많이 받은 사람일수록 치매의 초기 증상을 감지해 내기 어렵기 때문인지는 아직 밝혀지지 않았다.

당뇨병

당뇨병은 알츠하이머병과 혈관성 치매를 유발하는 주요 위험 요인으로 잘 알려져 있다. 현재 발병 기제를 밝히기 위한 연구가 집중적으로 이루어지고 있다. 혈당을 조절하면 치매를 예방할 수 있는지는 아직 밝혀지지 않았다.

우울증

초년이나 중년에 우울증을 앓는 경우, 치매와 알츠하이머의 발병률이 올라간다. 발병 기제는 아직 알려지지 않으며, 우울증을 초기에 치료하면 치매 발병 위험이 낮아지는지도 밝혀지지 않았다. 노년에 우울증이 처음 발병하면, 진행성 치매의 첫 증상일 수도 있다.

독소

납 중독은 어린이에게 영구적인 지적 장애를 유발할 수 있으며, 성인에게 치매를 일으킬 수 있다. 망간이나 수은, 탈륨, 비소 등 많은 중금속이 뇌에 치명적인 독성을 가지고 있어 영구적인 손상을 유발할 수 있다.

유기 용제는 치매는 물론 영구적인 신경 손상을 유발할 위험이 있다. 가능하면 이러한 독성 물질에 노출되지 않도록 주의하고, 일터에서 사용하는 경우 안전 예방책을 준수하면 위험을 줄일 수 있다.

일부 알츠하이머 환자의 뇌에서 예상보다 많은 양의 알루미늄이 검출되었다. 현재로서는 알루미늄이 치매의 원인이라기보다는 치매를 유발하는 다른 원인으로 인해 생성될 가능성이 제일 커 보인다. 간혹 사람들은 제산제 복용이나 알루미늄 프라이팬으로 요리하기, 데오도란트 사용 등 알루미늄이 들어간 모든 제품을 중단해야 하는지 궁금해한다. 알루미늄을 함유한 제품이 치매를 유발한다는 유의미한 증거는 아직 발견되지 않았다. 체내에 있는 알루미늄과 중금속의 배출을 촉진하는 치료법은 알츠하이머병 환자에게 전혀 도움이 되지 않으며, 일부 치료법은 심각한 부작용을 유발할 수 있다.

두부 손상

뇌진탕을 반복적으로 겪으면 치매에 걸릴 위험이 증가한다고 알려져 있다. 이러한 사실은 1920년대에 '펀치 드렁크' 증후군에 걸린 복싱 선수들을 대상으로 한 연구에서 처음 밝혀졌다. 복싱 선수들을 연구한 결과, 알츠하이머병에서 발견되는 두 가지 특징 중 하나인 엉킴이 뇌 전체에 광범위하게 퍼져있는 것으로 나타났다.

어떤 원인으로든 뇌진탕을 여러 차례 겪을 경우, 치매 발병 위험이 증가한다는 사실이 오늘날 명확하게 밝혀졌다. 뇌진탕을 여러 번 겪은 후 치매에 걸린 환자의 뇌를 부검했을 때 제일 흔히 나오는 소견은 만성 외상성 뇌병증이다^{676쪽 참조}. 만성 외상성 뇌병증은 미식축구와 하키, 축구 등 신체접촉이 많은 경기에서 뇌진탕을 겪은 사람들을 대상으로 제일 광범위하게 연구되었다. 고에너지 폭발에 노출된 군인들도 만성 외상성 뇌병증에 걸릴 위험이 있다. 헬멧이나 머리 보호용 장비를 착용하면 발병 위험을 낮출 수 있는지는 확실하지 않지만, 여전히 착용하기를 권장한다.

> 뇌진탕을 반복적으로 겪으면 치매에 걸릴 위험이 증가한다.

나이

고령은 알츠하이머병의 가장 큰 위험 요인이며, 이유는 아직 밝혀지지 않았다. 또한, 앞서 언급한 위험 요인을 조절하면 노화로 인한 치매의 발병 확률을 낮출 수 있는지, 아니면 노화로 인해 발생하는 미지의 어떤 요인이 인지 기능의 저하를 유발하는지는 아직 알려지지 않았다.

유전

유전은 알츠하이머병이나 전두측두엽 치매에 걸릴 위험의 35~65퍼센트를 차지한다. 루이소체 치매와 파킨슨병으로 인한 치매는 유전적 요인의 영향을 덜 받는다. 알츠하이머병의 유전적 요인에 대해서는 18장 '유전과 치매'에서 자세히 설명하도록 하겠다.

과거에는 치매 가족력이 있으면 '유전은 피할 수 없다.'라고 생각해 비관적으로 보았다. 하지만 오늘날에는 특정 유전자 이상으로 발병하는 치매는 조기에 치료를 시작하면 충분히 개선할 수 있다는 사실이 밝혀졌다. 예컨대 페닐케톤뇨증으로 인한 인지 장애는 신생아 때 검진을 받아야 하며, 아이가 비정상 유전자의 사본을 두 개 물려받은 경우 특이식을 먹이면 발병을 예방할 수 있다.

약물

아두헬름Aduhelm은 성분명인 아두카누맙으로 알려져 있으며, 경도 인지장애669쪽 참조와 초기 알츠하이머병의 치료제로 미국 식품 의약국에서 최초로 승인을 받은 약물이다. 아두카누맙은 뇌에서 베타 아밀로이드 단백질702~704쪽, 709~710쪽 참조을 줄이는 효능이 있다. 베타 아밀로이드는 모든 알츠하이머 환자의 뇌에 존재하는 비정상 단백질이며, 많은 과학자는 베타 아밀로이드가 알츠하이머병을 유발하는 데 관여하는 것으로 보고 있다.

아두카누맙은 한 달에 한 번 정맥 주사로 투여하며, 이를 위해서 환자가 직접 병원에 방문해야 한다. 식품 의약국이 아두카누맙을 승인한 사실을 둘러싸고 두 가지 논란이 있다. 첫째, 아두카누맙이 기억력이나 사고력, 일상생활 수행 능력을 개선한다는 증거가 거의 없다. 둘째, 뇌에 미세한 출혈과 부종이 나타날 가능성이 있으며, 두 가지 모두 위험한 부작용에 속한다. 식품 의약국은 아두카누맙을 승인했지만, 아두카누맙이 시간이 지날수록 기억력과 일상생활 수행 능력을 향상하는 효과가 있는지 확인하기 위해 해당 약물을 제조하는 제약 회사에서 더 많은 연구를 수행할 것을 요구하고 있다.

아두카누맙보다 앞서 알츠하이머병의 치료제로 승인받은 콜린에스테라아제 억제제엑셀론, 라자딘, 아리셉트 등와 메만틴나멘다은 질병의 생물학적 진행을 지연하거나 예방하지는 못한다.

요약

과학자들은 치매를 예방하고 발병을 지연시키는 방법을 알아내기 위해 연구에 매진하고 있다. 현재로서는 고혈압을 치료하는 방법이 유일하게 과학적으로 증명된 치매 예방법이지만, 신체적·정신적 활동도 도움이 될 수 있다는 간접적인 증거가 존재한다. 알츠하이머병은 다양한 원인으로 발병하기 때문에 향후 여러 가지 다양한 예방법이 발견될 가능성이 크다.

섬망은 갑자기 시작되는 반면,
치매는 뇌에 외상이 생긴 경우를 제외하고
수개월에서 수년에 걸쳐 서서히 진행된다.

17장

뇌 질환과 치매의 원인

The 36-Hour Day

●●●　　　　　　이따금 뇌가 제대로 작동하지 않을 때가
있다. 이러한 문제는 인지 장애나 난독증, 치매, 정신병 등으로 부를
수 있으며, 선천적·후천적 뇌 손상이나 유전적 기형, 환경 속 화학 물
질로 인한 뇌 손상, 뇌로 가는 산소 공급 중단 등 여러 가지 원인으로
인해 발생할 수 있다.

| 　　　의사의 진단 없이 치매에 걸렸다고 단정 짓지 않도록 한다. 　　　|

　　의사와 과학자는 환자에게 나타나는 증상의 종류와 시간이 지나면
서 증상이 변화하는 양상에 따라 다양한 뇌 질환을 구분한다. 발열과
구토, 어지럼증이 여러 가지 질병으로 인한 증상일 수 있듯이, 기억력
저하와 혼란, 성격 변화, 언어 장애 등도 여러 질환에서 공통으로 나타
날 수 있다. 이번 장에서는 치매가 다른 뇌 질환과 다른 점을 설명하
고, 치매를 유발하는 가장 흔한 원인과 사고력을 손상하는 다른 질환
몇 가지를 소개하고자 한다. 이번 장에서 전달하고자 하는 핵심은 치
매의 원인을 정확하게 파악할 수 있는 전문가에게 치매 환자를 데려
가는 것이 중요하다는 점이다.

경도인지장애

경도인지장애는 'MCI^{mild cognitive impairment}'라고도 불리며, 환자가 기억력 저하로 경미한 사고 장애를 보이지만 업무 능력이나 일상생활 수행 능력에는 아무런 문제가 없을 때 진단된다. MCI를 앓는 사람은 치매의 기준을 충족하지 않는다. 주요 증상으로 새로운 정보의 기억 능력 저하, 추론이나 판단 능력 저하가 있다.

경도인지장애가 있으면 향후 치매에 걸릴 확률이 높아지며, 실제로 5~12퍼센트의 환자가 치매로 발전한다. 다만, 바꾸어 말하면 MCI 진단을 받은 지 5년이 지난 40~50퍼센트가 MCI의 범주^{증상이 악화하지 않았다는 의미}에 그대로 머물러 있거나 인지 능력이 정상 범위로 돌아간다는 의미이다. 환자가 MCI 진단을 받았다가 정상으로 돌아간 경우, 일시적인 질병이나 우울증, 약물 부작용 등 가역적인 원인으로 인해 인지 장애가 발생했을 것으로 추정한다.

치매

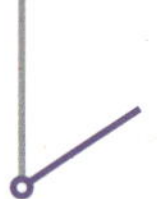

치매는 다양한 증상군을 일컫는 의학적 용어이며, 다음 세 가지 특징을 보일 때 치매로 진단된다. 첫째, 두 가지 이상의 인지 능력이 손상되어 일상생활에 지장이 있다. 둘째, 성인이 된 후에 증상이 발현된다. 셋째, 환자가 깨어 있고 의식이 명료하며, 졸리거나 술이나 약물에 취하지 않아 주의를 기울일 수 있는 상태일 때 증상이 나타난다.

인지 기능이 저하되면 정신 작용 전반에 영향을 미칠 수 있다. 여기에는 수리력과 어휘력, 추상적 사고력, 판단력, 언어력, 기억력, 여러 단계를 거쳐야 하는 활동의 수행 능력 등이 포함된다. '예전처럼 민첩하지 않은 기분'이 든다고 해서 무조건 치매에 걸렸다는 의미는 아니다. 일상생활에 지장을 줄 정도로 인지 능력이 저하되어야 치매라고 판단한다. 과거에 정신지체라고 불렸던 지적 장애와 치매는 다른 질환이다. 지적 장애가 있는 사람은 유아기 때부터 장애가 있는 반면, 치매에 걸린 사람은 성인이 된 후에 기본적인 인지 능력이 저하된다.

65세 이상 인구의 치매 유병률은 10~12퍼센트이다. 65세 인구 중 치매 환자는 1퍼센트에 불과하지만, 75세는 10퍼센트, 80세는 20~30퍼센트로 늘어나다가 90세가 되면 40~50%로 치솟는다. 60세 이전에 치매가 발병하는 경우는 극히 드물다.

치매의 증상은 100가지가 넘는 다양한 질환으로 인해 나타날 수 있다. 그중에는 치료가 가능한 질환도 있으나 대부분은 완치가 불가하다. 또한, 치매를 유발하는 질환 중 일부는 치매의 진행을 멈추거나 치료를 통해 정상으로 돌아갈 수 있지만 진행을 막을 수 없는 경우도 있다. 또한, 희귀한 질환으로 치매가 발병할 때도 있다. 반대로 흔히 발병하지만 치매를 유발하는 경우가 드문 질환도 있다. 따라서 치매를 유발하는 질환에 걸렸다고 해서 필연적으로 치매가 생기는 것은 아니다. 하지만 알츠하이머병과 같은 일부 질환은 필연적으로 치매를 유발한다.

최근 연구에 따르면, 치매 환자의 50~60퍼센트는 알츠하이머병, 10퍼센트는 혈관성 치매, 10퍼센트는 알츠하이머병과 혈관성 치매가 혼재하며, 5~15퍼센트는 루이체 치매, 5퍼센트는 전두측두엽 치매가 원인으로 나타났다. 치매의 약 10퍼센트는 앞서 언급되지 않은 다른 질환으로 인해 발생한다.

이번 장에서는 치매를 유발하는 제일 흔한 질환들을 알파벳 순서대로 설명하고자 한다. 인지 능력을 손상하지만, 치매를 일으키지 않는 뇌 질환들은 이 장의 후반부에 다루도록 하겠다.

이미 치매 진단을 받았다면, 환자와 보호자가 관심 있는 부분만 발췌해 읽어도 좋다.

알코올성치매

음주 병력이 있는 사람은 치매에 걸릴 가능성이 크다. 원인은 아직 밝혀지지 않았으나 여러 가지 영양소의 결핍, 낙상이나 몸싸움으로 인한 반복적인 두부 외상, 그리고 술 자체가 복합적으로 작용하는 것으로 사료된다. 알코올성치매로 인한 증상은 일반적으로 알츠하이머병의 증상과는 상이하다. 알코올성치매 환자는 의사 표현에 어려움을 겪지 않지만_{언어 능력은 거의 영향을 받지 않음}, 흔히 기억력 장애와 성격 변화가 나타나고, 짜증과 화를 자주 낸다. 이러한 증상으로 인해 가족들은 힘들고 좌절할 수 있다. 그러므로 보호자는 다른 치매와의 차이점을 이해하고, 알코올성치매에 적절하게 대처해야 한다.

먼저, 환자가 알코올 사용 장애를 치료받는 동안에 술을 입에 대지 못하도록 해야 한다. 환자의 장애 정도를 알고 싶거나 환자의 행동이 의도적이거나 기만적인지 궁금하다면 신경심리학 검사를 받으면 도움이 될 수 있다. 가족들이 환자의 음주 문제 때문에 고통스러웠던 기억이 있다면, 가족 상담을 받아보기를 바란다. 환자가 술을 과도하게 마시는 동안 가족들이 습득해온 대처 방법들은 치매가 발병하고 나면 더는 효과가 없을 수 있다. 알코올성치매로 인한 일부 증상은 환자가 금주하고 균형 잡힌 식사를 실천하며, 티아민_{비타민B1} 보충제를 복용하고, 두부 외상을 주의하면 고칠 수 있다.

알츠하이머병

알츠하이머병은 1906년 독일인 정신과 의사인 알로이스 알츠하이머_{Alois Alzheimer}가 최초로 발견하였으며, 그의 이름을 따서 명명되었다. 알츠하이머 박사가 최초로 보고한 사례는 50대 여성이었다. 치매에 걸리기에는 젊은 나이였기에 처음 발견되었을 때는 '초로기 치매 presenile dementia'라고 불렸다. 현재 임상의들은 노인성 치매와 초로기 치매가 똑같거나 거의 유사하다고 믿고 있지만, 젊은 나이에 치매가 발병하는 경우 특정한 유전적 소인이 있을 가능성이 훨씬 더 크다. 따라서 현재는 환자의 나이에 상관없이 알츠하이머병Alzheimer disease, AD이라고 부른다.

알츠하이머병은 매우 서서히 진행되어 증상을 알아차리기가 힘들다. 이러한 특이점으로 인해 초기 증상들은 시간이 지나고 나서 되짚어 보며 알게 되는 경우가 흔하다. 궁극적으로 환자는 인지 능력 대부분을 잃게 된다. 질병의 초기에는 새로운 정보를 기억하기 힘들어하는 증상이 제일 흔히 나타나며, 이러한 증상은 치매 환자뿐만 아니라 가족들과 의사도 감지할 수 있다. 몇 시간 전이나 며칠 전에 했던 대화나 약속을 기억하지 못할 수 있다. 추상적인 추론이 요구되는 일에 어려움을 겪기 때문에 금전과 관련된 결정을 내리기 힘들어할 수 있다. 직장에서 업무 처리에 문제가 생기거나 예전처럼 독서를 즐기지 못할 수도 있다. 또한 성격이 바뀌거나 우울한 모습을 보이기도 한다. 알츠하이머병에 대해 잘 알고 있는 의사에게 검진을 받은 후, 환자에게 기억력뿐만 아니라 다른 장애도 있다는 사실을 발견할 수 있지만, 아직 일상생활에 지장을 줄 정도로 장애가 심하지 않을 수 있다.

알츠하이머병이 중기로 들어서면, 언어구사 능력과 일상생활 수행 능력, 시공간 파악 능력 등 세 가지 손상이 눈에 띄게 심해진다. 이러한 증상들은 환자가 병에 걸리고 3년 정도가 될 때까지도 인지하지 못하는 경우가 많다. 언어 능력에 손상을 입기 시작하면 환자는 적합한 단어를 찾지 못하거나 틀린 단어를 사용하거나 설명을 이해하기 힘들어

한다. 알츠하이머병의 중기 환자는 양치질과 식기 사용, 환복, 글쓰기 등 평소 '무의식적으로' 했던 일들도 점차 스스로 하지 못하게 된다.

진단 후 6~7년이 지나 말기가 되면, 환자는 신체 능력과 인지 능력이 심각하게 손상된다. 실금 증상이 나타나고 걷지 못하게 되며, 넘어지는 일이 잦아진다. 한두 마디 이상 말하기 힘들어하고, 아무도 알아보지 못하거나 알아보더라도 고작 한두 사람이 전부일 수 있다. 스스로 일상적인 일들을 계획하지 못하게 되어 가족이나 친구, 전문가의 돌봄이 필요한 경우가 많다.

알츠하이머병은 평균적으로 진단 후 약 10~11년 후에 사망에 이르지만, 진행 속도가 더 빠르거나^{3~4년} 느릴^{12년 이상} 때도 있다. 간혹 수년 동안 천천히 진행되다가 갑자기 빠르게 악화하는 경우도 있으나 일반적으로 느리지만 꾸준히 진행된다.

알츠하이머 박사는 환자의 뇌를 부검하여 현미경으로 관찰한 결과, 뇌의 물리적 구조가 달라져 '신경반^{neuritic plaque}'과 '신경섬유 엉킴^{neurofibrillary tangle}'이 생겼다는 사실을 발견했다. 현미경 상에서 이 두 가지 병변이 관찰될 경우, 뇌세포와 세포 간의 연결에 직접적인 손상이 생겼다는 의미이다. 신경반은 '베타 아밀로이드^{beta amyloid 혹은 아밀로이드 베타}'라고 불리는 비정상 단백질로 이루어져 있으며, 엉킴은 '타우^{tau}'라고 불리는 단백질로 구성되어 있다. 최근까지만 해도 알츠하이머병을 최종적으로 진단하려면 사후 부검을 통해 이 두 가지 병변을 확인하는 방법이 유일했다.

PET 스캔이 개발된 덕분에 뇌의 비정상 아밀로이드와 타우 단백질을 검사할 수 있게 되었다^{2장과 18장 참조}. 하지만 70세 이상이며 인지 기능이 정상인 사람의 뇌에서도 아밀로이드 단백질이 발견된다. 그 결과 70세 이후에는 아밀로이드 PET 스캔만을 사용해 정확한 진단을 내릴 수 없다. 반면, 66세 이전에는 아밀로이드 PET 스캔과 치매 증상을 참고하여 알츠하이머병을 정확하게 진단할 수 있다. 65세 이후에는 인지 기능 저하가 눈에 띄며 PET 스캔 상에서 베타 아밀로이드와 타우 단백질이 모두 관찰될 때 알츠하이머병으로 진단할 수 있다. 여러 가지 혈액 검사와 척수액 검사가 개발되었지만, 현재로서는 PET 스캔에 비해 정확성이 떨어진다. 진단 기술의 눈부신 발전에 힘입어 향후 몇 년 이내에 새로운 혈액 및 척수액 단백질 검사가 개발될 것으로 보인다. 하지만 현재 65세 이상이며 살아있는 사람의 알츠하이머병을 진단하려면, 환자의 증상과 시간에 따른 증상의 경과, 일반적인 뇌 CT 스캔이나 뇌 MRI를 확인하고, 증상을 유발하는 다른 원인이 없는지 살펴보는 방법뿐이다. PET 스캔과 단백질 측정 기술이 개선되어 향후 몇 년 안에 알츠하이머병의 진단에 혁명이 일어날 것으로 보인다.

기억상실(코르사코프) 증후군

기억상실 증후군은 과거 질병을 최초로 발견한 러시아 의사의 이름을 따서 코르사코프 증후군이라고 불렸었다. 기억력에만 손상을 일으키며 다른 인지 기능에는 영향을 미치지 않는다. 인지 기능 중 한 부분에만 장애가 일어나므로 엄밀히 말해 치매는 아니다.

뇌 아밀로이드 혈관병증(Cerebral Amyloid Angiopathy)

알츠하이머병에서 발견되는 베타 아밀로이드 단백질은 혈관 벽에도 침착될 수 있다. 이로 인해 혈관 벽이 약해지면 뇌에 반복적으로 출혈을 일으켜^{출혈성 뇌졸중} 결국 혈관성 치매로 이어진다. 가족력이 있으면 유전되며 보통 60세 이전에 발병한다^{685쪽 '젊은 나이에 발생하는 초로기 치매' 참조}.

만성 외상성 뇌병증

뇌진탕을 반복적으로 겪은 사람은 치매에 걸릴 확률이 높다. 만성 외상성 뇌병증^{chronic traumatic encephalopathy, CTE}은 뇌진탕을 여러 번 겪은 후 치매에 걸린 사람을 부검했을 때 가장 흔히 발견되는 병변이다. 뇌의 특정 부위에서 엉킴과 타우 단백질이 발견되며, 알츠하이머병과 다른 부위에서 엉킴이 발생한다.

만성 외상성 뇌병증은 미식축구와 하키, 축구 등 신체접촉이 많은 경기에서 뇌진탕을 겪은 사람들을 대상으로 제일 광범위하게 연구되었다. 고에너지 폭발에 노출된 군인들 또한 만성 외상성 뇌병증에 걸릴 위험이 있다. 헬멧이나 머리 보호용 장비를 착용하면 발병 위험이 낮아지는지는 확실하지 않지만, 여전히 착용하기를 권장한다.

피질 기저핵 변성

피질 기저핵 변성^{Corticobasal Ganglionic Degeneration}은 CBD라고도 불리며, 타우 단백질로 인해 발생하는 치매이기 때문에 타우 병증^{tauopathy}에 속한다^{677쪽 '전두측두엽 치매' 참조}. 질병의 초기에는 행위상실증으로 인해 팔의 힘은 정상이지만 팔을 움직이지 못해 한쪽 팔의 움직임이 서툴러진다. 또한 몸이 뻣뻣해지고 기억력이 손상되는 증상도 나타난다.

우울증

드물지만 우울증으로 인해 치매가 유발되기도 한다. 우울증의 증상은 겉으로 확연히 드러나는 경우가 많으나 환자에게 반드시 물어 확인해야 한다. 우울증으로 인한 치매 환자는 신체 기능과 정신 기능이 매우 저하되지만, 언어 능력이나 지각 능력은 그대로 유지된다. 알츠하이머병이나 뇌졸중, 파킨슨병 등 뇌 질환으로 인해 치매에 걸렸을 때 우울증이 초기 증상으로 나타나는 경우가 많다.

> 우울증을 치료하면, 치매 환자가 삶을 즐길 수 있게 도와주며
> 고통스러운 행동 증상을 줄일 수 있다.

환자가 알츠하이머병이나 루이소체 치매, 파킨슨병 치매, 혈관성 치매를 앓고 있을 경우 치매가 진행된 후에 우울증을 겪을 수 있다. 일반적으로 언어 능력이나 지각 능력에 문제가 발생하며, 이러한 증상이 나타나면 치매로 인한 신경 퇴행과 우울증이 동시에 생겼다는 의미이다. 치매 환자가 우울증을 겪을 경우, 치매의 완치 여부와 상관없이 우울증을 반드시 치료해야 한다. 의사가 우울증을 당연한 문제로 치부하게 내버려 두지 않길 바란다. 완치가 불가한 치매를 앓는 환자라도 우울증을 치료하면 환자의 고통이 경감되고 식욕이 개선되는 경우가 많다. 또한 환자가 삶을 즐길 수 있게 돕고 고통스러운 행동 증상을 줄일 수 있다. 하지만 우울증을 치료하더라도 기억력 문제는 개선되지 않을 수 있다는 점을 명심하길 바란다.

전두측두엽 치매

치매 환자의 약 5퍼센트는 전두엽이마 쪽 뇌 부분이나 측두엽관자놀이 아래쪽 뇌 부분의 뇌세포가 손실되고 뇌가 위축되는 양상을 보인다. PET 스캔이

나 사후 부검에서 비정상적으로 침착된 타우 단백질이 발견되며, 이러한 형태의 치매를 전두측두엽 치매frontotemporal dementia, FTD라고 부른다.

뇌의 전두엽과 측두엽에 영향을 미치는 질환들은 현재 여러 가지 다른 질병군으로 간주되며, 모두 타우 단백질에 이상이 생긴 특징이 있어 '타우 병증tauopathy'이라고 불린다. 뇌 손상이 주로 전두엽이나 측두엽에서만 일어날 때는 두엽성 치매 또는 전두측두엽 퇴행성 질환이라고 일컬으며, 타우 병증에 속하는 다른 두 질환인 피질 기저핵 변성과 진행성 핵상 마비는 이번 장의 다른 부분에서 다루도록 하겠다.

현재 전두측두엽 치매는 두 가지 형태로 분류한다. '행동 변이' 전두측두엽 치매는 성격과 행동이 확연하게 변하기 시작하며, 이러한 증상으로 인해 의사에게 진단을 받으러 오게 된다. 초기에는 기억력 손상이 경미한 경우가 많아서 흔히 스트레스나 '중년의 위기', 직장이나 가정에서 변화를 원하기 때문이라고 여겨지기도 한다. 행동 변이 전두측두엽 치매의 탈억제형은 성적으로 불쾌한 발언을 하거나 권위자와 말다툼하거나 상점에서 물건을 훔치는 등 사회적으로 부적절한 행동을 하는 증상이 제일 먼저 나타난다. 반대로 행동 변이 전두측두엽 치매의 무감동형은 사회적으로 무관심해지고 평소 즐기던 활동과 일상적인 활동에 점점 참여하지 않으려는 증상을 보인다.

'언어 변이' 전두측두엽 치매의 경우, 발병 초기에 여러 유형의 실어증682쪽 참조 증상이 나타난다. 머릿속에 있는 '사전'이 사라져 버려 단어를 기억해 내지 못할 수 있다. 말을 유창하게 하지만, 문법을 잊어버려 이해하기 힘든 어순으로 말할 수 있다. 또한 단어의 의미를 이해하는 능력을 상실하기도 한다.

전두측두엽 치매는 평균적으로 알츠하이머병보다 더 빠르게 진행된다. 평균 수명은 6~7년이지만, 편차가 매우 커서 어떤 환자는 3년밖에 살지 못하기도 하고 어떤 환자는 15년 이상 생존하기도 한다. 약 35퍼센트는 치매 가족력이 있으며, 50대나 60대에 발병하는 경우가 많다.

에이즈 관련 치매

에이즈후천성 면역 결핍 증후군, acquired immunodeficiency syndrome, AIDS는 1970년대 후반에 처음 발견되었다. 인간 면역결핍 바이러스human immunodeficiency virus, HIV에 감염되어 발생하며, 바이러스가 면역 체계를 무력화하여 체내에 침투한 바이러스와 감염균을 제거하지 못하게 된다. HIV 치료제가 개발되기 전까지 에이즈 환자는 면역 체계가 무력화되지 않았다면 충분히 이겨낼 수 있는 감염과 암으로 사망했다.

HIV는 성관계를 통해 옮거나 바이러스에 감염된 혈액이나 체액에 접촉했을 때 전파된다. 과거에는 바이러스에 감염된 사람이 사용한 피하 주삿바늘을 재사용하여 전염되는 경우도 빈번했다. 오늘날에는 수혈에 사용하는 혈액은 모두 바이러스 검사를 거치므로 수혈을 받아도 안전하다. 여러 명과 성관계를 하는 사람, 정맥 주사로 마약을 투여하는 중독자, 에이즈에 걸린 산모가 출산한 신생아 등은 에이즈에 걸릴 위험이 크다.

혈액 내 HIV를 소멸시키는 약물이 개발되기 전까지만 해도 에이즈에 걸리면 보통 수년 내에 사망에 이르렀다. 하지면 현재 효과적인 HIV 치료제가 개발되어 치료만 꾸준히 받는다면 일반인의 기대 수명까지 생존할 수 있다.

항바이러스제가 개발되기 전에는 에이즈 감염자가 치매에 걸리는 경우가 흔했으나, 오늘날에는 매우 드물다. 에이즈로 인한 치매는 항바이러스제를 복용할 수 없거나 복용하지 않는 사람이나 약물에 내성이 있는 HIV 균주에 감염된 사람에게 주로 발생한다. 치매는 환자의 뇌가 HIV나 다른 바이러스, 기생충, 곰팡이, 세균 등에 감염되거나 암이 뇌에 침투했을 때 발생한다.

HIV로 인한 치매에 걸리면 신체 기능과 정신 기능이 둔화하며 기억력 장애를 겪게 된다. 뇌의 특정 부위에 종양이 생기거나 감염이 발생할 경우, 뇌가 손상된 부위에 따라 다른 증상이 나타난다.

헌팅턴병

헌팅턴병Huntington disease, HD은 환자의 신체가 의지와 상관없이 비정상적으로 움직이는 무도형'춤을 추는 듯한'이라는 뜻의 그리스어에서 유래 운동을 보이는 것이 특징이다. 헌팅턴병으로 인해 치매에 걸린 경우, 정신 기능이 눈에 띄게 둔화하고, 집행기능계획, 인지적 유연성 등이 손상되며, 유사한 질환의 가족력이 있다는 특징이 있다. 평균적으로 45세에 증상이 나타나기 시작하지만, 청소년기나 70세에 발병하기도 한다. 헌팅턴병은 4번 염색체에 있는 유전자에 변이가 생겨 '헌팅틴huntingtin' 단백질에 이상이 생겨 발병한다. 상염색체 우성으로 유전되는 질환이기 때문에 자손은 비정상 유전자의 사본을 하나만 물려받아도 헌팅턴병에 걸리게 된다.

루이소체 치매

루이소체 치매Dementia with Lewy bodies, DLB는 전체 치매의 5~15퍼센트를 차지한다. 루이소체는 사후 부검 시 현미경 상으로 뇌세포 안에서 발견되는 단백질 집합체이다. 이러한 비정상적 구조는 과거 파킨슨병 환자에게만 존재한다고 여겨왔으나, 1980년대 후반 의사들은 일부 치매 환자의 뇌에도 루이소체가 퍼져있다는 사실을 발견했다.

루이소체 치매에 걸리면 알츠하이머병과 파킨슨병으로 인한 치매의 증상이 혼재되어 나타난다. 이로 인해 루이소체 치매를 별개의 질환으로 여기지 않는 의사들도 있지만, 알츠하이머병과 파킨슨병으로 인한 치매와 뚜렷하게 구별되는 특징이 있다. 루이소체 치매 환자의 85퍼센트는 주로 질병의 초기에 환시를 경험한다. 파킨슨병의 증상이 경미하게 나타날 수 있으나 파킨슨병에 매우 효과적인 치료제를 사용해도 증세가 그다지 호전되지 않는다. 또한 졸린 증상이 며칠 동안 지속되는 경우가 많다.

루이소체 치매 환자에게 항정신성 약물을 사용하면 심각한 부작용이 나타나므로 사용을 금해야 한다. 망상이나 환각을 치료해야 할 때도 최대한 적은 용량을 사용해야 한다. 환자가 환시를 경험할 때는 안심시키는 말을 건네면 "지금 눈앞에 있는 작은 사람들은 병 때문에 보이는 것 뿐이에요", "집에 있는 작은 사람들 때문에 겁이 나시겠지만, 제가 알아서 해결할게요" 등 환자의 두려움을 잠재우는 데 도움이 될 것이다.

파킨슨병과 유사한 증상 '파킨슨 증후군(parkinsonism)'이라고 불림으로는 근육의 경직, 움직임의 느려짐, 균형 감각 저하, 잦은 낙상 등이 있다. 낙상으로 인한 부상 위험을 줄이기 위해 조치를 취해야 한다 모서리가 뾰족하고 높이가 낮은 탁자 치우기, 바퀴가 달린 보행 보조기 제공하기 등. 레보도파 시네메트 약물을 신중하게 사용하면 파킨슨 유사 증상을 줄이는 데 도움이 될 수 있다.

파킨슨병 관련 치매

파킨슨병 Parkinson disease은 퇴행성 뇌질환이며, 휴식성 진전 탁자나 무릎 위에 올려놓았을 때 양손이 주기적으로 떨림, 전신 강직과 경직, 균형 감각 상실, 움직임^운동완서(bradykinesia)과 사고^{정신완서(bradyphrenia)}가 느려지는 네 가지 증상이 나타나는 특징이 있다. 증상이 발현되고 1년 후부터 치매가 시작된다.

파킨슨병 치매의 주요 양상으로는 사고력이 둔화하고, 기억을 완전히 잃기보다 떠올리는 데 어려움을 겪으며, 문제를 해결하는 능력이 저하되고, 인지적 유연성이 감소한다. 사고하는 속도가 느려지고 생각을 정리하기 힘들어하는 증상은 항파킨슨 약물을 사용하여 개선할 수 있다.

원발 진행성 실어증

원발 진행성 실어증^{primary progressive aphasia, PPA}에 걸리면 말로 자신의 의사를 표현하지 못하는 증상이 제일 먼저 나타난다. 환자는 말을 하고 싶으나 단어를 떠올리지 못해 좌절하게 된다. 원발 진행성 실어증은 언어 변이 전두측두엽 치매로 인해 발생하는 경우가 제일 흔하며, 치매가 언어를 관장하는 뇌 영역에서 다른 영역으로 퍼지기 시작하면 기억력과 지각력, 판단력에 문제가 생기게 된다. 간혹 알츠하이머병의 초기 증상으로 원발 진행성 실어증이 나타나기도 한다. 원발 진행성 실어증을 앓는 환자의 경우, 일반적으로 MRI와 포도당 대사 PET 스캔에서 좌측 측두엽에만 이상이 발견된다.

진행성 핵상 마비

진행성 핵상 마비^{progressive supranuclear palsy, PSP} 환자는 신체가 경직되고 안구 운동에 장애를 겪는다. 안구를 위로 움직이는 능력은 대개 질병의 초기에 손상되거나 상실된다.

'핵상'이라는 단어는 안구의 움직임을 조절하는 중심부 또는 핵을 의미하며, 눈의 상부^{위에서}에서 핵으로 들어오는 신경섬유에 문제가 생기면 핵이 정상적으로 작동하지 않게 된다. 이로 인해 환자는 눈을 위아래, 또는 옆으로 움직이지 못하게 된다.

진행성 핵상 마비로 인해 치매에 걸리면, 정신 기능이 둔화하고 유연하게 사고하는 능력이 떨어진다. 초기에는 기억력은 비교적 정상이지만 집행기능^{계획, 인지적 유연성 등}은 손상되는 경우가 많다. 환자는 신체가 경직되고 균형 감각이 저하되어 자주 넘어진다.

외상성 뇌손상(두부 외상)

머리에 외상을 입으면 충격으로 인해 뇌세포가 죽거나, 세포를 서로 연결하는 신경 다발이 손상되거나, 뇌 안에 출혈이 발생하여 뇌 조직이 파괴될 수 있다. 외상성 뇌손상^{traumatic brain injury, TBI}은 자동차와 오토바이 사고로 인해 유발되는 경우가 많지만, 신체적 접촉이 심한 스포츠 경기를 하다가 머리를 반복적으로 다칠 때도 발생할 수 있다. 육군과 해병대 병사가 사제 폭발물^{improvised explosive devices, IEDs}에 노출되었을 때는 파편이 머리를 관통하지 않더라도 뇌에 외상을 입을 수 있다. 이는 폭발 시 발생한 압력파가 뇌에 손상을 일으킨 것으로 추정된다.

외상성 뇌손상의 증상은 손상이 발생한 부위에 따라 상이하다. 특히 뇌진탕을 반복적으로 겪은 후에는 인지 능력 손상과 성격 변화, 행동 변화 등이 나타날 수 있다. 두부 외상은 알츠하이머병과 전두측두엽 치매를 유발할 수 있다.

두부에 외상을 입으면 때때로 뇌의 바깥쪽과 머리뼈 사이에서 출혈이 발생할 수도 있다. 이로 인해 머리뼈에 붙어있는 경막과 뇌 사이

에 상당한 양의 혈액이 고이게 되며, 이를 경막하 혈종_{subdural hematoma}
이라고 부른다. 머리뼈는 단단하여 압력을 받아도 팽창하지 않으므
로, 경막하 혈종이 생기면 뇌에 압력이 가해진다. 그 결과 뇌세포가 직
접적으로 파괴되거나 머리뼈 아래의 작은 구멍을 통해 척수 쪽으로
뇌가 밀려날 수 있다. 응급처치를 받지 않으면 사망에 이를 수 있다.
노인은 가볍게 넘어져도 경막하 출혈이 발생할 수 있다. 경막하 혈종
은 수술로 혈전을 제거하여 치료한다.

혈관성 치매

'혈관성'이라는 단어는 말 그대로 혈관을 의미한다. 혈관성 질환으
로 인해 뇌혈관이 막히거나_{경색}, 터지거나_{출혈}, 염증이 발생하면 치매가
생긴다. 뇌에 경색이나 출혈, 염증이 발생하면 뇌세포가 파괴되며, 작
은 뇌졸중이 여러 번 발생하여 손상이 누적되면 치매로 이어질 수 있
다. 뇌혈관 질환이 있으면 알츠하이머병에 걸릴 확률도 증가하지만,
아직 원인은 규명되지 않았다. 때때로 알츠하이머병과 혈관성 치매를
동시에 앓고 있는 환자들도 있다.

혈관성 치매의 증상은 뇌가 손상된 부위에 따라 달라진다. 제일 흔
한 증상으로는 기억력과 조정력, 언어 능력 장애가 있다.

혈관성 치매는 시간이 흐르면서 진행되기도 하지만, 수년간 상태
가 악화하지 않기도 한다. 때로는 뇌졸중이 더는 발생하지 않도록 예
방하고, 혈관에 염증을 일으키는 질환을 치료하면 혈관성 치매의 진
행을 멈출 수 있다.

뇌졸중 치료법은 최근 몇 년 동안 놀라운 진보를 이루었다. 조기에
발견하면 혈전을 녹이거나 수술로 제거할 수 있다. 이후 혈전이나 염

증이 발생한 원인을 찾아내 치료하면 향후 뇌졸중이 일어날 가능성을 차단할 수 있다. 이를 통해 추가로 뇌 손상이 생기지 않도록 예방하여 치매 발병 위험을 줄이고 치매의 진행 속도를 늦출 수 있다.

젊은 나이에 발생하는 초로기 치매

60세 미만의 사람은 다양한 질환으로 인해 치매에 걸린다. 40세에서 60세 사이에 치매가 발병한 환자의 절반은 알츠하이머병을 나머지 절반가량이 전두측두엽 치매를 앓고 있다. 기타 질환은 약 10퍼센트를 차지한다. 40세 이전에는 뇌를 공격하는 자가면역 질환이나 중추신경계 감염, 유전성 희소 질환으로 인해 유발될 가능성이 크다.

초로기 치매의 경우, 65세 이상인 치매 환자를 돌볼 때와는 다른 경우가 많다. 60세 미만의 치매 환자는 대부분 직장을 다니고 있으며 자녀를 양육하고 있어서 환자를 돌보기가 특히 어려울 수 있다. 또한 젊은 치매 환자는 환자를 돌보는 보호자와 가족 관계를 형성한 지가 그리 오래되지 않았기 때문에, 보호자가 이 책 전반에 걸쳐 설명한 행동 증상과 정신 증상을 감내하기가 훨씬 더 괴로울 수 있다.

기타 뇌 질환

인지 능력을 손상하지만 치매를 일으키지 않는 질환을 몇 가지 소개하고자 한다.

섬망

'섬망delirium'은 인지 능력 장애와 집중력과 주의력 저하 등 여러 증상을 포괄하는 용어이다. 섬망 환자는 치매 환자와 마찬가지로 기억력이 저하되거나 방향 감각을 상실하고, 일상생활이 불가능할 수 있다. 반면, 치매 환자와 달리 졸음을 많이 느끼고 주의력과 경계심이 떨어지며, 쉽게 산만해진다. 섬망은 갑자기 시작되지만, 치매는 뇌에 외상이 생긴 경우를 제외하고 수개월에서 수년에 걸쳐 서서히 진행된다. 섬망의 다른 증상으로는 현실 감각의 왜곡, 잘못된 생각, 환각, 일관성 없는 말, 불면증, 신체운동 활동의 증가 또는 감소 등이 있다. 섬망은 하루 중에도 증상이 심하게 변동하는 양상을 보인다.

> 섬망은 갑자기 시작되는 반면,
> 치매는 뇌에 외상이 생긴 경우를 제외하고
> 수개월에서 수년에 걸쳐 서서히 진행된다.

섬망은 다양한 원인으로 인해 시작된다. 이 말인즉 원인을 밝혀내기만 하면 대부분 회복할 수 있다는 의미다. 흔한 원인으로는 약물 부작용과 감염, 수분 부족, 수분 과다가 있으며, 변비와 요도 감염이 있을 때도 섬망이 생길 수 있다. 약물을 과다 복용하거나 약물 간의 상호작용이 일어날 경우, 약물을 복용한 후 몇 주가 지나서야 섬망 증상이 시작되기도 한다. 노인이 아프거나 입원한 후에 혼란스러워한다면, 의사가 치매 진단을 내리기 전에 섬망을 일으킬 가능성이 있는 원인을 모두 확인해야 한다.

치매 환자는 다른 사람보다 섬망을 겪을 가능성이 크다. 환자의 상태가 갑자기 나빠졌을 때는 섬망이 원인인지 반드시 확인해야 한다.

> 섬망은 치료를 통해 개선될 수 있으며,
> 완전히 회복될 수 있는 경우가 많다.

섬망 증세로는 짜증과 졸음, 실금, 불안, 두려움 등이 있으며, 이 중 한 가지 증상만 나타나도 섬망이 있다는 징후일 수 있다. 또한 환자의 활동량이나 움직임, 운동량이 눈에 띄게 증가 또는 감소하거나 주의력이 감소할 수 있으며, 환시 증상도 빈번히 나타난다.

뇌졸중과 국소성 뇌 손상

때때로 뇌의 한 부분에 국한하여 '국소성' 손상이 일어나기도 한다. 이는 뇌종양이나 뇌졸중, 두부 손상으로 인해 발생할 수 있다. 국소 부위만 손상되더라도 한 가지 이상의 인지 기능에 영향을 끼칠 수 있다. 신경과 전문의는 환자의 증상만으로 뇌가 손상된 부위를 알아낼 수 있다. 국소성 손상은 '국소 뇌 병변focal brain lesion'이라고 불리며, 손상이 광범위한확산성 경우 치매와 같은 증상이 나타날 수 있다.

> 뇌졸중은 뇌의 일부분이 손상되는 질환이지만
> 재활을 통해 회복 가능성을 높이고
> 후유증을 줄여 호전될 수 있다.

심한 뇌졸중은 뇌 일부분이 손상되는 질환이며, 환자는 갑자기 편측마비가 오거나 한쪽 얼굴이 처지거나 언어 구사 능력에 문제가 생긴다. 뇌졸중은 혈전이 뇌혈관을 막거나 뇌혈관이 파열되어 뇌에 출혈이 일어나 발생하기 때문에 즉각적인 치료가 무엇보다 중요하다. 때때로 부종으로 인해 뇌세포가 손상되거나 뇌세포의 기능이 저하될 수 있으나 부종이 가라앉으면 회복될 수 있다. 또한 뇌의 다른 부위가 뇌졸중으로 인해 손상된 영역의 기능을 점진적으로 보완하면서 회복될 수도 있다.

많은 사람이 뇌졸중을 겪은 후 상태가 호전된다. 재활 훈련을 통해 회복할 가능성을 높이고 뇌졸중으로 인한 후유증을 줄일 수 있다. 회복은 수년에 걸쳐 계속되기도 한다. 치료를 잘 받으면 향후 뇌졸중이 발생할 위험을 낮출 수 있다.

일과성 허혈 발작

일과성 허혈 발작transient ischemic attack, TIA은 뇌의 일부분에 혈액이 충분히 공급되지 않아 일시적으로 뇌 기능이 손상되어 발생한다. 환자는 말을 하지 못하거나 말이 어눌해질 수 있다. 또한 신체 마비나 위약감, 어지럼증, 메스꺼움을 느낄 수 있다. 이러한 증상은 수 분 내지수 시간 지속되었다가 저절로 말끔히 해결^{사라짐}된다. 뇌졸중과 증상은 똑같지만, 뇌졸중은 손상이 장기간 지속된다는 점에서 차이가 있다. 하지만 뇌 MRI 기술이 비약적으로 발전한 덕분에 TIA의 증상이 완전히 사라지더라도 영구적 뇌 손상이 일어날 수 있다는 사실이 밝혀졌다.

일과성 허혈 발작은 뇌졸중의 경고 신호로 간주해야 한다. 증상 발현 후 24시간 이내에 '혈전 용해제'를 투여해야 효과적으로 치료할 수 있으므로, 증상이 나타나면 바로 응급실을 찾아가야 한다. TIA가 발생한 원인을 찾아내면 향후 뇌졸중이 발생할 위험을 현저히 낮출 수 있기 때문에 의사는 원인을 규명해야 한다.

> 일과성 허혈 발작은 뇌졸중의 경고 신호로 간주해야 하며,
> 필시 즉각적으로 치료해야 한다.

일과성 완전 기억상실^{Transient global amnesia}은 일과성 허혈 발작의 한 유형이며, 환자는 일시적으로^{최장 수 시간} 혼란을 겪는다. 완전히 회복되더라도 응급실에 가서 바로 진단을 받아야 한다.

치매 환자가 남은 기능을 최대한 유지하도록 하고,
불안과 공포를 줄이면서 삶을 즐길 수 있도록 도와주면
삶의 질을 개선할 수 있다.

18장

치매 연구

The 36-Hour Day

오늘날 치매 연구는 매우 흥미로운 단계에 도달했다. 얼마 전까지만 해도 치매가 노화의 자연스러운 결과라고 여겨 소수의 선구자만 관심을 가졌지만, 지난 40년 동안 치매에 관한 관심과 연구가 급증했다. 현재까지 치매에 관해 밝혀진 사실은 다음과 같다.

- 치매는 노화의 자연스러운 결과가 아니다.
- 치매는 식별 가능한 특정 질환으로 인해 발생한다.
- 각각의 신경 퇴행성 치매는 특정 단백질의 이상으로 인해 발생한다.
- 치료할 수 있는 질환인지 파악하고 적절한 치료 방법을 결정하기 위해 정확한 진단이 무엇보다 중요하다.
- 현재 완치가 불가한 질환의 경우, 정밀한 평가를 통해 질병을 관리할 방법을 결정해야 한다.

오늘날 과학자들은 치매를 유발하는 특정 질환[17장 참조]의 원인과 치료법을 규명하기 위해 매진하고 있다. 새로 개발된 도구들 덕분에 일반적인 노화와 치매 과정에서 일어나는 뇌의 변화를 훨씬 명확하게 관찰할 수 있게 되었다. 대중의 관심이 높아지면서 치료법에 대한 요구도 증가하는 추세다.

이번 장은 이전의 장들에 비해 전문적인 내용을 담고 있다. 여유가 있을 때 읽거나 원한다면 건너뛰어도 좋다.

치매 연구는 전 세계적으로 활발히 진행 중이다. 미국에서는 주로 미국국립노화연구소National Institute on Aging, NIA와 미국국립신경질환뇌졸중연구소National Institute of Neurological Disorders and Stroke, NINDS, 미국재향군인 부Department of Veterans Affairs, VA에서 연구 자금을 지원한다. 국립노화연구소는 알츠하이머병 연구 센터를 지원하며, 유능한 연구자들을 그러모아 흥미로운 연구를 진행하고 있다. 이 외에도 개인 기부자와 재단, 제약 회사 등에서도 연구비를 지원하고 있다. 안타깝게도 매년 많은 연구가 잠재적인 가치에도 불구하고 재정 지원을 받지 못하고 있다.

중연구소National Institute of Neurological Disorders and Stroke, NINDS, 미국재향군인 부Department of Veterans Affairs, VA에서 연구 자금을 지원한다. 국립노화연구소는 알츠하이머병 연구 센터를 지원하며, 유능한 연구자들을 그러모아 흥미로운 연구를 진행하고 있다. 이 외에도 개인 기부자와 재단, 제약 회사 등에서도 연구비를 지원하고 있다. 안타깝게도 매년 많은 연구가 잠재적인 가치에도 불구하고 재정 지원을 받지 못하고 있다.

연구 이해하기

알츠하이머병에 대한 대중의 인식이 높아지면서 '획기적인 성과'
와 '치료법'이라는 제목의 발표가 증가하는 추세이다. 그중 일부는 새
로운 치료법을 찾기 위한 발판이 될 수 있지만, 각 발견은 치료법 개발
을 위한 긴 여정의 작은 진전에 불과하다.

연구 결과가 어떻게 치료에 적용될 수 있는지를 이해하기는 과학
자들과 가족들 모두에게 어려울 수 있다. 이번 장을 읽기에 앞서 과학
연구에 대해 알아두면 좋을 내용을 몇 가지 설명하고자 한다.

- 연구 과학자들은 연구 결과를 공개해야 하며, 대중은 연구 결과
  를 알고 싶어한다. 연구 기금에 대한 대중의 관심을 꾸준히 끌어
  내려면 연구 결과를 열성껏 보도하는 언론의 역할이 매우 중요하
  다. 하지만 언론에서 '획기적 성과'라고 발표한 내용이 기대에 미

치지 못할 경우, 가족들은 괴로움에 휩싸인다.

- 과학은 쓰디쓴 실패를 겪기 마련이다. 한 연구가 성공적인 결과를 낼 듯한 기대감을 불러일으키면 한동안 가족들과 연구자들은 흥분할 것이다. 하지만 시간이 지나면서 아무런 진전이 없을 수 있다. 실망스러울 수도 있지만, 무언가를 배제할 때마다 연구해야 할 과제가 하나씩 줄어든다. 많은 단서가 퍼즐 조각처럼 모여 결국 큰 성과를 만들어 낸다. 하지만 퍼즐 조각이 우리가 예상했던 자리에 딱 들어맞지 않는 경우도 많다.

- 알츠하이머병은 디프테리아와 수두, 소아마비와 같은 감염성 질환과는 다르다. 감염성 질환은 특정 병원체가 단일 원인으로 작용하여 동일한 증상을 나타내는 반면, 알츠하이머병은 다양한 원인으로 인해 발생한다. 이런 점에서 알츠하이머병은 암과 마찬가지로 여러 종류의 질환을 포괄한다. 환자마다 질병의 양상이 다른 이유도 바로 이 때문이다. 알츠하이머병은 발병하기까지 여러 가지 원인이 복합적으로 작용할 수 있으며, 환자마다 발병 원인이 다를 가능성이 크다. 그러나 일반적으로 이러한 다양한 원인은 비슷한 증상을 유발한다. 따라서 연구자들은 여러 가지 원인과 치료법을 찾아내야 한다.

- 연구를 수행할 때는 결과에 영향을 미칠 수 있는 다른 요인을 모두 제거해야 한다. 새로운 기술이나 약물을 시도했을 때 환자는 일시적으로 나아지는 듯 보일 수 있다. 이럴 경우, 약물 임상 시험에 참여한 환자의 가족들은 새로운 치료 덕분에 상태가 호전됐다고 믿는다. 하지만 잘 설계된 연구의 결과를 살펴보면, 위약이나 가짜 치료를 받은 환자들도 증상이 똑같이 개선되는 것으로 나타

났다. 여기에는 다양한 이유가 있다. 연구를 수행하는 연구자와 가족들이 희망차게 생각하는 경향이 있고, 환자에게 희망을 주고 기운을 북돋아 주려고 노력하며, 새로운 치료법이 처방되거나 연구에 참여하면서 관심을 받는 덕분에 환자의 인지 기능이 일시적으로 개선을 보일 수 있다. 이러한 현상을 '위약 효과placebo effect'라고 부르며, 이는 수술 연구에서도 자주 나타난다. 약물 및 기타 치료법을 효과적으로 연구하기 위해서는 환자의 증상을 개선에 영향을 미칠 수 있는 다른 요인을 모두 제거하도록 신중하게 설계해야 한다.

- 새로운 치료법을 모색하기 위한 예비 임상 시험은 일반적으로 소수의 사람을 대상으로 실시한다. 환자의 수가 적으면 연구와 관련이 없는 외부 요인이 시험 결과에 영향을 줄 가능성이 증가한다. 하지만 개발 초기에는 치료법의 안전성이 입증되지 않았기 때문에 적은 수의 사람만 참여시켜야 한다. 소규모 임상 시험에서 흥미로운 결과가 도출되었더라도 대규모 임상 시험이나 다른 연구자가 수행한 시험에서 같은 결과가 나오지 않을 수도 있다는 점을 명심해야 한다.

- 두 가지 요인이 동시에 나타났다고 해서 반드시 인과관계를 의미하는 것은 아니다. 즉, 치매 환자의 뇌에서 A와 B가 함께 발견되었더라도 A가 B를 유발했다는 의미는 아니다. A와 B가 알려지지 않은 C라는 요인에 의해 발생했을 가능성이 있기 때문이다. 질병 요인 간의 관계를 규명하기까지 수년이 걸릴 수 있다.

- 알츠하이머병 환자의 뇌를 표적으로 하는 후보 약물은 몸 전체에 심각한 부작용을 유발할 위험이 있다. 이러한 신약은 치료 효

과보다 장기를 손상할 위험이 커서 연구가 중단되는 경우도 발생한다.

- 과학자들은 인체 실험을 시행하기 전에 동물 실험을 통해 뇌가 어떻게 작동하는지 파악하고 약물이 안전한지 시험한다. 인간보다 생체 주기가 빠른 동물을 연구하면 인간을 대상으로 한 연구보다 결과를 더 빨리 얻을 수 있다. 다만, 윤리적인 부분을 고려해야만 한다. 동물을 대상으로 실험하는 연구자는 동물과 인간이 약물에 반응하는 방식의 유사점과 차이점을 고려하여 연구를 진행한다. 생체 주기가 짧은 동물에게 화학 물질을 고용량으로 투여할 경우, 화학 물질과 질병 사이에 존재하는 상관관계를 확인할 가능성이 커진다. 컴퓨터 프로그램을 활용하면 도움이 될 수 있지만, 동물 실험을 대체하지는 못한다.

혈관성 치매와 뇌졸중 연구

다발성 뇌졸중은 치매의 두 번째로 흔한 원인이다. 지난 50년 동안 전 세계적으로 뇌졸중의 발생 빈도가 30~50퍼센트 줄어들었으며, 덕분에 일부 국가에서 치매 발병률이 감소했다. 뇌졸중과 혈관 질환을 예방하는 효과가 더 뛰어난 방법을 찾는다면, 수천 명의 사람이 혜택을 받을 수 있을 것이다.

> 재활 치료를 받으면, 뇌졸중 후 회복 효과를 극대화한다.
> 회복에는 수년이 걸릴 수도 있다.

뇌졸중을 일으키는 위험 요인으로는 고혈압, 고콜레스테롤, 높은 수준의 저밀도 지질단백질, 비만, 당뇨, 동물성 지방과 소금 함량이 높은 식단, 흡연, 심장 질환 등이 있다. 이러한 요인은 혈관성 치매에 걸릴 확률도 높인다. 위험 요인을 직접적으로 치료하면 뇌졸중이 발생할 위험을 낮출 수 있는 것으로 밝혀졌다. 신체 운동도 뇌졸중 예방에 도움이 된다.

연구자들은 뇌졸중이 발생하는 동안과 직후에 뇌에서 일어나는 화학적 변화에 관해서도 연구하고 있다. 약물을 사용하여 뇌 조직을 파괴하는 화학 물질의 방출을 차단하면 뇌가 손상되는 정도를 줄일 수 있을 것으로 기대하고 있다. 또한, 재활 훈련이 뇌의 재구성을 촉진하는 구체적인 기제와 최적의 시기, 회복 가능한 범위를 규명하는 연구도 진행 중이다. 현재 뇌졸중으로 인한 손상을 회복하려면 수년이 걸리며, 재활 치료가 회복 효과를 극대화한다는 증거가 계속해서 나오고 있다.

과학자들은 뇌졸중 후 환자에게 신체적 장애가 거의 없더라도 우울증이 나타나는 경우가 많다는 사실을 발견했다. 뇌졸중으로 인한 우울증은 약물 치료나 심리 치료와 같은 표준적인 치료법이 잘 듣는다.

알츠하이머병 연구

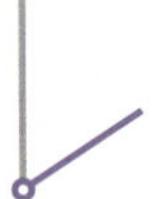

뇌의 구조적인 변화

알로이스 알츠하이머는 치매로 인한 행동 증상을 보이는 여성의 뇌 조직을 현미경으로 관찰한 결과 신경반과 신경섬유 엉킴이라는 병변을 발견했다. 치매에 걸리지 않은 노인의 뇌에서도 비슷한 병변이 발견되지만, 수가 훨씬 적다. 과학자들은 신경반과 엉킴의 구조와 화학적 성질을 분석하여 병변의 형성과 치매와의 연관성을 밝혀내는 중이다.

뇌세포

인간의 뇌는 수십억 개의 신경 세포 또는 뉴런으로 이루어져 있다. 뉴런은 주변이나 멀리 있는 다른 뉴런과 연결을 형성하여 사고와 기억, 감정, 신체 움직임을 조절하는 역할을 한다. 뇌에 존재하는 다른 유형의 세포들은 뉴런이 제대로 작동할 수 있도록 돕고, 감염과 싸우고, 손상을 수리한다.

흥미로운 점은 알츠하이머병과 전두측두엽 치매, 파킨슨병, 헌팅턴병, 진행성 핵상 마비 등 다양한 퇴행성 질환이 뇌의 각기 다른 부위에 존재하는 신경 세포 다발에서 시작해 다른 부위로 퍼져나간다는 사실이다. 알츠하이머병을 예로 들면, 발병 초기에 뇌 깊숙이 해마라고 불리는 작은 영역에서 많은 세포가 사멸한다. 이후 질병이 진행될수록 다른 부위의 세포들도 예측 가능한 방식으로 손상되면서 질병의 증상이 점차 악화한다.

신경 가소성

'가소성plasticity'은 신경계가 변화하는 능력을 설명하는 용어이다. 20세기의 위대한 발견은 노년기에도 뇌가 새로운 세포를 생성할 수 있다는 사실을 입증한 것이다. 그전에는 뇌 발달이 완료된 초년기 이후에는 새로운 뇌세포가 생성되지 않는다고 여겨졌다.

또 다른 중요한 사실은 뇌세포 간에 새로운 연결이 평생에 걸쳐 생성된다는 점이다. 이는 뇌세포가 일부 손상된 치매 환자도 회복이 가능할 수 있다는 희망을 보여준다. 현재 연구자들은 뇌에서 새로운 세포와 연결이 생성되는 기제를 밝히기 위해 전념하고 있다.

신경전달물질

신경전달물질은 뇌에 존재하는 화학 물질로, 한 세포에서 다른 세포로 신호를 전달하는 역할을 한다. 신경전달물질은 뇌에서 만들어져 사용되고 분해된다. 세포의 종류와 정신 활동의 종류에 따라 다양한 신경전달물질이 존재한다. 특정 질병에 걸리면 신경전달물질의 양이 줄어든다. 가령, 파킨슨병에 걸린 환자는 뇌의 흑질substantia nigra에서 생성되는 신경전달물질인 도파민이 비정상적으로 적게 생성되며, 이는 해당 영역에 존재하는 뇌세포가 사멸하기 때문에 발생한다. 레보도파를 복용하면 도파민의 양을 증가시켜 파킨슨병의 증상을 크게 개선할 수 있다.

또한, 알츠하이머병에 걸린 환자들에게 여러 신경전달물질이 결핍되어 있다는 사실이 발견됐다. 현재 알려진 물질로는 아세틸콜린이 있으며, 소마토스타틴과 노르에피네프린, 세로토닌, 부신피질자극호르몬 방출 인자CRF, 물질 P 등이 관련이 있을 것으로 추정한다. 사람마다 결핍된 신경전달물질이 다를 수 있으며, 환자마다 각기 다른 증상이 발현되는 이유도 이 때문이다. 과학자들은 알츠하이머병의 증상을 완화하기 위해 환자의 뇌에 부족한 아세틸콜린과 다른 신경전달물질의 양을 증가시키는 약물을 개발했다. 하지만 이러한 약물은 부족한 신경전달물질을 대신할 뿐 뇌세포가 손상되는 과정을 멈추지는 못하기 때문에 병 자체를 치료하지는 못한다. 파킨슨병도 마찬가지이다.

전기신호

뇌세포는 먼 거리에 있는 세포와 소통할 때 전기신호를 사용한다. 일부 과학자들은 직접적인 전기 자극을 통해 뇌 기능을 개선하거나 뇌 손상 후 회복을 도울 수 있는지 연구하고 있다.

비정상 단백질

단백질은 인체 세포를 구성하는 주요 성분이다. 인체는 음식물을 섭취한 후 아미노산으로 분해하여 몸에 필요한 단백질을 만든다. 치매를 유발하는 질환을 앓는 환자의 뇌를 현미경으로 관찰하면 공통적으로 변형된 단백질이 발견된다. 이러한 비정상 단백질에는 알츠하이머병의 특징인 신경망과 엉킴, 일부 전두측두엽 치매 환자에게서 발견되는 픽체Pick body, 파킨슨병과 루이소체 치매에서 나타나는 루이소체, 크로이츠펠트-야콥병Creutzfeldt-Jakob disease의 프라이온 등이 있다. 만약 비정상 단백질의 침착이 질병을 일으키는 직간접적 원인이라면, 단백질의 침착을 제거하거나 억제하여 질병을 치료하거나 예방할 수 있다.

현재 연구진은 특정 단백질이 비정상적으로 접히는 현상이 직간접적으로 질병을 유발할 가능성을 연구하고 있다. 예를 들어, 알츠하이머병 환자의 뇌에는 '베타 아밀로이드beta amyloid'라는 단백질이 비이상적으로 축적되어 있다. 알츠하이머병의 특징인 신경반을 현미경으로 관찰하면 중앙에 베타 아밀로이드가 존재하며, 일부 환자는 뇌혈관을 따라 아밀로이드가 침착되어 있다. 단백질이 비정상적으로 접히는 현상이 각 질환에서 나타나는 구조적 이상을 일으킨다면, 이러한 접힘을 억제하거나 제거하면 질병을 효과적으로 치료하거나 예방할 수 있다. 21번 염색체에 있는 유전자가 베타 아밀로이드의 생성을 조절한다는 사실이 밝혀졌으나, 베타 아밀로이드의 기능은 아직 베일에 싸여있다. 인체에 외부 물질이 침투했을 때 일어나는 면역 반응에 관여하는 것으로 추정되며, 이러한 가능성에 대해서는 아래에서 논의하도록 하겠다.

현재 많은 관심을 받은 한 이론은 일부 사람들이 베타 아밀로이드 단백질을 인체가 정상적으로 제거할 수 없는 형태로 분해한다는 것이다. 아밀로이드를 분해하고 제거하는 과정은 뇌세포에서 자연적으로 생성되는 여러 효소에 의해 제어된다. 어떤 효소는 아밀로이드를 제거 가능한 크기로 잘게 분해하는 반면, 다른 효소는 제거가 불가한 크기로 분해한다. 따라서 제거할 수 없는 조각이 쌓이게 되면 알츠하이머병이 발병하게 된다는 이론이 도출된다. 현재 알츠하이머병을 치료하거나 예방하기 위해 시험 중인 많은 치료제의 목표는 제거가 불가한 아밀로이드 단백질을 제거하거나 생성을 억제하거나, 제거할 수 있는 단백질의 생성을 증가하는 것이다.

뇌세포에 존재하는 비정상 단백질

뇌세포에 존재하는 일부 단백질은 화학 물질이 이동할 수 있는 고속도로와 같은 역할을 한다. 하지만 알츠하이머병에 걸리면 이러한 단백질이 비이상적으로 변형되는 듯 보인다. 타우 단백질과 미세소관 결합단백질microtubule-associated protein, MAP이 여기에 포함된다. 많은 연구자는 이와 같은 비정상 단백질이 위에서 설명한 아밀로이드 단백질에 이상이 생긴 후에 형성되며, 아밀로이드 단백질에 이상이 생기면 어떤 과정을 통해 비정상 단백질이 생성된다고 믿고 있다. 이러한 비정상 단백질은 알츠하이머병으로 사망한 환자의 뇌에서 발견되는 신경섬유 엉킴이 형성한다.

비정상 타우 단백질은 전두측두엽 치매와 진행성 핵상 마비 환자의 뇌에서도 발견된다. 전두측두엽 치매를 앓는 환자의 일부는 타우 단백질 생성에 관여하는 17번 염색체의 여러 변이 유전자를 유전 받는다. 질병의 유전적 요인이 밝혀지면서 비정상 단백질을 제거하는 약물에 관한 연구가 시작되었다.

파킨슨병에서 나타나는 비정상 단백질은 '시누클레인synuclein'이라고 불리며, 이 단백질이 모여 비정상적인 구조인 루이소체를 형성한다. 파킨슨병을 앓는 환자의 약 60퍼센트에서 여러 유전자의 변이가 발견됐다. 하지만 파킨슨병은 가족 내에서 발생하는 경우가 드물기 때문에 이러한 유전자 변이 중 일부는 후천적으로 발생한다. 현재 다양한 유전자 이상에 관한 연구가 이루어 있으므로 파킨슨병 환자에게 두루 도움이 될만한 성과를 얻을 것으로 기대한다.

신경 성장 인자

뇌와 척수 안에 있는 세포그리고 중추신경계 외부의 신경 세포는 '신경 성장 인자nerve growth factors'라고 불리는 단백질의 지시에 따라 특정한 형태로 분화한다. 중추신경계 외부에 있는 신경세포말초신경가 손상을 입은 후에 재성장하거나 재생될 수 있다는 사실은 이미 오래전에 밝혀졌다. 최근 사람이 죽을 때까지 새로운 뇌세포가 생성되고 세포 간에 새로운 연결이 형성된다는 사실이 밝혀진 이후, 과학자들은 이 과정을 지시하는 신경 성장 인자가 결핍되면 치매로 이어질 가능성이 있는지 연구해 왔다. 또한, 신경 성장 인자가 손상된 뇌세포의 교체나 재생을 촉진할 수 있는지, 그로 인해 치매 환자의 뇌에서 세포 간에 새로운 연결이 형성될 수 있는지도 연구하고 있다.

감염

소수의 연구자는 여러 해 동안 세균이나 바이러스, 곰팡이가 알츠하이머병에 미치는 영향을 연구해 왔다. 이 이론은 그동안 연구계에서 큰 관심을 받지 못하다가 최근 세균과 같은 외부 물질이 체내에 침투했을 때 초기 면역 반응으로 아밀로이드 단백질이 생성된다는 다수의 연구 결과가 발표되면서 회의론이 줄어드는 추세이다. 이는 아밀로이드가 체내로 침입한 유기체를 둘러쌀 때 알츠하이머병 환자의 뇌에 아밀로이드가 축적되기 시작된다는 사실을 시사한다. 또 다른 이론은 감염성 유기체가 수년 동안 아밀로이드 속에 갇혀 있다가 면역계가 노화하면 통제에서 벗어나고, 이후 아밀로이드가 추가로 축적되면서 뇌 조직을 파괴한다는 것이다.

프라이온

프라이온prion, 단백질성 감염 입자은 정상적으로 생성되는 작은 단백질이 변형된 형태이며, 크로이츠펠트-야콥병과 쿠루병, 소해면상뇌증bovine spongiform encephalopathy, 광우병 등 여러 희귀성 치매를 일으킨다. 이전에는 프라이온이나 이와 유사한 감염성 입자가 알츠하이머병을 일으키거나 프라이온 질환이 뇌에 확산하는 기제가 다른 신경퇴행성 질환에서 비정상 단백질이 퍼지는 방식과 유사할 수 있다고 여겨졌다. 하지만 현재로서는 프라이온이 알츠하이머병의 발병에 직접적으로 관여할 가능성은 희박해 보인다.

연구자들은 알츠하이머병이 다른 사람에게 전염되는 전염성 질환일 가능성을 밝혀내기 위해 다분히 노력해 왔다. 하지만 현재까지도 알츠하이머병이 감염 후 잠복기가 긴 바이러스나 프라이온, 기타 감염성 유기체로 인해 유발된다는 주장을 뒷받침하는 증거는 발견되지 않았다.

반면, 베타 아밀로이드 단백질과 시누클레인synuclein 단백질을 동물에 주입하면 독성을 띤 아밀로이드와 시누클레인 단백질이 생성될 수 있다는 사실이 밝혀졌다. 이렇게 변형된 단백질은 건강한 세포를 손상시키며, 이는 프라이온이 뇌 전체에 퍼지는 방식과 유사하다. 이 과정을 연구하는 과학자들은 비정상 단백질의 확산을 차단하여 뇌세포가 사멸하는 현상을 예방할 수 있는 치료법의 개발에 힘쓰고 있다.

뇌세포(또는 줄기세포) 이식

새로운 세포를 이식하여 손상된 뇌세포를 대체할 수 있다는 발상은 최근 몇 년 동안 큰 관심을 불러일으켰다. 많은 종류의 치매가 뇌의 특정 영역에서 시작하고, 처음에는 단일 유형의 세포에만 영향을 미치기 때문에 과학자들은 각 질환에 특징적인 유형의 세포를 대체하거나 재생할 수 있다고 믿는다. 동물 실험 결과, 특정 세포를 실험실에서 배양한 후 뇌 손상을 입은 동물에게 이식하자 세포가 재생되어 신경전달물질을 생성하는 것으로 나타났다. 실험실에서 배양한 세포 일부는 줄기세포에서 추출하였기에 다양한 유형의 세포로 분화할 수 있다. 예컨대 피부 줄기세포는 손상되거나 사멸한 피부 세포를 대체한다.

현재 세포 이식이 알츠하이머병 환자에게 효과가 있는지를 평가하기 위해 여러 실험 연구가 진행 중이다. 하지만 많은 전문가는 알츠하이머병이 이미 넓게 퍼진 후에는 뇌 조직을 이식해도 뇌 손상을 회복시킬 수 있을지에 대해서 회의적이다. 살아있는 사람의 뇌에서 세포를 채취한 후 '재조정'하면 환자의 뇌에서 비정상적이거나 사멸한 세포를 대체할 수 있으며, 심지어 바람직한 방법일지도 모른다. 하지만 이식된 세포가 뇌의 손상된 부분을 대체할 수 있는지는 아직 증명되지 않았다.

금속

알루미늄은 일부 알츠하이머 환자의 뇌에서 예상보다 많은 양이 발견되었으며, 수년 동안 알츠하이머를 유발할 수 있다는 우려가 제기되어 왔다. 망간과 같은 다른 금속은 다른 형태의 치매를 유발한다고 알려져 있다. 현재 알루미늄은 치매의 원인이라기보다는 치매를 유발하는 다른 원인으로 인해 생성되었을 가능성이 커 보인다. 간혹 사람들은 제산제 복용이나 알루미늄 프라이팬으로 요리하기, 데오도란트^{알루미늄을 포함한 모든 제품}의 사용을 중단해야 하는지 궁금해 한다. 하지만 알루미늄을 함유한 제품이 치매를 유발한다는 증거는 발견되지 않았다. 훨씬 더 많은 양의 알루미늄에 노출된 사람들을 대상으로 한 연구 결과, 알루미늄 노출과 알츠하이머병의 발병 사이에 아무런 연관이 없다고 드러났다. 체내에 있는 알루미늄과 중금속의 배출을 촉진하는 치료법은 알츠하이머병 환자에게 전혀 도움이 되지 않으며, 일부 치료법은 심각한 부작용을 유발할 수 있다.

면역계 결함

면역계는 신체가 감염에 대항하는 방어 체계이다. 연구 결과, 신체가 감염과 싸우기 위해 사용하는 단백질이 알츠하이머병의 특징인 신경반 주변에 존재하는 것으로 나타났다.

면역계는 원래 세균과 바이러스와 같은 외부 유기체와 싸워야 하지만, 때때로 이상이 생겨 인체 내부의 세포를 공격하기도 한다. 한 이론에 따르면, 베타 아밀로이드의 침착과 같은 초기 이상이 염증 반응을 일으켜 추가적인 뇌 손상을 유발한다고 한다. 이러한 '연쇄 이론'은 초기 손상이 계속 발생하더라도 염증 반응을 차단하면 연쇄 반응을 막을 수 있어 알츠하이머병의 진행을 멈추거나 속도를 늦출 수 있다는 점을 시사한다. 현재 항염증제가 알츠하이머병이 발병한 후에 진행을 멈추거나 속도를 늦춘다는 증거는 발견되지 않았지만, 면역계를 표적 하여 치매의 발병을 예방하거나 지연할 가능성이 여전히 남아있다.

두부 손상

일부 권투 선수가 알츠하이머병과 유사한 치매에 걸리며, 사후 부검 시 뇌에서 신경반은 발견되지 않으나 엉킴이 발견된다는 사실은 백여 년 전에 이미 밝혀졌다. 이러한 상태를 예전에는 '펀치 드렁크' 증후군 혹은 권투 선수 치매^{dementia pugilistica}라고 일컬었으나, 오늘날에는 만성 외상성 뇌병증이라고 불리며 반복적인 뇌진탕과 관련이 있다 676쪽 참조.

약물 연구

현재 알츠하이머병과 다른 유형의 치매에 효과가 있는지를 파악하기 위해 연구 중인 약물의 수가 수백 가지에 이른다. 대부분은 효과가 없거나 치명적인 부작용을 유발하는 것으로 금세 밝혀지지만 일부는 연구의 초기 단계에서 치매 증상을 완화한다는 사실이 입증되어 뉴스에 오르기도 한다.

지금까지 아세틸콜린^{알츠하이머병 환자의 뇌에 결핍된 신경전달물질}의 분해를 늦추거나 예방하는 여러 약물이 개발되었다. 이러한 약물^{도네페질, 갈란타민, 리바스티그민}은 일시적으로 인지 기능을 개선하지만, 질병의 진행 속도를 늦추는 효과는 없는 것으로 보인다. 세 가지 약물 모두 수년 동안 사용되어

왔으며, 모두 효과적이지만 각기 다른 부작용을 가지고 있다. 다른 약물인 메만틴은 '감마아미노뷰티르산GABA'라고 불리는 신경전달물질의 독성 효과를 차단한다고 알려져 있다. 하지만 이러한 약물이 뇌세포의 사멸을 예방하거나 질병의 진행 속도를 늦춘다는 증거는 존재하지 않는다.

이러한 약물이 치매를 유발하는 뇌 손상을 되돌리거나 속도를 늦추지 못하기 때문에, 과학자들은 알츠하이머병과 전두측두엽 치매, 루이소체 치매에서 발견되는 비정상 단백질을 제거하거나 형성을 막을 방법을 알아내기 위해 집중하고 있다. 아두카누맙아두헬름이라는 약물은 치매를 유발할 가능성이 있는 단백질을 제거하는 효과를 인정받아 경도인지장애와 초기 알츠하이머병의 치료제로 미국 식품의약청FDA의 승인을 받았다663쪽 참조.

역학 연구

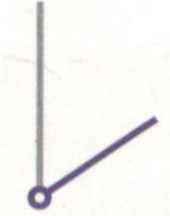

　역학은 대규모 집단에서 질병이 나타나는 분포를 연구하는 학문이다. 치매를 유발하는 질환의 역학을 연구하면 질병과 환경 요인 사이의 연관성을 파악할 수 있다. 지금까지 알츠하이머병은 모든 인구 집단에서 노년기에 도달할 정도로 오래 사는 사람에게 공통으로 발견되었다. 노화는 치매와 알츠하이머병의 가장 큰 위험 요소이다. 여러 역학 연구에 따르면, 여성과 저학력층, 중년에 고혈압이 발병한 사람, 당뇨병 환자, 치매 가족력이 있는 사람은 치매에 걸릴 확률이 높다고 나타났다. 청력 장애가 있거나 초년기에 우울증을 앓을 경우에도 치매가 발병할 위험이 크다. 하지만 위험 요인이 있다고 해서 무조건 치매에 걸리는 것은 아니며, 위험 요인이 없는 사람보다 치매에 걸릴 확률이 더 높다는 의미일 뿐이다. 또한, 일부 역학 연구 결과에 따르면 고학력자이면서 신체 활동이 많은 사람은 치매에 걸릴 확률이 낮다고 나타났다. 하지만 어떤 연구 결과도 이러한 요인들이 치매의 원인이라는 사실을 증명하지 못한다. 다만, 다른 후속 연구의 단서를 제공할 뿐이며, 다른 과학적 접근을 통해 위험 요인과 치매 발병의 상관관계를 증명하거나 반증해야 한다.

여성과 저학력층, 중년에 고혈압이 발병한 사람, 당뇨병 환자, 치매 가족력이 있는 사람은 치매에 걸릴 확률이 높다.

다운증후군

다운증후군은 지적 장애를 초래하는 제일 흔한 유전적 원인이다. 다운증후군 환자는 40세 전에 뇌에 알츠하이머병과 동일한 신경반과 엉킴이 형성되어 60세가 되기 이전에 치매에 걸린다. 다운증후군은 21번 염색체가 하나 더 있거나 염색체의 일부가 추가로 존재할 때 발생한다. 아밀로이드 단백질을 생성하는 유전자가 다운증후군을 유발하는 21번 염색체 안에 존재한다는 사실이 밝혀지면서 아밀로이드 단백질이 알츠하이머병의 발병에 중요한 역할을 한다는 주장에 힘을 실어주었다.

노화

노년기까지 살게 되면 알츠하이머병이 발병할 확률이 크게 상승한다. 그 이유는 알츠하이머병의 가장 큰 수수께끼로 남아있다. 65세를 기준으로 다음 해에 알츠하이머병에 걸릴 확률은 0.25퍼센트이며, 이후 5년마다 확률이 두 배로 증가한다. 80세가 되면 다음 해에 알츠하이머병에 걸릴 위험은 4퍼센트다. 하지만 통계에 따르면, 80세가 되어도 70~80퍼센트의 노인들이 정상 또는 거의 정상에 가까운 인지 기능을 유지한다고 한다.

유전과 치매

치매 연구에서 가장 놀라운 발견은 유전학 분야에서 이루어졌다. 가족들은 치매가 유전되어 본인이나 자녀들도 치매에 걸리지 않을지 걱정하고는 한다. 알츠하이머병의 유전학에 대해 배우기에 앞서 유전자가 작동하는 두 가지 방식을 먼저 설명하고자 한다.

첫째, 일부 유전자는 해당 유전자를 물려받은 사람 모두에게 질병을 유발한다. 따라서 유전자를 물려받은 후 질병이 발현될 정도로 오래 살면 질병에 걸리게 된다. 알츠하이머병의 경우, 지금까지 밝혀진 원인 유전자는 세 개이며, 1번과 14번, 21번 염색체에 존재한다. 60세 이전에 알츠하이머병이 발병한 사람의 절반가량이 이 세 가지 유전자를 가지고 있다. 젊은 나이에 알츠하이머병에 걸리는 경우가 흔치 않기 때문에 유전적 이상은 전체 환자의 2퍼센트도 채 되지 않는다. 과학자들이 이처럼 희귀한 사례를 연구하여 알츠하이머병의 일반적인 기제를 밝혀낼 수 있기를 희망한다.

전두측두엽 치매의 경우, 세 가지 유전자가 전체 환자의 약 35퍼센트를 차지하며 몇 개의 다른 유전자가 소수의 환자에게 치매를 유발한다. 헌팅턴병을 앓는 환자는 4번 염색체에 있는 유전자의 변이형을 물려받는다. 파킨슨병은 변이 유전자가 유전되어 발생하는 경우는 극히 드물다.

둘째, 질병을 유발하는 유전자를 가지고 있으면 질병에 걸릴 위험이 크다. '위험이 크다'는 말은 다른 사람보다 질병이 발병할 확률이 높다는 의미이며, 반드시 질병에 걸린다는 의미가 아니다. 즉, '위험이 크다'는 말이 '무조건'이라는 뜻은 아니다.

> 질병을 유발할 '위험이 큰' 유전자를 물려받았을 경우,
> 질병이 발생할 확률이 높지만
> 반드시 질병에 걸리는 것은 아니다.

질병이 발병할 위험이 크다는 사실을 인지하고 있으면, 유전적 위험도가 높더라도 질병에 걸릴 확률을 줄이기 위해 노력할 수 있다. 가령 혈중 콜레스테롤과 저밀도 지질단백질^{LDL}은 유전적 요인의 영향을 많이 받는다. 혈액 검사 결과 혈중 콜레스테롤과 저밀도 지질단백질의 수치가 높다면 심장마비나 뇌졸중을 겪을 위험이 크다. 식단을 바꾸거나 약물을 복용하여 콜레스테롤과 저밀도 지질단백질의 수치를 낮추면 심장마비나 뇌졸중이 발생할 위험을 줄일 수 있다.

과학자들은 알츠하이머병에 관여하는 원인 유전자를 식별하기 위해 애쓰고 있다. 19번 염색체에 있는 유전자는 알츠하이머병이 발병

할 확률을 높이지만 질병을 직접적으로 유발하지는 않는다. 이 유전자는 아포지 단백^{APOE}이라고 불리며, 지금까지 제일 많이 연구가 이루어졌다. APOE 유전자는 엡실론 2와 엡실론 3, 엡실론 4의 세 가지 형태로 존재하며, 모두 정상 APOE 유전자의 변종이다. 모든 사람은 부모에게서 유전자의 사본을 각각 하나씩 물려받으므로 유전자의 사본을 두 개 가지고 있다. 다시 말해 APOE 유전자의 엡실론 2와 엡실론 3, 엡실론 4 형태 중 두 가지를 조합하여 가지고 있다.

엡실론 4 변이형 유전자의 사본을 물려받을 경우, 알츠하이머병이 발병할 위험이 2~3배 더 높다. 엡실론 4 유전자의 사본을 두 개 물려받은 사람은 전체 인구의 5퍼센트가 채 되지 않으며 발병 위험이 12~13배로 훌쩍 뛴다. 엡실론 2 유전자를 가진 사람들은 알츠하이머병에 걸릴 위험이 다른 사람들보다 낮다.

80세까지 알츠하이머병이 발병할 확률을 계산해보면 복잡한 유전 법칙을 이해하는 데 도움이 된다. 평균적으로 알츠하이머병에 걸릴 확률은 20~30퍼센트이며, 엡실론 4의 사본이 하나 있는 사람은 40~45퍼센트, 엡실론 4의 사본이 없는 사람은 15퍼센트이다.

유전자 검사를 통해 가계를 추적하면 어떤 형태의 APOE 유전자를 물려받았는지 파악할 수 있다. 검사를 받기 전에 해당 정보를 알고 싶은지 곰곰이 생각해보길 바란다.

APOE 유전자 외에도 알츠하이머병의 발병 위험을 1퍼센트 미만으로 높이는 40개의 유전자가 발견되었다. 이러한 유전자가 발병 위험을 높이는 기제를 밝혀내 잠재적인 치료법을 발견할 수 있기를 바란다.

전두측두엽 치매의 약 35퍼센트는 17번 염색체에 있는 유전자에 변이가 일어나 발생한다. 파킨슨병은 전체 환자의 60퍼센트가 유전자 변이와 관련이 있지만, 유전자 변이가 유전인지 아니면 출생 후에 발생하는지는 명확하지 않다.

헌팅턴병으로 인한 치매는 모두 4번 염색체에 있는 유전자에 변이가 생겨 발생한다. 헌팅턴병이 발병하기 전에 다른 질환으로 사망하지 않는 한, 변이 유전자의 사본을 하나만 물려받아도 치매에 걸리게 된다.

치매나 알츠하이머병의 가족력이 있어 치매에 걸릴까 봐 걱정된다면 연구 센터에 문의해보길 바란다. 유전자 검사를 받기를 희망하는 사람은 검사 전에 반드시 유전자 검사가 제공하는 정보와 한계를 정확히 이해해야 한다.

과거에는 유전적 요인과 환경적 요인이 서로 연관이 없다고 여겨졌다. 하지만 현재는 두 가지 요인이 아직 알려지지 않은 방식으로 상호작용한다는 사실이 알려졌다. 따라서 치매를 예방하려면 유전적 요인과 환경적 요인을 모두 해결해야 할 가능성이 크다.

성별

현재 모든 연령대에서 여성이 남성보다 알츠하이머병에 걸릴 확률이 높다는 사실이 명확해졌다. 하지만 원인은 아직 밝혀지지 않았다.

신경심리학 검사

신경심리학자는 표준화된 질문과 검사, 관찰을 통해 환자를 평가한 다음, 인지 능력의 저하 여부와 일상생활 수행 능력을 파악한다. 이러한 평가를 통해 환자에게 어떤 인지 능력이 여전히 남아있고 어떤 능력이 손상되었는지 알아낼 수 있다. 신경심리학 평가 결과는 가족들과 임상의가 환자에게 남아있는 능력을 적극적으로 활용하고 저하된 능력은 적게 사용할 계획을 세우는 데 도움이 될 수 있다. 또한, 환자가 어떤 일을 혼자서 하지 못하면서 비슷한 일은 잘 수행할 수 있는 이유를 이해하는 데도 도움이 될 수 있다. 환자가 실제로 인지 능력이 저하되었는지 의심스러울 때는 신경심리학적 검사를 받으면 진단을 정확하게 내릴 수 있다.

뇌는 영역마다 각기 다른 정신 기능^{기억, 팔의 움직임, 공포 등}을 수행하며, 이러한 정신 활동을 조절하는 영역이 존재한다는 사실은 이미 오래전부터 알려져 왔다. 신경심리학 검사와 뇌 영상 촬영을 통해 환자의 뇌에서 손상이 제일 심한 부위가 어디인지 파악하면, 연구자들은 질병에 대한 정보를 얻을 수 있으며, 임상의와 가족들은 환자를 효과적으로 치료할 방법을 알 수 있다.

> 신경심리학자는 표준화된 질문과 검사, 관찰을 통해
> 환자에게 어떤 인지 능력이 여전히 남아있고
> 어떤 능력이 손상되었는지 알아낼 수 있다.

뇌 영상 촬영

CT는 여러 개의 X선을 주사하여 뇌 조직을 영상으로 보여준다. MRI는 강한 자기장을 짧게 생성하여 뇌 조직을 시각화한다. MRI는 뇌의 혈류를 측정하고 뇌세포의 작동 원리를 조사할 때도 사용할 수 있다. PET는 두 가지 방식으로 뇌의 활동을 영상으로 보여준다. 첫째, 뇌세포가 얼마나 많은 양의 산소와 포도당^{혈당}을 사용하는지, 그리고 뇌의 특정 영역이 휴식 중일 때와 정신 활동을 수행할 때 어떻게 활동하는지를 영상화하여 제공한다. 둘째, PET 스캔을 찍을 때 방사성 추적자를 사용하면 뇌 안에 존재하는 정상 단백질과 비정상 단백질을 식별할 수 있다. 최근 베타 아밀로이드와 타우 단백질을 식별할 수 있는 방사성 추적자가 개발되어 알츠하이머병^{704쪽 참조}을 진단하고 실험 중인 치료제가 뇌에 존재하는 비정상 단백질의 양을 줄일 수 있는지 확인할 때 사용되고 있다.

신체와 정신 활동 유지하기

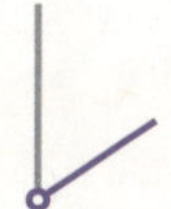

정신적·사회적·신체적으로 활동적으로 지내면 치매를 예방할 수 있는지 많이들 궁금해 한다^{16장 참조}. 많은 연구에서 치매에 걸리지 않은 사람들은 치매에 걸린 동년배보다 정신적·신체적으로 활동적으로 지낸다고 나타났다. 하지만 이 연구 결과가 활동적인 생활이 치매의 발병을 잠시 지연시키는 효과가 있다는 사실을 증명하는 것은 아니다. 정신적·사회적·신체적인 활동의 저하가 치매의 초기 증상일 수 있으며, 치매가 발견되기 몇 해 전부터 증상이 시작되었을 수도 있다. 정신적·신체적 활동이 알츠하이머병을 예방하거나 진행 속도를 늦춘다는 확실한 증거는 아직 없지만, 전반적인 건강 상태를 유지하고 삶의 질을 향상하는 데 도움이 된다는 점만은 명백하다.

교육 수준이 높으면 치매에 걸릴 확률이 낮다는 연구 결과가 많지만, 그 원인이 고학력자일수록 치매를 발견하기가 어렵기 때문인지는 정확하게 밝혀지지 않았다. 또한, 은퇴한 사람은 은퇴하지 않은 동년배보다 치매에 걸릴 위험이 증가한다는 연구 결과도 있다. 추가 연구에 따르면 일부 사람들은 치매 초기 증상으로 인해 은퇴하는 것으로 나타났다.

알츠하이머병이 발병한 후에도 운동을 꾸준히 하면 병의 진행 속도를 늦출 수 있으며, 활동적인 상태를 더 오래 유지하는 데 도움이 된다5장의 '운동' 참조.

급성 질환이
치매에 끼치는 영향

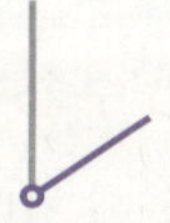

때로는 심각한 병을 앓거나 입원이나 마취, 수술을 한 뒤에 치매가 발병하기도 한다. 하지만 알츠하이머병을 유발하거나 병의 진행 속도에 영향을 미친다는 증거는 미약하다. 정밀 검사를 해 보면, 수술이나 입원을 하기 전부터 치매가 이미 시작되었으나 인지하지 못한 경우가 많다. 하지만 뇌졸중과 같이 뇌에 직접적으로 영향을 미치는 질병은 이미 존재하는 치매의 진행을 가속하거나 증상을 악화시킬 수 있다. 환자가 심각한 병을 앓거나 입원이나 마취, 수술을 한 뒤에 갑자기 인지 능력이 저하되는 이유는 치매 환자에게 섬망이 생길 위험이 크기 때문이다 686쪽 참조. 섬망이 발생하면 일시적으로 생각하는 속도가 느려지면서 경미한 치매 증상이 처음 겉으로 드러나게 될 수 있다. 경증 치매로 인해 뇌가 이미 손상되었을 경우, 급성 질환을 앓거나 수술한 후 회복이 더딜 수 있다.

치매가 경미 하더라도 급성 질환을 앓거나 수술한 후에는
회복이 더딜 수 있다.

많은 사람이 마취 후 치매가 발병하거나 심해졌다고 말하고는 한
다. 마취와 치매의 상관관계에 관해서는 현재 연구가 활발히 이루어
지고 있으나 마취가 치매를 유발한다는 증거는 미미해 보인다. 많은
연구에서 심장 수술을 한 후 5년~10년이 지나면 치매에 걸릴 위험이
증가한다고 밝혀졌다. 하지만 수술이나 마취 때문이라기보다는 수술
을 요하는 혈관성 질환으로 인해 치매 위험이 상승한 것으로 보인다.

돌봄 서비스 제공에 관한 연구

치매 환자가 치매에도 불구하고 편안하고 만족스러운 삶을 살 수 있도록 도울 방법에 관한 연구와 치매 환자를 돌보는 가족들을 지원하는 방법에 관한 연구는 모든 유형의 치매가 예방 또는 치료될 수 있을 때까지 중요한 과제로 남을 것이다. 이러한 연구는 환자의 삶을 개선하고 남은 기능을 최대한 유지할 수 있도록 돕는 방법들을 제시하였으며, 이 책에 나오는 많은 내용에도 영향을 미쳤다. 한 연구 결과를 예로 들자면, 배회하고 소리를 지르고 주먹을 휘두르던 환자가 즐거운 활동에 참여하면 감정적으로 안정되고 고통스러운 행동 증상이 줄어드는 것으로 나타났다.

치매 환자를 돌보는 가족들에게 도움이 필요하다는 사실을 잘 알고 있다. 주간 보호 센터와 재가 돌봄 서비스, 자조 모임 등의 지원은 가족들에게 긍정적인 변화를 가져올 수 있다. 연구자들은 가족들에게 효과적으로 도움을 제공할 방법, 필요한 도움의 종류, 재가 돌봄 서비스를 사용하도록 독려할 방법과 서비스를 비용 효율적으로 전달할 방법이 무엇인지를 연구하고 있다. 해답이 명료해 보일 수 있으나, 가족마다 필요한 도움이 각기 다를 뿐 아니라 사람들은 연구자들이 예측한 대로 행동하지 않을 때가 많다. 신중한 연구를 통해 불필요한 서비스에 돈을 낭비하지 않도록 하고, 가족들이 서비스의 존재를 몰라서 이용하지 못하는 일이 없도록 해야 한다.

> 치매 환자가 남은 기능을 최대한 유지하도록 하고,
> 불안과 공포를 줄이면서 삶을 즐길 수 있도록 도와주면
> 삶의 질을 개선할 수 있다.

치매 예방 요인

의학의 궁극적인 목표는 질병의 예방이다. 치매가 발병할 위험을 낮추는 환경적·신체적·유전적 요인을 파악하면 개인과 집단 모두를 위한 치매 예방법을 개발할 수 있다.

현재 연구가 활발히 진행 중인 분야는 식습관과 신체적·사회적·정신적 활동, 스트레스 예방, 청력 손실 복구, 고혈압과 당뇨병, 과체중, 이상지혈증의 적극적인 치료, 유전적 치매 예방 요인을 강화하는 치료법 등이 있다. 또한 저콜레스테롤과 적은 양의 음주, 머리를 다칠 위험이 있는 운동을 할 때 머리 보호대의 착용 여부가 알츠하이머병을 예방하거나 발병 속도를 늦출 수 있는지에 관한 연구도 이루어지고 있다. 또한, 알츠하이머병의 특징인 비정상 아밀로이드와 타우 단백질을 제거하거나 형성을 막는 약물에 관한 연구도 한창이다. 유전적으로 알츠하이머병에 걸리기 쉬운 사람들은 환경적 요인을 조절하여 발병 위험을 낮출 수 있을 것이다.

이 책에서 치매를 예방하거나 발병을 늦추는 방법이 실제로 효과적
인지 알아내기 위해서는 신뢰할만한 연구가 반드시 이루어져야 한다.

치매는 하나의 질환인가,
여러 질환인가?

알츠하이머병을 유발하는 원인은 다양하다. 이번 장에서 이미 논의하였듯이 700~710쪽 참조 알츠하이머병은 각기 다른 세 개의 유전자에 변이가 생겨 발생하며, 변이 유전자 중 하나만 물려받아도 질병에 걸린다. 이 외에도 40가지의 다른 유전자 변이가 알츠하이머병의 발병 위험을 높인다. 이러한 유전적 요인은 알츠하이머병이 발생할 위험의 40~70퍼센트를 차지한다. 나머지 30~60퍼센트는 환경적 요인이나 환경과 유전자 간의 상호 작용으로 인해 발생한다. 알츠하이머병은 여러 가지 원인으로 인해 발병하지만, 질병의 원인에 상관없이 질병을 예방하거나 치료할 방법이 존재할지도 모른다. 혹은, 원인마다 다른 치료법이 필요할 수도 있다. 이에 대한 과학적 해답이 나올 때까지, 이 책에서 설명한 방법들이 질병의 원인이 무엇이든 치매 환자와 보호자가 더 나은 삶을 살 수 있도록 도와줄 것이다.

우리 가족의 하루는 36시간입니다

초판인쇄 2025년 8월 29일
초판발행 2025년 8월 29일

지은이 낸시 L. 메이스 · 피터 V. 라빈스
옮긴이 정미정
발행인 채종준

출판총괄 박능원
국제업무 채보라
책임편집 구현희 · 김민정
디자인 권수정
마케팅 문선영
전자책 정담자리

브랜드 라라
주소 경기도 파주시 회동길 230(문발동)
문의 ksibook1@kstudy.com

발행처 한국학술정보(주)
출판신고 2023년 9월 25일 제406-2003-000012호
인쇄 북토리

ISBN 979-11-7318-425-3 13510

라라는 건강에 관한 도서를 출간하는 한국학술정보(주)의 출판 브랜드입니다.
라라란 '흥겹고 즐거운 삶을 살다'라는 순우리말로,
건강을 최우선의 가치로 두고 행복한 삶을 살자는 의미를 담고 있습니다.
'건강한 삶'에 대한 이정표를 찾을 수 있도록, 더 유익한 책을 만들고자 합니다.

*이 책에는 검은고딕, 프리텐다드, 본명조, 순바탕, 을유1945 서체가 적용되어 있습니다.